当代中医皮科流派临床传承书系

燕京赵氏皮科流派

周冬梅　刘荣奇　张苍◎主编

中国健康传媒集团
中国医药科技出版社

内 容 提 要

赵炳南、朱仁康、金起凤统称"燕京皮科三老",赵炳南先生临证注重"首辨阴阳"和"从湿论治"。本书系统介绍了燕京赵氏皮科流派的理论体系和诊疗特色,重点介绍了流派用药经验、流派常用方剂、流派优势病种诊治经验,具有重要的临床参考价值。全书内容丰富,理法方药齐备,适合皮肤科临床工作者、医学院校师生、医学科研工作者及皮肤病患者阅读参考。

图书在版编目(CIP)数据

燕京赵氏皮科流派 / 周冬梅 , 刘荣奇 , 张苍主编 .
北京 : 中国医药科技出版社 , 2025.1. -- (当代中医皮科流派临床传承书系). -- ISBN 978-7-5214-4911-2

Ⅰ . R275

中国国家版本馆 CIP 数据核字第 2024XP8899 号

美术编辑　陈君杞
版式设计　也　在

出版　**中国健康传媒集团** ｜ 中国医药科技出版社
地址　北京市海淀区文慧园北路甲 22 号
邮编　100082
电话　发行 : 010-62227427　邮购 : 010-62236938
网址　www.cmstp.com
规格　710×1000 mm $\frac{1}{16}$
印张　23 $\frac{3}{4}$
字数　437 千字
版次　2025 年 1 月第 1 版
印次　2025 年 1 月第 1 次印刷
印刷　河北环京美印刷有限公司
经销　全国各地新华书店
书号　ISBN 978-7-5214-4911-2
定价　**62.00 元**

获取新书信息、投稿、为图书纠错,请扫码联系我们。

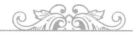

《当代中医皮科流派临床传承书系》
编委会

总　主　编　杨志波

执行总主编　周冬梅

副总主编　段逸群　刘　巧　李元文　李铁男

　　　　　　　李　斌　曾宪玉

编　　　委（按姓氏笔画排序）

　　　　　　　王一飞　艾　华　叶建州　刘红霞

　　　　　　　闫小宁　杜锡贤　李　凯　李红毅

　　　　　　　李咏梅　李领娥　李福伦　杨素清

　　　　　　　邱桂荣　张　苍　张丰川　张晓杰

　　　　　　　张理涛　欧阳晓勇　段行武　贾　敏

　　　　　　　唐　挺　黄　宁　黄　港　龚丽萍

　　　　　　　崔炳南　谭　城　魏跃钢

编写秘书　张　苍

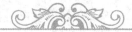

本书编委会

主　编　周冬梅　刘荣奇　张　苍

副主编　李伯华　刘志勇　胡　薇

编　委（按姓氏笔画排序）

　　　　　刘　清　刘昱旻　孙丽蕴　杨　岚

　　　　　郑立红　娄卫海　曹　洋

序

　　中医本无学术流派。上自伏羲一画，而分天地，阴阳肇始，要本一家。而后黄帝推演，问道于天师。神农尝百草，日遇七十二毒。乃有针药之分，其用针者，调神化气，以通神明，以虚无之术治有形之身。其用药者，浣涤脏腑，调剂水火，以有形之药而治无形之气。流派之分肇始于此。

　　《汉书·艺文志》载医学有房中、导引、经方、医经四家，其经方十一家。隋唐之际江南诸师秘仲景之书而不传，门户之见生，而医道遂晦。虽有真经在前，而用药之道著于时者自仲景、隐居、之才、元方、孙真人以降，十数人而已。

　　两宋南渡，文兴兵弱，禅、道并起，儒亦随之。乃有理学之盛，乃有鹅湖之辨，儒乃有门户之分，而格致之学为一时之选，时人共识。乃有巨富如东垣者、乃有名儒如丹溪者，由文学而入医学，以格致之学格天地而解病康，乃有思辨之学，乃有门户之分。故曰：儒之门户分于宋，医之门户分于金元，乃有四大家之说，易水、河间、东垣、丹溪。实一而四，四而一也。其理皆本于《内经》，其治皆本于仲景。流派也者，非各见道之一隅而已，须知一派之宗师，必得道之全貌而后乃可就其一端而阐扬。若未窥全豹而欲成一家之言语，开一派之先，未尝闻矣。

　　中医皮肤病内治源于外科消托补三法，复借鉴于内科脏腑经络之说，由学士儒生内观脏腑，思揣生克制化生旺休囚而有所见，实乃由学问而阅历者也。其外治法则，则传自民间匠人之手，出于临床实践，真由阅历而后成学问者也。

　　皮外科肇始神农。《本经》所言大半为外伤、疮疡、疥癣之用。后世刘涓子、陶隐居、巢元方、孙思邈，代有新出。而尤以元方《诸病》所论最详。然元方所论实乃一脉专精之术，而中医皮科流派，实则三派并存：元方其一也，外科东垣之术其二也，脏腑经络之术其三也。以此观之，今日流派，并无第四法门。

　　然皮外科之门开而未久：百年之前民病唯伤寒及疮疡求治于医，以其害人性命于朝夕，余则无论矣；食尚不足以果腹，衣不足以蔽体，疥癣皮毛非所得虑、所能治者。唯升平日久，民生富足，方有中医皮科产生，而燕京赵氏皮科流派为其发轫。1954年，赵炳南先生在当时的"中央皮肤性病研究所"建中医研究室开始，计算至今，中医皮肤科已历68载，庶几近乎知规矩也。众多外科名医、内科名医因使命之感召走入中医皮科行业。复有众多西医开中西结合一派，张志礼、秦万章、边天羽皆一时之选。各个医家互相切磋，如琢如磨。学术交融，互相渗透，而因其所处之时空不同，所治之患者各异，所用之学术模型各别，延绵六十年，各成家法，而成不同流派。

今者，中华中医药学会皮肤科分会专门组织国内专家编写《当代中医皮科流派临床传承书系》，经系统梳理，反复论证，确有独特学术体系且传承三代以上者，定为待扶持的中医皮科学术流派，曰：燕京赵氏皮科流派、燕京金氏皮科流派、盛京皮科流派、龙江皮科流派、齐鲁杜氏皮科流派、北京广安皮科流派、长安皮科流派、海派夏氏皮科流派、黔贵皮科流派、岭南皮科流派、天山刘氏皮科流派、石门皮科流派、吴门孟河皮科流派、盱江皮科流派、湖湘皮科流派、闽山昙石皮科流派、汉上徐氏皮科流派、津门皮科流派、四川文氏皮科流派。

世界之大，以变化为不易之理。从没有流派走向流派产生，是中医皮科学术发展的必经阶段。所谓流派者，非见解互相诋忤，实为各得乎中道，而就所见之患者，自医道之海略取一瓢，以解一方患者之疾苦者也。非为各得一道，道道不同。当知万本一源，众流归海。海也者，神农黄帝之学也，仲景华佗之术也。

众多流派的推出将使学术进一步繁荣，并将促进更广大的医生群体的学术交流，互融互通，互相激发。经过一定时间的充分交流，若干流派，必将再次融汇，产生更高级别的中医皮科学术共识，并带领中医皮科在更高的层面上开创新的学术流派。

作为本书的总主编，在此谨祝丛书能够充分展示各家学术思想，促进中医皮科学术传播与交流，祝愿在不久的将来，我们能够在流派碰撞的基础上，推动中医皮科学术水平达到新的高度。

杨志波

2022年10月

前　言

　　燕京赵氏皮科流派发祥于20世纪初的北京，创派祖师是赵炳南先生。他融会了清代宫廷御医外科经验及北京民间外科名家临证精华，结合自己数十年的临床实践，以专注之力，颖悟之心，超卓透达，在深厚的中医积淀的基础上，专注于对皮损的认识。创建了适于皮肤疾病的诊疗体系，其临床经验被广泛学习使用验证，疗效显著，影响深远，因而被公认为现代中医皮肤学科的奠基人。

　　燕京赵氏皮科流派自赵炳南先生创派伊始，连续传承已过五代，名医辈出，其代表人物如中国中西医结合皮肤学科开拓者张志礼教授、中国中医皮肤美容学科开拓者陈彤云国医大师，以及孙在原教授、郑吉玉教授、陈美教授、郭大生教授、安家丰教授、陈凯教授、邓丙戌教授、王莒生教授、王萍教授、蔡念宁教授、杨慧敏教授、王晓莲教授等众多名医。

　　本书系统梳理了燕京赵氏皮科流派的产生背景和学术渊源，介绍了从创派祖师赵炳南先生开始，包括张志礼教授、陈彤云国医大师等十余位优秀传人的治学风范和学术特点，以及邓丙戌教授总结的本流派"体表辨证，类比选药，综合治疗"的外治体系、张苍教授总结的本流派基于皮损的气血津液辨证这一内治体系。阐述了本流派从湿论治、从血论治、从毒论治皮肤病的学术特点。并补充了近十年来中年一代学者提出的"文质学说""外感、杂病、内伤分类辨治体系"等新见解。

　　本书由周冬梅教授总体筹划、刘荣奇医生组织实施、张苍教授学术复核，以北京中医医院皮肤科全体医生几十年的临床积累和已发表的全部文献为基础，由青年医师进行了再次梳理，各个章节均由专人负责。其中流派用药经验由刘志勇负责；流派常用方剂解读由李伯华负责；流派特色技法中诊断技术由曹洋、周冬梅负责，制药技术由李伯华、郑立红负责，治疗技术由刘昱旻、胡薇负责。针对十五种皮肤科复杂疑难病，已形成定见的疾病认识、辨证思路、治疗方案、案例分析四部分内容均取自我科多年的传承，由刘荣奇负责整理；而每种疾病的临证经验、零金碎玉、专病专方、问诊路径等更具个性的内容则由几位中年专家独立撰写。其中荨麻疹、天疱疮、带状疱疹由张苍负责；掌跖脓疱病、脱发、硬皮病由娄卫海负责；银屑病、湿疹、药疹由周冬梅负责；黄褐斑、白癜风、红斑狼疮由刘清负责；光损伤性皮肤病、扁平苔藓、特应性皮炎由孙丽蕴负责；玫瑰痤疮、痤疮、变应性血管炎由杨岚负责。需要说明的是，为保持赵炳南先生创制的方剂及临床医案原貌，凡入药成分涉及国家禁猎和保护动物的（如犀角、穿山甲等），原则上不改，但在临床应用时，应使用相关的代用品。

本书并非一人一时之功，而是本流派全体传人经验的记录；感谢没有参与本书编写工作却在实践中不断传承发扬本流派精神与经验的所有人。致敬赵炳南先生！

张 苍

2024 年 8 月

目 录

第一章　流派概述

第二章　流派学术体系及诊疗特色

第三章 流派用药经验

第四章　流派常用方剂

第五章　流派特色技法

第六章 流派优势病种诊治经验

第一章

流派概述

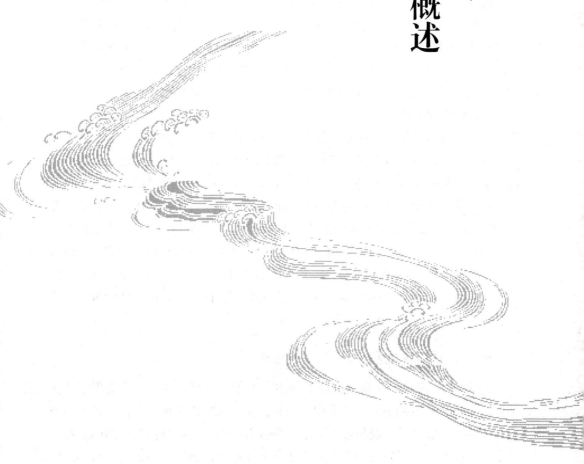

第一节　流派产生背景

19世纪末20世纪初是一个极度变乱的时代，封建王朝摇摇欲坠。从几百年的闭关锁国，到鸦片战争后的被迫接触，再到洋务运动、百日维新之后的主动学习，旧中国在剧痛中从传统的农业社会进入半封建半殖民地阶段。在近百年的时间里国家经历了多次内忧外患，人民的生活水平较之康熙、乾隆年间退步很多，普通百姓更长时间处于忧患不安之中。

随着西方帝国主义势力的入侵，西方的文化科技理念也迅速席卷中国大地。率先觉醒的知识分子为了挽救国家民族大多留学海外。他们见证了世界强国的发展奇迹，同时也认同了他们的文化。部分知识分子在舆论上具有相当强的影响力，他们对传统文化深刻反思的同时，也把质疑的目光投向中医。这给中医的生存与发展制造了巨大的障碍：中医存废甚至被提升到立法层面，这就要求中医必须用疗效证明自己。

北京连续600年作为国家首都，对各行各业都具有巨大的吸引力，对于医生同样如此，这也是燕京赵氏皮科流派成长的文化背景。1926年之前全国各区域的名医皆以在京行医为荣，这为北京中医学术发展奠定了基础。内科如肖龙友、孔伯华、施今墨、汪逢春等均由外地先后来北京行医，继而开馆收徒，并在1930年、1932年分别组织成立了华北国医学院、北平国医学院，先后培养了优秀中医1000余名，均是一时才俊。外科则以北京本地回族医生为主，以医馆为基地做传统师徒授受式的教学。丁庆三先生门下弟子哈锐川、赵炳南，再传弟子哈玉民、王玉章、何汝翰、马瑞臣最为著名；御医房星桥、房少桥、房芝萱、房士鸿数代传承，名动一方。

一、流派形成之初的北京生活水平

20世纪20年代，北京主食以面为主，大米和杂粮为辅。蔬菜则因季节而不同，夏季蔬菜品种丰富，冬季则以白菜为主。肉类以羊肉为主，牛肉、猪肉次之，但普通居民只有逢年过节或举行婚丧寿宴时才会准备肉食。酒的品种十分丰富，以南酒即绍兴酒为贵，而饮茶则是北京居民日常生活的重要内容。民国时期以玉米为主的杂粮因价格低廉，已逐渐成为北京城市居民主食的重要组成部分，尤其是对中下层居民而言。民国初期北京的蔬菜品种十分丰富，但能消费丰饶菜蔬的主要是上层人士，普通市民所食蔬菜则单调，一般仅春季菠菜，秋冬白菜、萝卜而已。肉类消费量最少，价格较为昂贵，因此只有少数人家消费得起，且数量不多。相对较差的营养供应正是赵老所说的"藜藿之亏"，加上极度恶劣的卫生状况、乱世之中的不安全感，使百姓极易患病，患病即重，患病之后常常得不到有效治疗，以致 1949 年北京市居民平均寿命只有 39 岁，而同期美国人均寿命已经超过 60 岁。

二、流派形成之初的北京卫生状况

20 世纪初的北京，人们对疾病和健康认识水平非常低下。当时北京城内可见许多有碍卫生的不良现象。例如，各家庖厨等废弃物，由于既没有丢弃的特别场所，亦无处理垃圾的清洁公司，故皆丢弃于道路。但新修的马路不许丢弃垃圾，故街上已不见垃圾，但至小巷则到处可见。早期城内没有贩卖鸟兽、蔬菜、水果的市场，只在大街摆摊，因无人管理，人们亦无卫生意识，垃圾乱丢，苍蝇成群，臭不可闻。北京人喜食肉类，但无特设的屠宰场，肉铺随便开设，亦随便在店前屠剔、卖肉，任血污横流于地，肮脏不堪，于卫生大有妨碍。北京的旧式厕所，三面围以土墙，墙内挖土成粪坑，无屋盖，无门板，无隔障，设施极不完备，只不过遮路人之眼而已。加之清扫设备不足，粪块积累，尿液浸淫土地，臭气熏天，不可接近。尤其是夏天，更是不堪进入。在如此的卫生条件下，劳动人民最主要的疾病谱中，感染性疾病自然而然占据首位。对于内科，是伤寒、副伤寒、疟疾、霍乱；外科则以各种皮肤软组织感染以及继发的败血症首当其冲。赵炳南先生传承外科技术，善治疮疡重症痈疽、发背、对口、恶疮，活人无数，因而名著一时，他成名于斯是有其深刻的时代背景的。

三、流派形成之初的北京中西医构成

民国时期中医院明显少于西医医院，但中医医疗人员明显多于西医，他们主要分布区域是大大小小的诊所。由于受传统观念和中国的经济状况影响，民众更乐于接受中医，故中医医疗在北京地区占绝对的统治地位。同时西风东渐，知名中医已开始用中西两法诊治疾病。《北平指南》1929 年题名录记载的名中医 56 人，西医包括妇产科医士共 9 人，中西医士 8 人。1933 年 10 月《中华民国统计提要》载：北平西医 230 人、中医 886 人。1935 年全市开业中医士共有1321 人。1948 年 3 月，北平市医事人员许可报告表记载：1947 年底实有 2185人，其中西医师 605 人，牙医 30 人，中医内科 1025 人，中医外科 18 人，针灸49 人，按摩 33 人，正骨 33 人。据不完全统计，新中国成立初期，全国中西医之比为 8.5 : 1.5，而北京地区的中西医之比则不小于 8 : 2。

需要指出的是，民国以前卫生机构几乎清一色由传教士和在华教会兴办，且数量繁多。1948年时北京有医院141个，但是由于昂贵的价格，西医主要服务于皇室、官员、富贵人家。作为人口大多数的普通百姓少有能力进入这些医院。故为广大人民服务的重担压在中医肩上。

四、赵炳南先生为何走在时代前边

（一）符合百姓人文观念

民众乐于接受中医治疗与中国的传统观念有关。西医"洋药"的传入，在民国时期并不受民众欢迎，民众更接受中医中药治疗，主要有以下3个方面原因：①受中国几千年传统观念的影响，在中国本土上发展起来的中医药学与中国的传统文化息息相关，民众易于理解，易于接受，人们都相信中医、中药，不信西医、"洋药"，这一观念至今未变。②由于新药是随帝国主义的侵略而传入我国，有爱国思想的人都痛恨帝国主义，同时卑视西医、"洋药"，1900年义和团起义时就引火焚毁了老德记药房。③中国传统观念"身体发肤受之于父母，不得轻易毁伤"与西医的解剖、袒胸露腹的检查格格不入，很难被大多数民众所接受。

（二）符合劳动人民经济水平

"北京市民多吃猪肉与羊肉，牛、鱼、鸡、鸭等肉次之，但大多数劳动工人平日吃不起肉食。按瓦作行规，工人饭食在每月初二与十六两日应有白面与肉食。"于1908年至1938年在中国北京、天津、上海、南京等城市先后生活工作过的约翰·拉贝回忆道："几个馒头配上一壶热腾腾的茶，就是很多穷苦的苦力的午饭。"较多的人民生活在饥寒交迫之中，大量的底层劳动者更是没有就医的资本。许多时候得了病，只要不危及生死，老百姓是不会去看的，像皮肤病，更是只会在家里用盐、醋做刺激性的处理之后，只要不太痒就不治疗了。许多顽固性的季节性发作的内科疾病，比如慢性的痰喘之类，老百姓往往会使用一些偏方、秘方，例如今天广泛使用的天灸三九贴之类进行治疗，现在是为了避免药物的副作用，而当年则是限于经济的困顿，力求用最少的资源解决问题的不得已的举措。

只有达官显贵才会考虑健康长寿舒适而去治疗那些轻微的疾患。只有小康之家才能去治疗那些无关生死的痛苦。对于普通底层劳动者来说，只有伤寒这样的内科感染性疾病、疮疡这样的外科重症感染，有可能在较短时间内导致死亡时，他们才会迫不得已就医。

（三）医德广受认可

赵炳南先生出自底层劳动者，深刻了解底层劳动者生活的艰辛，充满慈悲济世的胸怀和精神，他在自己的诊疗过程中，专注于夺人性命的外科重症的诊疗，疗效卓著，花费少，老百姓能负担得起，因而很快受到劳苦大众的认可。他秉持济世救人的观念。在30年独立开办诊所的生涯中，每天早上6点到8点进行义诊，为贫穷的劳动者提供医疗救治，当这些患者没有足够的钱时，他还会赠送药品，甚至帮助他们解决来往的交通费。对于极度困难又需要营养支持的患者他还会赠送金钱用于购买营养支持食品，帮助患者尽快痊愈，正是这样充满人文关怀的处世风格使赵炳南先生的名字在北京百姓中传颂百年而不衰："看病没有钱，就找赵炳南"。

（张苍）

第二节　流派特点及其溯源

赵老晚年常挂在嘴边两句话，其一"善治湿者当治皮肤病之半"，其二"首辨阴阳"。这是本流派的两大学术特点。

一、首辨阴阳

赵老关注的阴阳首先是：正邪及虚实。

正气方面，赵老关注的是气、血。而邪气方面，赵老关注的是风、火、寒、热、湿、瘀、毒等。为什么赵老关注的阴阳首先是正邪及虚实呢？因为这是赵老从外科传承来的。赵老本来是一个外科医生，后来才做了皮肤科医生，在他成为皮肤科医生的前一天，他应用的辨证方法是"气血辨证"，而不是"六经辨证""三焦辨证"。当涉及皮肤科领域的时候，会有比"火毒"更多的邪气，比如风、寒、湿邪，以及继发性的瘀、毒等，这些邪气都是赵老所关注的。在一个疾病处于相对稳定或者顽固持续状态的时候，赵老关注正气如何、邪气如何。而当一个疾病处于危重的状态时，赵老关注的是先后缓急：若危及生命，先扶正气；若尚可活，则先解毒；若正气衰退，邪气又亢盛，那他用的是"扶正托毒"之法，即我们外科的"消、托、补"三法。

（一）正气

赵老关注正气，常用的补益类方药有：四君子汤、四物汤、八珍汤、十全大补汤、人参养荣丸、肾气丸等。在赵老自己创制的方子里，关注正气的方子有健脾除湿汤、健脾润肤汤、解毒养阴汤、养血润肤饮等，这些方子全都是赵老秉持外科"消、托、补"三法中的"托"法创制的方子，用的不是纯补法，方中药物不是纯补药，是一半补药、一半祛邪之药，比如祛湿、祛瘀、祛燥、祛毒之品。如四物汤上承的源流是《金匮要略》芎归胶艾汤之意，去阿胶、艾叶、甘草而成。方中生地黄、白芍得当归、川芎，补血而不滞血；当归、川芎得生地黄、白芍，行血而不伤血；四君子汤上承《伤寒杂病论》四逆加人参汤、理中丸以及茯苓四逆汤等，里边都有四君子汤的影子。到了唐代孙思邈以八珍汤为基础，合用散风、活血、解毒、除湿、清热之品。这样传承到了宋代，在《太平惠民和剂局方》里面就有四君子汤，张元素易水学派，他的弟子李东垣，李东垣的弟子王好古、罗天益，一直传到明朝的薛己、陈实功，清朝的《医宗金鉴·外科心法要诀》，传到赵老，这一路传下来，他们全都特别重视正气。赵老取法于这一千年传承，所以我们看赵老的方子，会看到李东垣的影子。赵老创制了解毒养阴汤和养血润肤饮这两个方子，则又可见仲景以降，朱丹溪、叶天士的一脉传承。

（二）邪气

皮肤科常见邪气：风、火、寒、热、湿、瘀、毒，每个致病邪气赵老都有相关的治证方剂，有一些是我们现代不常用的，比如苍耳膏、消痈汤、解毒清热汤、温经通络汤、回阳软坚汤等。苍术膏容易制作，效果很好。还有秦艽丸也是驱邪气的方子，治疗顽癣疗效确切。虽然赵老原创的方子很多，但每一个他关注的风、火、寒、热、湿、毒、瘀祛邪的方药都有传承轨迹。

1. 风

解利风毒，古人非常关注治风，古人对风的认识和我们现代人是不一样的，比如宋代东轩居士的《卫济宝书》，较早地记录了流气饮，《外科枢要》中有2个流气饮，《医学金鉴·外科心法要诀》中共有5个流气饮，它们在补益气血的基础上用行气药解利风毒，如沉香、木香、丁香等，这些香来解气血的凝滞，用独活、黄芪、桑寄生、升麻来解毒。古人认识到风是气的异常运行状态。风毒，就是气血凝滞，赵老的传承里边，关于解利风毒保存了很多的东西，比如苍耳膏、蓼花膏，可以治疗白癜风、顽固荨麻疹、毛周角化；润肤丸，治疗各种皮肤干燥、脱屑的疾病，如银屑病血燥证，其中羌活、独活、防己、防风都是在解利风毒。风毒就是风邪的一种异常积聚的形式。有一次有人拿附子和乌头两味药让金世元金老判断品相，金老拿着药哈哈笑，就说："这是一主寒，一主风啊。"顾名思义，附子来主寒，乌头来主风，这和我们现在的认识是极其不同的。古人对于风的认识和现在不同，现在我们科成玉博士用温灸来治白癜风，那是因为她认为病机是在寒，所以用艾灸来治疗，而古人认为这些都是风毒。现在的散风药，如荆芥、防风、薄荷、蝉蜕经过临床实践证明治疗白癜风无效，但是如果我们用古代解利风毒之药就有效，乌头、附子、僵蚕、全蝎、独活、黄芪无功不破。解利风毒的药物在我们体系的传承中发生了变化，所以我们无法理解它为什么叫"白癜风"，不能理解"风"这个字，只好把"风"去掉，称为"白癜"。

2. 热

赵老善于清热解毒，很多方药都以清热为特点。他们的理论实际来源于两部分。第一部分：应用黄连、黄芩、黄柏、栀子、苦参、大黄这些药物的，都是来自河间学派，刘河间以及他往下传承的李东垣等。另外一部分：应用金银花、连翘，来自于明代医家，他们认为黄连、黄芩这些药力度太猛，所以改用了平淡的乡间野草。这是不同的年代，两种不同的解毒药注入了皮肤科的体系。关于热，在"气血津液"辨证时，会认为"热"是一种弥散的热；1335年元代齐德之《外科精义》记载，疮肿痈毒，阴阳不调，容为凝涩，气血不流所生。壅滞之本则因气血不流，蒸气不能外达，留滞而成生热。蒸气就是气的异常积聚，它处于一种弥漫亢奋的状态，但是它被限制在有限的空间里，所以才发生热象，才继发出现疮疡、痈疽这样的表现。对于皮肤病，虽然没有痈疽，但发生湿疮了，这个过程中会有皮肤破损，会肿胀或起丘疹，会渗出等，这和齐德之先生所说的蒸气不能外达是一个意思。所以，热是什么？就是"气被束缚，并且亢奋"这样一种状态。

3. 寒

赵老非常重视的红痈、白疽，来源于全生派。在我们中医外科体系和中医内科体系里或者说整个中医体系里，寒热是一个很重要的辨证，其最重要的体现是在鉴别伤寒，也就是外感流行病时；而对于疥癣、疮疡这些杂病，寒热不是最重要的，气血虚实、正邪虚实才是最重要的。王洪绪先生创制的阳和汤给我们以很大的启发，但是它失之于偏颇，赵老取用的是它有德的那一部分，然后自己创制了回阳软坚汤、温经通络汤。回阳软坚汤是从阳和汤演变过来的。另外，赵老还有个阳和丸，这是一个系列的方药。赵老另一个温热方叫"温经通络汤"，那是从《伤寒论》的当归四逆汤变通到皮肤科治疗血管疾病的方药，所以我们都能看到他们的渊源。

4. 湿

皮肤科经典皮肤疾病的核心病理要义就是"风湿与血气相搏"。赵老的"除湿止痒汤""搜风除湿汤"都充分展示了"风湿与血气相搏"这个要义。后面会有详细阐释。

5. 毒

赵老善于解毒，秦艽丸解风湿热毒，来自于《千金方》。解毒凉血汤是陈凯教授常说的"卫气营血一步走"的方子，卫气营血同病达到最重的程度，这和吴又可先生《温疫论》里说到的温病传变是一样的，忽然爆发，由内而外，由血分开始，迅速危及生命，这时候才用解毒凉血汤。清热除湿汤解湿热毒甚者，赵老曾经讲过有时候他开清热除湿汤一天要吃 3 剂，以截断传变。

6. 瘀

代表方是"活血三方"，它也是有两个来源，一个是《伤寒杂病论》，一个是李东垣的《兰室秘藏》。比如：活血散瘀汤，三棱、莪术开头的，这通通都是源于李东垣的《兰室秘藏》。李东垣先生以治疗脾胃病著名，但他经常用三棱、莪术来消其滞，在古人认识中，积食、瘀血是同一个层面的存在，后人把它们转来用于治疗血瘀证。活血逐瘀汤、逐血破瘀汤中，会用到若干的虫类药物，治疗深在的脉管疾病，这和《伤寒杂病论》中的桃核承气汤、桂枝茯苓丸、抵当汤治疗癥瘕积聚、热入血室等，有非常清晰的传承路径。

综上所述，正邪虚实是赵老的首要关注点。首辨阴阳，辨的是正气虚为主还是邪气实为主。尤其在针对危重患者时更是如此。如果以邪气实为主，那就放心大胆地用解毒诸汤；如果以正气虚为主，那就用解毒养阴汤这样的方剂，或者用野山人参，先把正气扶起来，邪气自然会去掉，这叫"托"法。"消"法，我们天天都在用，就是化解、对抗致病邪气或病理产物。"补"法，针对顽固性的皮肤病，需要用到补法，比如用全鹿丸、健脾润肤汤、十全大补汤治疗慢性荨麻疹，十全大补汤治疗血瘀证的银屑病、顽固慢性湿疹、角化性的湿疹等。正气补足了，人体自然有自动祛邪的本事，不需要再用苦参、白鲜皮、地肤子去解决。赵老对于皮肤科的创见更多的是在对"托"法的灵活应用上。《医宗金鉴·外科心法要诀》里有一个疏风清热饮，是风热方，赵老把它一分为二，一个是荆防方，治疗外感风热证，另外一个是全虫方，治疗风湿之邪入于络脉，这两者都是有"托"法的内涵存在的。如治疗发高热的泛发性脓疱型银屑病患者，首辨正气虚为主还是邪气实为主，实证用解毒凉血汤，虚证用解毒养阴汤，这就是应用赵老的"消、托、补"三法的一个实例。再如养血润肤饮本用于治疗血燥证银屑病，但也可以治疗荨麻疹。只要证属阴虚血燥，分清虚实，无论何病皆可用之。这是燕京赵氏皮科学术流派的一个很重要的学术特点。

二、从湿论治

这是赵老学术更具特色的一点。

现代中医学者谈湿很普遍，因为我们是从清朝发展过来的，清朝最流行的就是温病学，湿热是其中重要类型。薛雪先生的《湿热病篇》，陈平伯先生的《外感温病篇》等，都对湿有很多很详细的认识；吴鞠通先生更建立了适用于湿温病的三焦辨证体系。赵老治疗皮肤病也在谈"湿"，但这个"湿"并不是薛雪、陈平伯认识的外感过程中的"湿"，即湿在三焦、腠理、膜原、胃肠里；赵老所谈的"湿"是在外的五体即皮、脉、肉、筋、骨里，这才是皮肤病发生的具体部位。在《黄帝内经》时代，和皮肤病有关的就是痈疽，少有人关心皮肤的问题，因为古人在那种生活条件下首先关心会不会死？会不会长期处于剧烈痛苦中？是否影响生命？皮肤病在新中国成立前是少有人治的，赵老也是在新中国成立后才开始专注于研究皮肤病。赵老治疗皮肤病重视湿邪的存在，并且强调湿邪是皮肤病区别于疮疡外科最重要的特点，湿是皮肤科医生的重要关注点。尽管古人对于湿邪早有论述，但并没有一种现成的体系能指导治疗皮肤病。赵老根据临床现象，创造性地提出了一系列治湿的方剂，体现出他对皮肤病中湿邪为病的系统认识。"善治湿者，当治皮肤病之半"这句话谈的"湿"不是湿温病中所说的"湿"，而是皮、脉、肉、筋、骨五体的"湿"。

在《黄帝内经》中谈到的"湿"："汗出见湿，乃生痤疿"，描述的是间擦疹、夏季皮炎以及脂溢性皮炎、痤疮等。《素问·阴阳应象大论》曰："地之湿气，感则害皮肉筋脉。"这是外在五体所在的部位，与湿气相关的，赵老研究"湿"可能与这句话有关。《素问·痹论》曰："风寒湿三气杂至，合而为痹。"这是一种难治的顽固的疾病，风、寒、湿三气凝于筋骨者，即为关节炎；凝于皮肤、肌肉、脉即为顽固性皮肤病，其风气盛者为慢性荨麻疹，其湿气盛者为慢性湿疹，其寒气盛者为结节性痒疹，剧烈瘙痒。这里提出的"湿"可能与皮肤病有关系，但是说得不具体，只是给我们原则性的一种启发，但是如果回溯赵老的从湿论治，应该追溯到《黄帝内经》对于这个疾病发生原因的认识。此外，当我们去看赵老所创制的这些方子的时候，也应该看到《黄帝内经》中是否谈到了一些关于创方的原则。《素问·脏气法时论》曰："脾苦湿，急食苦以燥之。"赵老受到启发，创制除湿胃苓汤，治疗肺脾二经的湿热。从燥湿开始，慢慢赵老发现湿邪不仅在脾，它还会存在于外在的皮、脉、肉、筋、骨，《素问·至真要大论》曰："湿淫于内，治以苦热，佐以酸淡，以苦燥之，以淡泄之。"除湿胃苓汤即是这样的组成。湿司于地，热反胜之，治以苦冷，佐以咸甘，以苦平之。湿化于天，热反胜之，治以苦寒，佐以苦酸。清热除湿汤即是这样的结构。赵老的清热除湿汤、除湿胃苓汤、除湿止痒汤、搜风除湿汤，都不是凭空冒出来的，而是有理论依据的，是赵老把这些《素问》中的论述用在临床实践中，组合成有效的方子来治疗皮肤病，所以说"从湿论治"是赵老最大的学术特点。

我们研究赵老，从赵老的一方一药进行分析，发现正面就是气血津液，其反面就是气化为风、火、热、毒；血化为血热、血燥、血瘀；津液化为痰饮水湿。我们需要站在邪气的角度，站在气血津液不能正常运行，而转化为邪气的这个角度来看赵老眼中的皮肤病。2012年我科重修《简明中医皮肤病学》，赵老关于病机谈到"湿"，第一个脾湿，第二个湿痹，就是皮肤形成结节斑块。湿痹，风寒湿三气杂至，合而为痹，有湿痹、着痹、痛痹等，就是指一种风湿邪气搏结形成的顽固疾病。《诸病源候论》经常提到：风、湿、痹、血、气、皮。书中不是用六经来分析皮肤病，也不是用三焦及卫气营血来分析，用于分析皮肤病的其中一套理论，就是邪气，叫风湿，再加上热、寒；另外一套理论叫气血，然后再加上皮肉、肌腠，它的概念相当有限。这就是1300多年前中医古人对皮肤病的认识，而这些认识又非常真实、具体地反映在赵老所创设的诸多方剂中，所以说赵老所用的这些方药是基于皮损的气血津液辨证体系，在此体系指导下所创设的。这样才能认识它，去尝试使用它，才有可能在临床上及通过实验验证它。《诸病源候论》记载：风瘙瘾疹生疮候（可能与荨麻疹有关），与人皮肤虚，风邪侵入有关，有偏热多的，有偏风多的之差别。热病热疮（疱疹样脓疱病），虚实不调，生于客热，表有风湿、热气。风癣（玫瑰糠疹、脂溢性皮炎、干性湿疹、部分银屑病），恶风冷气客于皮，折于血气。干癣，风湿邪气客于腠理，复值寒湿，与血气相搏。久恶疮（恶性肿瘤或顽固性皮肤病），体虚受风热湿毒。癣，代表了经典的皮肤病，风、湿、寒湿、热气等，这些邪气凝固到一起就叫"风湿与血气相搏"。风与血相搏，与气相搏，或者与血气相搏；湿与血相搏，与气相搏，或者与血气相搏；风湿与血相搏，或者风湿与气相搏，风湿与血气相搏，就是这些基本的病理概念，在赵老的方药中都体现出了这样的思路。故皮损的气血津液辨证体系是基于对赵老的学习以及对经典的学习所提出的一种理论假说，在临床中正在验证。

赵老和《黄帝内经》《诸病源候论》成书的时代离得太远，但大家都知道赵老受《医宗金鉴·外科心法要诀》的影响更大。系统地梳理《医宗金鉴·外科心法要诀》里所有的皮肤疾病，发现这些疾病的病理概念大抵不过如此。比如油风（斑秃），它病位在毛孔、毛发，因风邪袭入燥血。白屑风，因肌热当风，风邪郁久燥血。缠腰火丹，涉及经脉肝、心、肺、脾及风火湿热。疠疮，由风湿客于肤腠，日久生虫。《医宗金鉴·外科心法要诀》里有70多种皮肤疾病，涉及外感邪气的有风、寒、疫疠，具体用词包括风邪、风湿、风热、风寒、恶风、毒风、疫疠之气、外寒等。内生邪气涉及火、热、毒、湿、痰、血。热，分为胃热、胃火、肾火、心火、湿热。火，分为火郁、积火、火邪、风火。毒，分为蕴毒、火毒、气毒。痰、湿，即有湿痰、水湿。血，有血燥、血热、血瘀。所以内生邪气都是气血津液的异常积聚。《医宗金鉴·外科心法要诀》，开篇首先写的是经络，但是在论治皮肤病的时候，主要应用的则是气血津液在异常积聚状态下所转化为的风、火、热、毒、痰饮、水湿、血瘀、血燥。内因主要包括肌热表虚、腠理不密、胎毒、水亏、胃虚、阳气虚寒、虚火、情志、热极生风。它的病机，针对气血：有燥血、耗血、血滞、火滞、气滞血凝、气血失和。结果就会导致不荣（皮肤干燥）、生风（瘙痒、脱屑）、生热（红肿热痒、糜烂渗出）、生虫（剧烈瘙痒、蚀烂）。这就是赵老离得最近的，最具有传承热度的经典著作《医宗金鉴·外科心法要诀》。虽然我们还没有考证出赵老的老师丁德恩先生的外祖父是清朝太医院的哪位外科太医，但是我们知道他在太医院学外科，学的一定是《医宗金鉴·外科心法要诀》，所以我们从学术上把他们建立起联系，赵老向上是《医宗金鉴·外科心法要诀》，《医宗金鉴·外科心法要诀》的皮肤病部分向上，找不着皮肤病的专著，直接就到了《诸病源候论》，它里边有大量的皮肤病的相关论述，再向上就是《黄帝内经》，这就是赵老"从湿论治"皮肤病的理论渊源，这一脉相承在传承过程中，更多的是心法传承，而不是师徒传承，但是他们之间有内在的联系。

（张苍）

第三节　流派传承核心人物

一、创派祖师

赵炳南先生是我国中医皮肤学科的奠基人。回顾赵老走过的岁月，我们更加深刻地认识到他对中医皮肤学科做出的杰出贡献。在几十年的临床实践中，赵老尊重经典，专注临床，系统继承了中医外科的学术成就和诊疗体系，并在此基础上清晰地认识到了皮肤疥癣与外科痈疽的差异，旗帜鲜明地提出"湿"在皮肤病发病中的首要地位，并

赵炳南先生

建立了基于气血津液辨证的皮损辨证体系，创制了系列内服外治方药体系。使中医皮肤学科走出中医外科，形成了独立的专业方向。

赵老学术深深植根于中医经典，他遵循首重阴阳的核心理念、传承了外科尤重气血的学术特色，继承了前辈诸多外治技术。在我们逐渐走近他的过程中，首先看到他在中医皮肤学科留下的伟岸身影，继而发现他在中医外科领域的卓著成就，最终见证他背后澎湃的两千年的中医传承之流。通过 20 多年对赵老著述与经验的研习与使用，我们认识到他对中医皮肤学科的贡献是多方面的，以下逐一介绍。

（一）明确了中医皮肤学科在中医体系中的定位

50 年前，没有皮肤专科、没有专业的皮肤科医生，更没有独立的皮肤病辨治体系，但各专业的医生都会遇到皮肤病。在诊断方面，大家主要关注皮肤之外的脏腑经络系统异常或整体的气化状态异常，而没有对皮肤病的核心表现——皮疹进行细致地辨识分析；在治疗方面，医者使用自己熟悉的辨治体系，加以化裁。可以说：这一阶段有皮肤病，却没有皮肤学科；有善于变通内、外科方法治疗皮肤病的医生，却没有精研皮肤生理病理的专科医生。

赵老出身于中医外科，他擅治痈疽重症，早年即享誉京城。赵老中年之后社会渐渐稳定，皮肤病在外科患者中的比例越来越高，1972 年皮肤病患者量已经占到北京中医医院外科门诊量的一半以上。时代的需求引导赵老走上了中医皮肤科的探索之路。在不断的实践与思考之中，他逐渐明确了皮肤科在中医体系中的位置。

1. 中医皮肤科与外科的异同

中国自古即有疾医、疡医之别，其中诊治体表疾病的称为疡医，诊治脏腑疾病的称为疾医。疮疡、疥癣、瘿瘤、痔瘘均是发生于外在的皮、脉、肉、筋、骨五体的疾患，属于疡医。其中主治疥癣者称为皮科，主治痈疽者称为外科。二者既有区别，又有联系。痈疽相当于外科感染性疾病，是古人致死的重要原因之一，也是常见的危急重症。痈疽是人体气血与外来或内生的火毒之邪互相斗争的结果。《医宗金鉴·外科心法要诀》中所说的"痈疽原是火毒生，经络阻隔气血凝"，是外科疾病的总病机。现代中医皮肤科与现代中医外科诊治病种部分重合，明确归属于皮肤科的疾病在中医体系里均属于疥癣之疾，大多是顽固疑难疾病，它们的成因不但与气血有关，更与津液的异常积聚密切相关。与人体正气交争的邪气有火毒，但更突出的是风湿邪气。《诸病源候论》所说"风湿……与血气相搏"是经典皮肤科疾病的总病机。《赵炳南临床经验集》中同时包含外科与皮肤科疾病，并按以上差异对二者进行了明确的划分。

2. 中医皮肤科与内科的关系

皮肤病发于体表，外治方法是皮肤病的首要治疗手段。但是许多顽固复杂的皮肤病不单纯是外因所致，而是内在脏腑、气血、阴阳失衡的继发现象。这些皮肤病发生在失衡的脏腑气化状态之上，因而与内科病息息相关。赵老对此做出了清晰的表述："皮肤疮疡虽形于外而实发于内，没有内乱，不得外患。"在临床实践中，赵老不止使用自拟方、外科名方，他还大量地使用内科经典方剂治疗皮肤科疾患。《赵炳南临床经验集》里记载的常用方就有100多个。赵老认为：皮肤病直接受到内科情况的影响，二者根本无法分开，必须兼顾皮肤之外的整体，才能挑战复杂、疑难、危重皮肤病，具有扎实的内科基础是成为优秀皮肤科医生的重要一环。

3. 中医皮肤学科在中医学中的定位

中医皮肤学科在学科划分上属于疡医，专注于皮毛、脉、肉、筋、骨外在五体的结构与功能异常。在疡医门类下，他与疮疡外科并立，二者有相同的病位，皆以外治为重要治疗手段，但二者又有不同的关注点：外科关注气血异常与火毒侵袭，皮肤科关注气血津液异常与风湿邪气积聚。在病理机制上，皮肤科遵循内科对人体生理病理的一般认识，确认五体是整体的一部分，又强调五体是不同于脏腑、经络的部位，并在生理、病理上与脏腑、经络互不相同、互相影响、密不可分。

（二）探索了中医皮肤科疾病分类体系

拥有独立的疾病分类体系、疾病诊断系统是学科分化过程中的主要环节，也是学科独立性的关键。近几十年，中医界倾向于以西医为主诊断，以中医为主治疗，有效促进了中西医的交流，提升了中医的认知度；但中医疾病分类、诊断系统的缺失使现代中医与经典的联系被切断，使当代中医较难深度汲取古人经验，直接影响了中医学术的传承。

传统上中医外科主要按发病部位对皮肤病进行分类：《外科正宗》《医宗金鉴·外科心法要诀》论病理首明经络；《疡科心得集》则划分三焦。但按部位分类用于临床有助于命名、记忆，而不能揭示不同门类皮肤病的病机，因而对皮肤病的治疗没有具体的指导作用。

生于传统，而成长于世界巨变的时代，赵老具有更宽广的视野。他的目光不只停留于疾病，他更关注学术的可持续发展和学科的未来。赵老较早认识到在中西医结合过程中，保留中医疾病诊断分类体系有利于保护学科的主体性。

所以，他在临床实践中遵循传统：先议病，之后才是辨证、用药。赵老沿用了
疮疡外科疾病分类体系中与皮肤科重合的部分：疮、疡、痈、疽、风、丹、疹、
疳等，并将典型的皮肤病划分为湿、癣、疥、癞四种。

1. 湿

湿包含各种以糜烂、渗出为主要表现的皮肤病。代表性疾病如：湿疮、胎
敛疮、四弯风、风湿疡、汗渍疮、火赤疮、天疱疮、胎赤疱、脚湿气等。

2. 癣

癣包含各种以大片状干燥、脱屑、瘙痒为主要表现的皮肤病。代表性疾病
如：白疕、白屑风、逸风疮、风热疮、牛皮癣、鹅掌风、发蛀脱发、环癣、紫
白癜风等。

3. 疥

疥包含各种以剧烈的、瘙痒的丘疹性皮损为主要表现的皮肤病。代表性疾
病如：阴虱、疥疮、土风疮、粟疮等。

4. 癞

癞包含各种以肥厚、增生、瘙痒为主要表现的顽固皮肤病。代表性疾病如：
马疥、顽湿聚结、松皮癣、紫癜风等。

疮、疡、痈、疽、风、丹、疹、疳基本涵盖了大多数常见皮肤病，初步构
成了皮肤科的疾病分类系统。每类疾病都有共通的病机特点，也有基本的治疗
法则，初步构成了皮肤病的治法体系。如风：以瘙痒、游走、变化为主要表现，
当治以散风息风；痹：以僵硬、肥厚为突出表现，当治以宣透温通；癞：以皮
肤粗糙、肥厚、高低不平为主要表现，当治以托里和营。

（三）强调了湿邪在皮肤病病机中的核心地位

人体有表里之分，气无所不至，津液属阳趋表，血属阴趋里。在人体偏表
部位是津液所行之处，此处产生的形质变化，大多也是津液的异常积聚，这种
阻滞的津液就是"湿邪"。湿邪不是外来的，而是津液异常积聚的表现形式。所
有医家都关注到湿邪在皮肤病中的存在，但只是将湿邪列为六淫邪气之一。

外科病主要问题是气血与火毒的关系。气血问题有时会并发津液问题，如
《金匮要略》所言"血不利则为水"，但更多时候外科病是气血凝结、气血亏耗
与火毒的互动，津液异常是其继发的变化。肿疡、热盛、肉腐成脓、形成溃疡
是外科病的经典演变过程；皮损、糜烂、渗出是皮肤病的常见演变过程。经典
皮肤病发病过程中不出现成脓、溃疡，而只出现糜烂；溃破之后不出现脓，而
只渗液流津。从正气角度看，隆起的皮损之中积聚的不是阻滞的气血，而是阻

滞的津液。

赵老认识到津液的异常在经典皮肤病发病中占有首要地位。他说："善治湿者，当治皮肤病之半。"针对湿邪存在的不同状态，他提出了风湿疡、湿疡、顽湿疡三种疾病状态，并有针对性地创制了从疏风除湿汤到搜风除湿汤10多个治湿方剂，将皮肤病治湿诸法归于同一系列，为学用其经验提供了参照。他用系列内服、外用方药建立起了完备的皮肤病湿邪治疗方阵，对中医皮肤学科做出了重要的贡献。

强调湿邪的首要性，强调津液异常的首要性，强调火毒之外更有湿邪，是赵老关于皮肤病与外科病区别的最重要的认识。赵老认识到这种差异，清楚地揭示了这一点，这标志着他从学术上完成了皮肤科从外科的分离。

（四）建立了基于气血津液辨证的皮损辨证体系

人体外在的五体是皮、脉、肉、筋、骨。皮肤病涉及外在五体的各个部分。皮肤病表现为各种类型的皮损，其中大多数皮损高出皮肤表面或者在皮肤深层形成结节、斑块、浸润，这些现象在中医的体系里均属有余之象。这种有余之象并非外来的物质，而是由于各种内外因素刺激导致体内气、血、津液在五体部位的异常积聚所形成的。从气的凝聚角度看：风是异常运动状态的气，而热是弥漫亢奋状态的气，火是亢奋而有上达、外达倾向的气，毒则是凝聚于局部并具有破坏五体形质作用的气。从血的凝聚角度看：运行过速的是血热，凝聚状态的是血瘀，妄行状态的是离经之血。从津液的凝聚角度看：不同程度的凝聚会形成痰、饮、水、湿等不同表现。而在皮肤病最常见的则是湿。湿导致的皮肤病又可以分为：风湿疡、湿疡、顽湿疡。

赵老认同《诸病源候论》对皮肤病病机的认识，在他的专著里，用几十首自拟内治方向我们展示了从气血津液异常积聚这一角度来认识皮损的视角，形成一种迥然不同于内科的皮肤专科辨证体系。这是针对五体这一特定部位的局部辨证体系，而非针对整体的辨证体系。可以用七个字来概括从气血津液积聚角度所看到的皮肤病局部病机，那就是：风湿与血气相搏。风湿可能是外来的刺激因素，但更多是指处于异常积聚状态下的气血津液，血气则是能够正常发挥作用的人体物质与功能，二者的互动构成了不同的皮损表现。

需要强调：皮肤病的气血津液辨证不是针对脏腑经络中的气、血、津液进行辨证，而是针对五体局部的气、血、津液的异常积聚进行辨识，它是基于皮损的专科辨证体系，而不是针对患病的人的整体辨证体系。皮肤病的气血津液辨证体系源自《内经》、系统表述于《诸病源候论》。从皮损角度辨识局部的气血津液积聚状态，构成了对外在五体病机的清晰把握。在此基础上结合患者的整体辨证结论就可以指导系统有效地治疗。

同时，从只见整体不见局部的内科思维，到兼顾局部与整体的思维模式转化完成了中医皮肤科专科化的重要步骤。掌握这种基于气血津液的皮损辨证体系成为皮肤科医生专业素养的直接体现。建立针对皮损——皮肤病的标靶的病机认识及相关诊法体系和治疗体系，标志着中医皮肤学科的形成。

（五）建立了完备的中医皮肤科药物治疗体系

皮肤病病在五体，病位直观。外治可以直达病所，因而是其首要治疗手段且与内治有不同的治疗原则。而以中药内服为主的内治法则是面对涉及整体的更为复杂的皮肤病时学习、模仿、借鉴内科，补充到皮肤科治疗体系里的。

赵老基于对皮损的气血津液辨证创设了系列内服方剂，并系统地继承了前人的外治经验，形成了多系列、不同作用强度、不同剂型的外治系列方药，二者共同构成了完备的中医皮肤科药物治疗体系。

1. 作用分门类、药力分梯度的外治药物方阵

赵老将皮肤病外治药物按照作用划分为清热、止痒、杀虫、润肤、解毒、消肿、止痛、散结、化瘀、回阳、化腐、生皮、生肌、敛疮等 10 余个系列，并为每一系列创设了不同作用强度的方药。比如在解毒系列外用药中，按照作用由弱到强分别是清爽膏、祛湿原料膏、芩柏软膏、黄连膏、芙蓉膏、化毒散膏、黑布化毒膏、黑布药膏。同时，每个系列还有不同的剂型，比如在解毒系列里既有膏剂，又有散剂，还有洗剂。同样的剂型，在不同的使用方法作用下还能发挥不同的作用，比如同是马齿苋洗剂可以有冷湿敷、热敷、淋洗、泡洗等多种使用形式。而同样是黄连膏外敷治疗银屑病，也可以分为直接薄擦以及药物封包等不同作用形式。这样就形成了不同功效、不同强度、不同剂型、不同用法的外用药物方阵，给临床医生提供了清晰的用药思路和充分的选择余地。黑布药膏疗法、拔膏疗法、熏药疗法就是其中的代表。

2. 基于皮损气血津液辨证的内服方药方阵

外在五体是人体的有机组成部分，气血津液生成于脏腑，撒布于五体，五体由于气血津液的濡养温煦而正常，气血津液若在五体部位发生异常积聚则会产生皮损和相关的症状体征，最终以皮肤病的形式表现出来。

赵老针对外在五体部位气血津液的异常积聚状态创设了系列内服经验方，包括：清热系列方、解毒系列方、疏风系列方、凉血系列方、化瘀系列方、除湿系列方等。其中的除湿系列方由 10 余首自拟经验方组成，涵盖了对不同状态

湿邪治疗的全部经验，是赵老治湿经验的集中体现。其中的清热除湿汤、除湿止痒汤、健脾除湿汤、除湿丸、搜风除湿汤等均已成为传世名方，被中医皮肤科同道广为应用。

3. 整体与局部结合治疗皮肤病的观念

赵老强调"师古更创新"，他结合前人的经验和个人的创见，建立了完备的皮肤科药物治疗体系。但他绝不是一个眼里只见"疙瘩"的大夫，在临床实践中，赵老清晰地认识到皮肤是人体的皮肤，不是独立的皮肤。在面对复杂疑难的皮肤病时，目光更不能局限于皮肤，而要放眼整体，不忘局部。他常嘱咐弟子，治病当"首辨阴阳"，这是他整体观念的体现。在《简明中医皮肤病学》的序言里他特别强调："我深刻地认识到，皮肤病虽发于外而多源于内。"在《赵炳南临床经验集》里我们可以看到：除了100多个自拟方剂之外，赵老引用了100多个内科、外科常用方，涉及脏腑、经络、气血、虚实各个方面，涉及治疗外感、内伤、杂病各个方面，展现出他宽广的学术视野，同时也是他兼顾整体，不忘局部的学术思想的直接体现。

（六）提出了中医皮肤学科的一些关键性的概念

中医皮肤科是与内科、外科既区别又联系的独立的学科，中医皮肤科有它独特的诊断系统、治疗体系，同样也有它独特的病理概念。赵老在他的临床实践中强调或提出了多个非常有皮肤科特色的病机概念，如：血燥、湿痹、顽湿、湿滞等，其中湿滞、顽湿已经多有论述，而血燥、湿痹尚未见专论。

1. 血燥

《医宗金鉴·外科心法要诀》白疕章节之下说："固由风邪客皮肤，亦由血燥难荣外。"此处的血燥指的是病机；其外在表现是"形如疹疥，色白而痒，搔起白皮"，干燥、脱屑的表现，是燥的外象。一般认为血燥是血虚不能濡养的继发性表现，而赵老对此有不同的理解，他从气血津液积聚角度认识皮损，他认为血燥的成因明确地记载在《诸病源候论》干癣章节："皆是风湿邪气，客于腠理，复值寒湿，与血气相搏所生。"是风湿与血气相互纠缠，导致血不能发挥正常的润养作用所致。赵老认为：血燥的表现不止于大片干燥脱屑，还常常伴随着皮损的肥厚增生、角化过度，而这是气血津液的异常积聚，是有余之象。从阴阳角度看，血燥是因为阳不运，而非因为阴不足。单纯的滋阴养血无法改善血燥，唯有运化为主，运化与滋养同步进行才能起效。《医宗金鉴·外科心法要诀》以杏脂膏治疗白疕血燥的外象，以搜风顺气丸治疗白疕血燥的内因，我们在其中没有看到大队的滋阴养血之品，我们看到的是针对风湿血气关系促进运化的处方。赵老治疗白疕血燥同样立足于运化而非滋养,其系列方剂中的健脾除湿汤、健脾润肤汤、养血解毒汤等都是治疗血燥的有效方剂。例如养血解毒汤主治血燥证,表现为皮损肥厚、干燥脱屑者。其中鸡血藤、威灵仙疏通经络;土茯苓、蜂房解毒除湿;山药、生地黄、当归和血滋阴,与单纯滋阴养血药有显著差别。可以说赵老对血燥的解读,立足于经典,完整地保存了传统的认识,适用于顽固的皮肤病,并有与之匹配的治疗方法,是读经典、做临床的典范。

2. 湿痹

《内经》指出:"风寒湿三气杂至,合而为痹。"并有行痹、着痹、痛痹之分。《内经》又有五脏痹、五体痹的记载。皮痹不已,内舍于肺,则为肺痹。痹可以发生于人体内而脏腑、外而五体的各个部位。现代临床中"痹"常特指风、寒、湿三气侵袭关节引起疼痛等症状,在皮肤科痹的概念未被充分认识。赵老深入经典,创造性地提出了皮肤湿痹的概念,他指出皮肤结节、斑块,也是"着痹"的一种,深化了我们对众多顽固皮肤病的病机认识,同时也为应用宣通之法治疗顽固皮肤病打开了思路。赵老所说的皮肤湿痹,不止侵袭肌肉、皮肤、筋骨,更因深入络脉而使疾病分外顽固。赵老系列处方之中有麻黄方、全虫方、除湿止痒汤、搜风除湿汤都是治疗湿痹的有效方剂,其中多用疗痹药。如搜风除湿汤,全蝎、蜈蚣、海风藤、威灵仙搜剔入于络脉的风湿邪气;白术、薏苡仁针对凝滞于肌肉、筋骨的风湿邪气;白鲜皮、川槿皮针对凝滞于皮肤、肌肉的风湿邪气;诸药配合,由深而浅逐层驱邪、外达皮毛而解,展现了赵老遵从经典,又卓有创新的学术见地。

从赵老对这些概念的认识与相关疾患的处理,我们看到了他在诊治皮肤病方面的创新之处,而所有这些创新均是建立于系统继承的基础上。从这个角度看:传承就是创新。

(七)培养了大批优秀的中医皮肤科人才

赵老1926年创办医馆,由于疗效卓著,年未弱冠,即誉满京华。他1931年开始开门授徒,培养了大批的弟子,包括马瑞臣、王玉章、周振彤、张玉文、李梦佗、何汝翰、杨凯、张作舟等,这些弟子大多在新中国成立之前即已成名,新中国成立之后更开枝散叶,传承不绝。1956年后赵老在北京中医医院工作期间又培养了张志礼、孙在原、秦汉琨、陈彤云、陈美、郑吉玉、钱文燕、黄敬彦、陈凯、邓丙戌、郭大生等一大批临床专家,他们更是医名远播。作为现代中医皮肤科的奠基人,许多当代著名医家都曾经直接受教于赵老,徐宜厚教授是其中的杰出代表。而《赵炳南临床经验集》和《简明中医皮肤病学》这两部中医皮肤科奠基之作则陪伴大多数年轻的皮肤科医生走出了职业生涯的第一步。

赵老的学术不止于在皮肤科流传，他的经验还深深地滋养着中医外科，他的大弟子王玉章教授及再传弟子吕培文教授就是其外科学术杰出的传承者。更远一些，赵老治疗各种重症感染的经验还给急诊科、呼吸科、ICU等现代中医科室以深深的启迪，刘清泉教授就是学用赵老治疗感染经验的杰出代表。

（八）率先走出了皮肤科中西医结合的第一步

赵老为人谦逊，乐于交流。他提出"师古又创新，持恒到耄耋。宁要会不用，不要用不会"。和西医同道在一起，他乐于听取对方的意见，并从中吸取营养；也乐于分享自己的经验，带动大家。1954年，他在中央皮肤性病研究所组建了中医研究室，在那里他和胡传揆、李洪迥等老一辈西医专家切磋交流，开皮肤科中西医交流的先例。1955年，胡传揆教授代表赵老在国际学术会议上介绍黑布药膏治疗瘢痕疙瘩的临床观察，是中医皮肤科第一次在国际学术论坛上发声。

在共同的诊疗过程中，赵老靠自己卓著的疗效获得了西医同道的认可，一大批优秀的西医皮肤科医生被吸引到他的门下学习中医、使用中医、重复中医疗效。张志礼教授、秦万章教授、袁兆庄教授、边天羽教授、林秉端教授、方大定教授、陈美教授、蔡瑞康教授、虞瑞尧教授等大家都是从赵老这里了解了中医，走近中医，并在之后的几十年里将自己的全部精力投入其中，共同开创了我国中西结合皮肤科事业。可以说：赵老率先走出了皮肤科中西医结合的第一步。

（九）总结

回顾赵老的一生，我们感叹赵老对中医皮肤学科的创建做出的卓越贡献：他明确了中医皮肤学科在中医体系中的定位；探索了中医皮肤科疾病分类体系；明确了湿邪在皮肤病病机中的核心地位；建立了基于气血津液辨证的皮损辨证体系；建立了完备的中医皮肤病药物治疗体系；提出了血燥、顽湿、湿痹、湿滞等关键性的概念；培养了大批优秀的中医皮肤科人才；率先走出了皮肤科中西医结合的第一步。

（张苍　李伯华　陈维文　王萍　周冬梅）

二、流派发展者

（一）现代中西医结合皮肤学科的开拓者——张志礼

张志礼（1930~2000），山西原平人。1955年毕业于西安医科大学；1957年在中央皮肤性病研究所进修 1 年；1958 年在北京同仁医院皮肤科任主治医师；1959 年初参加北京首届西医离职学习中医研究班，全面系统地学习中医知识 3 年；后调往北京中医医院、北京中医研究所，任皮外科主治医师、助理研究员，师从著名的中医皮外科专家赵炳南；1973 年任皮肤科副主任，1981 年任皮肤科主任，1981 年晋升中西医结合主任医师、研究员；1988 年他创建了北京市赵炳南皮肤病医疗研究中心，该研究中心 1993 年被国家中医药管理局确定为全国中医皮肤病医疗中心建设单位，1996 年被国家中医药管理局正式批准为全国中医皮肤病医疗中心。

张志礼教授是我国著名的中西医结合皮肤科专家、北京市"有突出贡献的科技专家"、国家中医药管理局确定的第二批全国老中医专家学术经验继承工作指导老师，曾担任北京中医医院皮肤科主任，北京市中医研究所研究员，北京市赵炳南皮肤病医疗研究中心、国家中医药管理局全国中医皮肤科医疗中心主任、名誉主任，中华医学会皮肤科学会副主任委员，中国中西医结合学会皮肤性病专业委员会首任主任委员、名誉主任委员，北京市性病艾滋病防治协会理事，并兼任北京联合大学中医药学院皮肤科教授。

张志礼教授曾担任《中华皮肤科杂志》副总编辑，《中国皮肤性病学杂志》编委会副主任，《中西医结合皮肤性病学杂志》主编，以及《北京中医》《中国医刊》《临床皮肤科杂志》等专业杂志的编委、特约审稿人或技术顾问。并组织整理编写了《赵炳南临床经验集》《简明中医皮肤病学》等 10 余部专著。

张志礼教授的学术道路，可以用"衷中参西，融合创新"来概括，他最先提出了皮肤病中医辨证与西医辨病相结合的理论。根据中医理论，对疾病进行详细辨证，分清证型，再应用西医学检测手段及检验方法对每一个病症进行综合分析，得出科学客观的结论，从而明确诊断，指导临床治疗。

20 世纪 60 年代，张志礼教授就开展了中医中药治疗皮肤病的基础研究，证明了马齿苋等药物有明显的抗过敏、抗组胺作用。为了规范和提高中医药治疗皮肤病的疗效，他还先后领导和组织了对龙胆泻肝汤、六味地黄丸、茵陈蒿汤、除湿丸、凉血活血汤、狼疮合剂等有效方药的临床和实验研究，并组创研制了中药石蓝草煎剂、狼疮冲剂、六根煎、生发健发酊、小儿健肤糖浆、金菊香煎剂等一批新药。先后共 12 次获得国家中医药管理局、北京市科学技术委员会、北京市卫生健康委员会及北京市中医药管理局颁发的科技进步奖。

张志礼教授对中医及中西医结合皮肤学科的发展做出了不可磨灭的历史贡献，具有划时代的深远影响。作为精通皮肤科专业中西医基础理论的一代名医，对中西医学理论与实践的有机结合进行了积极有益的探索，形成了鲜明、独特的学术思想。

1. 重视调和阴阳

张志礼教授认为，疾病即是阴阳失衡的结果，调整阴阳平衡是认识和治疗疾病的根本原则。

他指出，调和阴阳的方法，概括地分为损其有余和补其不足。损其有余，是指阴或阳的一方偏盛有余的病证，应当"实则泻之"，皮肤科治则中的"清热解毒""凉血泻火""活血化瘀""除湿利水"等治则均可归入此类。在阴阳偏盛的病变中，如其相对一方有偏衰时，则当兼顾其不足，配以扶阳或滋阴之法。对于阴阳偏衰的病证，则当"虚则补之"。

除了传统的损有余、补不足的治疗方法外，张志礼教授还继承了赵老调和阴阳的临床经验。即以天仙藤、鸡血藤、首乌藤、钩藤四药行气活血，通调血脉，舒筋通络，承上启下，为调和阴阳的基本方，结合具体病证，加减变化，用于系统性红斑狼疮、皮肌炎等疑难危重疾病的治疗。

临床中应注意：①对于皮肤病一定要仔细审证，对确属阴阳不调所引起的皮肤病，应采取标本兼治的原则。②阴阳不调是皮肤病理改变的内因，皮肤病理改变是机体阴阳不调的外象，由阴阳不调到引起皮肤发生病理改变，治疗周期较长，需沉着耐心。

2. 注重补益脾肾

皮肤科以"虚"为主证或兼证的疾病颇多，虚证中又以脾虚、肾虚最为常见。重视补益脾肾是张志礼教授诊治皮肤疾病的又一重要学术思想。

肾为"先天之本"，主藏精，只宜固守，不宜耗泄，故其病证多为虚证。临床分为肾阳虚和肾阴虚两大类，二者本质都是肾的精气不足。由于"阴阳互根"，肾阴虚可损及阳，肾阳虚也可损及阴，形成肾阴肾阳两虚证。同样，肾虚也会导致其他脏腑功能失调，其他脏腑功能失调也会累及于肾。

脾为后天之本，气血生化之源，脾运化水谷精微，须借助肾中阳气的温煦、生化，而肾所藏之精气，有赖于脾所运化的水谷精微不断补充与化生。脾与肾联系密切，脾失健运，化源不足可致肾虚；肾阳不足，命门火衰可致脾阳衰微。脾阳根于肾阳，脾阳久虚及肾，则可出现脾肾阳虚等脾肾同病。

临床上反复迁延不愈的皮肤科疑难重症，常常由于先天禀赋薄弱，烦劳过度，饮食不节或大病久病，失于调理致阴阳气血亏损，故从补益脾肾入手治疗，多能取得良好疗效。

3. 强调气血辨证

张志礼教授认为，气血是阴阳在人体的直接体现，阴与阳的关系，就是血与气的关系。调理气血是调整阴阳的重要内容和手段，在皮肤病治疗中十分重要。如气虚可使皮肤不充，毛发不泽，水湿停滞，出现肿胀、水疱、皮肤粗糙等病变；气滞可使气机不畅，皮肤发生黑斑；血脉瘀滞可出现瘀点；痰湿郁结可发生结节、肿胀、水疱；血虚见肌肤甲错、皮肤瘙痒、肌肤疼痛、手足麻木；血瘀可发生斑块、肿物、色素沉着；血热使皮肤潮红、水肿、出血；血燥使皮肤粗糙、肥厚、角化、发生鳞屑；气血不调可出现上热下寒、上实下虚，发生口腔溃疡、外阴湿疮、面部红斑、小腿溃疡等。

气虚血燥常表现为皮肤粗糙、肥厚角化、脱屑、瘙痒等；血虚风盛常见面色苍白，唇舌、指甲色淡无华，手足麻木，头晕目眩，女子月经涩少，肌肤甲错、脱屑瘙痒等症；气血两虚则兼有两者的特点。

气滞血瘀多表现为胸闷、脘闷、痞滞、胁胀、筋脉不舒、麻木、疼痛，皮肤出现斑块浸润、硬肿、硬结、肿痛、紫暗斑、肿瘤等，舌质多紫暗或有瘀斑，脉象多弦或涩。

血热主要是指邪热客于营血，化热成毒，气血两燔。

气血不调时会出现如上热下寒、上实下虚，症见失眠盗汗、头痛头晕、五心烦热、不规则发热等。

通过对皮肤疾病的气血状态的准确判断，从而为正确的治疗提供指导。

4. 祛邪首在除湿

很多皮肤病的发病都与湿邪有关，多见水疱、糜烂、水肿、渗出等临床表现。皮肤病虽发于外，但与体内多种因素有关，因此，张志礼教授强调除湿应当局部与整体密切结合。

湿邪侵袭，当辨明寒热虚实表里，所在脏腑，所兼何邪，温散、清热、健脾、燥湿、疏风、芳化、宣肺、利水诸法，才能有的放矢。此外，对于阴虚津枯之证，除湿利水应注意不要伤津耗液。

5. 辨证与辨病相结合

张志礼教授指出，辨证是中医认识疾病的方法；西医治疗疾病，诊断是先决条件，诊断即是辨病，二者目标是一致的，对象也是一致的，结果也应该是一致的。中医的某个证（证候）可以出现在西医不同的疾病中，而西医的某个病又可包括中医不同的证。为了将辨证与辨病更好地结合起来，既要明确中医对此病的辨证要点，又要掌握西医学对此病的认识和中药的现代研究，抓住主要矛盾，发挥中、西医各自的长处。

此外，同病异治、异病同治也是中医理论体系的重要组成部分。

总之，只有将辨病与辨证有机地结合起来，抓住疾病的本质，解决好主要矛盾，才能充分发挥中西医结合的优势。

6. 强调外用药物及疗法在皮肤病治疗中的重要地位

张志礼教授强调外治疗法在皮肤病治疗中的重要地位。外用药一定要根据皮损的部位、范围、性质及患者皮肤的耐受情况等，合理选择有针对性的药物和剂型。

外用药同样需要不断创新。例如，张志礼教授将冰片加入炉甘石洗剂、黄连膏等药物中，加强了这些药物止痒、消炎、消肿的功效。又如，他发现在小腿胫前的渗出性皮损，使用冷湿敷，有时疗效不理想。他认为这些部位为多皮、多筋、多骨，少气、少血、少肉，皮损处循环差，于是，他将热罨包法用于这些部位，通过封闭式冷热交换湿敷的方式，有效地改善了血液循环，促进了炎症吸收，提高了疗效。

（娄卫海）

（二）现代中医美容学科奠基人——陈彤云

陈彤云，女，回族，第四届国医大师。1921年出生于北京中医世家，其父为京城名医陈树人，擅长治疗温病。后嫁与晚清御医、著名外科专家哈锐川的儿子哈玉民。陈彤云先后师从父亲陈树人、公公哈锐川习医。受家庭熏陶，陈彤云自幼爱好中医，喜欢旁听父亲带徒时讲解中医四部经典、本草汤头。入辅仁大学后，每遇闲暇假日，仍随父亲临证抄方。婚后又随公公哈翁锐川攻习皮肤外科。陈彤云1950年参加北京市中医师执业考试，以全市第一名成绩取得中医师执业资格，开始正式独立执业行医。1953~1962年，她边工作、边学习，从而有机会师从秦伯未、任应秋、陈慎吾、赵绍琴、宗维新等名家；1966年到北京中医医院工作，在皮肤外科跟随赵炳南先生学习。在半个多世纪的悬壶生涯中，陈彤云积累了丰富的经验，她不仅继承发扬了哈氏父子和赵炳南先生在中医皮肤外科领域的丰富经验，对各种皮肤病的治疗颇具效验，而且逐步形成了自己治疗损美性皮肤病的临床特色。

陈彤云教授强调中医的整体观和辨证论治。重视人与自然、气候、环境、四时的协调统一关系，重视皮肤与脏腑、经络、气血的内在联系。认为皮肤病不仅仅是皮毛之疾，它是脏腑、气血的生理、病理在皮肤上的反映，即"有诸内必形诸外""没有内患不得外乱"。按照《内经》"怒伤肝""喜伤心""思伤脾""忧伤肺""恐伤肾"的理论，其认为情绪过激变化，会引起脏腑、气血、经络生理功能的失调。就皮肤疾患而言，银屑病、神经性皮炎、瘙痒病、黄褐斑、痤疮、带状疱疹等许多严重影响皮肤美容的疾病都与情志的异常有关。在临床具体实践中注重整体观念，认为皮肤外科疾病大部分是内因造成的，是脏腑功能失调的外在表现。对于黄褐斑多从肝、肾、脾三脏加以辨证并从血论治；对于痤疮则多从肺、胃论治；对于湿疹皮炎又多从肝胆、脾胃论治。她的辨证思路与方法无不体现着中医的整体观和藏象学说的精髓，并善用清热解毒之法。

1. 坚持用中医的整体观分析损美性皮肤病的病因病机

在皮肤病的辨识上，陈彤云教授坚持中医的整体观，重视人体脏腑、气血、经络生理功能和自然（气候、环境、四时）、社会因素对皮肤病的发生、发展与转归的影响。始终坚持以中医的整体观来研究、辨识损美性皮肤病，重视损美性皮肤病的内因，强调外病内治，成为她近80年行医生涯中最突出的临床特色之一。

陈彤云教授按照中医理论，认为五脏六腑是人体生命活动的中心，脏腑与肢体、五官有着所主、所属、开窍的关系。因此，损美性皮肤病的发生、发展与五脏六腑的生理、病理变化有着密切的联系。

按照中医的整体观，陈彤云教授在分析皮肤病的病因病机时还注意关注自然和社会环境的变化以及人的心理因素对人体的影响。比如，她认为近年来全球气候的变暖，使六淫之中热邪更多地侵袭人体；生活水平的提高带来饮食结构中肥甘厚味和腥热香辛食物摄入的增加，也使人容易受到热邪的侵袭；社会变革的动荡、生活节奏的加快、工作压力的增加，导致人们的精神紧张、压抑等，按照中医五志皆可化火的理论，使火热之邪成为颜面炎症性皮肤病的主要致病邪气。

2. 坚持在辨证论治指导下以经典方剂为基础遣方用药

陈彤云教授在皮肤病的治疗方面，坚持按照中医理论辨证论治原则，注重外病内治，通过内服药调整脏腑阴阳气血的方法治疗皮肤病。在皮肤病的辨证上，她一般先用八纲辨证的方法对皮肤病的性质（阴、阳、寒、热、虚、实）、病位（表、里）得出初步的判断。在八纲辨证的基础上，陈彤云教授治疗皮肤病时运用最多、最广泛的辨证方法就是脏腑辨证。她通常根据患者的临床表现，采用脏腑辨证为主，结合气血津液辨证和卫气营血辨证等方法，在准确辨证的基础上，选用中医经典中的方剂为基本方来调理脏腑气血功能治疗皮肤病。

陈彤云教授重视"外病内治"，选方用药遵从经典名方治疗皮肤病的特色，可以从她对黄褐斑的治疗经验中一窥究竟。如她按照《内经》藏象学说"五色归五脏"的理论，脾主黄、肾主黑、肝主青，认为黄褐斑等色素性增加的皮肤病的病因病机，主要与肝、脾、肾三脏有关。认为黄褐斑的病机主要是气滞血瘀或运行滞涩，导致气血不能上荣于面，颜面失于荣养，提出了"无瘀不成斑，有斑必有瘀""久病入络""久病必瘀"的中医病机学说。

3. 坚持学术上兼容并蓄、临床上守正创新

陈彤云教授幼读私塾接受中国传统文化启蒙，又接受了系统的现代教育，对新事物、新技术总是充满好奇，积极学习和掌握。平时学生们在闲谈中说起皮肤科又有了什么新药物、新疗法，她听到了马上就要学生讲给她听、拿给她看。她常对学生们说：我要求你们研读中医经典，保持中医整体观和辨证论治的特色，坚持走中医的道路，但我不反对你们学习西医的知识，无论什么方法和药物，只要对治疗疾病有好处，我们都要学习。她在几十年的行医生涯中既坚持中医传统，又广泛学习一切医学新知识，以此来不断丰富和完善自己的临床经验，在学术上形成了兼容并蓄、融汇中西的特色。

多年来，陈彤云教授坚持中医的整体观和辨证论治，注重从内脏调理治疗痤疮、黄褐斑、酒渣鼻、扁平疣、颜面激素依赖性皮炎等有碍面部美容的皮肤病。同时，她也注意学习西医的研究进展，并不断吸收、利用，来完善自己的治疗方案、提高临床疗效。

4. 坚持四诊合参，尤其重视望诊，力求辨证准确

陈彤云在诊病时总是非常仔细地综合运用望、闻、问、切四种诊察方法。她的学生在跟随其临诊学习的过程中对此深有感触。其实依据陈教授多年的经验，有些常见皮肤病她看上一眼就已经对疾病的起因、症状掌握到八九不离十了，但她仍然要详细询问患者的起病、症状等情况，以求辨证准确。尽管她已经有近80年的行医经验，但临诊时她从不为了炫耀自己的经验而不问患者的病情，甚至不听患者的诉说，故意表现自己仅凭诊脉就能断出患者的症状。同时细致地问询病史，耐心地倾听患者的倾诉，使患者感到医生对其病情的重视，才能赢得患者对医生的信赖、争取患者的配合。

陈彤云教授诊察疾病十分重视望诊，尤其把望舌作为望、闻、问、切四诊中的重点。她始终强调一定要重视中医的舌诊，因为舌象比较形象、直观，相对于诊脉来说，望舌的方法医生普遍比较容易掌握，不容易出偏差，能了解比较真实的脏腑变化情况。而且舌与皮肤、黏膜属于同一体系，中医理论认为心开窍于舌、脾开窍于口，通过望舌象可以了解皮肤与内脏的变化，可判断外邪之轻重、正邪之消长、病势的进退以及胃气的存复情况。

皮肤病多发于皮肤表面，特别是痤疮、黄褐斑、脂溢性皮炎等损美性皮肤病，多发生在面部，疾病的病灶一眼望去就可尽收眼底。所以有些皮肤科医生，特别是具有多年临床经验的医生常戏称皮肤科医生诊断疾病靠的是"一眼"的

功夫。但临床经验非常丰富的陈彤云教授却从来不是随便地看上一眼，总要靠近患者仔细观察，甚至还经常动手去亲自触摸。

陈彤云教授不仅精研医术，还积极投身医学教育事业，并有诸多医学科研创新。主要成就：1951年陈彤云教授参与、创办了北京中医学校，当时任教务主任。1956年又参与创建了北京中医学院，并把自家住宅贡献出来用作校舍，积极投身到中医教育教学工作当中，为新中国培养了第一批中医优秀人才。

一路走来，她一路成果，广受尊崇。1993年由其组方研制的中药"祛斑增白面膜"获北京市中医管理局科技成果一等奖。2003年被国家中医药管理局确定为全国老中医药专家学术经验继承工作老师，为第三、四、六批国家级名老中医，已带徒6人。由其组方研制的"痤疮清热合剂""痤疮除湿合剂"现已成为首都医科大学附属北京中医医院的院内制剂，均获院内制剂批号。2013年获第二届"首都国医名师"荣誉称号；2016年获得中国女医师协会"中国最美女医师"称号；2017年1月7日由其组方研制开发的中药护肤品"金花清爽系列""洋参靓肤系列"正式上市，其产品收益全部捐献北京中医医院，是北京中医医院老专家首位成果转化产品的成功案例；2017年5月人力资源社会保障部、国家卫生计生委、国家中医药管理局授予首届"全国名中医"称号；2022年人力资源社会保障部、国家卫生健康委员会、国家中医药管理局授予第四届"国医大师"称号。如今103岁高龄的陈彤云教授依然坚持每周一次门诊及带教，为中医药事业尽心竭力！

（曲剑华）

三、传承过程中的著名医家

（一）陈美

陈美，女，（1934~2024），主任医师，北京市中医、中西医结合专家继承导师，首都国医名师。

陈老1951年考入湘雅医学院，1953年转入同济医科大学医学系学习，1958年毕业后到中国医学科学院皮肤病研究所工作。1959年及1978年参加两期西医学习中医班，系统学习了中医基础理论，并于同年开始跟随赵炳南赵老学习中医皮肤外科，也曾跟随秦伯未等名老中医抄方学习，获益良多。1976年调入北京中医医院工作，历任主治医师、副主任医师、主任医师。曾任中华医学会、北京医学会医疗事故技术鉴定专家库成员，中华医学会皮肤科分会医学美容学组成员。

陈老的学术论文"狐惑病中西医结合治疗"获北京市科学技术委员会三等奖，"石蓝草煎剂治疗急性湿疹皮炎的临床机理研究"获北京市科学技术委员会二等奖。1993年起享受国务院政府特殊津贴，2003年被定为北京市重点继承名医。

陈老早年接受西医学本科教育，并曾在中国医学科学院皮肤病研究所工作多年，后又系统学习了中医基础理论和中医皮肤外科知识。其学习经历和成长道路，决定了她倡导中西医结合的学术特点。

1. 强调（西医）诊断

为什么要强调西医诊断呢？陈老认为，首先，虽然中医学也有自己的疾病命名，但由于缺乏系统性和统一性，因此，同一名称可能意味着不同的疾病。以"天疱疮"这一中医病名为例，它可以相当于西医的"天疱疮""类天疱疮""遗传性大疱性表皮松解症"等多种疾病，如果笼统地以"天疱疮"命名，则中医之间交流都会非常困难。其次，使用中医病名，会使与西医之间的交流缺乏共同的平台。为什么要与西医交流？因为通过与西医进行交流，可以展示中医学学术成就和临床疗效，并在交流中汲取营养、获得灵感，促进中医发展。再次，有利于与患者之间的交流和沟通。今天的患者，获得医学信息的各种媒体，使用的大多是西医的名称和概念。如果我们使用"鼠乳""狐尿刺""猫眼疮"这样的中医术语，恐怕难以为普通患者所理解。因此，借用西医的疾病名称有利于诊疗标准的统一、同行间的交流、与患者间的沟通。在目前这是切实可行的，也是应该坚持的。

2. 辨证力求简便易行

中医学学说、流派众多，辨证方法丰富，决定了辨证证型的纷繁复杂。以银屑病为例，文献可查的银屑病中医辨证分型已达数十种之多，众多的证型虽然给人们在临床应用时提供了更多的选择和启发，但是如此众多的证型并列存在，也容易使医生实际应用时无所适从，并影响中医方剂的推广和学术交流。因此，陈老在疾病的具体辨证分型上，力求简便易行。

但分型较少也会使中医辨证论治的内涵不能充分地展现，如何化解这一矛盾呢？陈老采取的办法是，尽量丰富具体辨证分型用药时的加减变化，使辨证分型不至于单调、局限。用陈老自己的话说就是"简约而不简单"。

3. 辨病与辨证相结合

陈老主张用现代科学手段探索中医治疗皮肤病的机制和推进中西医结合治疗皮肤病的临床研究。强调西医诊断和中医辨证论治的独立性和特异性，并不是要把它们对立起来。因为两者都是以治病救人为目的的，目标是一致的，对象是一致的，结果也不应该是矛盾的。西医诊断和中医辨证论治可以被看作是定位的经线和纬线，中医不同的证候可以出现在西医不同的疾病中，西医不同的疾病也包含中医不同的证候，它们的交叉点就是我们认识疾病、解决问题的关键。

辨病与辨证相结合是目前切实可行的中西医结合的研究方法，可以较好地反映疾病发生演变的整体情况和动态变化，对原有的中医诊断和西医辨证论治都有所补充和发展。

（1）西医诊断、中医辨证论治　即将一种西医诊断明确的疾病，用中医的理论方法进行辨证分析，然后施以针对性的治疗。如银屑病、寻常痤疮、黄褐斑的辨证论治等。这种方法便于学习掌握和临床运用，适用于绝大多数情况。但是，疾病是复杂多变的，故实际使用时不必过分拘泥。

（2）中医辨证论治适当结合西医对疾病的诊断和认识　即面对一种疾病时，在根据中医理论进行辨证论治的同时，结合西医对这一疾病所做出的诊断，在具体用药上有所加减。如带状疱疹属西医的病毒感染性疾病，所以在药物选取上可以选用现代药理研究认为具有抗病毒作用的板蓝根、大青叶、紫草等药物；治疗白癜风，可选用具有光敏性的白芷、补骨脂等。但需要强调的是，这种选择一定不能违背中医的辨证原则，并且应该适度，否则，这些药物只能是一群"乌合之众"。

（3）"辨病与辨证相结合"需要因人制宜、因时制宜　这里是说辨病与辨证在不同的患者、不同的疾病、疾病不同的时期，是以"辨病"为主，还是以"辨证"为主，应分清主次，有所侧重。如"天疱疮"的早期发作阶段，需以"辨病"为主，尽快足量使用糖皮质激素以控制病情，挽救生命。中后期可以转为以"辨证"为主，调整机体，减少糖皮质激素的副作用，维持治疗。要想辨病与辨证很好地结合，不仅要求医生有扎实的中西医专业知识，还要求医生对疾病的发展变化能够细致观察，勤于总结。

陈老毕业于西医院校，并就职于西医医疗机构，研修中医后，又转入中医医院皮肤科工作，她为北京中医医院皮肤科的病房建设、三级医师制度建设、临床研究及院内制剂开发做出了卓著贡献。她是新中国首批中西医结合皮肤病学事业的承担者、参与者，在新中国医学史上留下了浓墨重彩的一页。

（娄卫海）

（二）陈凯

陈凯（1946~2008），著名的中医皮肤病学家，是赵炳南先生的嫡传弟子。他随侍赵老左右，凡十五年，尽得其传。

陈凯教授 1970 年毕业于首都医科大学，毕业后即分配到北京中医医院皮肤科，在皮肤科长期与何汝翰、孙在原等老前辈共事，受益良多，其间他还曾受到麻守国等老专家的指点，并于 1973～1974 年间到西安医学院附属医院皮肤科学习，师从刘辅仁等老前辈。自从来到北京中医医院皮肤科，陈凯教授就开始跟随赵炳南先生学习，更在赵老生命的最后 8 年间随侍左右，亲聆赵老晚年全部教授，为其学术发展打下了坚实基础。

陈凯教授是赵炳南学术思想的系统整理者，1975 年参与整理出版了《赵炳南临床经验集》、1984 年参与了《简明中医皮肤病学》的编著，系统地总结了赵老的学术经验。这两部著作奠定了我国中医皮肤科学的基础，其后医家无不从中受益。同时，他是赵炳南学术思想的积极实践者，他的医术为人称道，医德有口皆碑。他重视心理治疗，对青年患者以长者之风循循善诱，既治病又调心。他还是赵炳南学术思想的积极传播者，他善于总结零金碎玉，更重视治学方法的传授，常讲"要授人以渔，而非授人以鱼"。他能从身边的小事说起，引申出医学的道理，结合精彩的病例，引人入胜，使学生在不知不觉间建立起正确的思维模式。

1. 治学特点

陈凯教授受赵老影响至深，他学赵老，不仅仅注重有形的方药技法，更注重无形的思想精神。陈凯教授始终强调做中医必须培养悟性，赵老是肯学多思善悟的典范，陈凯教授得其心传，同侪赞其出身于西医，而学问悟性比中医还好。如他常讲，皮肤病发于外，为何能从脾胃论治呢？因为人体就像一个面包圈，皮肤是外圈，肠胃是里圈，二者实为一体。陈凯教授强调做中医必须既精专于本学科的知识，还要旁涉百家，了解世态民情，才能触类旁通，提高悟性，提高临床水平。

陈凯教授喜欢与同道交流，无论是同行还是其他相关学科。他与孙伯扬先生交流多年，互相切磋，取人之长，为己所用，他治疗老年人便秘常用肉苁蓉30g 即直接学自孙老。他临床善用滋补肝肾丸、一贯煎、养阴益气合剂、醒脾和胃合剂、健脾益气合剂、清热养阴除湿丸，均得益于与内科同道的交流。陈凯教授立足皮肤科，精通皮肤科，而遣方用药思路灵活，绝不囿于皮肤科。他临床既善于从古典中获得启发，又善于从书籍中汲取经验。如治疗女性痤疮、荨麻疹、银屑病时善用芩连四物、芩连平胃汤，首先是得益于《刘奉五临床经验》，并由此上溯到《医宗金鉴·妇科心法要诀》。陈凯教授曾将自己的用药规律总结为树状图，针对神经、免疫、内分泌、感染等方面各有系列方药。他常笑言自己手握千军，量病大小，投剂不同。

陈凯教授善于吸取西医学知识，在治疗中趋利避害。如对冬重夏轻型银屑病治疗时加吸光药、热药，如熟大黄、肉苁蓉、黄芪、四物汤等以模拟夏季气候特点取得疗效。陈凯教授善于用西医学的成果诠释中医，如对于荨麻疹，西医学有多种学说，陈凯教授均认真学习，并分别提出治疗策略，可见其用功之勤。陈凯教授提出慢性荨麻疹治疗思路包括改善微循环，用桃红四物、四妙勇安、血府逐瘀、脉络宁；抗幽门螺杆菌感染，用芩连平胃；增强免疫，用玉屏风散；拮抗 H_1 受体，用痛泻要方；抗缓激肽、白三烯等引起的迟发变态反应，用花藤子方及解毒药；对于风团泛发，面积巨大者，陈凯教授主张急则治其标，用五皮饮、多皮饮消肿；同时配合全蝎、乌梢蛇、止痒合剂治标止痒。

2. 学术思想

陈凯教授在晚年提出了"胃肠－皮肤相关理论""皮肤络病理论""清调补理论"等许多诊疗思想，均能有效地指导临床。

"清调补理论"针对正邪斗争的不同状态。邪气实则清，在皮肤科领域包括清肺、清胃、清心、泻肝、凉血、解毒、除湿、散风；正虚邪实则调，包括调脾胃、调冲任、调神、调免疫、调内分泌；正虚邪去则补，包括补气、补血、补肝肾。其最要者，清肝胆、调脾胃、补气血。陈凯教授生前多次谈到赵老最常用的三个方子龙胆泻肝汤、除湿胃苓汤、当归饮子，这三首方剂常顺序应用于湿疹的治疗，陈凯教授指出这三首方剂是清调补的代表方。陈凯教授说：治病必须节奏鲜明，能在恰当的时机当机立断，调整治疗方案，对于急性皮肤病往往能以龙胆泻肝汤取效，对于慢性皮肤病则多以当归饮子收功。陈凯教授指出：皮肤病虽发于外，而多源于内，如果脏腑功能基本正常，则正邪相争，斗争剧烈，往往表现为实证，多属龙胆泻肝汤证。而脏腑功能失调，则往往因邪正斗争不够剧烈而表现为虚实夹杂，多属脾虚湿蕴之除湿胃苓汤证。因而陈凯教授临证治疗皮肤病，不仅将此三方用于治疗湿疹皮炎类皮肤病，也是银屑病、荨麻疹的常用效方。

陈凯教授提出"皮肤络病理论"，并在临床中提出了增液行舟、润通养颜、活血通络之法。他经常与吕培文教授探讨外科疮疡、血管炎的证治，对我保存的陈淑长教授治疗周围血管病的临床记录，他曾仔细研读，加以批注。他随时关注学术进展，在络病学说刚刚提出之时即敏感地注意到。他结合皮肤科特色，提出自己的见解，用于治疗多种皮肤疾病，行之有效。他常引述赵老观点："痒为痛之渐"，既有"不通则痛""不荣则痛""久痛入络"之说，那么也可以说"不通则痒""不荣则痒""久痒入络"。赵老提出结节性痒疹等顽固湿疡即为久痒入络，陈凯教授则应用系列方药，将此理论扩展到包括黄褐斑、口腔黏膜病、银屑病、皮肤血管炎、斑秃、脱发、扁平苔藓、胶原病、带状疱疹后遗神经痛等多种疾病的治疗，均收良效。就增液行舟一项，陈凯教授又有大增液、小增液之分。从狭义讲，增液汤、四妙勇安汤、顾步汤、解毒养阴汤是陈凯教授最常用的增液法；从广义说，一贯煎、坤宝丸、益胃汤、滋补肝肾丸、天王补心丹、六味地黄丸、四物汤等均属于他所说的增液行舟的范畴。例如他对于白塞病治疗颇有心得，其基础方就是顾步汤和滋补肝肾丸。

陈凯教授提出"胃肠－皮肤相关论"，治病重视胃肠功能的调节。他说：胃肠是人体最大的免疫器官，皮肤病多与免疫相关，所以治疗皮肤病必须注意调理脾胃，使其升清降浊，气机通畅。陈凯教授常说，胃肠与皮肤是一体两面，一阴一阳，胃肠为里，皮肤为表；胃肠为本，皮肤为标；胃肠受纳水谷，皮肤宣发营卫。陈凯教授将大量调理脾胃的古方移植到皮肤病的治疗中，皆获良效，常用的有半夏泻心汤、痛泻要方、泻心汤、芩连平胃散、六君子汤、参苓白术散等，常用于痤疮、湿疹、荨麻疹、特应性皮炎的治疗。陈凯教授讲，脾为后天之本，皮肤病的发生都是在一定的脾胃功能基础上感受外邪发生的，人体对外来邪气做出何种程度的反应决定于脾胃的强弱。而脾胃失调绝对会造成已发生的皮肤病倾向于顽固难愈。陈凯教授观察到现代人由于饮食不节，生活无规律，导致脾胃失调。这往往成了皮肤病的症结所在，这样的人患皮肤病，往往顽固难愈。陈凯教授注意到许多慢性荨麻疹患者，舌质淡胖而舌苔厚腻，同时伴有胃肠症状，化验检查有幽门螺杆菌感染，针对于此，他常选用芩连平胃、半夏泻心、甘草泻心等汤药而获良效。他常说，西医治疗荨麻疹常用 H_1 受体阻滞剂，遇到顽固者，则会联合应用 H_2 受体阻滞剂，那不也是阴中求阳吗？

（张苍）

（三）邓丙戌

邓丙戌，男，1946 年出生，河北省人。主任医师，硕士研究生导师，第四届"首都国医名师"。1970 年毕业于首都医科大学医疗系，在首都医科大学附属北京中医医院从事皮肤科临床、教学、科研工作 40 余年。

邓丙戌教授师从我国著名的中医皮外科专家赵炳南先生，是赵炳南先生的嫡传弟子，是赵老学术思想的系统继承者和积极传播者；主编、参编专著 10 余部，发表论文 30 余篇。获科研成果奖 10 项，获得与中医外治有关的实用新型专利 3 项。曾任中华中医药学会皮肤科分会顾问、世界中医药学会联合会皮肤科分会顾问、中国中西医结合学会皮肤性病专业委员会银屑病研究会副主任委员、第八届国家药典委员会委员、《北京中医》杂志编委。曾在韩国汉城大学进行 3 个月的讲学。

1. 师承名医，代有传承

邓丙戌教授自幼聪颖好学，青年时期立志于发扬、传承祖国传统医学，跟随现代中医皮外科创始人及奠基者赵炳南先生临证学习，并深受赵炳南先生"学习贵在专，师古更创新；宁可会不用，不可用不会"治学思想的影响，严谨治学、勤奋钻研，继承学习赵老经验，四十年如一日，在科研、临床、教学一线勤奋耕耘，奉献大半生精力于祖国皮外科学事业。

邓丙戌教授不断致力于总结赵老宝贵的学术经验，参与编著了《赵炳南临床经验集》《简明中医皮肤病学》等反映赵老重要学术思想的系列书籍；并不断宣传、推广赵老学术思想，毫无保留地将这些宝贵的医学经验奉献给社会。

2. 精研古籍，理论创新

受到赵老"师古"和"创新"思想的影响，邓丙戌教授多年来勤奋研读数十部中医经典古籍，创建了"中医皮外科外用制剂阴阳辨证"理论，提出了"体表辨证，类比选药，综合治疗"的外治三原则，整理了系列经典外用方，建立了中医皮肤病疾病诊断体系的框架，是我国中医皮肤科外用药研究与外治法应用的引领者，亦是中医皮肤科疾病诊断体系研究的引领者，对燕京赵氏皮科流派学术传承做出了巨大贡献。

（1）提出"中医皮肤病病名诊断'阴阳定性法'和'部位因状法'理论"邓丙戌教授勤奋研读近百部中医经典及代表性古籍，创新性地提出了"中医皮肤病病名诊断'阴阳定性法'和'部位因状法'理论"，并主张在皮肤疾病命名上进行中西医的"古今中西会诊"。

（2）提出中医皮肤病外用药物"类比选药"理论 邓丙戌教授将赵老外治及鲜药治疗皮肤病进行了继承和发扬，提出皮肤病中医外治的特殊之"理"是"体表辨证，类比选药，综合治疗"；将"类比选药"理论应用于外治药物的选择，临证用于治疗各类常见多发皮肤病。

3. 疗效卓著，悬壶济世

邓丙戌教授在临证中活学活用赵老经验，并融入自己的经验心得；在中医和中西医结合的方法诊治皮肤病方面积累了丰富的经验，在医疗、教学、科研等方面颇有建树，擅长治疗各型银屑病、湿疹、异位性皮炎、大疱性皮肤病、带状疱疹后遗神经痛、痤疮、毛发病、色素性皮肤病、酒渣鼻及其他皮肤科杂病。

邓丙戌教授传承创新发展完善燕京赵氏皮科流派银屑病"从血论治"辨证体系，提出银屑病"辨血为主"的主要辨证方法；并参与研发北京中医医院院内制剂"凉血活血胶囊";在科研工作中努力将中医中药、赵炳南专家经验与现代科技研究接轨，发表了《赵炳南教授凉血活血法治疗银屑病（白疕）血热证的临床与基础研究》《赵炳南教授银屑病辨证体系的客观微观指标研究》等多篇学术论文；出版专著《银屑病》；主持的"凉血活血方治疗银屑病（白疕）血热证的临床与基础研究"获 2008 年度北京市科学技术奖三等奖及中国中西医结合学会科学技术奖二等奖。

4. 重视外治，畅用鲜药

因皮肤病直观、暴露于体表的特点，外治法往往可以直达病所，取效迅捷，皮肤科外治法历来为各时代医家重视，邓丙戌教授对皮肤科外治法也格外重视。

邓丙戌教授多年来对鲜药在皮肤病中医外治中应用极为重视，不断研究，建树颇丰，在诸多学术期刊和会议中发表多篇论文：《鲜药外治皮肤病历史积淀深厚》《＜本草纲目＞记载的鲜药外治皮肤病经验》《＜肘后备急方＞记载的鲜药外治皮肤病经验》《＜五十二病方＞记载的鲜药外治皮肤病经验》《鲜药在皮肤病中医外治中的应用》《新鲜植物及新鲜动物药在皮肤病中医外治的应用》《皮肤病中医外治的特色用法》《皮肤病外用中药的临方调配——建设临方调配工作室》等论文，著有《皮肤病中医外治学》一书，即是邓丙戌教授外治学术思想的精华汇聚。

邓丙戌教授积极推动临方调配工作，目前北京中医医院皮肤科临方调配工作室已经挂牌成立。

邓丙戌教授获与中医外治有关实用新型专利 3 项：①一次性药物干纸巾；②多功能生发护发器；③止痒拍。

5. 教书育人，砥砺前行

邓丙戌教授在继承赵老学术思想并不断发扬的基础上，也非常注重培育新人，他从不保守，总是无私地把自己的经验奉献出来，为中医药事业培育后来人。

邓丙戌教授在北京中医医院赵炳南皮肤病研究中心主办的历届"赵炳南学术思想研修学习班"中担任授课老师，为来自全国各地的医师讲授赵炳南先生的学术经验，并且和北京中医医院皮肤科同道不断总结赵炳南先生的经验。邓丙戌教授的言传身教，不仅继承发扬了赵老的学术经验，而且影响了许多来自全国各地的中医学者，可以称得上桃李天下。他的主要学术传人、继承人如孙丽蕴、姜春燕等医师都在中医、中西医结合皮肤科专业临床、教学、科研工作中从事一线工作。

（孙丽蕴）

（四）王莒生

王莒生教授是第四、五批全国老中医药专家学术经验继承工作指导老师，博士研究生导师，享受国务院政府特殊津贴。曾师从著名中医皮肤科专家张志礼教授、陈美教授以及著名内科专家关幼波教授、王永炎院士、许公岩教授等中医大家，对多种疑难皮肤病和内科杂病的诊治深入钻研，勤于实践，临床经验丰富，形成了具有一定自身特色的学术思想。

1. 注重整体

中医学把人体内在脏腑和体表各部组织、器官看成是一个有机的整体，同时认为四时气候、地域方宜、周围环境等因素对人体生理病理有不同程度的影响，既强调人体内部的统一性，又重视机体与外界环境的统一性。有关中医皮肤科的古代文献及现代名老中医的学术观点，亦非常重视整体观念。王莒生教授继承了中医皮肤科的学术特点，治疗皮肤病从整体出发。她认为皮肤病不能单独看作皮肤的局部问题，应当认为是整体的一部分。对于皮肤病患者从不仅着眼于皮肤局部，还需整体诊察，整体调理。她经常说："我们不仅是看病，更要重视得病的人。"除治疗注重内治外，她还关注患者其他各个方面的情况。

2. 从肝论治皮肤病

从肝论治是王莒生教授诊治皮肤病的突出特点。她非常重视肝气的条达与否。她认为肝气不舒是导致气血失和、肌肤失养的重要原因。这是由肝的生理功能决定的：其一，肝主疏泄。肝主疏泄是指肝具有维持全身气机疏通畅达，通而不滞，散而不郁的作用。人体的脏腑经络、形体官窍、气血津液、营卫阴阳，无不依赖于气的升降出入来维持其正常的生理功能及相互之间的密切联系。因此，肝的疏泄功能正常，则气机调畅，经脉通利，气血和调，脏腑组织活动正常。其二，肝主藏血。肝的生理功能特点决定了肝与气血的关系密切。肝的功能失调，会导致气血失和，皮肤失荣，出现色素异常、皮肤增厚、瘙痒等各种问题。

很多皮肤病与肝的关系密切，如黄褐斑基本病机为肝气郁滞或肝肾不足，治疗当以疏肝理气或滋补肝肾为主；再如很多免疫性疾病、慢性皮肤病的后期，均与肝肾不足、气血亏虚有关，治疗亦以滋补肝肾、调和气血为主；还有些皮肤病与情志因素相关，如银屑病、湿疹、白癜风、神经性皮炎等，治疗需注意疏肝解郁；还有很多瘙痒性皮肤病，亦与肝气郁滞、肝火旺盛有关，亦要配合疏肝、清肝的治疗。故此，从肝论治应从几个方面，根据患者的具体情况采用清肝、疏肝、补肝的不同方法。

在从肝论治的同时，还要兼顾其他兼证，如肝肾同源，补肝的同时往往需补肾；肝主藏血，肝肾不足，往往伴有血虚，故还应注意养血；肝气郁滞常导致木郁克土，在疏肝同时，注意健脾和胃；情志不畅，可导致肝气郁滞或肝火旺盛，亦可致心火妄动，故清肝疏肝同时，还需清心安神；肝气郁滞还会导致气滞血瘀，疏肝理气同时还应兼顾活血通络；肝主风，肝火旺盛或肝血不足可致肝风内动，故治肝往往与治风相协。例如王莒生教授治疗白癜风，即从肝论治，首要疏肝解郁，再根据患者的不同情况，给予健脾益气、疏风、活血、滋补肝肾等治疗，以达到调和气血的目的。王莒生教授疏肝理气常用柴胡、郁金、香附等；配合活血药物，常用丹参，而不用三棱、莪术、乳香、没药等，王莒生教授认为，白癜风患者血瘀往往是由于气滞、气不行血而致，而无癥瘕痞块等有形之滞，故不用活血破瘀之剂。

王莒生教授除用药物疏肝理气之外，还非常重视心理的疏导。王莒生教授常说，医生的语言是有力的治疗武器。遇到情志不畅的患者，王莒生教授总要用大量时间进行心理辅导。王莒生教授社会阅历丰富，洞察能力超强，能很快洞悉患者心理，有针对性地进行疏导，对于郁闷、消极的患者，鼓励他放下包袱，积极面对，树立信心；对焦虑、偏执的患者，则开导他避免对名利的过分追逐，放松对自己的要求；对于过度焦虑的患儿家长，指导他正确认识疾病，坦然面对，科学调护。王莒生教授语言风趣、态度和蔼、语重心长的话语直入患者心扉，听完王莒生教授一番话，患者往往有豁然开朗之感，许多患者说：找王大夫看病，心里特别舒服、愉快。王莒生教授称这种方法为"话疗"，是临床极其有效的治疗手段。

3. 从肺论治皮肤病

从肺论治是王莒生教授治疗皮肤病的另一特点。肺主皮毛，皮肤病与肺密切相关。导致皮肤病最常见的外邪为风和湿。风邪上受，首先犯肺。肺主宣发、肃降、通调水道。水湿的运化除与脾相关外，与肺的关系亦甚密切。赵老常说"湿在上者宜发散之"。由此可见，肺与皮肤病的关系之密切。王莒生教授非常重视肺气的宣畅与否。许多皮肤病表现出肺经的症状，如荨麻疹可出现咳嗽、喘，感染性发疹性皮肤病往往有前驱症状，表现为发热、流涕、咳嗽等，此时自当从肺论治。常用苏叶、黄芩、桑叶、杏仁等疏风宣肺。另有些皮肤病没有明显的肺经症状，但皮损分布以头面、上部为主时，王莒生教授也从肺论治。如痤疮、脂溢性脱发、头面部的白癜风等，王莒生教授认为这类疾病为肺经有热所致，经常使用银花、连翘、蒲公英、黄芩等药物清泄肺热。还有些患者表现为大便不通，因肺与大肠相表里，王莒生教授经常使用宣肺方法，使大便得畅。不论什么皮肤病，如银屑病、黄褐斑、白癜风、湿疹、干燥综合征、黑变病等，当患者出现肺经症状时，王莒生教授必先治肺，她认为如果肺气失其宣畅，而只着眼于皮肤局部，不会取得良好疗效。

4. 喜用大方重剂治疗

王莒生教授认为皮肤病多为难治性疾病，病因病机较为复杂，影响因素较多，往往是多种病因，作用于多个部位，产生多个病理环节，需要众多药物，击破各个病理环节，现今药物多为种植产出，而非野生，药效成分较古代有所不同，而皮肤病多为痼疾，非重剂不能撼动。

5. 重视气血

王莒生教授潜心钻研，在临床实践中，善于将关幼波老先生重视调和气血的方法应用于皮肤科及内科杂病的治疗，善用补气及活血药。在皮肤科疾病的治疗中，针对银屑病、白癜风、湿疹等反复发作、缠绵难愈的顽疾，更是注重理气、补气、凉血及活血的治疗，创立疏肝调气、凉血活血的治疗大法，并应用于皮肤病治疗的始终，取得了理想的效果。临床所见，大多皮肤病患者，在长期经受病痛折磨过程中，一定程度上出现肝郁气滞的情况，或情绪抑郁，或胸闷不舒，或心情急躁易怒，气滞则血瘀，血行不畅，肌肤失养，使皮肤病难以痊愈；气有余便是火，火热内郁，血分热盛，使皮损红肿瘙痒，故气滞、血瘀、血热均是造成疾病反复不愈的重要原因。因此，王莒生教授在皮肤病的治疗中，重视气血的协调，应用疏肝调肝、理气解郁、凉血活血等方法，使气机通顺，血行通畅，肌肤得养，疾病得愈。

在运用具体的治疗方法上，强调风邪致病，视痰浊为患，善于调和气血。五脏中重视宣肺降气，强调"肺主皮毛"，注重从肝论治，认为皮肤病患者多肝郁，肝气不舒是皮肤病久治不愈的常见原因。同时，还提倡复法组方的临床运用。王莒生教授认为，皮肤病病程长，常常是多种致病因素共同作用，内外合邪，证候上往往表现出寒热错杂、虚实夹杂、表里同病的复杂情况，这时如只用一种方法治疗，难免会顾此失彼。故针对此种情况，复法组方就尤为重要了，也就是将看似矛盾的多种治疗方法汇于一方，分别针对不同的致病因素进行调理，才能使顽疾得以康复。王莒生教授重视整体观念、重视脾胃、重视基础研究对临床的指导作用，在治疗白癜风、湿疹、银屑病、皮炎等方面取得了较好的疗效。

王莒生教授强调，不同时代的疾病有其不同的治疗重点。如张仲景时代，气候寒冷，人多病伤寒，因此温阳散寒法应用最多；李东垣时代百姓饥寒交迫，病多以脾胃虚弱为主，故健胃补脾法所用最多；在明清时，瘟疫流行，热病居多，故温病学大行其道；而当今时代，生活节奏过快，人际关系紧张，精神压力过大，造成人们心理失衡，肝郁气滞，瘀血内阻所致疾病最多，同时久病入络，久病必瘀，血瘀证较为常见，因此，很多疾病均需从肝论治、从瘀论治，故通络活血为重要治法。而且王教授在应用活血化瘀时，既注意行气活血，又善于通络活血，经常应用虫类药，在疏通经络、活血化瘀的同时，又具有祛风止痒的疗效。

（周冬梅　毛长亮）

（五）王晓莲

王晓莲，女，1950年生，大学本科学历，北京中医医院主任医师、教授，首都国医名师。她自幼承蒙父亲提点，酷爱医学，中学毕业后，响应党的号召，知识青年到农村去，接受贫下中农再教育。被分配到了山西省芮城县，在岭底公社岭底大队成为了一名"赤脚医生"，在当地颇有名气，也正是那个时候，通过和当地的人们交流，年轻的王晓莲深深感受到，中医临床诊疗对于广大民众有多迫切，有多重要。后于1974~1977年期间，就读于首都医科大学中医系，在校期间以优异的成绩完成了学业，毕业后，被分配到北京中医医院皮肤性病科，忠实传承中医皮肤科泰斗赵炳南先生、中西医结合皮肤科专家张志礼主任学术思想，求师从医多年，在长期的理论研究和临床实践中对皮肤科各类疑难病证的诊治积累了丰富的临床经验。从理、法、方、药各个环节上领悟了诸师辨证施治的规律，从理论与实践结合上深悟与吸纳。以赵老、张老的学术思想和经验为主线集诸家之长与一炉，不断探索求新。

王晓莲教授在学术上坚持走中西医结合的道路，对中西医融会贯通，从基础理论到临床实践，从诊断到治疗，西医辨病与中医辨证相统一，总结出皮肤科常见病及多发病的诊治方案，如：银屑病、带状疱疹、痤疮、湿疹、荨麻疹、皮肌炎、白塞病等；对于疱病类、系统性红斑狼疮、非淋菌性尿道炎等疑难杂症亦有独到之处，造诣颇深。

王晓莲教授不但在临床上勇于担当、冲在一线，为广大患者排忧解难。在学术方面及人才培养上，也颇有建树，从医期间坚持临床带教和学术传承，传道授业，培养人才，注重对青年人的培养。她热爱中医，言传身教，悉心引领，胸怀宽广，无私传道，强调"心中不善不可学医，道德匮乏不可学医，不爱中医不可学医，没有毅力不可学医，没有悟性也不可学"，培养各级、各类人才数十名。在中医各级临床岗位扶伤济世，贡献力量。

与此同时，王晓莲教授曾赴马来西亚、韩国等地讲学，进行国际学术交流。

参加撰写《中医疾病临床诊断标准》《中医急症医学》《张志礼皮肤病医案选萃》《皮肤病中医特色治疗》等医学专业书籍。曾先后在国际真菌学会议、皮肤科年会及《北京中医》《中华实用医药杂志》等医学杂志上发表论文。

（张苍）

（六）王萍

王萍，女，主任医师，教授，硕士研究生导师，首都名中医，全国老中医药专家学术经验继承工作指导老师，原首都医科大学附属北京中医医院皮肤科、赵炳南皮肤病医疗研究中心主任。王萍教授推崇以阴阳寒热辨证为纲，重视阳气对人体主导的作用。将"形神一体""以神取形""阳化气、阴成形"等哲学思想融入临床实践中。重视疾病整体观念，把握整体阴阳辨局部皮肤损害。临证中当以详辨寒热、虚实之病性，上下、内外之病位为要。

王萍教授为第二批国家级名老中医、中西医结合专家张志礼教授学术传承人，在探索中西医结合治疗皮肤疑难杂症和顽疾之路上努力前行，致力于归纳总结、传播张志礼教授的学术思想，总结出张志礼教授治疗皮肤病的经验：①"从脾肾论"治皮肤顽疾，组创健脾益肾合剂、养血益肾合剂；②提出"血分蕴毒论"，强调白疕病治疗"解毒药贯穿始终"，组创凉血活血胶囊、凉血解毒胶囊；③提出"暑热夹湿，光毒郁肤论"组创抗光敏合剂（蒿秦化斑汤），重用青蒿治疗光敏性皮肤病；④提出关于对中西医结合释义、方法学等。

王萍教授在学术上传承赵老、张老等前辈的经验并有所创新，主张"中医辨证，中西医病证结合"的学术思想治疗皮肤病，临床经验丰富，主要学术特色有以下4点。

1. 谨守阴阳，详辨寒热、虚实、表里、上下

王萍教授秉承赵老、张老"首辨阴阳"治疗皮肤病的学术思想，并学习首都名中医耿建国教授经验，提出临证时应"谨守阴阳，详辨寒热、虚实、表里、上下"，尤其重视上热下寒证、寒热错杂证的辨识。主要包括以下内容：①上热下寒证：指素体阳虚，加之平素过服寒凉之品，攻伐阳气；或日久则肾之真阳受损，阳气失于温煦，不得疏布，阴寒内生，迫虚火上炎，出现上部热盛之症——胸中烦热、口臭、牙龈肿痛；下部腹痛喜暖喜按、大便清泄等虚寒之象。舌质淡暗、苔白，脉寸关沉弦尺部弱，亦属上热下寒之证。王萍教授善用潜阳封髓丹治疗上热下寒证玫瑰痤疮、红斑狼疮、扁平苔藓等皮肤病，抓住主证，往往疗效显著。②中寒下热证：指患者在同一时间内，中焦表现为寒，胃脘部疼痛不适，口服生冷瓜果，再遇冷加重，同时出现喜温喜按，热敷则舒的

腹部里急后重，甚至下利赤白脓血、肛门灼热坠痛、尿少色黄等下部表现为热的证候。现代人喜食生冷，体质偏寒，又嗜饮酒等湿热之品，多见此证。遇此类患者喜用附子理中丸合白头翁汤或二妙散，温中清下，此类湿疹患者用之往往屡试不爽。③表寒里热证：指寒在表而热在里的证候。多见于素有内热，又外感风寒；或外寒入里化热而表寒未解的病证。王萍教授认为冬季、初春气候寒冷，室内温度较高，往往容易出现此类证候，表现为表寒的恶寒发热、头身痛、无汗，以及里热的烦躁、口渴、尿黄。荨麻疹患者比较多见此证型，在治疗上需外解风寒、内清里热，依据患者感邪轻重选择用药：轻者方选桂枝二越婢一汤、小青龙加石膏汤、麻杏石甘汤；重者方用大青龙汤。再如，王萍教授认为老年性瘙痒属于外寒内热证者，也往往出现或加重于天气寒冷或气温骤变时，夜间解衣卧床时亦甚，此时寒气最重，暴露部位易于感寒，治以疏风散寒、调和营卫，方以荆防败毒散加减或防风通圣散加减。④表热里寒证：指阴盛于内格阳于外的证候。《伤寒杂病论》提到："既吐且利，小便复利而无大汗，下利清谷，内寒外热，脉微欲绝者，四逆汤主之。"阴盛格阳，中阳衰微，阴寒凝结，故见腹冷及腹中挛急疼痛大便溏泄、四肢不温、小便清长的里寒证；阴寒内盛，在里之阳气不足，不仅不能抵御阴寒，反被阴寒格拒，而使虚阳浮越于外，出现发热恶寒、头痛、咳嗽、咽喉肿痛的表热证。在治法上选择温阳祛寒、破阴回阳、通达内外之方。表证重，治以麻黄附子细辛汤；里证轻证治以四逆汤，重证治以通脉四逆汤。

2. 重点攻关疑难病

（1）"辨血为主，从血论治，厘清寒热"治疗寻常型银屑病 "辨血为主"是指血热证、血燥证和血瘀证是寻常型银屑病的基本证型，在此基础上可配合其他多种辨证方法，以反映本病的复杂情况，如外感因素所致的夹热毒、夹湿热、夹风寒、夹风热等，可兼用六淫辨证；如脏腑失调明显如兼肝郁、肝火旺盛、脾虚等，可兼用脏腑辨证。"从血论治"是指针对银屑病的主要证型，分别治以凉血活血解毒、养血润燥解毒和活血化瘀解毒，并在理血的基础上，针对不同的兼夹证，分别合以解表散寒或清热除湿、清脾除湿、健脾燥湿、芳香化湿，或清上温中、清上温下或疏肝解郁、清肝泻火，或引火归原等。"厘清寒热"是指临证中详细辨别疾病的寒热性质，寒证与热证能够直接反映机体阴阳盛衰的本质，为辨证治疗提供依据。银屑病属于慢性、难治性皮肤病，临床常见寒热错杂病证，同一患者可同时出现上热下寒、表热里寒、表寒里热等证候。寒证与热证为阴阳两极，虽其本质的不同，但又互相联系，同时又可以在一定的条件下互相转化，临证中厘清寒热、辨识阴阳，紧紧抓住核心病机，方可取得良效。因此，针对临床复杂的病情变化，王萍教授在"从血论治"的基础上，常常灵活运用小柴胡汤、柴胡桂枝干姜汤、干姜黄芩黄连人参汤、秦艽丸、血府逐瘀汤、封髓丹、交泰丸等经典方剂加减治疗。

（2）红斑狼疮的研究传承与发展　本病基本病机是阴虚火旺，精血亏虚，病程日久，阴损及阳，导致脾肾两虚。病程日久者，常表现为寒热错杂，虚实夹杂，上实下虚，阴阳失调的证候，治疗时当以详辨，如辨急性、亚急性期红斑狼疮患者的红斑，斑色艳红如妆，多属"虚斑""阴斑"范畴，其病机本虚标实，热毒侵袭，伤津耗液，阴不敛阳，而致阴虚内热，热毒蕴肤，治法主张清热透邪、凉血解毒，兼以养阴补虚。①中医辨证准确，遣方用药合理是取得临床疗效的根本。②中药有多途径、多靶点、双向调节特点，有部分拮抗由于长期使用糖皮质激素而造成对肾上腺皮质功能抑制的作用。③中药调整机体免疫紊乱状态，同时充分调动机体抵御疾病的能力。

（3）辨治自身免疫性大疱性疾病经验　王萍教授认为天疱疮和类天疱疮中医辨证治疗应有区别，天疱疮应辨证分为湿热毒炽证、心火脾湿证、气阴两伤证、脾肾阳虚证4型论治；类天疱疮可分为脾虚湿盛血分热毒、脾虚湿困兼感毒邪、脾肾两虚兼气阴两伤3个证型，辨治经验主要有以下几点。①重视"清脾"与"健脾"。脾虚湿困，治宜清运脾湿，药用苍术、厚朴、藿香、砂仁、豆蔻等。脾虚湿盛，治宜温中补中、健脾化湿，药用党参、干姜、白术、黄芪、山药等。②重视"心"与"火"。清心火可用三心汤（莲子心、连翘心、栀子仁）、栀子豉汤。③重视"脾肾"与"阳虚"。脾的运化功能，全赖于脾阳，而脾阳依赖于肾阳温煦蒸化，脾阳根于肾阳。脾肾病变常相互影响，互为因果。

3. 重视外治皮肤病，开发新制剂

王萍教授对从最初尝试用赵老的甘草油调医用白凡士林的简单调制开始，逐步摸索辨证灵活加减临床调配，如血热证皮损颜色鲜红时联合青黛面、紫草；血瘀证皮损颜色紫红色时合当归、三七粉；发于小腿伸侧久治难愈的斑块，多考虑寒湿所致血瘀，可以合用燥湿温阳药，如肉桂、木香等。调制出甘草系列外用制剂，包括复方甘草油膏、甘草润肌膏、杏脂膏、愈裂膏等，其中部分经验方已由北京中西医结合成果转化委员会进行了开发研制。2008年在王萍教授的带领下皮肤科扩充了中医外治室，致力于逐步恢复健全中医药传统制剂，恢复了黑色拔膏棍的制作和临床应用、利用纳米技术对芩柏软膏微细化处理等，增加损美性皮肤病的针刺、灸法、拔罐、火针、放血、穴位贴敷、中药面膜及冷热湿敷等特色项目，将多种中医特色疗法应用于临床，在促进皮损愈合、缩短病程方面起到了事半功倍的作用，充分体现了中医药方法在皮肤科诊疗活动

中简便廉验的优势，深受患者欢迎。

（陈维文）

（七）蔡念宁

蔡念宁，女，主任医师，教授，硕士研究生导师，曾任首都医科大学附属北京中医医院皮肤科、北京市赵炳南皮肤病医疗研究中心主任。曾兼任北京中医医院皮肤病学教研室主任、中华中医药学会皮肤科专业委员会副主任委员、世界中医药学会联合会美容专业委员会副会长、中华中医药学会美容分会副主任委员、北京中医药学会理事、中华医学会北京分会皮肤科专业委员会常委、中央电视台《健康之路》医学顾问、医疗事故鉴定专家组成员等。曾参加国家中医药管理局科技成果、诊疗技术整理及研究项目的评审。先后撰写、发表及指导论文多篇。主编《皮肤病中医特色治疗》《白癜风——中西医特色治疗》；副主编《常见皮肤病》《银屑病》；参编《疑难病中医治疗及研究》《张志礼皮肤病医案选萃》《张志礼临床经验辑要》等书籍。

蔡念宁教授作为北京中医医院皮肤科学术传承中的代表性人物之一，学术传承于赵炳南教授、张志礼教授、陈美教授、陈凯教授及邓丙戌教授。秉承赵炳南教授和张志礼教授"调和气血"理论，善治湿疹、白癜风、脱发、银屑病、慢性荨麻疹等疾病，形成了中医药、中西医结合系统诊疗皮肤疾病的特色。

1.运用中医多靶点复杂体系辨治免疫异常相关皮肤病，以切合病机及免疫机制的基础方结合辨证加减用药

蔡教授擅长治疗慢性荨麻疹、白癜风、斑秃、银屑病、湿疹等皮肤病，近年来这些皮肤病的发病机制研究提示多与皮肤免疫异常有关。例如白癜风被认为是一种获得性黑素细胞选择性破坏的色素脱失性皮肤病，该病患者存在着体液免疫及细胞免疫的异常现象，主要涉及黑素及黑素细胞相关的自身抗体成分以及细胞因子（如 IL-2）、T 淋巴细胞、免疫球蛋白及朗格罕细胞的异常变化。银屑病发病被认为与 Th17 细胞相关因子 IL-17、TNF-α 有关，皮损内 IL-17、TNF-α 表达升高但 IL-4 降低。皮肤免疫是一个复杂的网络系统，多种免疫细胞、细胞因子间相互影响、促进、制约，白癜风发病并非单一诱因或单一免疫因子所致，因此注定了要想通过调节皮肤免疫达到恢复局部皮肤色素或者平复皮肤局部炎症也是一项复杂的、多靶点干预的系统工程。而现代研究表明，中药及中药某些成分可以通过体内多个靶点发挥作用，覆盖多个病位点，尤其是中药复方，作用靶点更加丰富，因此中药多靶点复杂体系与白癜风、荨麻疹等多种皮肤免疫异常疾病的病机可以有更好的契合，因而中药复方在临床中有较

高的实用价值，其难度在于实践中如何组方。而中药治疗这类疾病的方药，则来源于中医对患者的人、病、态的分析和总结，这一过程称为"中医辨证"；然后依据患者某一时刻的证候分析，选择相应的药物组合进行调整。蔡教授认为，拟方用药这一过程中既可以依据中医辨证，又可以结合现代免疫学、药理学研究，在针对某一皮肤病治疗时，根据其中医常见证型及免疫机制拟定基础方，基础方宜精不宜多，精准定位于本病的关键病机，在此基础上再根据患者本人具体症状辨证加减用药，以达到提高疗效的目的。例如：现代药理研究显示，白芷、当归在高浓度，桃仁在中、高浓度，白茯苓、白芍在低浓度对酪氨酸酶活性则有促进作用，白蒺藜对酪氨酸酶活性调节的影响呈低浓度抑制、高浓度促进的双向调节作用。在治疗白癜风时，蔡教授在白癜风基础方（药如地龙、白蒺藜、女贞子、沙苑子、诃子、白芷、川芎、香附、姜黄等），心烦者加炒栀子、淡竹叶，肝肾不足者加熟地黄、菟丝子，脾胃虚弱者加芡实、白术、山药、茯苓，适证加减以达到最佳功效。

2. 风邪所致皮肤病需首辨阴阳、次辨内风外风、正虚邪实，调和阴阳、平衡气血为治疗大法

中医认为慢性荨麻疹、白癜风、斑秃发病中"风邪"均为重要致病因素，因而衍生出消风散、神应养真丹等方治疗。蔡教授延续了传统中医对这类风邪皮肤病的辨治思想，结合赵老治疗慢性顽固性皮肤病"首辨阴阳、调和气血"的理念，认为这类皮肤病虽有风邪致病，但临证时需首辨阴阳，厘清大方向，次辨风邪属性，为外风侵袭还是风自内生，辨明正虚邪实，以更进一步精准选方用药。例如蔡教授认为荨麻疹初发多为实证，久病迁延数月则多为肺脾不足、血虚所致。慢性荨麻疹以虚证为基础，但虚中又有正虚邪实之分。实证反复发作者多因情志不遂，肝气不舒，郁久化热，热在血分，伤及阴液，肌肤失痒而风团作；或血分之热生风，或复感外风，内外交感，阴阳不调，风邪阻络，而致周身慢性风团发作；虚证者或因平素体弱，气血不足；或因脾肺两伤，卫气不固等而致风邪侵袭体表、发为风团。蔡教授临床应用赵老经验方多皮饮治疗慢性荨麻疹，对于病情迁延已久者，辨病同时需要根据本虚标实进一步化裁：属于慢性荨麻疹实证者，应用多皮饮加入荆芥穗炭、防风炭、蝉蜕、炒槐花、黄柏等以清热凉血、解毒疏风。选用荆芥穗炭、防风炭而非荆芥穗、防风是遵循赵老经验，以炭类药入血分而清血分之热邪。蔡教授辨别慢性荨麻疹虚证，当辨气血之不足，血虚风燥者养血和血，多佐以鸡血藤、当归等养血活血之品。肺脾不足者常佐以生黄芪、白术等健脾益气、固表升阳之品。白癜风白斑发无定处，常由外感风邪、肺卫失宣、卫气郁阻所致，但进一步辨明阴阳虚实，可

发现本病与先天禀赋不足、肝肾亏损、精血化生乏源、皮肤失于濡养，饮食不节致脾胃运化失常，气血生化不足，过急、过悲、过怒等情志不遂致肝失调达、气机不畅、郁滞生斑有关。故治疗上以补益肝肾、活血祛风、疏肝解郁为基本原则。进展期病程短的，以调和气血、疏风散邪为主；病程长而发病年龄较小的以疏肝解郁、活血祛风为主；病程长而发病年龄较大的以滋补肝肾、疏肝活血为主。

3. 善用引经药

蔡教授认为引经药能提高用药的准确性，增加皮损部位的有效药量，从而改善疗效。因此在治疗白癜风、湿疹皮炎等疾病时常根据皮疹部位应用不同引经药：头面颈部常用升麻、葛根、柴胡、白芷、桔梗；上肢常用桂枝、桑枝、羌活；下肢常用牛膝、独活。同时也很重视炮制方法：炮制可改变药物的性能，如土炒入脾、盐炒入肾、醋制入肝、蜜制归肺、酒炒上行。引经药的引导作用随炮制不同也会随之发生变化。

4. 善用外治疏肝安神理脾

现代社会工作节奏快、生活压力大，人们情绪波动大、精神时常处于紧张状态。因皮肤病影响容貌美观，对患者生活质量可带来较大的影响，蔡教授在通过和患者耐心沟通、建立良好的医患关系的基础上，利用中药舒解肝郁、清泄心火以调节患者的情志。疏肝常用药：柴胡、白芍、川楝子、佛手、旋覆花、香附、木香、陈皮、玫瑰花。清心常用药：黄连、灯心、竹叶、莲子、百合、栀子。蔡教授自拟解郁安神方配成中药脐贴，在北京中医医院皮肤科使用多年，功效疏肝解郁、安神清心，用于治疗黄褐斑、痤疮、面部皮炎、神经性皮炎、痒疹、湿疹、银屑病、白癜风等多种皮肤病伴见失眠、心烦者，颇具效果。

（朱慧婷）

（八）陈可平

陈可平，女，主任医师，首都医科大学附属北京中医医院"名老中医"，师承于赵炳南、张志礼的学术思想和临床经验。

陈可平主任以唐代著名医学家孙思邈的《大医精诚》作为自己的行医座右铭。1983 年至今，在北京中医医院从事皮肤科专业工作 40 年余，认真和蔼的态度和显著的疗效得到了患者们的一致肯定，并治愈了多例疑难病例。多次评为院级先进工作者。在 1989 年至 1991 年参加湿疹皮炎"石蓝草合剂"观察工作。1990 年至 1991 年参加红斑狼疮对照及"狼疮合剂"观察工作。担任皮科色素病科研组组长，研究总结中药治疗黄褐斑及白癜风的方法，取得很好的疗效。第一作者发表《中西医结合治愈大疱性表皮松解萎缩型药疹一例》《中医辨证治愈毛发红糠疹红皮症一例报告》《试论活血化瘀法在皮肤科的临床应用》《中医辨证治疗黄褐斑 290 例临床分析》《中医辨证治疗白癜风 150 例临床分析》。通讯作者发表《滋补肝肾疏风解郁法治疗白癜风 150 例疗效分析》《内外合治皮肤淀粉样变 1 例》《中医治疗限局性硬皮病一例》《多发性神经纤维瘤中医治验》《赵炳南治疗白癜风临床经验》《中药治疗嗜酸性粒细胞增多性皮炎 1 例》《陈可平治疗泛发性扁平疣脉案 1 则》《中药治疗甲癣合并湿疹 1 例》《陈可平治疗大疱性类天疱疮验案 1 则》《中医药治疗类脂质渐进性坏死验案 1 则》等文章。

1. 擅用中医理论思想，辨证施治

陈可平主任擅长运用中医理论思想，在辨证的基础上调节患者的阴阳气血，使阴阳达到平衡。注重辨证施治，同病异治，异病同治。

在黄褐斑的辨证治疗中，陈可平主任认为病机以肝郁肾虚、血虚为主，兼有脾虚或血热证，根据患者的年龄、病程，及皮疹的严重程度，判断预后。一般 2 周至 1 个月开始见效，需服药 2 个月至 1 年色斑可消退。

在白癜风的辨证治疗中，陈可平主任发现多数患者以气滞血瘀兼肾虚为主，通过临床辨证施治，一般服药 2 周至 3 个月见效，皮疹完全恢复正常后，Wood 灯检查，荧光为阴性，需服中成药巩固半年，方可防止复发。疗效最快的一例，服药 2 周痊愈。

2. 擅用水蛭，破血消癥治顽疾

在临床实践中，陈可平主任发现水蛭是一味破血消癥的良药，水蛭在皮肤病瘀血证的治疗中，有着不可替代的作用，尤其是舌上有瘀斑的患者，用其他的活血药，瘀斑都不能消退，而用水蛭治疗 1 周，即可见效。治疗银屑病时，加水蛭可缩短疗程，一般 3 个月，皮疹可完全恢复正常。所有患者服药后，未出现任何不良反应，妇女经期服用后，月经量未见增多。运用中医辨证用药，加水蛭治疗银屑病、硬皮病、扁平苔藓、皮肤肉芽肿、黄褐斑、痤疮、过敏性紫癜等疾病，均收到满意效果。

在硬皮病的治疗中，陈可平主任认为患者多以脾虚血虚为主，常在健脾益气、养血活血（如党参、黄芪、白术、当归、川芎、生地黄、熟地黄、山萸肉、菟丝子等）的方药中加水蛭 10g，有一位患者坚持服药 1 年余，右颞部局限性硬皮病痊愈，皮肤恢复至正常。

在皮肤肉芽肿的治疗中，陈可平主任通过辨证，考虑患者以气滞血瘀为主，常在行气活血化瘀（如紫草、柴胡、枳壳、鸡血藤、当归、川芎、三棱、莪术等）的方药中加水蛭 10g。有一患者，双唇肿胀，上唇约有 1.5cm 厚，下唇也较

常人增厚，曾在北京某医院诊断为皮肤肉芽肿，在各处治疗 2 年余，没有效果，因患者舌质暗紫、满布瘀斑，于上方中水蛭用至 20g，1 个月后患者下唇恢复正常，服药 1 年余后上唇完全恢复正常。舌上瘀斑消除四分之三。

3. 辨证精准，纯中药解决疑难杂症

陈可平主任对于一些疑难杂症，擅于通过临床辨证施治，应用中药汤药，最终达到治愈或缓解。如皮肌炎、类脂质渐进性坏死，甲营养不良，皮肤淀粉样变，神经纤维瘤病。在大疱性类天疱疮初起阶段，亦可单纯用中草药治愈。

在皮肤炎的辨证施治中，陈可平主任通过辨证施治，考虑患者脾虚为本，兼有湿毒，以醋鸡内金、炒山楂、麦芽加败酱草、蜜桑白皮、马齿苋、冬瓜皮，配合麦冬、益母草、炒酸枣仁等中药治疗 1 个月余，患者皮肤症状改善，肌肉酸痛好转，肌酶指标改善，随访 5 年患者病情无复发。

（蔡一歌）

（九）曲剑华

曲剑华，女，祖籍山东，主任医师，教授，硕士研究生导师，国医大师陈彤云大弟子，首都优秀名中医，第六、七批全国老中医药专家学术经验继承工作指导老师。1986 年毕业于首都医科大学中医药学院，后一直在首都医科大学附属北京中医医院从事外科及皮肤科的临床、科研、传承及教学工作。现任中华中医药学会学术流派传承分会副主任委员、世界中医药学会联合会埋线研究专业委员会副会长、中华中医药学会中医美容分会名誉副主任委员、核心期刊《中华医学美学美容杂志》副总编辑等。并担任国家卫生健康委员会"十三五"规划教材、全国中医住院医师规范化培训教材《中医皮肤科学》主编。

曲剑华教授 2003 年起师从国医大师陈彤云教授，她在长期临床实践中对皮肤科诸多疑难病证尤其是损美性皮肤病的诊治积累了丰富经验。擅治变态反应性、损美性皮肤病以及带状疱疹、瘙痒症、银屑病、干燥综合征。她带领团队为燕京赵氏皮科流派暨国医大师陈彤云工作室的学术传承和发展做出了很大贡献。

曲剑华教授在多年临证中，潜心钻研，刻苦揣摩，形成并首倡中医皮肤科学的"调通理论""文质学说"（相关论文已发表于核心期刊）及四维（内外气血）诊疗体系；擅用 8868 法则（祛湿八法、清热八法、健脾六法、疏肝八法）；重视先天、调养后天；强调天人合一、顺应自然及四季调护等理念。

1. 守正创新，传承发扬

曲剑华教授深入学习并继承了燕京赵氏皮科流派、京城皮外科哈氏及国医

大师陈彤云的学术思想、诊疗特色及特色技术，首创美容中医学科的"文质学说"，形成了"调通理论"和四维（内外气血）诊疗体系。临证时，在皮损辨证基础上，重视脏腑辨证、标本兼顾，同时根据目前黄褐斑、痤疮、酒渣鼻等损美性皮肤病常由情志抑郁不遂导致或使之加重这一特点，强调内外兼治、心身同调，将"文质学说"融入临床，起到良好的临床疗效。首次在医院将国医大师陈彤云教授的经验方进行成果转化为中药护肤品并成功研发上市，"金花清爽系列"及"洋参靓肤系列"已被评为"北京礼物"，并5次参加"服贸会"，广受好评。获得国家发明专利1项，为美容中医的创新发展做出开创性贡献。

2. 承前启后，教研相长

曲剑华教授认为名中医效若桴鼓的临证经验，往往是几代中医先贤宝贵经验的结晶，学术经验的传承离不开学术思想及研究的最初创立者的临证经验，博及其源，建立成熟的学术流派，方能更好地承传。她带领团队建立北京市第一批薪火传承"3+3"工程项目"陈彤云名老中医工作室"，验收全市评分第一，获评"优秀室站"；主持了第一批国家中医药管理局"燕京赵氏皮科流派传承工作室"项目并入选第二批薪火传承"3+3"工程项目，并获"中医皮肤病特色诊疗"——"市级职工创新工作室"领军人的称号。

曲剑华教授重视中医药事业的传承，更重视宝贵学术成果的转化和发扬，教学相长方能促进中医药事业的不断前进，她认为在当前的形势下，要把院校教育、跟师学习和自我研习三者相结合，方有可能成大器。多年来她组织建立合理的人才传承梯队；积极培养临床型、科研型及科普型人才；建档大量跟师学习笔记、病历及图片档案；组织开展不同学术流派之间的学术交流活动。连续15年主持并举办国家级继续教育项目。

曲剑华教授认为，中医药发展需要教学与科研两条腿走路，除了花费大量精力在教学和中医学术传承上，科研方面同样不能落下，尤其重视中医学术传承相关的科学研究。她主持或参与的课题包括：国家"七五"科技攻关项目中医古籍脾胃知识库；主持国家青年自然科学基金课题"中医体质类型和证型与遗传学指标的研究"；主持中药痤疮口服液1、2号及痤疮霜的临床疗效观察；北京中医皮肤外科四大名医学术成就整理研究；"十一五"国家科技支撑项目陈彤云临床经验、学术思想研究；主持国家中医药管理局全国名中医陈彤云传承工作室、国医大师陈彤云传承工作室；主编专著及教材20余部，发表学术论文百余篇。主持举办国医大师陈彤云团队首届美容中医精修班等国家级学术活动数十次，为继承、传播名老中医的学术思想和经验打下坚实的基础。并曾获第二届首都群众喜爱的"中青年名中医"、首都"优秀名中医"、中华医学会医学美容分会"学术贡献奖"、中华医学会医学美容分会"突出贡献"专家，获国家发明专利1项和计算机软件著作权1项。

3. "文质""调通"，内外协调

曲剑华教授认为，中医"文质学说"包含察外揣内、调内治外、外治调内、内外结合等方面。察外揣内是指人以五脏为主体，通过经络气血的贯通，形成了五个功能系统，中医皮肤科望诊观察到面、爪、唇、毛、发之红润、色泽、滋润、光滑、亮密变化，与问、闻、切四诊合参，便可洞察五脏功能代谢情况，即由外揣其内、由内推及外。调内治外则是指阴阳之平衡，卫气营血之调和，脏腑经络之通畅，与皮损变化息息相关，平阴阳、和气血、调脏腑可使肌肤腠理归于正常。外治调内即是外治之法亦可对人体内在阴阳气血进行调整，如临床中应用较广的三伏贴、三九贴对某些慢性疾病的预防及调节作用。中医外治学既有非常丰富的理论体系，又有方便、快捷、灵活、实用的优点，还可避免长期内服药物可能造成内脏损害，有着广泛的应用前景和开发价值。"文质学说"被曲剑华教授应用于临床黄褐斑、酒渣鼻、银屑病、湿疹、神经性皮炎、痤疮等皮肤科常见病的诊治之中，收到良好疗效。

"调通"理论的形成传承于国医大师陈彤云教授，由曲剑华教授首次提出并加以凝炼与提升，是指阴阳调和、气血调畅、脏腑调通，是中医皮肤科奠基人赵炳南先生习用冲和汤方义的引申和延续。银屑病、湿疹、神经性皮炎等均是内在脏腑失调、气血失和、阴阳失衡的外在表现。中医皮肤科的内服（质）与外用（文）两种治疗方法亦相辅相成、相互协调及互为补充，概括为"内外通达"之说，既包含内服中药"调内治外"，又含有外用中药直达病所；以期文质兼治提高临床疗效。

曲剑华教授认为，中医诊疗体系有八纲、气血津液、温病、伤寒等，具体到银屑病、湿疹、黄褐斑等顽固性皮肤病的辨治体系中，可以从多种辨证体系中提炼出内、外、气、血四维以执简驭繁，名为"四维"（内、外、气、血）诊疗体系。四维诊疗体系分析清晰明了，易于理解和掌握，临床实用性强，便于基层全科医生学习并应用于临床。

4. 善用验方，精研药味

曲剑华教授博采众方，常从古人经验中习得深刻体会，并应用于临床。例如临证时，从《温病条辨》《明医指掌》的记载及赵炳南先生、陈彤云教授经验中得到启发，根据皮损类型进行辨证，红丘疹提示热在腠理；脓疱提示热毒瘀滞，肉腐故生脓；红斑提示气分、血分有热；毛细血管扩张提示气血瘀滞不通；结节、鼻赘则提示痰瘀互结。再次辨体质，如湿热质、气郁质、血瘀质等。最

后根据辨证确立治法方药。另外，皮损部位不同，酒渣鼻发于额、颊、鼻、颏等部位，可对应责之于肺、肝、脾胃、大肠、小肠等脏腑，因此临证面部望诊，可以辅助脏腑辨证。巧用赵炳南先生经验方凉血五花汤为基础方，对于改善酒渣鼻之面部红斑、丘疹、脓疱及局部灼热感等症状，其治疗优势明显。方中凌霄花味酸、甘、微寒，入肝、脾二经，凉血清热而不凝滞，活血通经而不伤正；野菊花味苦、辛、微寒，归心、肝二经，具疏风清热、消肿解毒之效；鸡冠花味苦、微凉，入肝、大肠经，疏风清热、凉血活血止血。诸花合用，共奏凉血清热退斑解毒之效。若患者脾胃虚寒，不宜过用寒凉之品，曲剑华教授临证常改野菊花为菊花，避免伤及脾胃。借助花性轻清上浮，她将本方用于热蕴肌表，偏于上焦尤其头面部的红斑类、风团类皮肤病，如面部皮炎、激素依赖性皮炎、口周皮炎、脂溢性皮炎、痤疮等，均取得了良好疗效。中医皮肤科使用寒凉药较多、补虚温阳药少，而黄褐斑患者多为女性，多伴有痛经、手足畏寒等症，并不适用过多寒凉药，故曲剑华教授在继承陈彤云教授的学术经验基础上，处方以补虚为主，兼活血化瘀，用药多和缓，擅用温、平性药，比如当归、黄芪、党参、白术等，驱邪而不伤正。同时强调治疗既要重视先天（肝肾），又要调理后天（脾胃），既用白术、茯苓、党参、黄芪等归脾经药物益气健脾、顾护胃气，又以熟地黄、枸杞子、菟丝子、续断等归肾药物以滋补肝肾阴精。

（曲剑华）

（十）马一兵

马一兵，男，首都医科大学附属北京中医医院皮肤科主任医师，知名专家。1988 年毕业于北京联合大学中医药学院（现首都医科大学中医药学院）。临证数十年，擅长运用中医中药以及针药结合治疗银屑病、湿疹、痤疮、扁平疣、黄褐斑、酒渣鼻、红皮病、荨麻疹、结节性红斑、玫瑰糠疹、带状疱疹、皮肤瘙痒症等各类型皮肤病。

临床工作之余，马一兵主任注重教学与传承。多年来，他致力于燕京赵氏流派学术体系及思想的弘扬与传播，带教多名本科弟子以及实习生、进修生，获得一致好评。科研工作方面，马一兵主任积极参与各类学术活动，多次登台进行讲座及授课，在核心期刊发表多篇学术论文，并参与编写了多部专著。其中，有代表性的包括：研究课题"血浆血栓素 B_2 和 6- 酮 - 前列腺素 F1α 与银屑病的中医辨证相关研究"获得北京市中医管理局科技成果一等奖。发表《紫蓝方内服外用治疗扁平疣疗效观察》《兄妹同患泛发性脓疱型银屑病》《针刺放血对银屑病患者血栓素和前列腺素的影响》等论文。参与编写了《张志礼皮肤病医案选萃》《皮肤病中医特色治疗》等著作，主编出版了《常见皮肤病的中医疗法》《白癜风合理用药 225 问》等专著。

马一兵主任是国医大师陈彤云教授的弟子，多年来跟随陈彤云教授临证、学习，在损容性皮肤病方面，有着独到的见解。除此之外，马一兵主任还曾跟随张志礼教授、陈凯教授、陈美教授等科内的老专家学习，勤求博采，兼容并蓄，师古而创新，形成了自己的治疗风格。他主张"皮损辨证与传统辨证相结合""内治与外治相结合""针药结合"治疗皮肤病。马一兵主任主要学术特点如下。

1. 以八纲辨证、皮损辨证为主，配合其他辨证方式

辨证是中医诊治疾病最关键的一环，是处方用药的先决条件，想达到"知犯何逆，随证治之"，就需要一个严谨的分析、辨证、立法的过程。中医的辨证方法有很多，就其内容来看，八纲辨证是辨证的总纲，尽管疾病的表现复杂多样，但基本都可以用八纲来归纳。疾病的类别不外阴证、阳证；病位不外表证、里证；性质不外寒证、热证；邪正的盛衰变化不外虚证、实证。其中，阴阳又是八纲中的总纲，表、里、寒、热、虚、实，都可以用阴阳来概括。故赵炳南赵老，始终强调，要"首辨阴阳"。除此之外，有别于传统辨证方法的是具有皮肤病特点的"皮损辨证"，即通过皮损的颜色、面积、部位、浸润程度、患者主观感受、皮损性质、进展趋势等来进行辨证分析的过程。通过皮损辨证，我们可以了解患者目前疾病的进展程度、未来的预后，并给出相对应的治疗措施。在临床当中，马一兵主任始终将"八纲辨证"与"皮损辨证"有机结合起来，以了解患者及疾病目前处于何种病理状态，并针对性地给予治疗。当然，针对不同的情况和疾病，马一兵主任也会采用脏腑辨证、六经辨证、三焦辨证、卫气营血辨证等辨证方法来相互补充，从而取得满意的治疗效果。

2. 谨守病机，善抓主症

《内经》曰："谨守病机，各司其属……疏其气血，令其条达，乃至和平。"又曰："知其要者，一言而终，不知其要者，流散无穷。"马一兵主任始终认为，外在的表现与症状，不管多么复杂，一定与人体的生理、气血、阴阳、情志、劳作、体质、生活环境、嗜好等息息相关，只有了解患者的病位、病性、病势和病因等核心病机，才能把握目前疾病的病理状态、判断预后、进行治疗。

"抓主症"，就是要抓住疾病的核心病机，抓住疾病的主要矛盾，围绕这些主症进行辨病辨证，识别病证本质，再给予针对性的治疗。马一兵主任认为，主症就是疾病的主要脉症，是疾病最本质病理变化的外在表现。每一种病证都有它特异性的主症，可以是一个症状，也可以是若干个症状。"抓主症"即是依

据疾病的主要脉症,进行辨证,进而明理、立法、遣方、用药。

3. 注重外治

有别于内科,中医皮肤科历来重视外用药以及外治方法。马一兵主任始终认为,恰当地选用外用药物及外治方法,可以有效缩短疗程、提高疗效、减轻患者的痛苦。

外用药通常包括主药和基础剂型。主药是指有积极治疗作用的药物,可以起到止痒、收敛、消炎、杀菌、杀虫等治疗效果。基础剂型是指外用药的基本形态,如软膏、硬膏、水剂、油剂、糊剂、散剂、酊剂、粉剂等,当然还包括药捻及熏药。针对不同的皮损性质,选择合适的外用药剂型,对皮肤科大夫来说,尤为重要。选对剂型及药物,可以事半功倍,否则便会激惹,甚至加重病情。

皮肤科的外治方法也是丰富多样的,针对不同的疾病或皮损形态,可以选用湿敷、泡洗、全身浸浴、清疮、引流、邮票贴敷、封包、光疗等治疗方法。

4. 善于针药结合

针灸是中医最具特色的治疗方法之一。早在《内经》《难经》中,就对经络、病候、腧穴、刺法、灸法、治则等针灸基本理论作了详细的论述。历代医家,关于针灸的论述及著作,更是浩如烟海。马一兵主任一直致力于针药并行治疗和缓解皮肤病。在临床当中,马一兵主任善于运用针法、灸法、拔罐、火针、耳针、梅花针、穴位放血等疗法配合中药及外用药物共同治疗湿疹、痒疹、荨麻疹、银屑病、神经性皮炎、带状疱疹等多种慢性、难治性皮肤病,以及痤疮、酒渣鼻、脂溢性皮炎、黄褐斑等损容性疾病,每获良效。

(马一明)

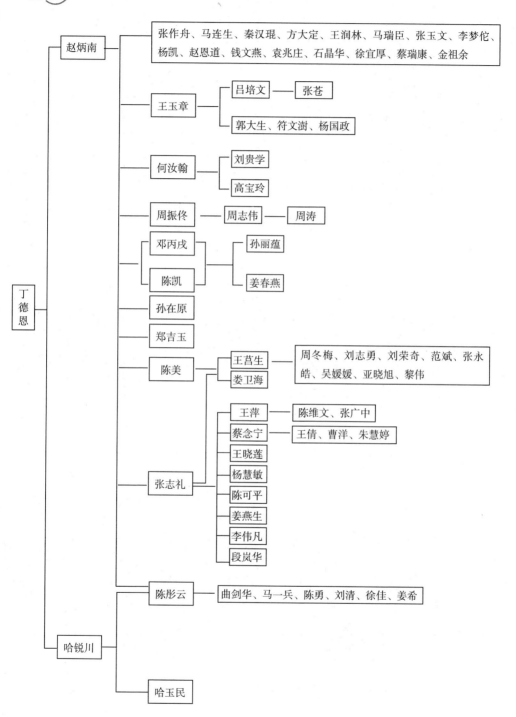

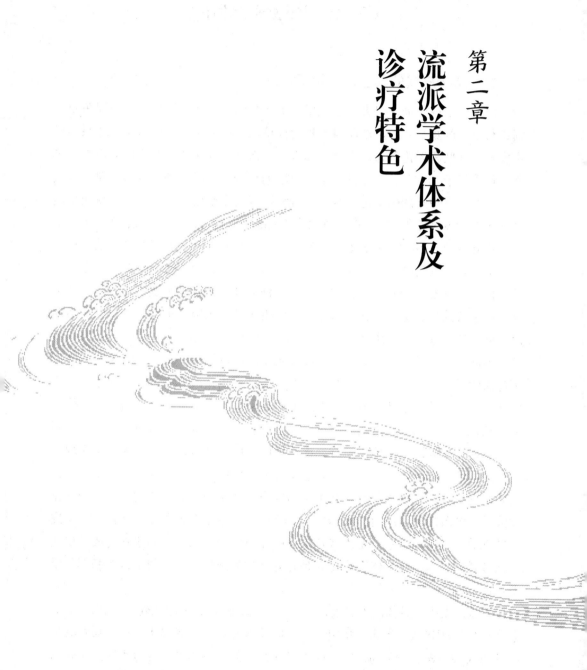

第二章　流派学术体系及诊疗特色

第一节　流派学术体系

一、基于皮损的气血津液辨证体系

皮肤科重视皮损，但大多是混用八纲、脏腑、六淫、三焦等不同视角对皮损进行解读的零金碎玉。皮肤科重视辨证论治，但大多是对内科辨治体系的借用发挥。皮肤科谈论气血，主要考虑气虚、血虚、气血两虚对皮肤的影响。皮肤科谈论津液，主要关注津液不足对皮肤的影响，这是典型的内科思路。皮肤科有没有自己独立的辨证思路呢？皮肤科当以何见地区别于内科、外科而卓然独立于中医各学科之中呢？在火热的临床实践中这些曾是不太被关注的问题。

2005 年在王萍教授的鼓励下、陈凯教授的帮助下，张苍教授开始认真学习赵老的著作。其后数年他深入研究流派、传承前辈经验，回溯经典，致力于理清流派学术框架。2009 年他提出从气血津液异常积聚角度去认识皮肤病的基本损害，从解除皮、脉、肉、筋、骨的气血津液异常积聚的角度去认识赵老系列原创处方的立方主旨，开启了赵派内治体系研究的新视角。在其后的 10 多年时间他不断对这一认识进行修正，并在各级学术会议及培训班上进行传讲，增强了赵派的学术深度。2015 年，他基于整体观，提出按人体整体反应状态，将皮肤病划分为外感、杂病、内伤三类，据此在不同状态下选择最恰当的辨治体系的新认识。在外感杂病内伤分类辨治体系的基础上，他对气血津液辨证的适用范围给出了明确限定，即：没有突出典型的皮肤外症状，以皮损为突出表现的慢性顽固的皮肤杂病状态。这种状态是赵老原创内服处方的最佳适应范围。在此认识基础上，张苍教授将新视角下的气血津液辨证更名为"基于皮损的气血津液辨证体系"。2019 年在赵老诞辰 120 周年之际，张苍教授撰文指出"基于皮损的气血津液辨证体系"是皮肤科独有的专科辨证体系，他的建立完成了皮肤科从外科的独立，这一体系的建立是赵老被称为现代中医皮肤学科奠基人的重要依据。

皮肤病发生于具体的人身上，在接诊之时我们首先考虑他处于外感、内伤、杂病哪种疾病状态？当病情稳定时，我们还需要考虑患者属于什么体质？有哪些共患疾病，先后缓急如何？皮肤疾患在其中的重要程度、急迫程度处于什么权重？当人体处于相对稳定的病理生理过程中，皮肤之外没有特别急迫而重要的问题需要处理，皮损非常典型而具体，伴随明确的症状之时，皮损就成为重点关注解决的问题。

当我们谈皮损时，我们在谈什么？我们是在什么体系下思考？我们经常会说患者属于肝经湿热、脾虚湿蕴，我们说的是他的整体？还是他的皮损？我们谈到肝经，是经络问题；我们谈到脾虚，是脏腑问题。无论经络还是脏腑的功能异常都会影响到皮肤，也可能影响到脏腑本身却不影响皮肤。我们如何对皮肤病中所发生的皮损进行明确标示？或者说：我们的辨证结果里哪些是皮损问题？我们怎样在中医体系里建立皮损辨证的框架？

在赵炳南流派的传承里存在两种记录方式：在记录患病的人的整体病机时我们使用脏腑辨证、经络辨证的词汇系统；在记录皮损病机时我们使用气、血、湿、风、热、寒、燥等词汇。

张苍教授指出：赵炳南先生在记录皮损病机时使用气、血、湿、风、热、寒、燥等词汇，其背后的逻辑是气血津液辨证体系。这种气血津液辨证体系是从邪气角度观察皮损的皮肤科专科辨证体系。他关注的是气血津液在外在五体部位的异常积聚状态，与现代中医基础理论教材中从正气的虚实角度考虑的传统的气血津液辨治体系具有显著的不同。这种气血津液辨证体系是直接源于《诸病源候论》，上承《金匮要略》的杂病体系，而不是传统意义上内伤病框架里的气血津液辨证。赵老所使用的气血津液辨证体系源自外科的气血辨证体系，不是外感病状态下的卫气营血辨证体系。从这一角度看赵老系列自创方剂，便能豁然贯通。

（一）基于皮损的气血津液辨证体系的基本内容

人体是以皮、脉、肉、筋、骨为结构，为脏腑提供有力保护，发挥重要生理功能，经络分布各处，交通联络，气血津液充斥其间，提供动力及营养。气血津液是构成人体和维持人体生命活动的物质基础。气有温煦推动护卫作用，血有荣养作用，津液有濡润作用。脏腑经络功能异常，或者外来邪气都有可能影响气血津液的盛衰及功能，气血津液充斥于人体结构之间，功能异常时，往往出现皮、脉、肉、筋、骨的病变。所以皮肤疾病的发生与否与人体气血津液的盛衰与功能关系密切。当气血津液的生成不足、消耗过多、功能异常、运行障碍等，会导致病理状态，在皮肤上出现气血津液异常积聚，或是皮肤失于濡养的表现。

气的异常表现有多种形式，其中处于无序的运动状态的气，被称为风，表现于皮肤可出现瘙痒、瘾疹；处于弥漫而亢奋状态的气，被称为热，亢奋而呈上升状态的气，被称为火，在皮肤上可出现红斑灼热甚至疼痛；亢奋而凝聚停滞于局部状态的气，被称为火毒，皮肤上可出现脓疱、深在红斑、结节等表现。由于津液或血的阻滞，导致气的温煦功能异常，出现寒的问题，可影响血的功能，出现血寒、血滞；推动功能异常导致血瘀湿阻。气的运行出现障碍可出现气滞，气滞者可表现为局部疼痛肿硬、色素变化等。

血的异常，包括血的活跃与不活跃状态，分别是血热与血寒；血的流通与不流通状态，是出血、血瘀；血不能正常荣养的两种状态，是血燥、血虚。血热可出现皮肤潮红、出血，血寒导致皮肤晦暗、瘀斑；血燥不荣，出现皮肤干燥、瘙痒等。血虚者易导致生风生燥，出现皮肤干燥、鳞屑、瘙痒，并能出现形质的变化，如面色苍白、身体羸瘦、皮肤萎缩。血行不畅而凝滞，形成局部的气滞血瘀，又反过来影响全身气血的运行，即所谓"血瘀气滞"，甚至可造成某一部位的气血不通，严重的还会使血瘀的局部发生坏死，除有疼痛、肿块、出血等特点外，尚多伴有面色黧黑、肌肤甲错。

津液的异常主要有两种状态。第一种是津液的绝对不足，导致滋润的功能不能正常发挥，名为阴虚、津伤，表现为皮肤干燥、瘙痒、脱屑，这属于内伤，不属于此处所说的杂病。第二种是津液不能正常输布，阻滞于某处，表现为痰饮水湿。湿邪是皮肤病最有特点的致病因素，突出的湿邪表现是皮肤病区别于疮疡类外科疾病的要点，表现为水肿、渗出、水疱等。湿邪阻滞日久就会导致濡润功能异常，出现干燥、肥厚、结节的表象，而见燥湿并见的现象。湿邪往往与热相结合，或者与风相结合，热与风均为阳邪，而湿为阴邪，相互掺杂，如油入面，难解难分，形成风湿热蕴，使治疗变得异常困难。赵老认为，湿邪蕴久，病久耗伤气血，湿邪乘虚由浅层侵入深层，更加黏滞胶结，顽湿阻滞气血经络，肌表失养，出现干燥、肥厚、角化、鳞屑等干燥的表象，成为顽湿，甚至形成湿痹。

外科疾患以疼痛为典型症状，以肿疡、溃疡为基本体征，以气血辨证为基本辨证方式。皮科疾患以瘙痒为典型症状，在外科常见症状体征的基础上，更见糜烂、渗出、水疱、斑块、角化过度、肥厚、苔藓样变等体征，因此在气血辨证之外更需关注津液输布的异常，津液不同的积聚状态，是为津液辨证。按人体正常规律：阴升阳降，水升火降，方得阴平阳秘，内生之湿热火毒应循二便排出体外，但因其为邪气，逆正气之路而行，不能顺降，逆而升散，由经络而皮肤，欲借道皮肤自寻出路。因其不能顺人体自然之性，故所过之处，皮损滋生。在火毒之外，皮肤病更突出的邪气是湿邪。湿邪与风、火邪气纠结在一起，产生了千变万化的皮损表现。

（二）基于皮损的气血津液辨证体系与其他辨证体系的鉴别

1.与传统气血津液辨证体系的区别

（1）传统气血津液辨证体系从正气角度思考问题 气血理论是中医基础理论的重要组成部分，气血辨证是中医诊疗疾病的重要方法之一，临床上很多皮肤病的发生和发展都与气血的生理病理变化有关。

气是指体内流动着的、富有营养的精微物质；另指脏腑功能活动的能力，包括元气、宗气、营气、卫气等四种，其生理功能是熏肤、充身、泽毛。血者源于先天之精和后天食物之精华，人体生理功能、精神意识无不以血为基础。血不足则百脉空虚，身体衰弱、百病丛生。正常情况下，气与血是维持人体生命活动的重要物质基础。正如《素问·调经论》所说："人之所有者，血与气耳。"气血调和则身体健康，气血失和则疾病发生。气血之病理变化，临床常见有气虚、气滞、血虚、血瘀、血热、血燥、气血不调等几种。体现在皮肤病方面，气虚可使皮肤不充，毛发不泽，水湿停滞，发生肿胀、水疱、皮肤粗糙等病变；气滞可使气机不畅，皮肤发生黑斑；血脉瘀滞可发生瘀血点；气血不调可出现上热下寒，上实下虚，发生口腔溃疡、外阴湿疮、面部红斑、小腿溃疡等。

传统气血津液辨证体系更关注正气的不足，更倾向于揭示内伤状态下疾病的属性。传统气血津液辨证体系的立足点是整体健康状况，因而总是和脏腑辨证、经络辨证同时使用，传统的气血津液辨证体系关注的是人，其主要诊断依据是舌脉证而不是皮损，在此体系下，皮损只是整体异常的继发表现，不具有独立性。在传统气血津液辨证体系下，即使血瘀、湿蕴、痰凝也指的是脏腑、经络的湿、瘀、痰，也是通过皮肤外的症状表现凝练出来的辨证结论，而不是基于直观可见的皮损做出的判断。

（2）基于皮损的气血津液辨证体系从邪气角度考虑问题 临床常见的皮损包括丘疹、水疱、脓疱、结节、肿瘤、瘢痕、结痂、脱屑、溃疡、糜烂等。从形态上看，大多数皮损都是在正常皮肤的基础上多了一些东西，多数皮损都是高出皮肤表面；另一些皮损则在皮下形成肿物，具有浸润感、肥厚性。即使糜烂、渗出也是人体在向外排泄部分内容物。从中医角度看，除了溃疡，其余皮损都是太过、有余之象。这种有余在中医被称为邪气实，而邪实并非体外物质进入人体，融入人体所成，而是人体自身的津液与血在局部异常积聚的结果。这种邪实是直观可见之象，而非间接推理的结论。基于对这种直观可见之象的分析，形成了基于皮损的气血津液辨证。基于大多数皮损均是津液与血在局部的异常积聚的有余之象这一认识，此处的气血津液辨证更关注邪实（气血津液异常积聚），而非导致其发生的脏腑之虚。可以说：这是一种更写实的辨证体系。

在以阴阳五行脏腑经络等不可见的概念为客体进行辨证之时，中西医之间似有不可逾越的思维鸿沟。在面对具体实在的皮损之时，中西医获得了交流的基础。你所见者我亦能见，尽管你所思者非我所思。以对皮损这一事实的认同为基础，中西医能够找到交流的切入点。在西医，对皮损的进一步解析称为组织病理；在中医，对皮损的进一步解析称为皮损辨证。西医皮肤组织病理学以结构模式为框架，中医皮损辨证以气血津液异常积聚为视角。而借助西医组织病理增进中医皮损辨证精度也是值得我们考虑的一个方向。

基于皮损的气血津液辨证体系以直观可见的皮损为证据，以局部的组织病理为参照。以血管外的体液为津液，以血管内的红色体液为血，以局部代谢的强度为寒热，以局部的鲜红色泽与灼手皮温为热，以暗淡苍白的色泽与较低的皮温为寒，以体液的聚集及角朊细胞的增生为湿，以血管的迂曲增生为血瘀；以变化不定的皮损和症状为风，以干燥脱屑为燥，是对客观体征的直接记录。

2. 与卫气营血辨证体系的区别

卫气营血辨证体系是基于整体反应状态的体系，尤其适用于新感温病，其发生发展往往呈现阶段性的变化。在感受到外界环境的变化时，人体做出了过度的反应，因而呈现为热证。这种亢奋的反应首先作用于最外层的免疫场所——口、鼻、咽喉，表现为上呼吸道感染的变化，此为卫分证。这种亢奋的代谢状态需要机体的营养支持，同时对浅表的津液（细胞外液）造成消耗，表现为气分证。当反应剧烈时，表现为精神情志方面的变化，比如烦躁、失眠、夜卧不安；同时表现为水和电解质平衡由高代谢状态向失代偿阶段转变的特点，出现血液浓缩、细胞内液受损的现象及继发后果，如高热神昏、身热夜甚、口燥而不欲饮，此为营分证。最后过于亢奋的免疫反应造成凝血功能障碍，形成出血及一系列后果，此为血分证。所有卫气营血的见证，都是发生于急性外感热病的过程中，以发热为主要表现。在点滴状银屑病进行期有时表现为卫分证、气分证，适合应用卫气营血辨证。在特殊类型银屑病的急性期可能会出现高热，但这种高热常常是骤然加重不可抑制的，应用轻清透散输转气机佐以养阴的温病营分治法确定无效，只有重剂苦寒凉血解毒才是正治之法，此时更多属于伏气温病，而不是卫气营血辨证体系里的营分证。在银屑病四种类型，都没有以出血发斑为主要表现的阶段，所以银屑病没有卫气营血辨证里的血分证。因而卫气营血辨证体系只能解决新发点滴状银屑病的部分问题，伏气温病可以解决各种类型尤其是特殊类型银屑病急性发热期的问题，对于临床上占绝对多数的处于相对稳定状态的银屑病，基于皮损的气血津液辨证体系才是首选。

（三）基于皮损的气血津液辨证体系中对血的异常的认识

对于皮肤病，赵老非常重视血的异常的辨证。一般情况下，他将血的异常分成3种类型，分别是血热、血虚和血瘀。血分何以有热？主要的原因是内部的五志化火，也就是过度的精神、情志异常导致的内生火热。这种内生的火热，既不在皮肤之表，又不在六腑之里，而是处于半表半里之间，没有直接的渠道可以透发或者被排出，所以往往取道于皮肤，取道于血脉而表现出来，表现为出血性的、红斑性的皮肤病，比如银屑病、副银屑病、过敏性紫癜、各种血管炎性皮肤病。

血的异常往往伴随气的异常和津液的异常。赵老治疗血热，有常用的凉血系列方，包括凉血五根汤、凉血五花汤、凉血活血汤。赵老充分关注到血热、血瘀、血虚三者之间的辨证关系。比如凉血五根汤包括甘寒的白茅根、苦寒的栝楼根、苦寒的茜草根、苦寒的紫草根以及苦寒的板蓝根这5味药，乍看上去以寒性药为主，确实是凉血活血的药物，但是仔细来看，其中配伍有非常多的层面，如5味药中有4味具有补中的功能，所以虽然寒，但是不伤脾胃。其中有3味药具有利水的功能，特别适合治疗血液停滞而化为瘀血和水湿这种情况，所以还可以治疗湿热流注下焦为患的皮肤病，可以被称为湿热搏于血分的病证。

血分有热会造成多种不良的后果。赵老认为血热可以导致多种类型的皮肤病，而且热，又有许多继发的病理结果，包括血热常能导致火毒，血热常能导致瘀血；血热出现必然导致津液的损耗，津液损耗进一步诱发湿邪的侵袭。这些从凉血五根汤的方方面面都可以看出来。我们可以看到很多血管炎性皮肤病的皮损表现为多形态，有瘀斑、水疱、脓疱等，其中的脓疱就是继发于血热的火毒表现；其中的瘀斑就是血热继发的瘀血。血液和津液是同属阴性的物质，二者均属于人体的滋养系统，如果其中之一出现了异常，那么另一项必然也受到损害，所以血热之后往往继发性地造成津液的损耗。人体的正气和邪气是相对立而并存的，当正气损耗之时邪气必然趁机侵袭，所以当血热出现之后，往往人体的津液受到损伤，原地转化为湿邪，结果出现血热合并湿热的情况，而凉血五根汤恰能很好地处理这样的问题。

血的另一种异常状况是血瘀，可以由多种原因引起，同时也会成为其他多种病理结果的原因。一般认为，血液亏虚，脉道流行速度变慢，血液可以出现瘀滞不通。血热可以煎灼血液形成血瘀，风毒、湿毒、热毒都可以与血液相搏，造成血液流行的瘀滞状态。所以治疗上需要多管齐下，从多方面加以关注。赵老治疗银屑病血瘀证的经典方剂银乐丸正体现了以上治血的学术观点。此方包括几组药物，其中包括养血活血的当归、白芍、鸡血藤、夜交藤；凉血活血的丹皮、赤芍、丹参；化瘀活血的三棱、莪术；解毒除湿的白花蛇舌草、土茯苓；解毒祛风的蜂房；解毒凉血的大青叶；以及清热燥湿的苦参、白鲜皮。组方可以看出赵老在治疗血瘀证时所关注的诸多层面。所谓见血不止于治血，就是这个意思。有许多病理机制可以继发于血瘀证，比如血瘀证出现之后，脉道流通不利，其后的血液停滞就会分解为两部分：一部分是湿，一部分是瘀血。这就叫血不利则为水。饮食如果积聚于胃肠道，可以影响消化、吸收、排泄，造成饮食积滞。血液瘀阻于脉络、关节、筋骨，就会出现各种各样的疼痛。血液瘀阻于皮肤，就会出现各种各样的结节、斑块、肿物。在治疗血瘀证的同时必须注意，要配合凉血的药物，因为活血的药物，往往药性温热，单独应用活血的药物可能造成血热证。在应用桃仁、红花、三棱、莪术等活血化瘀药物之时，必然会造成血液的损耗，所以往往需要配合应用养血的药物。

（四）从基于皮损的气血津液辨证体系认识银屑病

下面以银屑病为例来解读一下气血津液辨证体系的使用。在临床上，我们面对的多数银屑病患者是处于相对稳定状况的静止期患者，也就是传统所说的"疕癣"顽疾。在这个阶段，患者皮损不增不减，非常稳定，从中医对疾病状态的划分看，属于杂病状态。这个阶段的核心问题是邪气实，是气血津液的异常积聚。血的积聚体现在局部是持续存在的红斑，这种红斑压之褪色，不是卫气营血辨证体系里的血分证，后者的典型表现是出血。这种红斑也不是气分热盛导致的充血，而是因为血液在局部的异常积聚，按照传统，我们认为这是与血相关的实证状态，而银屑病属于典型的皮肤血病，其静止期非常适合基于皮损的气血津液辨证体系，而以其中血的异常的辨证为主。

从微观角度看，在红斑之下是增生、迂曲的血管，其总长度是正常状态的数十倍。大多数情况下，这些血管有的管径正常，但因为在相同体积的组织里血管所占比例明显增加，导致血液在这一体积的组织里的异常积聚。有的血管处于扩张状态，导致更多的血液在此停留。这种异常的状况就是我们所说的基于皮损的气血津液辨证体系里的血证。我们可以设想在这一体积的组织有一个血管的输入端，还有一个输出端，正常状态下，从入口到出口的血管长度如果是1，流速是1，血从入口到达出口所用时间为1，那么当血管迂曲增生增长10倍的时候，如果流速不变，血从入口到达出口所用时间将变为10，我们从宏观角度看到的就是在这一区域血流速度明显减慢，虽然没有出现出血、凝血，但血处于明显的瘀滞状态，我们将之称为血瘀证。如果在此基础上出现血管内血的流速绝对增加，那是在血瘀证的基础上同时存在血热证。从微观角度看，在银屑病的全病程中，血瘀是基础，在此基础上受各种外在原因或内在体质状态影响或病程的变化，会兼夹寒、热、虚、实等不同状态。无论是血热证、血燥证、血瘀证，血的异常积聚均是最基本的病理改变，没有它也就没有典型的银屑病。我们治疗银屑病血热证的白疕一号方被定名为凉血活血汤，而不是凉血汤，也反映出前辈们内心的认识。

在以银屑病皮损为辨证对象时，在皮损局部只有实证，没有虚证，我们始终在实证的范围里进行辨析：有时局部红斑更为鲜艳，那是血液流速绝对增快的表现，我们称之为血热；有时皮损紫暗，那是血流绝对缓慢的表现，我们称之为血瘀；有时皮损肥厚，角质层增生，我们看不到其下是红是紫，这是最具学术难度的血燥证。这里所说的血燥证同样是实证，这是因为血的瘀滞，导致津液继发性地在局部积聚，而失去濡养的能力。其外象可能有皮肤干燥、脱屑的燥象，也有可能没有。这里所说的燥是一个病机的概念，指的是津液涩而不流，其标志性外象是皮肤肥厚，这种肥厚与慢性湿疹的肥厚是同一机制，即顽湿聚结。而其原因是血的异常积聚，故虽形似慢性湿疹，但仍非皮肤湿病，而应归属于皮肤血病。

在这里需要强调一个问题：在赵炳南流派的传承过程中，对血燥证的认识发生了转变。因为血的瘀滞，导致津液继发性地在局部积聚，以皮肤肥厚为标志性外象，这是最初的血燥证。在这里，"燥"是病机。而后来在中西医结合的过程中，为合理建立血热证、血瘀证、血燥证与银屑病的进行期、静止期、消退期的对应关系，血燥证被描述为消退期的皮损，即以脱屑为主要外象，而非以肥厚为主要外象。此时的"燥"转变为一个病象概念，而非病机概念。如果用病机来描述，此时的所谓"血燥证"，实际是"津液虚证""血虚风燥证"。这提示我们：在学习古人经验时，不能以为用词相同，其内涵一定相同。须知每一个名词的内涵都在随时代而改变。我们必须以谦卑的心态去认真了解，才有可能看到前辈想传达的真意。

需要特别强调的是：基于皮损的气血津液辨证体系是燕京赵氏皮科流派原创的专科辨证体系，是解读赵炳南先生原创性学术经验的钥匙，但这并不是赵老学术经验的全部。在基于皮损的气血津液辨证体系之外，赵老广泛地使用着各家各派的经验，既有外感治疗体系经验，也有内伤体系、杂病体系的经验。可以说，赵老是在深厚的内科、外科学养基础之上，向前走了一小步，带我们进入了中医皮肤科的世界。这个世界以皮肤病患者所处的外感、杂病、内伤状态为背景，以基于皮损的气血津液辨证为特色。这一体系源自经典，有所创新。这一小步对于中医学具有开创性的贡献。

（张苍）

二、邓丙戌皮肤病中医外治体系

皮肤病中医外治是指除口服药物以外，施于体表或从体外对皮肤病进行治疗的方法。邓丙戌教授在数十年从事皮肤科的临床实践中，越来越强烈地感受到现代社会对皮肤病的治疗（包括皮肤保健、美容及护理）和对皮肤病中医外治的需求的增加是多么迅速，而且这种需求方兴未艾，其今后的发展将不可限量。相比之下，邓丙戌教授也越来越强烈地为缺少适用于皮肤病中医外治的书籍（包括理、法、方、药及其技法）以及缺少适用于皮肤病中医外治的理论而感到不便。

（一）概述

《素问·至真要大论》云"内者内治，外者外治"。"内治"和"外治"被并列提出，说明二者均是中医治疗方法的重要组成部分。后世医家在长期临床实践中，逐渐扩大了"内治"和"外治"的应用范围，而且提出：病有内症、外症，治有内治、外治。外者外治，亦需内治（外者内治）；内者内治，也有外治（内者外治）。所以外治可分为两种：①内者外治（又称"内症外治"），即对发生在体内的疾病（内症）的外治，例如对内科、妇科、儿科等疾病的外治。②外者外治（又称"外症外治"）：即对发生在体表的疾病（外症）的外治，对皮肤科疾病的外治是最典型的外者外治，此外还有对某些外科、五官科、骨伤科等疾病的外治。

清代著名外治专家吴尚先在其外治名著《理瀹骈文》中提出"外治之理即内治之理，外治之药亦即内治之药，所异者法耳"的中医外治理论。此论对促进中医外治的推广起了重要作用，亦为研究外治的学者所引用，邓丙戌教授在多年的皮肤病中医外治研究中也曾遵循此理论。这一理论的特点是在"外治"的理、法、方、药诸方面中，除了"法"之外，其余理、方、药均由"内治"者取代。这种情况的出现是有其特殊背景的。

（1）由于种种原因，"外治"的发展远远落后于"内治"，这从最早的中医外治专著（《急救广生集》和《理瀹骈文》）直到清代才刊行就可以看出其中的差距有多么巨大。当吴尚先编著《理瀹骈文》时，尽可能地借用早已被广泛认同的"内治"理论，显然是一条加速推广"外治"的捷径。

（2）在《理瀹骈文》成书的年代，主张专用"内治"而讥笑"外治"的议论颇多，如对于外用膏药治病的评价是："膏可以治百病，人皆讥之"。吴氏在该书中多次为发展"外治"而据理力争，他指出"经文内取、外取并列，未尝教人专用内治也。若云外治不可恃，是圣言不足信矣"。为了让那些重"内治"轻"外治"的人能够接受"外治"，他特别强调了"外治"与"内治"的一致性（即"外治之理即内治之理，外治之药亦即内治之药"），以此来证明"外治"也有理。这在当时的历史条件下是完全可以理解的。

（3）《理瀹骈文》的作者吴尚先主要是从事"内症外治"（内者外治）的，而"内症外治"与"内症内治"（即用传统的内服药物的方法治疗内症）在"理"和"方、药"上是最接近的。这是因为：①二者治疗的疾病相同，即均为发生在体内的疾病（内症），所以疾病的病因、病机相同，辨证也相同，处方用药亦可相通，正如吴氏所说"膏方取法，不外于汤丸。凡汤丸之有效者，皆可熬膏"。②二者治疗的作用机制相似，即均属于药物的整体作用，只是吸收的部位不同。"内症外治"为通过皮肤、孔窍、腧穴吸收（此为"内症外治"的直接作用），"内症内治"为通过胃肠黏膜吸收。二者吸收后药物均进入血液循环，输布全身，最后发挥相同的整体的药理效应（注：内症外治的整体作用除直接作用外还有间接作用，系指药物对局部产生刺激，通过经络的调节而起到的整体作用）。

虽然"外治之理即内治之理，外治之药亦即内治之药，所异者法耳"这一中医外治理论对促进中医外治的推广起过重要作用，并对指导"内症外治"很有实用价值，但这一理论在指导皮肤病的中医外治时却与临床实际情况存在着明显的不一致。简述如下。

一是此理论提出"外治之药亦即内治之药"，这一观点与皮肤病中医外治临床实际情况的不一致最为突出。举例如下。

（1）有为数不少的"外治之药"是专供（或主要供）外治而不能（或极少）内服的，不包括在"内治之药"中。例如：皮肤科和外科所用的某些"蚀肉药""提脓药""引赤发疱药"以及某些"以毒攻毒药"等。

（2）有些"外治之药"虽然包括在"内治之药"中，但是其作用在"外治"中已有很大的改变，甚至完全不同。例如：①乳香、没药用于"内治"有活血止痛的作用，用于"外治"则有生肌固皮的作用。②姜黄用于"内治"有活血止痛的作用，用于"外治"则有消白斑的作用。③白附子用于"内治"有化痰散结的作用外，用于"外治"则有退黑斑的作用。④白芥子用于"内治"有化痰通络的作用，而用于"外治"则有发疱的作用。⑤海螵蛸用于"内治"有收敛制酸的作用，用于"外治"则有摩擦去坚皮的作用。类似情况还有很多。

（3）有些"外治之药"虽然保持与内服时相似的药理作用，但其用量也常与内服时不同，例如：部分清热解毒药、燥湿药、凉血药、活血药、逐寒药和祛风药等。

二是此理论提出"外治之理即内治之理"，这也很难反映出皮肤病中医外治的特点。如前文所述，《理瀹骈文》的吴尚先主要是研究"内症外治"的，由于"内症外治"与传统的"内症内治"所治疗的疾病相同以及治疗的作用机制相似，所以他提出的"外治之理即内治之理"在指导"内症外治"方面是可行的。但是皮肤病中医外治属于"外症外治"，其与传统的"内症内治"在治疗的疾病和治疗的作用机制方面均有明显不同，所以这种"外治之理即内治之理"在指导皮肤病中医外治方面就发生了矛盾。例如"内症内治"所治疗的疾病位于身体内部，依据这些病的症状（即"内症"，如消化、呼吸、神经系统等方面的症状）所总结出的病因、病机和治则等，常不符合位于身体表面的皮肤病的症状（即"外症"，如斑疹、丘疹、鳞屑等皮肤方面的症状）的病因、病机和治则。

综上所述，皮肤病中医外治已不能沿用"外治之理即内治之理，外治之药亦即内治之药，所异者法耳"的中医外治理论，而需要一种适合于皮肤病中医外治的特点的理论。实际上，"外治"和"内治"在中医治疗学中的位置应该是并列的，中医学基础理论是"内治"和"外治"共有的"理"，在共有的"理"的指导下，"内治"和"外治"又各有其特殊的"理"。在临床工作中，尽可能地寻找"内治"和"外治"各自的特殊之"理"，才更有临床实用价值。

根据临床体会、文献分析和理论探讨，邓丙戌教授提出皮肤病中医外治的特殊之"理"是"体表辨证，类比选药，综合治疗"。

（二）体表辨证

因为皮肤病中医外治的治疗对象是发生于体表的皮肤病，而且无论是外用药物、手法还是器械，都是作用于体表或从体外进行治疗，所以对患者体表的情况的认识就显得特别重要，而这种认识必须通过对体表的辨证来实现，因此"体表辨证"就是皮肤病中医外治的最主要的辨证，也是皮肤病中医外治的特殊之"理"的重要组成部分。因为体表的情况主要包括4个部分：皮肤病的皮损情况，皮肤病的发生部位，皮肤病的外邪情况，皮肤病的自觉症状。所以"体表辨证"也应该包括4个部分：皮损辨证（针对皮肤病的皮损情况），部位辨证（针对皮肤病的发生部位），六淫辨证（针对皮肤病的外邪情况），自觉症状辨证

（针对皮肤病的自觉症状）。分别简述如下。

1. 皮损辨证

皮肤损害（简称"皮损"）是指可以被他人用视觉或触觉检查出来的皮肤黏膜上所呈现的病变，既是诊断皮肤病的最重要依据，也是皮肤病治疗的最主要的对象。因为皮肤病的外治在绝大多数情况下是直接作用于皮损的，所以，对皮损的辨证无疑就是皮肤病中医外治中最有特点的辨证，它是决定皮肤病外治具体应用的最主要依据，也是体表辨证的 4 个部分中最主要的部分。皮损辨证主要包括对斑疹、丘疹、水疱、脓疱、风团、结节、囊肿、肿瘤、鳞屑、糜烂、结痂、皲裂、苔藓样变、瘢痕、萎缩、溃疡等的辨证（详见第五章"皮疹辨证"）。

2. 部位辨证

皮损发生在人体体表的某些部位，外治也作用于人体体表的某些部位，而部位的不同对皮损的情况和对外治的反应是有相当影响的。例如人体体表的上部或下部、暴露部位或皱褶部位、挤压部位或摩擦部位、多汗部位、口腔部位或皮损分布的限局或泛发等，对皮损的情况和外治的反应都各有不同的影响。部位辨证正是对人体体表不同部位的特点进行分析，以求进一步提高皮肤病中医外治的疗效或减少其副作用。

3. 六淫辨证

风、寒、暑、湿、燥、火，是四季气候变化中六种表现，简称"六气"，如果出现太过或不及，或非其时而有其气的反常情况，就可能成为致病因素，称为"六淫"。皮肤作为人体的第一道防线，在发挥其屏障作用的同时，也难以避免会受到"六淫"的侵害，特别是"六淫"从外部对皮肤的直接损伤。所以"六淫"辨证，对准确认识皮肤病的病因（特别是外邪情况）和如何用外治法消除病因有着重要意义。

4. 自觉症状辨证

自觉症状是指患者主观感觉到的症状。瘙痒是皮肤病最有特点的自觉症状，此外还有疼痛和麻木等。为了应用外治法达到尽快缓解自觉症状的目的，对这些自觉症状进行准确的辨证也是非常重要的。

（三）类比选药

"外治之药亦即内治之药"已被证明与皮肤病中医外治的临床实际情况存在着突出的矛盾，原因是"内治之药"是治疗"内症"的，其选药标准主要是根据中药对整体有影响的性能（如四气、五味、升降浮沉、补泻和归经等），而皮肤病的中医外治主要是治疗"皮损"的，其选药标准除了考虑中药对整体有影响的性能之外，还要考虑到该药对"皮损"局部可能有影响的其他物理的或化学的特点（如颜色、形态、比重、硬度、酸碱度、滑涩、毒性、表面温度、可燃性、腐蚀性、刺激性以及入药部位等）。那么，如何扩展思路以充分利用中药的各种性能呢？临床实践证明，这时采用"取象类比"的方法是最为实用的，邓丙戌教授将其称为"类比选药"。类比是一种推理方法，根据两种事物在某些特征上的相似，做出它们在其他特征上也可能相似的结论。中医基础理论体系的主要指导思想之一"五行学说"就是运用"取象类比"和推演的方法，对自然界的事物、现象和人体的组织器官、生理表现等进行分类的。"类比选药"正是通过"取象类比"的方法，一方面与"内治之药"类比，以充分将"内治之药"用于外治；另一方面与"中药的各种性能"类比，以充分利用中药的各种性能用于外治。实际上，在中药治疗方面广为流传的"以色治色""以形治形""以毒攻毒"等，均是"类比选药"在某一方面的应用。下面简述"类比选药"的具体内容。

1. 与"内治之药"类比

此即当皮损辨证的结果与"内治之药"所针对的"证"类似时，根据"类比选药"的理论，"外治之药"可以类比"内治之药"选用。举例如下。

（1）当皮损辨证有"风"邪时，即可将"内治"之"散风"药试用于外治。

（2）当皮损辨证有"血虚"时，即可将"内治"之"养血"药试用于外治等。

必须指出，这种"与内治之药类比"与吴尚先先生的"外治之药即内治之药"有很大区别，前者是"外病外治"，根据类比法试用"内治之药"；后者是"内病外治"，所用药物即"内治之药"。

2. 与"中药的各种性能"类比

此即将皮损辨证的结果（如皮损的颜色、形态、软硬、干湿及染毒情况等），根据"类比"的理论，与中药的各种性能（如颜色、形态、比重、硬度、酸碱度、滑涩、毒性、腐蚀性、刺激性以及入药部位等）类比而试用之。举例如下。

（1）"白色"可以中和"黑色"，根据"类比选药"的理论，"黑色"的皮损可以外用"白色"的药物治疗。例如《医宗金鉴·外科心法要诀》外用众多白色的药物组成的"玉容散"（包括白牵牛、白蔹、白细辛、白鸽粪、白及、白莲蕊、白芷、白术、白僵蚕、白茯苓、白附子、白扁豆、白丁香、鹰条白等）治疗"黧黑鼾𪒟"（"黑变病"或"黄褐斑"）。

（2）"重物"可以压实"水肿"，根据"类比选药"的理论，"水肿"的皮损可以外用"沉重"的药物压之。例如外用"银粉散"治疗肉芽水肿的主要机制正是利用其中所含黑锡（铅）的重压作用。

（3）"摩擦"可以使"硬物"变薄，根据"类比选药"的理论，"坚硬"的皮损可以外用某些药物摩擦之，例如利用海螵蛸的"有密布的小疙瘩状隆起"的坚硬的骨质背部"摩擦"患处，可以治疗角化性皮肤病。

（4）酸性或碱性的物质有软化或腐蚀作用，根据"类比选药"的理论，肥厚或增殖性皮损可以用酸性或碱性的物质软化或腐蚀之，例如外用食醋熬制的"黑布药膏"可以软化"瘢痕疙瘩"，外用生石灰制成的"水晶膏"可以腐蚀"鸡眼"等。

（5）油脂有滋润作用，根据"类比选药"的理论，干燥的皮损可用油脂滋润之，例如外用甘草油可以治疗皮肤皲裂。

（6）收湿性的物质有拔干作用，根据"类比选药"的理论，湿润的皮损可用收湿性的药物治疗，例如外用炉甘石和明矾等可以治疗多汗症。

（7）某些有毒性的物质有"以毒攻毒"的作用，根据"类比选药"的理论，一些感染毒邪的皮肤病可以外用某些有毒性的药物治疗，例如外用白砒或水银治疗翻花疮（鳞状细胞癌）或梅毒等。

（8）高温有促进皮肤血液运行，甚至烧焦皮肤组织的作用，根据"类比选药"的理论，将药物加热后外敷可治疗皮肤瘀血，或点燃药物可烧灼疣赘。

（四）综合治疗

1.手法、器械与外治药物的综合治疗

邓丙戌教授提出虽然外治药物是皮肤病中医外治的基础，但是手法和器械在其中也起着重要作用。手法、器械与外治药物的结合，是皮肤病中医外治的综合治疗的重要特色之一。

手法指皮肤病中医外治中的操作技法。器械是根据不同的原理设计制造而成，按照规定的操作可以取得不同的治疗效果。手法、器械与外治药物的综合治疗可以起到以下主要作用。

（1）输送外治药物（手法如插入法、划涂法、吹药法等；器械如埋藏法等）。

（2）促进外治药物吸收（手法如搓法、梳法、倒膜法、戳法、邮票贴敷法等；器械如中药离子透入法、超声药物透入法等）。

（3）利用冷、热或其他效应促进皮损缩小、坏死、变性、消散或吸收等

（手法如烧蚀法、热熨法、蒸发罨包法、冷敷法等；器械如滚刺疗法、磨削疗法、开刀法、冷冻疗法、激光疗法等）。

（4）缓解自觉症状（如摩擦法等）。

（5）保护或清洁（如擦洗法等）。需要特别指出，虽然现代高科技的飞速发展使融入声、光、电等高新技术的器械层出不穷，但是这些器械也仍然是发挥着上述主要作用，只是其作用更强大或更精细，故这些新器械代表了皮肤病中医外治的现代化水平。

2. 局部用法、腧穴用法和其他用法的综合治疗

邓丙戌教授提出皮肤病中医外治一般以局部用法为主，但是因为皮肤是人体整个机体的一个组成部分，其与全身各个器官和系统均有着密切的联系，所以能够调节人体整个机体功能的各种外治用法（如腧穴用法等）均可应用于对皮肤病的外治，这就形成了皮肤病中医外治的综合治疗的又一个重要特色。

（1）局部用法　因为皮肤病中医外治主要是针对皮损的，而大部分皮损都是发生在皮肤黏膜"局部"的，这就决定了皮损局部用法是皮肤病中医外治中最主要的用法。皮损局部用法可以分为以药物为主的局部用法和以手法或器械为主的局部用法。

①以药物为主的局部用法：是以药物为主，以手法或器械为辅，直接作用于皮损局部的外治用法。由于本法施于局部皮损组织的药物浓度显著高于其血液浓度，故在病变处发挥作用充分，而且是直接作用，所以对解除局部症状（如缓解瘙痒及消退局部皮损等）比全身用药奏效迅捷。以药物为主的局部用法主要包括：洗药法、湿敷法、撒药法、涂药法、戳药法、点药法、滴药法、注药法、薄贴法、敷贴法、热熨法、烘药法、熏药法、按摩法、摩擦法、搓药法、发疱法、腐蚀法、生肌法、护创法、药捻法、封药法、夹药法、黑布药膏疗法、拔膏疗法、白降丹划涂法、蒸发罨包法、倒模面膜法、邮票贴敷法、填药法、药条插入法、移毒法、围敷法、掺药法、含漱法、口嘛法、吹药法、中药离子透入法、梳法、喷雾疗法、中药烧蚀疗法、湿药巾疗法、干药巾疗法、中药离子透入法、超声药物透入法、光化学中药疗法等。

②以手法或器械为主的局部用法：是以手法或器械为主，直接作用于皮损局部的外治用法。由于本法应用适当的手法或器械直接作用于局部皮损，所以也具有奏效迅捷的优点。以手法或器械为主的局部用法包括：拍合法、划痕疗法、滚刺疗法、磨削疗法、引血疗法、结扎疗法、挑出疗法、推疣疗法、钝刮疗法、开刀法、太阳能疗法、烧灼疗法、激光疗法、拔疣疗法、吹氧疗法、冷冻疗法等。

（2）腧穴用法　人体的经络纵横网罗成经络系统，此系统贯穿周身上下，脏腑表里，使体内的所有脏器和体表密切结合在一起，构成多种复杂的功能活动，从而使人体形成一个互相协调统一的整体。腧穴用法治疗皮肤病，正是通过刺激体表的腧穴及经络，达到调节脏腑及其经络的平衡，内外上下表里的平衡，激发运行气血的功能，使病变的皮肤恢复正常。腧穴用法主要包括：毫针疗法、耳针疗法、火针疗法、梅花针疗法、电针疗法、激光针疗法、药物皮肤针疗法、耳穴贴压疗法、割耳疗法、三棱针疗法、艾灸法、黄蜡灸法、穴位注射疗法、磁穴疗法、穴位敷贴疗法、挑刺疗法、拔罐疗法、敷脐疗法、割治疗法等。

（3）其他用法　包括除去皮损局部用法和腧穴用法之外的所有皮肤病中医外治法。如药浴法、中药蒸气浴疗法、温泉疗法、佩戴疗法、保留灌肠疗法、栓塞疗法、发热疗法、埋藏疗法、鼻嗅疗法、刮痧疗法、药物衣着疗法等。

（孙丽蕴）

第二节　流派诊疗特色

一、对皮肤湿病理法的探究

赵炳南先生在几十年的临床实践中，学习经典，专注临床，形成了系统的皮肤湿病辨治体系。他提出"皮肤病统称风湿疡"，强调湿在皮肤病发病中的首要地位，这是他学术创见的核心；而关于皮肤湿病形成、发展与治疗的深刻认识，更是他一生学术的结晶。

（一）皮肤湿病概念浅解

1. 皮肤湿病的概念

皮肤湿病是指以湿为核心病机，以湿象为主要临床表现的皮肤疾患。它既包括急性湿疹、自身敏感性皮炎、传染性湿疹样皮炎、变应性接触性皮炎、荨麻疹、带状疱疹、天疱疮等以红斑、水肿或糜烂、渗出为主要表现的急性、亚急性过程；又包括慢性湿疹、神经性皮炎、结节性痒疹、皮肤淀粉样变等以肥厚增生、结节、苔藓样变为主要表现的慢性过程。皮肤湿病是由津液异常积聚所致，它与血分蕴毒所致的红皮病型银屑病、血管炎、红斑狼疮、皮肌炎等病对举而称。

2. 皮肤湿病的分类

赵老治病首辨阴阳，他以湿热性和湿气性为纲对皮肤病进行分类。例如：他将阴证皮肤病归为湿气性，将阳证皮肤病归为湿热性。又将急性湿疹称为湿热性湿疡，将慢性湿疹称为湿气性湿疡。按此规则，皮肤湿病也可以分为两类：湿热性皮肤湿病和湿气性皮肤湿病。前者处于皮肤湿病的急性或亚急性过程，表现为水肿、水疱、大疱、糜烂、渗出、结痂；后者处于皮肤湿病的慢性阶段，表现为肥厚的斑块与坚实的结节。两类疾病皮损不同，但均是津液的异常积聚状态，后者在受到较强刺激时，也会出现糜烂、渗出等湿象就是明证。

临床所见，皮肤湿病大多处于发作与缓解交替的过程：平时邪气潜伏，活动时因感而发；病程漫长，周期性加重。皮肤湿病反复发作后，可能形成顽湿疡、湿痹。赵老对皮肤湿病的发生、发展过程均有深刻的认识，对其治疗形成了完备的治疗方案，创制或拓展了系列方剂：发作期疏散邪气，直折伏火；顽固期破其窠巢，搜风除湿。

（二）皮肤湿病源于蕴湿

脏腑功能失调导致津液输布障碍，津液异常积聚则化为湿。津液在六腑或经络的异常积聚导致内科湿病；津液在外在五体的异常积聚导致皮肤湿病。蕴湿的存在为发病埋下了种子。正如赵老所说："皮之下肌之外蕴藏有湿热、湿气，外遭风侵袭，即可得皮肤病。"这里强调了 4 个方面的问题：其一，发病之前，已有蕴湿；其二，蕴湿藏于皮之下肌之外；其三，蕴湿有偏湿、偏热之分；其四，外邪引动蕴湿就会发病。

皮肤蕴湿自何处来？自内而来。《素问·经脉别论》曰："饮入于胃，游溢精气，上输于脾，脾气散精，上归于肺，通调水道，下输膀胱，水精四布，五经并行。"人体津液的生成、输布涉及胃、脾、肺、水道、膀胱等环节，任一环节的气化停滞都会导致部分津液转化为"湿"。包括皮肤在内的外在五体与上述脏腑密切相关，脏腑异常可以感与应的方式影响外在五体。内生之湿也可以循经络传到五体，伏于皮之下肌之外，长期存在，并成为皮肤湿病发生的内因。而脏腑经络之湿又成为五体蕴湿的后援。

（三）皮肤蕴湿必因阳邪引动而发作

人生于天地之间，必然受到天地的影响。天作用于人者为四时更替，地作用于人为风、寒、暑、湿、燥、火六气客主加临。若人五脏安和，元真通畅，虽遭大风邪气，亦不为病，而素有蕴湿者感应到天地的变化则易发病。蕴湿属阴，主静，趋下趋内，不能自病，必因外界六气的变化，或体内伏火的蒸腾，方能泛滥皮毛、腠理、肌肉发为皮肤湿病。其间情形有二：其一，素体蕴湿，感于地气，为风、寒、暑、湿、燥、火变化所引动，外达于皮肤而生湿病，此脚气、湿疹之属，为新感，轻而易治；其二，脏腑积热，因天而变，伏火外达，蕴湿随之，火盛水沸，外现为湿，此天疱疮之属，为伏气，重而难疗。

1.蕴湿感于六气之变发于皮肤其病轻

蕴湿是皮肤湿病潜伏或休止阶段最常见的状态。六气之变引动蕴湿属于新感，相对轻而易治。蕴湿属阴，其性静而不动，若无外界力量引发，必藏于一隅而无所为。蕴湿属阴而配地，易感于地之变。风、寒、暑、湿、燥、火六气为地之变，而风、暑、火又为地之阳，主动，蕴湿易被其引动而表现为风湿、暑湿、湿热，发于五体而成不同类型的皮肤湿病，其中最典型的是湿疹。湿疹可以在不同季节发作，患者常能回忆出各种各样的诱因，化验可以发现多种过敏原，可能在诱因的激发下短时间内加重，又常在诱因去除后自发缓解，复归于蕴湿状态。这些诱因、过敏原皆可以归于六气之变，从六气引动蕴湿的角度去考虑，从去除诱因和解除蕴湿两个角度入手，常能收到满意的效果。

疏风除湿汤用于六气之变引动蕴湿的最早阶段，取在上者因而越之、在下者引而竭之之意，《赵炳南临床经验集》中用此方治疗上部水肿。在皮肤湿病的框架里，疏风除湿汤主治素体蕴湿，为六气之变或理化刺激所激发，达于体表而成皮肤湿病。荆芥穗、防风、蝉蜕、野菊花散风解表，开鬼门以解六气之感；生薏苡仁、生白术、黄柏、枳壳、车前子运化中焦、利水渗湿解除蕴湿之因。全方治在太阳、太阴，其意在复开阖之机。治脾不健运，湿邪内蕴；外感于风，引动湿邪上犯于头面、皮肤者也。

需要强调的是，疏风除湿汤主治初始阶段，而非治疗疾病全程。外因去除后，疾病不一定痊愈；风、暑、火已去而蕴湿独留。此时皮损不红、不热、不疼而糜烂、渗出更甚，水疱、大疱更多，须以健脾除湿为法，以治其本，赵老以加减除湿胃苓汤主之。除湿胃苓汤源自《医宗金鉴·外科心法要诀》，用治水丹。赵老将其拓展应用于各种皮肤湿病，善治蕴湿不解，治在太阴、太阳。皮肤湿病急性发作阶段过后，热去湿留，蕴湿仍占主导地位。除湿胃苓汤去和胃之姜枣、温化之桂枝，而加除湿热之黄柏、滑石，以热未尽除，防其再炽也。方中平胃散促脾胃运化而消蕴湿、除积滞而通阳明；五苓散利水而助气化，通太阳腑，令气升水布而湿不再生。

还有部分患者，急性发作之后皮损基本消失，外象仅见舌淡胖、有齿痕、苔白腻、脉濡缓等表现，此时则宜健脾除湿改善体质，不给蕴湿以再生之机，应用赵老健脾除湿汤有可能防止皮肤湿病的复发。

2. 伏火感于四时之变蒸湿外达其病重

《内经》曰：冬不藏精，春必病温。又曰：冬伤于寒，春必病温。伏火的生成有多种原因：物欲无穷，喜怒常积于心；所求不遂，五志皆可化火。火蕴于内则五脏不能安和，人体必然借二便，呼吸，歌、哭、笑、呼、呻等多种方式而向外宣散之以求阴平阳秘。

五脏应天，伏火为阳而无形，易感于天之变，在四时发生开阖转变时，伏火最易升腾变动外犯皮肤，蒸腾蕴湿泛滥皮肤，突然暴发重症皮肤湿病，古人称之为天行。伏火外达，蒸动蕴湿，虽感于天，而属伏气。在皮肤湿病中因伏火感于四时之变而成者最典型的是天疱疮、炽燃、暴烈、燎浆大疱、发则遍身、治之甚难、不治则死。又如植物日光性皮炎，症见肿胀、溃破、糜烂、疼痛，重症者由火毒盛极而厥脱而亡。对于这类发病急骤，泛发全身，病情较重而无明显诱因者，从伏火角度考虑可令治疗有章可循。

伏火外发、蒸动蕴湿而成的皮肤湿病，起病急骤却不能发现明确诱因，以其应于天而非应于地故无象可见，故必须对其病势胸有定见才能从容处治。伏火外达，火盛水沸，湿象、火象并见：既有充血红斑、皮损灼热、肿胀巨痒等火象，又有水疱、糜烂、渗出的湿象。但其发生源自伏火外达；伏火是因，湿象是果。故其立法以清热凉血治本，直折伏火；以清热除湿治标，主次分明。清热除湿汤是治疗此种情形的常用方剂，源自《医宗金鉴·外科心法要诀》龙胆泻肝汤，赵老在该方基础上加滑石、车前草清热利湿；加大青叶、生石膏、白茅根、丹皮、赤芍等药以凉血解毒，凉血解毒之力明显大于除湿。本方治在厥阴、阳明，适用于皮肤湿病中的急重症如天疱疮、系统性红斑狼疮、重症药疹、各种红皮病的活动期，只要出现气血两燔兼见湿象，即可予之，予之即可取效；若以血热毒盛为主，而无湿象，则当以解毒凉血汤、解毒清营汤治疗。

伏火外达，经治疗后病势稍挫，湿仍在而津液已伤，津已伤而伏火未去，火腑不通，大便难下，此时赵老选用清脾除湿饮。本方与清热除湿汤处于相同的发病过程中，可能出现在清热除湿汤证之后，在时间顺序上常作为清热除湿汤的后续方使用；也可能直接出现于津液相对不足的人发病之初。龙雷之火已被部分遏制，而伏火外达的继发问题开始显现：津液沸腾所化湿象更加明显，津液受损所现燥象开始显现。火热未去，津液已伤，湿存在于体表，燥存在于脏腑。以生地黄、麦冬救阴，栀子、竹叶、灯心草、生甘草清心；苍术、白术、茯苓、泽泻利小便；芒硝咸寒，润通大便。治在少阴、阳明，与增液承气汤、猪苓汤同法。少阴有三急下，此方则兼利二便以清湿热而救少阴，常用于天疱疮、类天疱疮、泛发性湿疹、植物日光性皮炎等病的亚急性期，已经用过清热除湿汤、解毒凉血汤，湿热未解而气阴已伤阶段。

（四）皮肤湿病迁延则成湿痹

皮肤湿病在急性发作阶段之后，可能出现几种转归：其一，邪势已挫，湿热仍在而热盛，进入亚急性期，可按杂病治法，用清热除湿汤、清脾除湿饮，小其制而用之。其二，邪势已挫，湿热仍在而湿盛，常见于亚急性湿疹，可用除湿胃苓汤、健脾除湿汤之属；其三，湿邪滞表，随风入络，形成湿痹，表现为慢性湿疹、结节性痒疹、皮肤淀粉样变等顽固性皮肤病，赵老有苍术膏、白术膏、苍耳膏、多皮饮、除湿止痒汤、搜风除湿汤等系列方。

"风寒湿三气杂至，合而为痹"，在疾病急进状态过去之后，热去湿留，由于风邪的裹挟、寒邪的阻滞，导致湿陷入外在五体的络脉之中，形如窦道，易入难出。皮损抵抗治疗，不能完全消散，表现为肥厚结节、斑块、增生、苔藓样变，就形成了湿痹。赵老指出皮肤结节、斑块也是"湿痹"的一种，这一认识深化了对众多顽固皮肤病的理解，同时也为治疗顽固皮肤病打开了思路。湿滞皮肤，侵袭肌肉、皮肤、筋骨，更深入络脉结为窠巢，使结节、斑块顽固难消，并为下一次的急性复发埋下了种子。

风湿相搏，形成湿痹，是皮肤湿病最顽固的类型。痹有不同深浅，慢性荨麻疹以风为主，是皮肤湿病中的行痹；淀粉样变，以顽厚为主，是皮肤湿病中的着痹；结节性痒疹以巨痒为主，是皮肤湿痹中的痛痹。针对湿痹的不同类型及痹阻部位的深浅不同，赵老有系列方剂治之。痹阻皮肤腠理，以顽固风团为主，有多皮饮、麻黄方治之。痹在皮肤肌肉，以肥厚斑块为主，有除湿止痒汤治之。痹阻络脉，剧烈瘙痒，见血不解，有全虫方、搜风除湿汤治之。由于风湿搏结藏于络脉之中，病在半表半里，故汗下诸法皆无良效。唯有入络搜风，破邪窠巢，将搏结藏匿的风湿邪气逐层托出，由表而解方堪取效。治疗湿痹的代表方如搜风除湿汤，方中既有全蝎、蜈蚣、海风藤、威灵仙搜剔入于络脉的风湿邪气使之外出于肌肉；又有白术、薏苡仁针对凝滞于肌肉、筋骨的风湿邪气使之透出于皮肤；还有白鲜皮、川槿皮针对凝滞于皮肤、肌肉的风湿邪气使之透达于体表。诸药配合，使藏于络脉之中的邪气由深而浅逐层外透、最终外达皮毛而解，取法于外科托法而灵活变通用于皮科，允为稳妥之方。

（五）结语

赵老指出："善治湿者，当治皮肤病之半。"他以丰富的临床经验有针对性地创制或借用了从疏风除湿汤到搜风除湿汤等10多个治湿方剂，将皮肤湿病治法归于同一系列，线索清晰，为学用其经验提供了参照。从他的经验中，我们可以清晰地看到他学用新感温病、伏气温病、湿温病体系，并将其理法引入皮肤科，为其所用，用于建立皮肤湿病诊疗体系的思路。

赵老强调"首辨阴阳"，在发病学上，他提出湿热、湿气的潜伏。在皮肤湿病的治疗中，他对发作期和缓解期各有清晰的治疗思路。对于发作期的皮肤湿病，他有意识地区分新感、伏气，权衡伏火、蕴湿轻重而有不同处置手段。在顽固性的皮肤湿病的治疗上他提出了"湿痹"这一重要的概念，并根据痹阻部位的不同制定系列方剂，使后学深受启迪。

从赵老的经历我们看到：中医学的发展都是建立在对经典学习的基础上，只有结合经典做临床，才有可能在危重疑难疾病的诊治中有所创新，提高疗效。

（张苍）

二、对从血论治皮肤病的引领性研究

气血津液辨证是皮肤病皮损辨证的主要辨证方式，从血论治即是以气血津液中的血病辨证为主的辨证思路。最常应用于白疕即银屑病的论治，亦可用于有出血表现的皮肤病，如临床常见的一些血管炎可以以此辨证思路。下面主要介绍从血论治银屑病的理论发展。

（一）从血论治银屑病理论源流

1. 寻常型银屑"从血论治"的起源

从中医古籍中对与银屑病表现类似的疾病的记载中可以看出，中医素来认为本病与血有关。如《诸病源候论》："干癣……皆是风湿邪气，客于腠理，复值寒湿，与血气相搏所生。"认为本病是由风湿邪气搏结于人体气血而致，这里的血应是病位的概念，而病性多为风湿。再如《证治准绳》："又有白癣……此由腠理虚而受风，风与气并，血涩而不能荣肌肉故也。"此处提到表虚受风导致血涩，不能濡润肌肤而致病。这一理论影响深刻，明代以后论著多与此类似。如明代《外科正宗》提出风癣、湿癣、顽癣、牛皮癣等"此等总皆血燥风毒客于脾肺二经"。《外科证治全书》指出：白疕"因岁金太过，至秋深燥金用事，乃得此证，多患于血虚体瘦之人"。《医宗金鉴·外科心法要诀》："白疕……固由风邪客皮肤，亦由血燥难荣外。"治疗上注重祛风、润燥、养血。这是由于本病具有明显的银白鳞屑，故此认为与风、燥关系最为密切。这个燥主要是指肌肤失于濡润，表现为干燥的白色鳞屑。

在古籍文献中亦有对血热的记载，如《血证论》载血瘕：癣疥血点，血疙瘩，一切皮肉赤痒，名色不一，今统称之曰血瘕，皆由血为风火所扰。火甚赤痛者，凉血地黄汤加荆芥、蝉蜕、红花、杏仁治之；风甚作痒者，和血消风散治之。此处记载的血疯应为包括银屑病在内的多种皮肤病，只要表现有血点、血疙瘩、皮肤红、瘙痒的皆在此列。

我们分析古籍论述可以看出，由于关注临床特征的角度不同，故有不同的病机认识。但是共同之处是认为本病与血相关。

2. 寻常型银屑"从血论治"理论的形成

《赵炳南临床经验集》中记载了 11 例银屑病医案，按语中分析，赵炳南先生对银屑病的认识，继承了前人的观点，并遵循中医外科首辨阴阳的原则，将本病分为血热证及血燥证。他认为血热是机体和体质的内在因素，是发病的主要依据。血热的形成，是与多种因素有关的。可以因为七情内伤，气机壅滞，郁久化火，以致心火亢盛；心主血脉，心火亢盛则热伏于营血。或因饮食失节，过食腥发动风之品，脾胃失和，气机不畅，郁久化热，因为脾为水谷之海，气血之源，功能统血而濡养四肢百骸，若其枢机不利则壅滞而内热生。外邪方面主要是由于外受风邪或夹杂燥热之邪客于皮肤，内外合邪而发病，热壅血络则发红斑，风热燥盛则肌肤失养，皮肤发疹，搔之屑起，色白而痒。若风邪燥热之邪久羁，阴血内耗，夺津灼液则血枯燥而难荣于外。对于血热型，治宜清热凉血活血，方用凉血活血汤；血燥证，治宜养血润肤，活血散风，方用养血解毒汤，形成了"从血论治"的基本思路。赵老在这两型中都配合使用了活血的治法，他认为血瘀贯穿始终，其中血热证以热瘀为主，由于血分郁热，燔灼血分，血行滞涩，而热盛致瘀。而病程日久，耗伤气血，气不行血，导致经脉阻滞，气血凝结，这就是因燥、因虚致瘀。

张志礼教授更关注血瘀，除因热、因燥、因虚致瘀外，他认为情志失调是银屑病的重要诱因，情志失调除导致心火旺盛之外，还导致了肝气郁滞，气机不畅，从而导致气滞血瘀；另外还重视毒的作用，他认为血热毒蕴是重要的病理机转，热毒阻络出现血瘀，在临床上也常常见到皮损色暗，肥厚浸润，顽固难消的病例，以血瘀为主要病理变化，所以在《简明中医皮肤病学》中，增加了血瘀证，治疗的方剂选用赵老理血系列方中的活血散瘀汤。自此，从血论治银屑病的体系基本建立。

（二）从血论治银屑病理论的内涵

从古籍记载及名老中医的论著中可以看出，对于本病病因病机以及产生的相应证候的认识主要是基于对皮损特征的观察，红斑、出血为血热，干燥、鳞屑为血燥，暗红、肥厚、浸润为血瘀，符合中医血的病理特点。因此我们认为从血论治的重要内容就是由皮损特征进行血病的辨证，再根据"血病辨证"形成的证候而制定治疗原则和治疗方法。

赵老观察到本病在发作初期、进展阶段的皮损特点——点状出血，认为血热是病机的关键。热盛可成毒，热盛可致血瘀、血燥。各型的皮损有不同的特点，血热证皮疹发生及发展比较迅速，新生皮疹不断出现，颜色鲜红，鳞屑较多，剥离后有筛状出血点，基底浸润较浅，自觉瘙痒明显，常伴有口干舌燥、大便秘结、心烦易怒、小溲短赤等全身症状，舌质红绛、舌苔薄白或微黄，脉弦滑或数。血燥证病程日久，皮疹呈斑块状或大片融合，颜色淡红，有浸润，表面鳞屑干燥，强行剥离后基底部出血点不明显，很少有新皮疹出现，全身症状多不明显，舌质淡、舌苔薄白，脉沉缓或沉细。血瘀证皮疹肥厚浸润，颜色紫暗或暗褐，常呈斑块状，顽固难消，舌质紫暗，脉弦细涩。

从血论治的优势在于辨证的依据是根据皮损的特点，这些特点不受地域、季节、性别、年龄的影响，一项关于银屑病辨证规律的 600 例的临床流行病学调查显示，银屑病的主要证候为血热证、血燥证和血瘀证 3 型，其中以血热证最常见。血热证、血燥证和血瘀证既能反映本病的"临床经过"（进行期、静止期、消退期），又较稳定（受性别、年龄、季节等一般因素和总病程的影响较小），故这 3 种证候可以作为银屑病中医辨证的基本证候。

针对这 3 个基本证型，分别给予凉血解毒、养血解毒、活血解毒治法，应用凉血活血汤、养血解毒汤、活血散瘀汤为基本方剂治疗。

（三）从血论治银屑病理论的发展

1. 辨血为主，关注兼证

"从血论治"是寻常型银屑病的主要辨证方式，但是在临床实际，血病辨证的基本证型之外，还有兼证的存在。

血热是本病的关键病机，热盛成毒，蕴久成毒，毒贯穿于疾病的全过程。在银屑病早期经常出现咽痛症状，如果疾病进展急剧时，还可以出现脓疱，均是"毒"的表现。张志礼教授在传承赵老从血论治银屑病的思路时，就更强调了毒的问题。

另外，很多患者由于情志失畅，肝郁气滞，木克脾土，导致运化不利，或由饮食失节，导致脾失健运，水湿内停，表现为鳞屑黏腻、肥厚斑块，病情缠绵，伴有腹胀便溏，舌体胖大、舌苔厚腻，呈一派"湿"邪阻滞之象。

张志礼教授认为，除血热、血燥和血瘀证外，还可辨有湿热证和热毒证两证，认为前者多见于渗出型，后者则发病多由急性扁桃体炎或上呼吸道感染。

提出了血热毒蕴的关键病机，并做了大量研究来阐释这一理论。

银屑病有肉眼可见的鳞屑，自觉瘙痒，这些均属风燥的表现。风在本病的病机中经常出现，早期以风热外袭为主，风火相煽，皮损不断发展，伴有瘙痒，日久可因血燥、血虚生风，出现瘙痒、干燥、鳞屑。

通过大样本的临床流调发现，血热、血燥、血瘀是寻常型银屑病最常见的证型，夹湿、夹毒、夹风是最多见的兼证。在临床实践中，在治血的同时，兼顾祛风、除湿、解毒，方能取得更好的疗效。

邓丙戌教授提出了"病证论治，辨血为主，全面反映"的辨证思路，在强调整体观念，以血的辨证为出发点的基础上，当出现其他兼夹问题时可参合其他辨证方式，优化了从血论治的辨证思路。

2. 辨血为主，气血津液辨治银屑病

当我们仔细回顾《赵炳南临床经验集》中记录的治疗银屑病11个医案，赵老治疗银屑病所使用的方剂，除应用凉血活血汤、凉血五花汤、养血解毒汤、养血润肤饮等凉血、活血、养血的方剂外，还应用了黄连解毒汤、秦艽丸、二妙丸、除湿胃苓汤等解毒、祛风、祛湿的方剂。而分析凉血活血汤、养血解毒汤这两个基本方剂发现，这两个方剂虽以凉血、养血为名，但精选的药物还兼顾了祛湿、祛风、解毒的作用。由此，我们可更深入地理解赵老治疗银屑病的思路，其实是关注气血津液整体，气血津液是相互影响、相互转化的，辨血治血是切入点，由于血病，会导致气血津液整体的变化，由于患者的体质不同、病期不同、所处的环境不同，血病导致的气血津液的病理演变会有不同，反之，气、津液的病变也会影响血的功能，导致血病。这种相互影响、相互转化是动态的、不断变化的，常见的兼证夹湿、夹毒、夹风，正是气血津液病变的表现。因此在临床治疗中，我们要气血津液兼顾，气血津液同治，才能取得更好的疗效，实际上前辈也是这样做的，所以应该说是辨血为主、气血津液辨治银屑病更为完整。

3. 气血津液的辨证方法

气血津液的辨证方法就是通过皮肤表面的病变，推断气血津液的盛衰及功能异常，判断病性及病位，得出相应辨证，从而制定相应的治法，选择方剂药物或外治方法。也就是我们常说的皮损辨证。当然我们在临床中是以皮损辨证为主，也要参合伴随的症状体征，得出准确的辨证。

针对银屑病的皮损辨证，我们主要是根据红斑、鳞屑的特点来进行基本证型的辨证，而银屑病的基本证型是以血病的辨证为切入点，常见的证型为血热证、血燥证、血瘀证。还可以辨出气血津液的各种异常表现，最常见的是风、

毒、湿。日久会出现各种虚、寒的表现。

（1）基本证型的辨证要点

1）血热证：①皮损潮红；②新出皮疹不断增多，迅速扩大。

2）血燥证：①皮损淡红；②鳞屑干燥。

3）血瘀证：①皮损颜色暗红；②皮损肥厚浸润，经久不退。

（2）常见兼证的辨证要点

1）风：瘙痒明显，发展迅速，鳞屑较多，或以头面部为主，脉浮。

2）毒：咽痛，脓疱，发热、舌红、苔黄白。

3）湿：鳞屑黏腻，肢体水肿，甚至渗出，病情缠绵难愈，舌体大、苔白腻，脉滑。

4.气血津液辨治银屑病的选方用药

（1）赵炳南先生治疗银屑病的经典方剂　凉血活血汤及养血活血汤是赵老治疗银屑病的经典方剂，分别针对银屑病的阳证和阴证。这两个方子虽名为治血，但却是气血津液同治的典型方剂。

凉血活血汤组成为生槐花、茅根、紫草根、生地黄、赤芍、丹参、鸡血藤，确实是以凉血活血药物为主，仔细分析本方的选药，发现并不是凉血活血药物的简单堆砌，而是赵老精挑细选的药物，具有多重作用，紫草在凉血活血作用之外，还具有解毒、除湿的功能；槐花凉血解毒，茅根凉血除湿，生地黄凉血护阴润燥，赤芍凉血活血，丹参凉血活血解毒，鸡血藤养血活血通络。全方兼顾了气血津液的病理变化。

养血解毒汤组成为鸡血藤、土茯苓、当归、生地黄、山药、威灵仙、蜂房，本方以鸡血藤、当归养血活血；生地黄凉血滋阴润燥；山药滋阴益气，治血分异常；土茯苓、蜂房散风除湿解毒；威灵仙祛风除湿通痹。诸药共奏养血润肤、除湿解毒之功效，是典型的气血津液体系的处方。

这两个方剂表明赵老对于银屑病的认识除血的病变外，还非常关注风、湿、毒，实则是对气血津液整体的关注，也是赵老气血津液辨治皮肤病的典型方剂。

（2）治疗银屑病的优化方剂　我科在多年的临床实践及大量临床研究基础上，经过专家共识，在原有方剂基础上进行了优化，各证型方药均加强了解毒、祛湿之力，形成了"辨血为主"气血津液整体论治银屑病的优化方案，具体如下。

①凉血解毒汤：土茯苓、生槐花、紫草、草河车、生地黄、白鲜皮、赤芍、金银花、白茅根、苦参。适用于银屑病血热证，方中紫草、白茅根、生地黄、赤芍、生槐花清热凉血，共为君药，针对血热内蕴病机，其中赤芍兼有活血作

用，因血热壅盛，可造成脉络阻塞，另外寒凉太过，易造成脉络凝滞，故凉血同时应兼顾活血；槐花还具解毒之力，联合草河车、土茯苓、金银花清热解毒，共为臣药，针对毒伤血络病机；白鲜皮、苦参燥湿止痒，针对兼证病机，是为佐药。全方共奏凉血活血、解毒除湿之功。

②养血解毒汤：丹参、当归、生地黄、麦冬、玄参、鸡血藤、土茯苓、草河车、板蓝根、车前子。适用于银屑病血燥证，方中当归、鸡血藤、丹参、麦冬、玄参、生地黄养血滋阴润燥，针对血燥无以濡养肌肤主证，是为君药；土茯苓、草河车、板蓝根解毒，针对主要兼证，共为臣药；车前子利湿，针对次要兼证，是为佐药。全方共奏养血润燥、解毒除湿之功。

③活血解毒汤：白花蛇舌草、莪术、鬼箭羽、红花、鸡血藤、桃仁、丹参、玄参、陈皮、猪苓。适用于银屑病血瘀证。方中桃仁、红花、莪术、丹参、鸡血藤、鬼箭羽活血化瘀，针对血瘀主证，是为君药。白花蛇舌草解毒，针对兼证，是为臣药；病程日久耗伤气血，以鸡血藤、玄参养血滋阴，针对次要兼证；猪苓除湿针对次要兼证，共为佐药；陈皮理气，气行则血行，是为使药。全方共奏活血养血、解毒理气之功。

我们对赵老治疗银屑病的思路的认识，经历了不断深入理解的过程，从最开始的从血论治，分为血燥、血热阴阳二证，到重视血瘀，毒蕴，再认识到毒、湿、风的重要性，直到气血津液整体辨治的认识，才更深刻地理解了赵老治疗从血论治银屑病的内涵，从而也能更全面完整地解释赵老治疗银屑病的选方用药。从血论治银屑病是气血津液整体论治大框架之下的，辨血为主，以血病辨证为切入口的辨证思路，符合银屑病的临床特点，能够更合理地解释各种临床表现，也能取得更好的临床疗效，对于我们的临床诊疗有很强的指导作用。

（周冬梅）

三、从毒论治银屑病

对于银屑病病机的认识，古今医家在临床实践中不断地总结，并使其不断发展与完善。明代以前，医家注重外因的作用，认为风、寒、湿、虫、热为主要病因，风、寒、湿、热诸邪客于腠理，导致疾病的发生。明清时期，认为银屑病是内外因共同作用，从而引起疾病的发生，其中外因主要为风、热、湿、虫，内因主要是血燥、血虚，并提出"毒"邪致病的观点。

（一）中医对"毒"的认识

古人云："无邪不有毒，无毒不发病。"中医基础理论亦有风毒、寒毒、暑毒、湿毒、燥毒、火毒的说法。《素问·生气通天论》曰："虽有大风苛毒，弗之能害。"提出了外在之毒致病的情况。《素问·五常政大论》言："少阳在泉，寒毒不生……阳明在泉，湿毒不生。"指出了内生之毒的产生和制约之法。《形色外诊简摩·伤寒舌苔辨证》云："风邪入胃，肺则凝塞，所以一日为风，二日为热，三日为火，热甚之故，热与风邪相搏，凝塞成毒。"阐释了风邪化毒的过程。《素问病机气宜保命集·疫风论》："桦皮散，治肺脏风毒，遍身疮疥，及瘾疹瘙痒，搔之成疮。"提出了内在风毒的治疗方法。《素问识·气厥论》："寒毒移于骨肉之间，壅塞营卫，或先肿后痛，或先痛后肿，皆曰痈肿。"指出了寒毒侵袭人体常导致疼痛。《灵枢·经脉》："人冒暑热之毒舍于肾。肾乃水脏也，水不胜火，则骨与髓虚，故足不任身，而痿厥生焉。"指出了暑毒的来源。《医灯续焰·数脉主病》："当归饮子，治疮疥风癣，湿毒燥痒疮。"提出了湿毒的治疗方法。《素问·五常政大论》："太阴在泉，燥毒不生，其味咸，其气热，其治甘咸。"这里说明燥毒的产生。《黄帝内经灵枢集注·寒热》："是以痘毒发原在肾，先天之火毒也。"这里火毒阐述了痘毒的病因病机。

（二）中医关于"毒"的分类

凡是对机体有不利影响的物质或因素，无论其来自外界或体内，统称为毒。毒可分为以下几种。

1. 内生之毒

主要是指七情内伤、饮食失宜、劳逸失度所致的脏腑失和，阴阳气血失调而产生的"毒"；包括七情生毒、饮食劳逸失度生毒、脏腑生毒等。

2. 外在之毒

主要是指外感六淫之毒侵袭人体或外感六淫，日久而化毒，这种"毒"称之为"外毒"；主要包括风毒、寒毒、暑毒、湿毒、燥毒、火毒。

3. 不内外毒

痰饮、瘀血形成之后，作用于人体，蕴久成毒，毒与瘀、痰胶结，加重病理变化，或引起新的病变发生。

4. 其他

胎毒、虫兽毒、药食毒等。

（三）中医对银屑病"毒"的病因病机的认识

古代文献中有许多类似银屑病的记载，如"白疕""松皮癣""蛇虱""干癣"等，而中医对银屑病病机的认识则是一个变化的过程。隋代的《诸病源候论》首先提出了"干癣"的病因病机为风毒邪气致病；明代的《外科正宗》认为"此等总皆血燥风毒克于脾、肺二经";清代的《洞天奥旨·白壳疮》中谓其"皆因毛窍受风湿之邪,而皮肤无气血之润,毒乃附之而生癣矣"。总之,古人对其病因病机的认识可概括为"风""毒""热""燥"等,这也为当代各家对银屑病的认识奠定了基础。

赵老提出"血分有热",认为本病多因情志内伤,气滞化火,毒热伏于营血;或因脾胃失和,郁久化热,复受风热毒邪而发病;但若病久,则阴血被耗,化燥生风或经脉阻滞,肌肤失养,并将其分为血热证、血瘀证、血燥证3个证型;血热证治以清热解毒,药用生槐花、白茅根、生地黄、紫草、赤芍等解毒中药;血瘀证治以活血化瘀解毒,药用三棱、莪术、白花蛇舌草、陈皮等;血燥证治以养血解毒,药用鸡血藤、当归、麦冬、生地黄、土茯苓、蜂房等,其中土茯苓、蜂房清解深入营血之毒。不论血热证、血瘀证还是血燥证必须贯彻解毒之法,使用解毒之药。

张作舟临床非常重视"毒邪致病",治疗上强调"解毒"与"化毒",提出"热聚而成毒"的观点。自拟解毒活血汤(蒲公英、白花蛇舌草、白英、蛇莓、三棱、莪术、半枝莲、龙葵、生甘草等)治疗银屑病,全方以大量清热解毒药为主,起"解毒"作用。

张志礼教授明确提出"毒邪"也是银屑病的重要发病因素。通过对其数千张治疗银屑病的临床经验处方收集整理,我们发现张志礼教授使用最多的是清热解毒类药物。按药物在处方中使用频率高低统计,使用次数较多(90%以上)的药物是紫草根、茜草根、板蓝根、大青叶、土茯苓、槐花、玄参、北豆根,其他依次为天花粉、生薏苡仁、羚羊角粉、白鲜皮、生地黄、锦灯笼、丹参、苦参、赤芍、金银花、连翘、莪术、熟大黄、全瓜蒌、白茅根、三七粉、红花、草河车等。

分析诸多中医皮肤科专家的用药规律,我们发现在凉血药、活血药、养血药等理血剂使用的基础上,清热解毒药的使用贯穿银屑病治疗的不同证型。此外,通过对近30年治疗银屑病的有效方剂进行文献分析,结果证实,清热解毒、活血化瘀是银屑病的主要治法,治疗药物以清热解毒药、活血化瘀药为主。并且,目前广泛应用于临床治疗银屑病的有效中成药"复方青黛丸"(青黛、贯众、紫草、蒲公英、马齿苋、乌梅、白鲜皮)以及由施今墨老先生的经验方衍化而来的"皮肤病血毒丸"(茜草、赤芍、地肤子、牡丹皮、大黄、土茯苓、金银花、赤茯苓、白鲜皮、白茅根)均是以清热凉血解毒类药为主。由此可见,针对"毒"的治疗是治疗银屑病的主要方法,提示了"毒"在银屑病发病过程中的重要作用。

（四）银屑病"从血论治，血分蕴毒"病机的发展历程

研究古籍文献发现，古代医家对本病的病名及病因病机论述并不统一，本病的病因主要有"风、湿、虫、毒"等，病机主要为"（各致病因素）客于腠理，与血气相搏所生"或"由风邪客于皮肤，血燥不能荣养所致"。通过对1949年后540篇相关文献研究发现，由于银屑病的基本临床表现是鳞屑性红斑，剥除鳞屑可以见到点状出血，这是血病的重要特征，因此血病辨证是银屑病最常用和最重要的辨证方法。血病辨证在银屑病的辨证体系中，习惯上称为"从血论治"，通过对20世纪北京地区中医名家银屑病辨证思路的总结和对近期对全国银屑病临床研究的辨证规律的总结发现，"从血论治"是本病的主要辨证方式。此外，两个不同单位独立的基于对1979~2010年以后文献的证候调查研究以及华中、东北和北京3个不同地区的大规模临床流行病调查结果均发现，"从血论治"是寻常型银屑病最常用的辨证论治方法，血热证、血燥证和血瘀证是寻常型银屑病最常见的证候。我们在文献研究的基础上，通过总结当代著名中医皮肤科专家治疗银屑病的辨证特点及用药规律，在银屑病"从血论治"的基础上提出："血分蕴毒"是银屑病的核心病机，其病位在"血"，病性为"热、虚、瘀、毒"，银屑病的基本证型是"血热证""血燥证"和"血瘀证"，其对应的治法分别为"凉血解毒""养血解毒"和"活血解毒"。

首都医科大学附属北京中医医院及北京市中医研究所在总结全国治疗银屑病的经验及临床优化方案中，在银屑病"从血论治"的基础上提出"血分蕴毒"是银屑病的重要病机，认为其病位在"血"，病性为"毒"与"热、燥、瘀、湿"，这一认识进一步丰富了"毒"的理论。血热的形成与多种因素有关，首先以禀赋和素体为根源，加之季节、地域等多种因素而致体内"蕴热"偏盛。在"蕴热"基础上，如遇外感六淫，或过食辛辣炙煿、鱼虾酒酪，或心绪烦扰、七情内伤，以及其他因素侵扰，体内"蕴热"郁久而化"毒"或热盛成"毒"。《重订通俗伤寒论》言："火盛者，必有毒。"毒为热盛所致，热聚而成毒。"毒热互结"于血分，血热毒盛外壅肌肤而发为白疕，可见皮损颜色焮红，筛状出血点明显，即血热证，相当于临床的进行期。中医学认为"热从毒化，变从毒起，瘀从毒结"。此期血分"毒热互结"形成疾病胶着状态，如果血分炽盛之毒热得不到及时清解，随着时间发展，"毒热"炼灼津血，经脉闭塞，血瘀脉络，毒热与血瘀互结，肌肤气血运行不畅，而成血瘀证，此时皮损颜色暗红，经久不退。或"毒热"日久耗伤营血，以致阴血亏虚，生风化燥而成血燥证，皮损干燥，鳞屑较多。由此可见，血分蕴热是发病之始，由热生毒致"毒热互结"是病情

转化的关键。并且本病初起以血热证居多，血热证是临床最常见的证型，约占53.8%，故临床中应充分重视血热证银屑病的治疗，以缩短疗程，防止演变。

我们在随后的多中心临床研究中形成了以凉血解毒汤（土茯苓、槐花、紫草、草河车、生地黄、白鲜皮、赤芍等）、养血解毒汤（丹参、当归、生地黄、麦冬、玄参、鸡血藤、土茯苓等）、活血解毒汤（白花蛇舌草、莪术、鬼箭羽、红花、鸡血藤、桃仁、丹参等）为主的理血解毒方剂，有效率分别为69.23%、67.09%、56.41%。

综合以上资料，血分"毒热互结"是银屑病血热证的主要病机，也是临床治疗的关键。

（五）"血分蕴毒"病机的西医学基础

经曰：邪盛谓之毒。当正气充足，邪不足以为害；邪盛时，则化而为"毒"，"毒"是泛指对机体生理功能有不良影响的物质，包括外来之毒和内生之毒。外来之毒如细菌、病毒等；而内生之毒是肌体代谢中的废物堆积，如西医学中的渗出物、毒性氧自由基、酸中毒、细菌毒素、过度的炎症介质和血管活性介质等。银屑病以红斑、鳞屑、筛状出血为主要临床特征，是"毒"入血伤络发于外的表现，其病理学基础与局部炎症反应有密切关系。

目前，银屑病已被认定为免疫介导的器官特异性的自身免疫性疾病。多种免疫细胞均在其中发挥重要作用，包括T淋巴细胞群（如Th1、Th17、Treg细胞）、树突状细胞、巨噬细胞、角质形成细胞及细胞因子如白介素（IL-2、IL-6、IL-8、IL-17、IL-21、IL-22等）。研究表明，与非皮损区相比，银屑病皮损区免疫细胞的成分及数量均发生了变化。在非皮损区仅有少量的不成熟朗格汉斯细胞、树突细胞、CD_4^+淋巴细胞的浸润，但在银屑病皮损区上述细胞及其他免疫细胞的浸润数量都显著增加，这些炎性细胞在不同环节介导不同的炎症反应。以上免疫细胞及其相关炎症介质是如何相互作用导致银屑病皮损的形成及持续存在呢？多数观点认为银屑病是具有特定遗传背景（基因）的人群在环境（以感染、应激等为主）的作用下，通过天然免疫系统活化进一步诱发自身免疫性T淋巴细胞级联反应引起的。T淋巴细胞、树突状细胞、角质形成细胞之间通过分泌多种细胞因子相互诱导，相互促进，形成恶性循环，维持银屑病皮损区炎性细胞的存在并激活，使局部的炎症反应持续存在，介导免疫损伤，从而形成稳定的银屑病皮损斑块，很难自行消退。

因此认为，异常活化的免疫细胞及其产生细胞因子的作用是银屑病发病的中心环节，而角质形成细胞与血管内皮细胞的变化只是继发于细胞免疫机制异常的一种改变。T淋巴细胞、树突状细胞、角质形成细胞活化及其产生的细胞因子作为"毒"的来源，通过引起继发性的角质形成细胞过度增殖、内皮细胞增殖、血管通透性增加而表现为红斑、鳞屑、筛状出血，可能是"血分蕴毒"的重要病理基础。

本研究团队在咪喹莫特诱导的银屑病样小鼠模型上分别比较了凉血方与凉血解毒方、养血方与养血解毒方对皮损的干预作用。研究结果表明，四种组方都可以显著减少红斑鳞屑的产生，减轻皮损中炎症细胞的浸润。但是与单纯养血方或凉血方对比，配伍解毒中药的组方对细胞因子IL-23、IL-17表达的抑制作用更为显著，可进一步减缓表皮角质形成细胞过度增殖、角化不全及炎症细胞向皮损处的迁移浸润程度，从而缓解银屑病样皮损改变。此外，养血解毒方在改善皮肤屏障功能及皮损组织形态变化中具有优势，提示修复屏障以减轻过度炎症激活是养血中药与解毒中药配伍治疗银屑病的潜在机制之一。这些结果都体现出解毒类中药对调节银屑病免疫紊乱的重要作用。

（六）常用"解毒"中药治疗银屑病的用药规律

中医在临床上运用"解毒"类中药治疗银屑病已取得较好的临床疗效。目前已经有许多学者在研究"解毒"类中药在银屑病治疗中的作用机制，下面就临床中常使用的解毒中药综述如下。

1. 金银花

金银花，也称双花、银花，味甘、性寒，归肺、心、胃经，具有清热解毒、疏风散热的功效，用于治疗痈肿疔疮、喉痹、丹毒等症。《本草纲目》中记载金银花有清热解毒、疏风散热的良效，可治愈风湿邪气及各种肿毒。金起凤教授的消银一号方和王玉玺教授治疗外来毒邪的方子中都选用金银花。金银花对防止银屑病的复发也有一定的作用。

近年来的研究，从金银花中分离得到了有机酸类、黄酮类、挥发油以及其他化合物等多种活性成分，其主要活性成分为绿原酸。现代药理研究发现金银花具有抗菌消炎、抗病毒、清热解毒、调节免疫系统等作用。而银屑病是免疫系统异常引起的炎性反应。研究发现，金银花水煎液能增强大鼠和小鼠腹腔巨噬细胞的吞噬功能，促进正常小鼠提高脾细胞溶血空斑数目和细胞转化率，具有增强非特异性免疫、体液免疫和细胞免疫的作用；亦可促进正常大鼠淋巴细胞的转化，有增强机体免疫功能的作用。

2. 连翘

连翘，味苦，性微寒，归肺、心、小肠经，具有清热解毒、消肿散结的功效。连翘性凉味苦，轻清上浮，可用于治上焦诸热，尤能解毒消痈而散结，为疮家要药。经方麻黄连翘赤小豆汤出自张仲景的《伤寒论·辨阳明病脉证并治》，曰："伤寒，瘀热在里，身必发黄，麻黄连翘赤小豆汤主之。"其中"瘀热"言病机，"黄"即黄疸，言主症，本方原为黄疸而设，主治湿热蕴郁于内，外阻经络肌肤之病候，此正好符合银屑病的病因病机。

有研究者运用经方麻黄连翘赤小豆汤加味治疗寻常型银屑病取得满意疗效。2 个疗程后，治疗组总有效率为 89.17%，治疗组相较于对照组的临床疗效好，随访 2 年，治疗组复发率明显低于对照组。还有一些以连翘为主要原料的中成药，如双黄连口服液、连花清瘟胶囊、银翘解毒合剂、银翘解毒丸、VC 银翘解毒片等都有良好的作用。

连翘的生物活性成分有连翘酯苷、连翘苷、苯乙醇苷等，其中以连翘酯苷的药理作用最为广泛。连翘具有抗菌、抗病毒、抗炎、抗氧化等作用。连翘酯苷对金黄色葡萄球菌的抑制作用比四环素还强，是迄今为止发现的连翘中的抗菌活性最强的成分之一。研究表示，连翘酯苷能通过抑制 NF-κB 来抑制炎症。连翘水提取物的乙醇溶解部位对小鼠脾细胞增殖、小鼠腹腔巨噬细胞分泌 TNF-α、小鼠脾细胞分泌 INF-γ、IL-2、小鼠腹腔巨噬细胞（MΦ）体内吞噬功能、小鼠迟发型超敏反应等均有不同程度的抑制作用。连翘叶多糖也具有良好的免疫增强活性。而给予连翘提取物的老鼠，15 天后与阴性对照组相比血浆中的 TNF-α、IL-1β 和 IL-6 都有明显降低。以上这些炎症因子在银屑病中都起着重要作用。

3. 半枝莲

半枝莲，味辛、苦，性寒，归肺、肝、肾经，具有清热解毒、散瘀止血、利尿消肿的作用。《药镜拾遗赋》最早记载"半枝莲，解蛇伤之仙草"，现用于疗疮肿毒、毒蛇咬伤、黄疸等。临床上常用于治疗肺癌、消化系统癌症、乳腺癌等，也用于治疗银屑病。

临床用半枝莲方（半枝莲 15g，紫草、野菊花、紫花地丁、萆薢、荆芥、防风、白鲜皮各 10g）中药煎剂口服，8 周治疗，发现半枝莲方能明显减低血热证银屑病患者皮损的 PASI 评分及中医证候评分，提示半枝莲方能有效改善患者皮损及临床症状，临床治疗有效率为 76.95%。

半枝莲中含有多种化合物，黄酮类成分是其主要的活性成分，具有抗肿瘤、抗氧化、抗菌等多种药理活性。现代药理研究证实，半枝莲方可明显改善银屑病患者的炎症反应，纠正其微循环，改善患者的血液流变学指标的异常表现，可调整血液免疫及理化功能，优化皮肤组织代谢，促进病变转化，强化白细胞吞噬能力，促进细胞免疫反应，现代药理学证实半枝莲有效成分多糖及黄酮类化合物可降低血清 TNF-α 及血管内皮生长因子（VEGF）水平而半枝莲方治疗寻常型银屑病血热证的作用机制可能是通过降低血清中 TNF-α 及 VEGF 水平来实现的。半枝莲能通过 IL-6/STAT3 信号通路抑制人类结直肠癌细胞生长诱导凋亡。半枝莲中的多糖有抗肿瘤作用，其机制可能是通过提高机体免疫功能来实现的。

4. 青黛

青黛，味咸，性寒，归肝、胃、肺经，具有清热泻火、凉血解毒的作用，是一种常见的、有效的解毒中药，且青黛是最常与其他中草药配伍使用治疗银屑病血热证的中草药。

以青黛为重要成分的复方青黛丸（胶囊）是经国药批准（国药准字 Z20010157）的用于治疗银屑病的有效药，其在陕西省柞水县的民间验方"青黛饮"基础上制作而成。临床上多采用联合治疗，具有起效快、病程短、预防复发等方面的疗效。研究观察了 61 例银屑病患者服用复方青黛胶囊的疗效，治疗后患者 IL-2、IL-8 水平降低，表明复方青黛胶囊治疗银屑病的作用机制可能是通过调节机体免疫功能来实现的。外用上，使用复方青黛膏（青黛粉 50g，滑石粉 20g，黄柏粉 20g，炉甘石粉 20g，以凡士林 2000ml 为基质）治疗 20 例寻常型银屑病，4 周后总有效率达 95.00%。此外，使用青黛散（青黛 20g，黄柏 20g，石膏 40g，滑石 40g）配合解毒消银汤（金银花 15g，连翘 12g，蒲公英 15g，紫花地丁 15g，紫草 12g，水牛角 15g，生地黄 20g 等）治疗 42 例银屑病血热证患者，总有效率为 85.71%。由此可见，青黛在临床上是确实有效的解毒中药。

现代研究提示青黛内服、外用均有一定的抗炎作用。青黛与其他中药配伍具有明显对抗银屑病瘙痒的作用，可能与其能抑制组胺释放、肥大细胞脱颗粒以及对 IL-2、IL-4 水平的调节作用有关。另外，青黛能上调紧密连接蛋白 claudin-1 的表达，恢复其在角质形成细胞中的紧密连接功能，这可能与青黛修复银屑病皮损有一定关系。

5. 土茯苓

土茯苓，味甘、淡，性平，归肝、胃经，具有解毒、除湿、通利关节的作用。

有研究使用土茯苓解毒消银汤（土茯苓 30g，生地黄 15g，金银花 15g，荆芥 10g，防风 10g，生槐花 10g，板蓝根 10g 等）治疗 60 例寻常型银屑病患者，总有效率达 92.59%。土茯苓青黛汤（土茯苓 30g，青黛 6g，金银花 20g，生甘草 6g，菝葜 30g，山豆根 10g，贯众 15g，紫草 20g，地锦草 30g，全蝎 3g，蜈蚣 2 条，地骨皮 15g，牡丹皮 10g）治疗寻常型银屑病 30 例的临床报道中，治疗组总有效率为 80%。以青黛与土茯苓为主组成的复方治疗寻常型银屑病血热证，清热解毒除湿功效明显，疗效显著。

土茯苓对体液免疫反应无抑制作用，但可选择性地抑制细胞免疫反应，从而影响致敏 – 淋巴细胞释放淋巴因子以后的炎症过程，并且土茯苓水提物可降低过分活跃的巨噬细胞活性，从而影响免疫反应。其有效成分落新妇苷可抑制 Th17 细胞的分化和通过 JAK3/STAT3 信号通路抑制咪喹莫特诱导 BALB/c 小鼠银屑病样皮损。并能抑制 HaCaT 细胞增殖、诱导细胞凋亡，其机制可能与抑制细胞 NF-κB p65、OPN、VEGF mRNA 表达有关。含有土茯苓的复方土茯苓银花汤能降低血清肿瘤坏死因子（TNF-α）、IL-8 及血管内皮细胞生长因子（VEGF）的水平，这可能与银屑病的治疗有一定的关系。

6. 雷公藤

雷公藤，味苦，有大毒，具有祛风湿、通络、消肿止痛、杀虫解毒的功效。雷公藤的临床应用历史悠久，在临床皮肤科中的应用极为广泛。现雷公藤也广泛应用于类风湿关节炎、系统性红斑狼疮、肾病综合征、器官移植排斥反应等各类免疫性疾病的治疗。但李时珍在《本草纲目》中记载了其毒性："俚人常服此藤，纵饮食有毒。"故在使用时应注意其毒性，合理利用。

中西医联合雷公藤治疗银屑病优势明显。雷公藤多苷片联合他扎罗汀治疗寻常型银屑病具有较好的临床疗效，可降低血清 TNF-α、VEGF、IL-18 的水平，使银屑病患者免疫调节趋向正常，从而达到治疗疾病的目的。小剂量雷公藤多苷联合白芍总苷胶囊治疗寻常型银屑病 90 例，临床有效率为 84.4%，PASI 积分显著改善。尤其是关节病性银屑病，其常规治疗效果一般，如配合雷公藤疗效则更优。研究对 52 例关节病性银屑病患者临床资料进行回顾性分析，发现雷公藤多苷片对非甾体类抗炎药治疗效果不佳的病例有效。

实验研究也证实，雷公藤多苷可有效干预咪喹莫特诱导的小鼠银屑病样皮损的形成，抑制银屑病样皮损的表皮细胞增殖及 T 淋巴细胞浸润。研究报道雷公藤内酯醇是一种较强的 NF-κB 抑制剂，而与银屑病关系较密切的炎性因子 IL-1、IL-6、IL-8、IL-12、TNF-α 等，它们的启动子上都有 NF-κB 的结合位点，可推断其在基因水平上的表达受到 NF-κB 的调控。随后，有研究体外分离外周血单一核细胞（PBMC）和角质形成细胞（KC）混合培养，NF-κB 表达增加，将雷公藤多苷加入银屑病患者淋巴细胞与 KC 混合培养液中，NF-κB 的表达、IL-8、ICAM-1 含量都下降，这说明雷公藤可能是通过影响 NF-κB 的表达而发挥对银屑病的治疗作用。此外，也有研究结果表明，雷公藤多苷可能通过影响 TLR-NF-κB 信号传导通路的表达发挥免疫调节作用。

7. 冬凌草

冬凌草，味苦、甘，性微寒，据《现代中药学大辞典》记载，冬凌草的功用为清热、解毒、活血止痛，用于咽喉肿痛、扁桃体炎、蛇虫咬伤、风湿骨痛等。主要有抗肿瘤、抗菌和解热降燥等功效。该植物抗肿瘤作用良好，毒性不明显，被誉为"紫杉醇第二"，并被《中华人民共和国药典》收载。现也被用于银屑病的治疗。

现代中药药理研究表明，冬凌草对细胞免疫力具有双向调节的作用，在李富玉治疗寻常型银屑病验案中介绍，冬凌草配以地肤子、防风、白鲜皮、陈皮等可用于银屑病的治疗，具有祛风止痒、止屑等作用。研究表明，冬凌草甲素可以通过减少 NO、TNF-α、IL-1β、IL-6 释放停止或减轻炎症反应，同时抑制 DNA 与反转录酶因子 NF-κB 结合，而炎性反应是银屑病的重要表现。体内外实验表明，冬凌草多糖具有增强免疫的作用。此外，冬凌草含有冬凌草甲素、冬凌草乙素和迷迭香酸 3 种主要活性成分，含量高达 5‰，远远高于其他药用植物活性成分的含量。有研究认为，冬凌草的抗菌作用主要与迷迭香酸有关，而抗肿瘤作用则主要与冬凌草甲素和冬凌草乙素有关。

8. 蛇莓

蛇莓，味甘、苦，性寒。归肝、肺、大肠经。具有清热、凉血、消肿、解毒的功效。属清热解毒药。内服治疗热病、惊痫、咳嗽、吐血、咽喉肿痛、痢疾、痈肿、疔疮、蛇虫咬伤、烫火伤。外用多捣敷或研末撒。治疗咽喉肿痛可用鲜蛇莓草炖汤内服及漱口。

有研究关注了文献资料、课题组病例资料及临床观察中治疗寻常型银屑病进行期血热证应用的 101 种中药，纳入样本量为 1238 例，通过经典统计和集对分析方法联合应用，共得到寻常型银屑病进行期血热证的相关因素（中药）22种：荆芥、赤芍、生地黄、重楼、苦参、白鲜皮、金银花、土茯苓、蛇莓、牡丹皮、知母、山豆根、水牛角（片）、菝葜、地肤子、磁石、全蝎、蜈蚣、牡蛎、赭石、白芍、甘草。其中蛇莓与银屑病正相关，而且课题组认为分析结果切合实际，值得临床及实验研究明确验证并深入探讨。基于集对分析四元联系数疗效曲线在银屑病血热证药物选优中的应用显示，在所筛选出的前 14 种银屑病血热证常用中药中，蛇莓排序第一，苦参排序第二，重楼排序第三，这与中医临床经验相符。运用复杂网络方法分析宋坤教授开通玄府、补肾培元法治疗银屑病的核心药物中也包括蛇莓。这表明，蛇莓在治疗银屑病中应用广泛，且被认可。药理研究表明，蛇莓中含有没食子酸、咖啡酸甲酯、原儿茶酸、赤芍素、短叶苏木酚羧酸等，具有抗癌作用、增强免疫力、抗菌等作用。体内和体外研究均表明，蛇莓具有较强的抗肿瘤活性。体外研究表明，当蛇莓水提取物相当于生药 0.4mg/ml 时，对人肝癌（7721）、胃癌（7901）和食管癌（Eca-109）细胞具有显著的杀伤作用，杀伤率均为 100%。蛇莓水提取物对鼠肺癌（LLC）、胰腺癌（Panc02）和乳腺癌（MCNeuA）细胞的生长亦有较好的抑制作用。环磷酰胺诱导的免疫力低下小鼠模型，蛇莓水提取物对其具有调节免疫功能的作用。

（李萍）

第三节　流派学术创新

不断创新才是流派发展无穷的动力。随着时间的迁移，社会经济状况、整体卫生水平、人民生活方式、对疾病与健康的不同认识、文化宣传对价值观的影响、自然环境的转变、气候的变化、食品生产流程的变化、工作节奏的变化、精神生活重要性的觉醒、人口老龄化等，都会造成疾病谱的变化。较之百年之前赵炳南先生创派之初，70 年前赵老初涉皮肤病之时，50 年前张志礼教授开创性地建立了从血论治银屑病体系之时、30 年前陈彤云教授建立完备的中医皮肤美容学科之时，我们今天所面对的患者群已经发生了很大变化。直接复制前人的经验只能解决部分临床问题。面对新问题，我们应该尊重经典与传承，同时认清健康的体系必须是开放的、进取的、允许自我修正的。我们要在经典的指引下，找出新的临床问题、运用已有的体系解读它，并创造新的体系和方法，才能不断解决新的问题。

一、从外感、杂病、内伤角度分类辨治皮肤病

整体观和辨证论治是中医的两大特点。几十年来对辨证论治研究较多，对整体观关注相对不足。在临床中，把握疾病的不同存在状态，把一个个证放到连续完整的疾病过程中去认识是重视整体观最直接的体现。张苍教授在学习赵老治疗皮肤病的经验后指出：赵老非常关注皮肤病患者的整体状态，并针对不同状态有针对性地选择不同的治疗思路。受此启发，他回顾经典，提出将疾病状态划分为外感、内伤、杂病 3 大类型，并从疾病状态把握皮肤病发生、发展、转归、预后，以便在治疗中有针对性地选择恰当的辨治体系，掌握治疗的主动

权的新认识。让皮肤科医生不局限于皮损，而能立足整体考虑皮肤病的治疗。

（一）外感、杂病、内伤的划分

古人谈疾病分类常外感、内伤并称，伤寒、杂病并列。伤寒又是外感热病的总称，因而从大的门类上，疾病可以分为外感、内伤、杂病3类。传统上，外感、内伤、杂病是病因学概念，而不是具体的疾病名称。而在经典著作中，三者超越了病因的范畴，分别代表不同的疾病状态：急剧变化、波及全身、表现剧烈的归属于外感；表现相对和缓、波及全身、相对稳定的归属于内伤；表现剧烈、限于局部、相对稳定的归属于杂病。

1. 外感

外感是一种急性发作的状态，有非常剧烈的症状表现，病变涉及全身，常伴有发热、恶寒等表现。外感常处于快速的变化过程之中，倾向于在较短的时间内产生相对明确的结果。针对这种快速变化的过程，要求用明确的干预手段，迅速遏制病情，正如外感病的经典著作《伤寒论》中所讲：要达到"若一服利，止后服""不必尽剂"的效果。临床上，发热发疹性皮肤病如麻疹、水痘、猩红热、带状疱疹、药疹、荨麻疹等许多疾病的急性期，系统性红斑狼疮、皮肌炎、天疱疮等自身免疫病的活动期都属于外感范畴。这些病皮损表现突出，但皮损只是正邪斗争的外在表现，根据疾病的传变特点，他们又常被分为伤寒、新感温病、伏气温病、湿温病等不同类型，每型均有独特的治疗体系。《伤寒论》《温疫论》《温热论》《湿热病篇》《温病条辨》《重订广温热论》等为我们留下了丰富的外感辨治模型。

2. 内伤

内伤是因长期的内外因素的不良影响，导致的继发的脏腑、气血、阴阳失衡的问题。从疾病状态来说，内伤表现为持续、慢性的过程，在漫长的病程中症状常常游走、变化，表现多样，涉及全身各脏腑，迁延而不剧烈。其成因是脏腑功能衰退，气血阴阳不足，导致人体自我调控能力不足，邪气虽微，却无力处理，无法达到阴平阳秘的健康状态。因而会经常出现类似外感的症状，或者诸脏腑交替出现不同程度的问题。色素性皮肤病、多种皮肤病的迁延期、系统性红斑狼疮等自身免疫病的稳定期都属于内伤范畴。内伤的治疗首重扶正。《金匮要略》中即有薯蓣丸、炙甘草汤、大黄䗪虫丸、肾气丸等内伤治疗方案，张元素《医学启源》开内伤辨治之先河，李东垣《内外伤辨惑论》立从脾胃论治内伤之先河、朱丹溪《格致余论》、张介宾《景岳全书》、陈士铎《石室秘录》等历代名著更为我们留下了多角度辨治内伤的丰富经验。

3. 杂病

杂病是一个相对慢性的疾病状态，病情相对稳定，一般局限于某一部位、经络或脏腑，而不涉及全身，但往往痛苦明显，症状剧烈而不传变。张仲景作《伤寒杂病论》，《伤寒论》论外感，《金匮要略》论杂病。李东垣作《内外伤辨惑论》，以补中益气汤、枳术丸为核心，前者论内伤，后者论杂病。杂病实际是外感或者内伤疾病的后果。因为短时间内剧烈的正邪斗争，或者长时间阴阳失衡的累积，导致人体的气、血、津、液出现了异常的停滞、积聚，进而出现相关症状，这种状态称为杂病。杂病相对稳定，是一个慢性过程，与内伤相比，杂病的部位比较局限，而表现更加严重。与外感相比，二者症状都非常剧烈、非常痛苦，但外感是一个快速变化的过程，杂病是一个持续稳定的过程。经典的疥癣类皮肤病，如神经性皮炎、慢性湿疹、斑块状银屑病、结节性痒疹、皮肤淀粉样变均属于杂病，病位局限于外在五体：皮毛、脉、肉、筋、骨。杂病的治疗首重祛邪，以祛除气血津液异常积聚导致的痰、饮、水、湿、瘀为目的。继发于外感的杂病治法记录在《伤寒论》《金匮要略》《温病条辨》《感症宝筏》等外感著作中；继发于内伤的杂病治法记录在《脾胃论》《内外伤辨惑论》《丹溪心法》《景岳全书》等内伤著作中。《赵炳南临床经验集》《简明中医皮肤病学》则记载了完备的针对皮损的皮肤杂病气血津液辨治体系，是中医皮肤学科的奠基之作。

（二）以银屑病为例谈外感、内伤、杂病角度分类辨治

1. 处于外感状态的银屑病

寻常型银屑病的进行期，病情急剧加重，快速发展为红皮病或泛发性脓疱型银屑病的过程，以及关节病型银屑病的活动过程都属于外感状态。疾病处于剧烈的加剧过程中：旧皮损面积迅速扩大，新皮损不断产生，红斑水肿、皮损边缘迅速扩展；原来局限于皮肤这一器官的疾患诱发了全身性的症状反应：出现高热、恶寒、淋巴结肿大、肢体肿胀、大面积糜烂渗出等表现。由于皮损面积广泛，皮肤屏障功能受损，经常会继发细菌感染，进而形成脓毒血症、败血症，引起严重的水和电解质失衡，威胁患者生命。这个过程具有外感的全部特点：变化剧烈，发展迅速，在短时间内有较大的变化，甚至可能危及生命。在这种状态下，从脏腑角度考虑气血津液的盛衰关系不切实际，必须迅速切断病势，避免不良转归。

对于红皮病型银屑病、泛发性脓疱型银屑病的进展期，疾病初发即进入最严重的阶段，未经历卫气阶段直接出现血分证，需要从外感伏气温病体系去辨

治，遵循温病九传的规律有预见性地指导治疗，余师愚清瘟败毒饮、叶氏神犀丹，以及赵老创制的解毒凉血汤、解毒清营汤均是正确选择。

对于寻常型银屑病进行期，初期常有伤寒太阳表证或温病卫分证，疾病按照六经顺序或卫气营血顺序逐次传变，伴随皮损的加重。常提前或同步出现恶寒、发热、身痛、口干、咽喉疼痛、乳蛾肿大等症状，但早期不会出现神志昏谵、走黄内陷、热入心包等表现；这属于伤寒或新感温病，可以选择六经体系、卫气营血体系辨治：麻黄汤、桂枝汤、小青龙汤、大青龙汤、祛风败毒汤、银翘散、白虎汤、竹叶石膏汤、消风散、防风通圣散，均可适证应用。

如果在加重过程中，皮损潮红、肿胀、糜烂、渗出、结痂、渗出倾向明显，血常规升高，则属于湿热染毒，适用湿温病治疗体系，萆薢渗湿汤、三仁汤、甘露消毒丹、蒿芩清胆汤，以及赵老创制的清热除湿汤、除湿解毒汤等方剂堪当重任。

外感状态的银屑病治疗原则是截断病势，要时时顾护正气，防止邪去正虚。尤其对属于伏气温病的状况，虚实转换常在瞬间，刚刚在考虑如何清热凉血，转瞬可能就要回阳固脱。故临床关注点在于正邪进退，保胃气存津液，力求截断病情，扭转病势，争取在较短的时间内，使剧烈的正邪斗争被遏制，阻止疾病进一步恶化。

2. 处于内伤状态的银屑病

银屑病也有相对较轻微的状态：皮损散在，面积较小，浸润较轻、疹色较淡、鳞屑较少、偶尔瘙痒；皮损常较长时间没有大的变化，或者此处消退两三个，彼处新出两三个；病情虽轻，但缠绵不愈，这属于内伤状态。许多患者是从外感、杂病状态，经过治疗或者自然演化而来；也有起病即属内伤者。患者皮损起而不能多，消而不能绝，乃正邪两虚，自身调节能力降低，阴阳不能自和所致。出现皮损常常是脏腑功能异常欲取道于表自解，或阴阳两虚，阳气浮越于外的表现。发疹而不能大发，也是正气不足，有心自救却无力托毒外出的结果。内伤状态的银屑病治疗原则是扶正，立法亟需调补正气，正气复则邪气退。正气不足有气虚、血虚、阴虚、阳虚之分，又有脏腑的不同，临证需仔细斟酌。若没有明显皮肤外表现，此属气血不足于五体，可以选用托里透脓汤、托里排脓汤、阳和汤等外科经典名方，也可以选用赵老的健脾润肤汤、软皮丸、回阳软坚汤、温经通络汤等经验方剂。在有明确的脏腑功能异常时，则舍皮损而辨脏腑，依据脏腑功能状态而取不同的治疗策略。从脏腑气血阴阳角度考虑，四君子汤、四物汤是补益的基础。香砂六君子汤、胃爱丸、归脾汤、肾气丸、薯蓣丸、左归丸、右归丸等温补和二至丸、滋补肝肾丸、知柏地黄丸等清补之品常联合应用。从调整脏腑关系角度看，肝脾关系、脾肾关系、心肾关系、肺肾关系是优先考虑的方面。逍遥散、清暑益气汤、滋水清肝饮、金水六君煎、黄连阿胶汤、附子理中汤是典型代表方剂。

3. 处于杂病状态的银屑病

临床所见银屑病更多处于静止而顽固的杂病状态，在有限的范围内呈现不同程度的进退变化。皮损常呈现斑块状，地图状；鳞屑常呈现云母状、蛎壳状、砺石状；颜色呈暗红、紫黑、皮色，或伴发色素沉着，并且会有阵发的剧烈瘙痒。这些都是外在五体气、血、津、液不同程度停滞、积聚，形成痰、饮、水、湿、瘀的表现。他们互相交织，密不可分。例如血热与血瘀常同时并存：皮损色泽深红但肥厚增生；薄膜现象、点状出血持续存在却不再进一步扩大。血瘀与湿阻也常并存：皮损肥厚但不紫暗；皮损紫暗但搔抓之后会有渗出；外用药物之后斑块变平、鳞屑消失，但其下暗红充血的斑片久久不能消退。而阵发剧烈的瘙痒，肥厚的斑块周围出现的脓疱，刺激之后皮损周围出现的水肿红斑无不提示风、火、热、毒的存在。

在杂病状态，正邪斗争呈现胶着状态，邪气不能进一步深入，故疾病没有继续加重的趋势，正气不足以祛邪故不会在可预见的时间内减轻。此时不再发生更多的新皮损，旧皮损面积也不再继续扩大；没有剧烈的全身症状，但是皮损常常很重：肥厚浸润，大量脱屑伴有剧烈的皮肤瘙痒。从正气角度看这是继发于外感或内伤的气血津液的异常停聚；从邪气角度看，这是痰、饮、水、湿、瘀血在局部的积聚。

杂病状态的银屑病治疗原则是祛邪，杂病状态的银屑病非常适合按照赵老基于皮损的气血津液辨治体系进行认识和处理：气的积聚表现为风、火、热、毒，症见剧烈瘙痒、皮损鲜红、高突、灼热、抓后出血明显，可以选择犀角地黄汤、黄连解毒汤、白虎汤、紫雪丹等经典方剂或赵老创制的解毒清热汤、消痈汤、解毒凉血汤、清热除湿汤等经验方。津液的积聚被表现为痰饮水湿，参苓白术丸、二陈汤、启脾丸、越鞠丸、八正散、二妙散、疮科流气饮等经典名方和赵老创制的健脾除湿汤、除湿胃苓汤、清热除湿汤、除湿丸均是有效方剂。血的积聚表现为血瘀、血热，温经汤、桂枝茯苓丸、血府逐瘀汤、少腹逐瘀汤等经典和赵老的凉血五花汤、凉血五根汤、凉血活血汤、活血散瘀汤、活血逐瘀汤均是对证良方。

（三）按疾病状态分类辨治皮肤病的意义

从中医角度看，皮肤病的状态是有限的，而可能出现的证型是无限的。如几十年来，银屑病辨证分型从最初的三型，逐渐扩展、不断增加，直至目前报道的几十型，使医者在临证中拥有越来越多的参考，但也造成不同程度的困惑。

1. 分型辨治的困惑及其成因

（1）证型众多，临床无法操作　张苍教授2006年综述时报道的北京地区寻常型银屑病的证型即达19个，已经很难操作，其后10年新的证型不断涌现，证型众多却一直没有公认的分类纲领。诸家或从脏腑，或从六淫，或从经络，或独重血瘀，或独重毒邪莫衷一是。临床医生已经无法在真实的实践中、有限的时间内，完成对如此众多的证型的比对，进而从中选出最恰当的方案。大量证型报道分类纲领的缺失造成数据的无效堆积，分型论治经验失去参考意义，陷于无法操作的境地。

（2）视角不同，形成无效讨论　众多医家在具体的时空背景下，从个人临床实践出发，真实记录自己经验，总结个人常见证型，形成文献并分享。在交流过程中，大家关注到证型的不同，却未能关注到相似证型有规律地出现于相同的疾病状态；未能关注不同的证型来自具有很大差异的环境、群体和疾病状态。在忽视以上问题的基础上，将个人经验的适用范围扩大，并根据自己的经验去评判别人的经验，往往造成无效的讨论。

（3）不同见解的成因　①从客观上看：由于没有对证型进行分类，理出证型间的内在联系，形成有清晰线索的证型库，导致各家经验如散落的珍珠，真实却无法应用，不能在临床重复，影响了传播和使用。由于未对不同证型存在的时相性进行准确标示，学者使用单一标准对处于外感、杂病、内伤不同状态下的不同证型进行评判，出现评价标准的适用性错误，导致大家互不理解，各言其是。②从主观上看：则是讨论者没有站在疾病状态的角度审视不同经验产生的原因，反而将个人经验的适用范围扩大到经验产生的时空范围之外；没有用经典对疾病状态的认识作为标准去判断，而以个人经验作为标准去审视他人。

2. 用外感内伤杂病框架分类辨治银屑病的意义

面对如此状况，必须建立清晰的临床辨治路径，将前人总结的众多分型辨治经验归纳于清晰的框架之内，将证型放置于连续的疾病发生发展状态之中，才能形成有效的辨治路径，达成经验的合理使用。正如《金匮要略》所言："千般疢难，不越三条。"外感、内伤、杂病构成了中医最简约的疾病状态分类。当我们面对具体的银屑病患者，迷惑于纷繁复杂的细节、掌握众多分型辨治经验却无所适从时，跳出来，从整体的框架确定其外感、内伤、杂病的状态归属，往往能够快速获得诊疗思路。无论何时、何地、何人，发生银屑病都会处于外感、内伤、杂病三种疾病状态之一，所有已经或尚未被提出的银屑病的证型都可以归入三种状态之内。在这一体系框架下，风寒证、风热证、风湿证、湿热证、热毒证、胃肠实热证、气滞血瘀证、血虚风燥证、肺脾气虚证、肝肾阴虚证、冲任不调证、脾肾阳虚证等不再混为一谈，而是被分别清晰地归入三大状态之中。而与不同疾病状态相对应的则是古人成熟的治疗体系。外感有伤寒六经体系、新感温病卫气营血体系、伏气温病温热九传体系、湿温病三焦辨证体系等；内伤病有阴阳辨证体系及从五脏立论结合气血津液的不同辨证体系；杂病则有《金匮要略》所开辟的以气血津液异常状态与脏腑功能异常相结合的辨证体系、赵老开创的基于皮损的气血津液辨治体系。所有的不同视角下提出的证型均能获得精准的定位，并与相应的疾病状态及治疗体系建立准确的对应关系。

以这三种状态为框架对已经报道的银屑病诸多证型进行归类，能够更清晰地凸显各个证型的适用范围及它在疾病发生发展的立体网络中的位置，使临床医生在工作中有清晰的思路可循。

先辨外感、内伤、杂病；再辨外感传变类型、杂病邪气类型、内伤脏腑所在；最后达到具体的证型。这样的三步走的分类辨治路径能使众多分型经验摆脱无用的信息冗余状态，使现有的经验被充分使用。同样，借助外感、内伤、杂病的框架认识，学者们可以对自己的经验进行清晰地归类，了解自己与他人经验差异的原因，进而减少无效讨论；发现自己的不足，进而不断提高临床水平。

（张苍）

二、中医皮肤学科的调通理论与文质学说

（一）调通理论

中医皮肤病学是中医学的重要组成部分，并伴随着中医学的发展，逐渐从中医外科领域分化而来。曲剑华教授在传承赵老及陈彤云教授经验的基础上，结合中医理论及临床经验提出了"调通理论"。

曲剑华教授认为：人体的疾病状态从中医学宏观角度可以概括为阴阳失衡、气血失和、脏腑失调。调通理论包含有阴阳五行学说、藏象学说以及气血津液关系等理论。调，和也，包含协调、调节、调度和调整几层意义。协调，指和谐一致，配合得当；调节有调至适合，整治或调理之意；调度就是调整、转变或安排、调遣；调整指调弄、整治。通，达也，包含通达、顺畅、通畅之意。

1. 内涵

阴阳、脏腑、气血功能的失调必然会引起人体肌肤、毛发的病理变化，发生皮肤、毛发相关的各种疾病，在治疗上需谨守阴阳调和、脏腑调通、气血调顺的法则与原则，这也是"调通理论"的内涵、外延与临床应用的精髓所在。

（1）阴阳平衡　阴阳学说是对客观世界反映出来的各种特殊现象的对立统一规律的概括，这种错综复杂的关系主要由阴阳的对立制约、交感互藏、互根互用、消长平衡和相互转化5个方面组成。阴阳的交感变化主要指阴阳二气不断运动，处于相互感应、相互影响及相互作用的过程之中。阴阳的消长在一定的阈值范围以及一定的时限内维持着双方此进彼退、此消彼长的动态平衡。阴阳消长变化，发展到一定极点时，可以向其对立面转化，即量变到质变的过程。《素问·生气通天论》曰："阴平阳秘，精神乃治；阴阳离决，精气乃绝。"《素问·至真要大论》又曰："谨察阴阳所在而调之，以平为期。"中医治疗的原则和目的就是调整阴阳偏盛偏衰的状态，恢复阴阳的协调平衡。

中医皮肤学科基础理论源于中医学理论体系，阴阳学说在中医皮肤疾病的发生发展规律、病理变化等方面都有深刻的指导意义。首先，阴阳学说能阐述皮肤疾病的病理变化，即出现阴阳失调状态，例如阳气偏盛患者会出现"热"的证候，热邪持续不退，则会耗伤阴液，出现烦热、咽干、口渴等"阴亏"证候；同理阴气偏盛患者会出现"寒"的证候，寒邪久留，逐步消耗阳气，出现肢冷、畏寒、腹泻等"阳虚"证候，阴阳的变化能够概括皮肤疾病复杂的病理变化。中医皮肤科学也遵循中医的八纲辨证，而八纲之中的阴、阳为总纲，统领其他。表、热、实属阳，里、寒、虚属阴，因此，阴阳学说也是中医皮肤病诊断的基础。治疗方面只有分清阴阳，才能抓住皮肤相关疾病的本质，根据阴阳偏盛偏衰的情况，确立治疗原则，达到阴阳平衡、阴平阳秘的状态。

（2）气血津液　气血是构成人体的基本物质，依赖脏腑功能活动而产生。气是维持人体生命活动的根本动力，气的推动作用、温煦作用、防御作用、固摄作用、气化作用对维持皮肤的正常生理功能非常重要；血循行脉中，内连脏腑，外络皮肉筋骨，能够对全身组织器官提供营养和滋润的作用，对于保持肌肤的健康起着关键的作用。人体经络系统内属于脏腑，外属筋肉、皮肤、五官，作为沟通内外的桥梁将人体脏腑、筋脉、肌肉、皮肤系统地联系在一起。其中脏腑精气和气血是维持人体生命活动的基本物质，通过经络与十二皮部、十二筋脉的联系输送作用，使机体关节舒利、皮肤润泽、肌肉丰满。气血之关系是气为血帅，血为气母：气能生血、行血和摄血；血能载气。气血与津液的关系亦是气能生津、行津和摄津；津能载气；津血同源。气机失调时升降出入失去平衡会导致气滞、气逆、气陷、气脱、气闭等；血的异常会出现血虚（生成不足、过度耗损）、血热或运行失常。因此，临床中通过气血的调和及促进津液的正常输布来治疗气血失和、津液不足、代谢异常、瘀滞不畅等导致的皮肤疾病。

（3）脏腑调控　人的精神活动、消化过程、呼吸运动、血液生成与运行、水液代谢以及生殖活动等是人体生命活动的具体表现。中医学认为，人是统一的有机整体，任何一个生命活动是脏腑相互调控和协同作用的结果。五脏六腑是参与人体生命活动的中心，而且脏腑与肢体、五官有着主属以及开窍的关系。因此，皮肤病的发生、发展与五脏六腑的病理变化有着密切的联系。故脏腑的调控和协同是调通理论的重要部分与内容，是人体健康的基础和保障，是皮肤疾病治疗的关键所在，是阴阳平衡、调节及气血调顺的具象表现。

2. 临床应用

赵老曾提出，善治湿者，当治皮肤病之半。皮肤病大多湿邪为患，继而生痰、化热、蕴毒，阻碍气机，瘀滞不通，凝聚肌肤。湿阻气机，热伤阴血，痰阻经脉，瘀阻血脉，火盛成毒，都对人体肌肤的气血协调、平衡和运行造成失衡。总之，皮肤疾病不外湿、热、痰、瘀、毒，故调通为其治疗大法，调为手段，通为目标。阴阳无非平衡，气血不可郁滞，郁则病也。调之使通，治病疗疾之大法也。燕京哈（哈锐川）赵（赵炳南）陈（陈彤云）皮科流派临床应用多遵此法，应用"调通"理论多从药对、药组入手。

（1）常用药对

①荆芥与防风：荆芥辛苦而温，芳香而散，轻扬入气分，驱散风邪以调；防风散入骨肉之风，宣在表之风邪以通。

②白鲜皮与苦参：白鲜皮气寒善行以通，味苦性燥，清热散风，燥湿止痒；苦参味苦性寒，祛风杀虫，清热利湿以调。

③刺蒺藜与威灵仙：刺蒺藜辛苦微温，轻扬疏散，入肝行气血郁滞，走肺治遍身瘙痒以通；威灵仙辛散善走，性温通利，既可散在表之风，又能化在里之湿以调通。

④三棱与莪术：三棱破血中之气；莪术破气中之血，两药相伍，破瘀软坚调通气血。

⑤五加皮与干姜皮：五加皮辛能散风，温能除寒，苦能燥湿以调；干姜皮行于表则散风祛寒，走于里则温中和胃以通，主治偏于风寒的荨麻疹。

⑥浮萍与当归：浮萍散风解表于腠理；当归入血养血以和营，两药相伍能够通表里、调阴阳、和气血，用于治疗慢性荨麻疹。

⑦姜黄连与姜厚朴：一寒一温，一调一通，相伍后清热而不过于苦寒，宽

中理气而不过于走散，主治脾气不足、湿热蕴毒所致的病证。

（2）常用药组　汗、吐、下、清、消，祛邪之法，邪去正安，调也。温和补，扶正之法，正气充盈，气血安和。亦调也。

①调和阴阳：天仙藤、鸡血藤、首乌藤、钩藤。

②补中调气：黄芪、黄精、党参、太子参、佛手参、红人参、白人参。

③养阴凉血清热：以补阴不足为调，以清泄热邪为通，南沙参、北沙参、耳环石斛、地黄炭、金银花炭、天冬、麦冬、玄参。

④活血破瘀以通：三棱、莪术、鬼箭羽。

⑤清心火以调：莲子心、连翘、栀子。

⑥养阴益肾，引火归原，调补先天，温通元阳：枸杞子、菟丝子、女贞子、车前子、覆盆子、肉桂。

⑦消肿利水、通调水道以利湿：抽葫芦、仙人头、水葱、车前子。

⑧除湿健脾、调补脾虚、通利水湿：生白术、生薏苡仁、生扁豆、生芡实、生黄柏、生枳壳。

3. 小结

综上所述，故阴阳调和、气血调顺、脏腑调通是"调通理论"的核心内容和关键。中医的治疗目的即是致力于恢复人体阴阳、气血、脏腑之间的协调通畅和平衡。探索以宏观和微观的多维角度认识人体皮肤疾病的发生、发展及诊治规律，可以开阔皮肤疾病的中医诊治思路和方法，对于丰富和完善中医学理论也有一定的裨益。

（二）文质学说

中医学的理论体系既体现了传统哲学思想又有丰富的传统文化内涵。先秦·孔子《论语·雍也》曰："质胜文则野，文胜质则史，文质彬彬，然后君子。"文质彬彬，描述人的表里如一，外表和内心相互协调，也可引申到中医皮肤学科的人体内外统一与协调。

1. 释义

文与质相辅相成、和谐统一、相互制约，才得以构成"完美"的人。《丹溪心法》有云："视其外应，以知其内者，当以观乎诊于外者，斯以知其内，盖有诸内者，必形诸外。"中医整体观在辨证论治中有极重要的作用。皮肤病的发生发展是人体内质阴阳失衡、气血失和、脏腑失调的外在表现。

2. 中医内涵

（1）查（察）外推内　人以五脏为主体，通过经络气血的贯通，形成了5

个功能系统。①心系：心与小肠相表里，主血脉，开窍于舌，其华在面。②肝系：肝与胆相表里，主筋，开窍于目，其华在爪。③脾系：脾与胃相表里，主肉，开窍于口，其华在唇。④肺系：肺与大肠相表里，主皮，开窍于鼻，其华在毛。⑤肾系：肾与膀胱相表里，主骨髓，开窍于耳，其华在发。以心为例，心系的病证、病机多从其系统结构的各层次反映出来，即心功能的盛衰可以反映在面部色泽上，也能根据面部色泽的变化推断心功能的强弱或病情变化。中医皮肤科望诊观察到面、爪、唇、毛、发之红润、色泽、滋润、光滑、亮密变化，与问、闻、切四诊合参，便可洞察五脏功能代谢情况，即由外察其内、由内推及外。

（2）调内治外　赵老常说："皮肤疮疡虽形于外，而实发于内。没有内乱，不得外患。"可见阴阳之平衡，卫气营血之调和，脏腑经络之通畅，与皮损变化息息相关。如系统性红斑狼疮，其症状比较复杂，病情也较危重。赵老治疗该病，注重整体观念，强调机体功能失调的基本状态主要为阴阳、气血失和，而气滞血瘀、经络阻隔是发病之本。治疗上赵老常选用《证治准绳》之秦艽丸为基本方化裁内服以平阴阳、和气血、调脏腑。

陈彤云教授崇"文质"学说，倡"调通"理论，建"四维"（内、外、气、血）诊疗体系。陈教授认为银屑病、湿疹、神经性皮炎等皮肤科常见病均是内在脏腑失调、气血失和、阴阳失衡的外在表现。因此，其强调"内调治外"亦是中医皮肤学科文质学说的体现。另外，中医皮肤科的内服（质）与外用（文）两种治疗方法亦相辅相成、相互协调及互为补充，概括为"内外通达"之说，既包含内服中药"调内治外"，又含有外用中药直达病所；以期文质兼治提高临床疗效。

（3）外治调内　临床中不仅有内调治外，还有外治以调内之法，如临床中应用较广的三伏贴、三九贴对某些慢性疾病的预防作用，即为外治调内。中医外治学既有非常丰富的理论体系，又有方便、快捷、灵活、实用的优点，还可避免长期内服药物可能造成内脏损害。今后还需对传统中医外治法进行传承、改进与创新，实现中医外治的现代化，这是一项需要多学科参与的系统工程，任重而道远。

3. 小结

中医皮肤学科的文质学说是文与质的和谐统一、相辅相成，可以概括为由外察内、由内推外；内治调外，内外通达；外治调内，内外兼治；理论与实践结合等4个方面。只有医学理论完善，临床技能全面，理论与临床有机结合，才能提高临床疗效，实现医学的最终目标。

（曲剑华）

第三章

流派用药经验

第一节　散风药

《内经》所谓："其在皮者，汗而发之。"此外，部分解表药兼能利水消肿、止咳平喘、透疹、止痛、消疮等。皮肤病病位在表，直观可见，解表药是皮肤科的主力之一。对于发生于皮肤、肌肉浅层，具有外达趋势的皮损，常常可以配合使用散风药，从表而解，正如古人所说："在上者因而越之。"

麻黄

【一般认识】麻黄，利水、散风寒，可治风水水肿、风邪顽痹、皮肤不仁、风疹瘙痒等症，可使客于皮毛间的风、寒、湿邪从表散。麻黄是中药里的青龙，主行云布雨，调节水液代谢。能打开各级各类腠理，使不同空间能够实现沟通，使津液能够按照人体预期的方式排出体外，而为内部获得腾挪的空间。西医学研究麻黄能兴奋中枢神经，能刺激交感神经使血管收缩，且有显著之利尿作用。并可借其发汗利水作用，以除水肿。

【皮科应用】皮科常用之治疗一切有表不解问题的皮肤发疹，如寒冷性荨麻疹。又取其透散之能而引气血趋表，配合清热药可以治疗风热证；还可开深处血腠促进局部侧支循环形成、破癥瘕积聚，而治疗皮痹、硬皮病、瘢痕疙瘩、结节性痒疹等顽固皮肤病。

【配伍应用】在皮肤科临床上，麻黄配桂枝、防风、荆芥、薄荷等可治寒冷性荨麻疹、顽固性痒疹、鳞屑厚积的血燥型银屑病；配干姜、附子可治寒凝气滞而引起的手足发凉，破溃流水，静脉溃疡久不收口等症；配石膏、甘草、杏仁又可治风水引起的湿疹、皮肤肿胀而有热象者，配合熟地黄、鹿角胶可以治疗阴疽、顽痹、死肌。

【剂量要点】一般用量3~10g。本品更适用于形体壮实、腠理致密患者。对于面无血色，平时神怯气弱、容易心慌的患者应避免使用。

【各家论述】《神农本草经》：主中风伤寒头痛温疟，发表，出汗，去邪热气，止咳逆上气，除寒热，破癥坚积聚。

《名医别录》：主治五脏邪气缓急，风胁痛，字乳余疾，止好唾，通腠理，束伤寒头痛，解肌，泄邪恶气，消赤黑斑毒。

【常用方剂】麻黄方、阳和汤、麻黄附子细辛汤、越婢加术汤。

荆芥

【一般认识】荆芥系一种疏风解表药，并可理血解毒，常用于外感风邪之表证。西医学研究，荆芥有使汗腺分泌旺盛、解痉挛及促进皮肤血液循环的作用。皮肤科临床取其疏风解表之功，可达止痒之效，配防风常用于急性荨麻疹、皮肤瘙痒症等疾患。炒炭入血，有止血作用，可用于治疗紫癜。

【皮科应用】荆芥治疗外风，常用于新发的皮肤病，治疗由于环境变化引起的过敏性疾患，治疗与冷热变化、潮湿有关的瘙痒。荆芥寒温特性不突出，所以风寒、风热都可以选用。荆芥发汗作用也很温和，所以有汗、无汗都可以使用。荆芥治疗外风，突出表现在它经常与祛邪药配伍使用：如荆防方配合清热之品，疏风除湿汤配合利湿之品。本品另一特点是炒炭可以入血分，搜血中之风，可以治疗过敏性紫癜尿中有隐血、红细胞。荆芥具有透达外散作用，与金银花炒炭并用甚至可以部分替代犀角。荆芥药性平和，遇体质虚弱，容易汗出、心悸又须解表者，可以代替麻黄。

【配伍应用】配防风、羌活，治风寒表证荨麻疹、皮肤瘙痒症；配金银花、连翘、薄荷，治风热表证、感染性荨麻疹、风疹、麻疹、初发银屑病；配牛蒡子、桔梗、生甘草、板蓝根，治银屑病急性期咽喉肿痛；配槐花炭、白茅根、茜草、紫草，治过敏性紫癜。

【剂量要点】与麻黄相比，本品药性平和，对于老年体弱者也适用。本品小量可以升提脾胃之气，起到促进运化、补气升阳的作用。中等剂量可以发汗，开通玄府，解表散寒消肿。大剂量适合外用，作为洗剂可以止痒散风。

【各家论述】《神农本草经》：主寒热，鼠瘘，瘰疬生疮，破结聚气，下瘀血，除湿痹。

《外科证治全生集》：散风热，清头目风，利咽喉，疮肿贼风。

【常用方剂】常用于荆防败毒散、荆防方、疏风除湿汤、疏风清热饮。

防风

【一般认识】防风，味辛、甘，性温，入膀胱、肺、脾经，功能祛风解表胜湿，为风药中之润剂，可通治一切风邪。本品祛风之力不同于荆芥，虽不入血分但能入筋骨，善搜筋骨之风，故诸风湿痹皆可配用。

【皮科应用】皮肤科取其祛风胜湿之功，可达止痒、止痛之效。同时可以治疗各种自身免疫性疾病伴发的关节疼痛。同时可以治疗风在肠中的肠风；风在皮里膜外的风气痰核、结节、肿块。

【配伍应用】本品可解风毒，配蝉蜕、猪牙皂、天麻，用荆芥水送下，可治风、疥、癣、疮、皮肤瘙痒、荨麻疹等瘙痒性皮肤病；可借疏散之性助黄芪、白术发挥固表作用，治太阳表虚自汗、恶风，预防荨麻疹；配羌活、白芷可祛上半身之风，用于头面部湿疹、皮炎、寻常型银屑病出现关节症状的早期；配独活可祛下半身之风，用于下肢湿疹、皮炎、结节性红斑、血管炎；配当归、牡丹皮、大青叶可祛血中之风，用于玫瑰糠疹、多形红斑；配苏叶、麻黄可祛寒风，用于寒冷性荨麻疹；配黄芩、黄连、桑叶可祛风热，用于风热性荨麻疹。

【剂量要点】一般用量 3~10g。

【各家论述】《本草经集注》：主治大风，头眩痛，恶风，风邪，目盲无所见，风行周身，骨节疼痹，烦满。

【常用方剂】荆防方、防风通圣丸。

浮萍

【一般认识】浮萍，味辛，性寒，入肺经，功能祛风、发汗、行水，可治斑疹不透、皮肤瘙痒、风热瘾疹、皮肤水肿等。

【皮科应用】皮肤科临床取其发汗透表之功，可将皮里膜外之风透于肌表，而达止痒之效。又因浮萍入气分而又兼清血热，既善清火，又能导热下行，故皮肤科亦常用其调和气血，如治白癜风可用浮萍一味制成丸药，每日 2 次，每次服 10g，有一定疗效。古书记载多以浮萍煎水外洗治疗汗斑，又以浮萍研为细末，擦面部可消黑斑等。

【配伍应用】本品常配防风、荆芥治疗荨麻疹；配防己、车前子、茯苓皮可消皮肤水肿，治疗急性皮炎、湿疹、血管神经性水肿；配黄芩、赤芍、白芍、熟地黄、当归、川芎可治血虚瘙痒；配牛蒡子、薄荷可治风热引起的皮肤瘙痒。

【剂量要点】一般用量 5~10g，鲜者可用 30g。

【各家论述】《神农本草经》：下水气，胜酒，长须发，止消渴。

《名医别录》：以沐浴，生毛发。

【常用方剂】浮萍丸。紫背浮萍一味，治疗风瘙瘾疹、白癜风。

白芷

【一般认识】白芷，味辛，性温，入肺、胃、大肠经，功能解表散寒，祛风止痛，宣通鼻窍，燥湿止带，消肿排脓。

【皮科应用】王莒生教授多用其治疗湿疹、荨麻疹、皮肤瘙痒症、白癜风、咳嗽等。陈彤云教授多用其治疗损美性疾病，认为白芷为足阳明经祛风散湿主药，治阳明经头面诸症，如面黑瘢疵；可作膏药面脂，润颜色，治皮肤风湿瘙痒症等。

【配伍应用】皮肤科取其祛风止痒的功效，治疗风湿瘙痒。本品辛温香燥，对于疮疡初起，红肿热痛者，可有散结消肿止痛之功，与金银花、当归等药配伍，见于仙方活命饮。本品是古人润泽肌肤的主药，高频出现于各种养颜润肤外用处方之中。

【剂量要点】一般用量 3~10g。本品大量使用可以代替麝香。

【各家论述】《本草经解》：润泽颜色，可作面脂。

【常用方剂】消痈汤、牛黄解毒丸。

第二节　清热药

凡以清解里热为主要功效，常用以治疗里热证的药物，称为清热药。本类药物药性寒凉，沉降入里，清热药通过清热泻火、清湿热、凉血、解毒及清虚热等不同作用，使里热得以清解。即《内经》"热者寒之"，《神农本草经》"疗热以寒药"的用药原则。本类药物药性大多寒凉，易伤脾胃，故脾胃虚弱，食少便溏者慎用。苦寒药物易化燥伤阴，热证伤阴或阴虚者慎用。清热药禁用于阴盛格阳或真寒假热之证。

皮肤病急性期大多表现为皮损鲜红炽热，肿胀，病势急骤，清热药可以截断病势，阻止进一步发展，故为治疗主将。而在慢性期或迁延状态，清热药的使用机会将明显减少。在本流派中，清热药用于火热之邪引起的皮肤病，临床上表现为皮肤红斑，灼热，出血斑、血疱等，甚至有皮肤红肿热痛，常见于急性湿疹及皮炎类疾患，如过敏性紫癜、出血性红斑、大疱性皮肤病、药疹、剥脱性皮炎、皮肌炎、急性系统性红斑狼疮等。常用药有生石膏、黄芩、黄连、黄柏、栀子、龙胆草、生地黄、丹皮、白茅根、紫草根、茜草根、赤芍、地骨皮、大青叶及牛黄散、紫雪散、羚羊角粉或犀角粉等。或适用于毒热过盛的皮肤病，其中主要包括感染性化脓性皮肤疾患，临床表现为皮肤潮红、肿胀、化脓，常伴有发热、恶寒、大便干、小便赤少、口干等全身症状，常见病如痈、疖、丹毒、蜂窝织炎、淋巴管炎、毛囊炎、脓疱病等一切感染性疾患。常用药有金银花、连翘、蒲公英、赤芍、紫花地丁、败酱草、野菊花、蚤休、大青叶、马齿苋等。

一、清热泻火药

石膏

【一般认识】石膏，味辛、甘，性大寒，入肺、胃经，功能清热泻火、除烦止渴，长于清气分实热及肺胃之热。

【皮科应用】本品在皮肤科临床用于急性发热性皮肤病。张苍教授认为，石膏本身苦不如黄连、龙胆草、秦艽、苦参，寒不如丹皮、大青叶、青黛。它的清热作用在于为火热之邪规定了界限，犹如顶棚、华盖、蒸锅的盖子，热邪遇到石膏就会升极而降，化为津液下行。石膏就是我们人体的补天石，是药中白虎，引领秋气，启动下降的气化过程。

【配伍应用】配牡丹皮、玄参可清热凉血，用于过敏性皮炎、药疹、重症多形红斑等气血两燔、高热发斑等病；配大青叶、金银花可用于疱疹样脓疱病、深脓疱疮、掌跖脓疱病、疖等化脓性皮肤病；配生地黄、黄芩可用于面部红斑、酒渣鼻等肺胃热火亢盛的疾病；配知母可退热；配玄参、锦灯笼可用于口舌生疮。石膏煅后研面配青黛、黄柏可外用治疗化脓性皮肤病。

【剂量要点】一般用量 15~30g。

【各家论述】《神农本草经》：主中风寒热，心下逆气惊喘，口干，苦焦，不能息，腹中坚痛，除邪鬼，产乳，金创。

【常用方剂】防风通圣丸、解毒凉血汤。

知母

【一般认识】清热泻火，滋肾润燥。用于外感热病，高热烦渴，肺热燥咳，骨蒸潮热，内热消渴，肠燥便秘。

【皮科应用】本品在皮肤科临床配石膏、竹叶可用于皮肤病伴高热者，以清邪热；配黄柏可用于皮肤病伴低热者，以滋阴降火；配玄参、石斛可用于阴虚火旺、口舌生疮。

【配伍应用】用于温热病、高热烦躁、口渴、脉洪大等肺胃实热之证及肺热喘咳、痰黄而稠。知母苦寒，上能清肺热，中能清胃火，故适用于肺胃有实热的病证。本品常与石膏同用，可以增强石膏的清热泻火作用。

【剂量要点】煎服，6~12g。本品清热泻火宜生用，滋阴降火宜盐水炙用。

【各家论述】《神农本草经》：主消渴，热中，除邪气，肢体浮肿，下水，补不足，益气。

《名医别录》：主治伤寒久疟烦热，胁下邪气，膈中恶，及风汗内疸，多服令人泄。

【常用方剂】清肺抑火丸、知柏地黄丸。

天花粉

【一般认识】天花粉，微甘，性寒，入肺、胃经，功能清热解毒、消肿排脓，亦能退五脏郁热、生津止渴，并有清肺热化痰之作用，善治痈疮肿疖，解疮疡之毒。

【皮科应用】善治痈疮肿疖，解疮疡之毒。

【配伍应用】本品在皮肤科临床配蒲公英、金银花、赤芍，可解毒消肿排脓，治一切感染性皮肤病，如仙方活命饮；配芦根、白茅根，可清热凉血、生津止渴，治由毒热引起的皮肤病伴有发热者；配生地黄、玄参、天冬、麦冬，如解毒养阴汤，可养阴解毒、生津止渴，治疗较严重的发热性皮肤病后期有伤阴者，如天疱疮、皮肌炎、疱疹样脓疱病、系统性红斑狼疮、药疹等，并可治口舌生疮。天花粉又常外用，配赤小豆和滑石共研面，用水调后涂抹局部，有消肿之效，可治痈肿未溃者。配紫草、茜草、白茅根、板蓝根为凉血五根汤，治发生于下肢的红斑性皮肤病，如丹毒、银屑病、结节性红斑、带状疱疹。

【剂量要点】一般用量 10~15g。

【各家论述】《神农本草经》：味苦，寒。主消渴，身热，烦满，大热，补虚安中，续绝伤。

【常用方剂】内消瘰疬丸、清肺抑火丸。

栀子

【一般认识】栀子，味苦，性寒，入心、肝、肺、胃、三焦经，功能清热泻火、除烦利湿，并凉血解毒，炒炭可以止血。长于清心火、泻三焦之湿热。

【皮科应用】皮肤科临床取其泻三焦郁火，又清三焦而利小便的作用，常用于治疗各种急性皮肤病，如急性湿疹、急性荨麻疹、药疹等。

【配伍应用】本品在皮肤科临床配黄连、连翘、黄芩、生地黄、牡丹皮可凉血解毒、清热泻火，治疗火毒炽盛、气血两燔而引起的皮肤病、过敏性皮炎、药疹、丹毒、红皮病等；配菊花、甘草可治头面部红斑类皮肤病，特别是眼周围皮炎或红眼病等；配白茅根、生地黄、牡丹皮可凉血止血，治疗出血性皮肤病，如过敏性紫癜、血管炎等。赵老常用栀子心、连翘心、莲子心治疗火毒重症，内扰心神，已现七恶之象者，名之曰三心汤。

【剂量要点】一般用量 5~10g。

【各家论述】《神农本草经》：主五内邪气，胃中热气，面赤，酒皰皶鼻，白癜，赤癜，疮疡。

《名医别录》：主治目热赤痛，胸心大小肠大热，心中烦闷，胃中热气。

【常用方剂】清火抑肺丸、栀子金花丸。

二、清热凉血药

生地黄

【一般认识】生地黄，味甘、苦，性凉，入心、肝、肾经，功能清热凉血、养阴生津。鲜生地黄清热凉血作用大，干地黄滋阴凉血作用大，生地黄炭可凉血止血，并清血分毒热。

【皮科应用】皮肤科临床常取其清热凉血养阴之功，用于急性热病有血热之证或热盛伤阴之证。

【配伍应用】皮肤科临床取鲜生地黄配金银花、连翘等可清热解毒凉血，治疗痈、疖、丹毒等感染性皮肤病；取干地黄配青蒿、地骨皮等可滋阴凉血，清血分毒热，用于严重皮肤病后低热不退、光敏性皮肤病，如抗敏合剂；配侧柏叶、生荷叶可凉血止血，用于血热毒盛之皮肤发斑；配黄芩、牡丹皮用于急性湿疹、急性皮炎等红斑类皮肤病；配玄参、麦冬如养血润肤饮，可用于热盛伤阴引起的血燥证银屑病、荨麻疹。

【剂量要点】一般用量 15~30g。

【各家论述】张锡纯地黄解

①鲜地黄：性寒，微苦微甘。最善清热、凉血、化瘀血、生新血，治血热妄行、吐血、衄血、二便因热下血。其中含有铁质，故晒之、蒸之则黑，其生血、凉血之力，亦赖所含之铁质也。

②干地黄（即药局中生地黄）：经日晒干，性凉而不寒，生血脉，益精髓，聪明耳目，治骨蒸劳热，肾虚生热。

③熟地黄（用鲜地黄和酒，屡次蒸晒而成）：其性微温，甘而不苦，为滋阴补肾主药。治阴虚发热，阴虚不纳气作喘，痨瘵咳嗽，肾虚不能溺水，小便短少，积成水肿，以及各脏腑阴分虚损者，熟地黄皆能补之。

【常用方剂】养血润肤饮、清热除湿汤。

牡丹皮

【一般认识】牡丹皮，味辛、苦，性凉，入心、肝、肾经，功能清热凉血、活血消瘀，长于凉血热、行血滞。

【皮科应用】牡丹皮属清热凉血类药物，具有清热凉血、活血散瘀的功效。皮肤科临床主要取其入血分、清透血中之热的作用，多用于治疗一些急性血热引起的皮肤病以及热病后期、热伏阴分的病证。

【配伍应用】本品在皮肤科临床配水牛角、赤芍、生地黄可治疗血热炽盛、皮肤发斑的疾病如红皮病、药疹、系统性红斑狼疮急性发作、皮肌炎急性发作等；配青蒿、地骨皮可治热伏血分、夜热早凉或低热缠绵的皮肤病，如白塞病、系统性红斑狼疮的后期等；配桂枝、桃仁、茯苓可活血行瘀，用于血管炎、结节性红斑、硬红斑等；配乳香、没药、赤芍可治跌打损伤疼痛。

【剂量要点】一般用量 10~15g。

【各家论述】《神农本草经》：主寒热，中风瘛疭，痉，惊痫邪气，除癥坚，瘀血留舍肠胃。

《名医别录》：主除时气，头痛，客热，五劳，劳气，头腰痛，风噤，癫疾。

【常用方剂】犀角地黄汤、肾气丸。

赤芍

【一般认识】赤芍，味苦，性微寒，入肝经，功能清热凉血、散瘀止痛。

【皮科应用】皮肤科常赤、白芍并用，取其养血活血之功，而达润肤之效。可治疗血燥型银屑病、血虚血燥引起的皮肤瘙痒性疾患。人所共知芍药大量使用可以通便，但其利尿作用往往不被重视。桂枝去桂加茯苓白术汤、真武汤中的芍药就是利尿的，故可用治荨麻疹等皮水、风水，也可以用治老年急性红皮病患者的心水心衰。

【配伍应用】本品在皮肤科临床多用于血热、血瘀之证，若配清热凉血药物可治疗皮肤疮疡类，如配牡丹皮、生地黄多用于血热引起的皮肤病，如过敏性紫癜、玫瑰糠疹、环状红斑等，配伍理血行气药可活血行瘀，治疗血瘀型银屑病、带状疱疹、硬结性红斑、酒渣鼻等。赤芍可以止痛，20~30g 对于带状疱疹、血管炎属于热毒炽盛证而有剧烈疼痛者能发挥很好的疗效。对于腹型过敏性紫癜、儿童特应性皮炎常出现的腹部绞痛则可以白芍 20g 主之，如小建中汤。

【剂量要点】一般用量 10~15g。

【各家论述】《神农本草经》：主邪气腹痛，除血痹，破坚积，寒热，疝瘕，止痛，利小便，益气。

【常用方剂】凉血活血汤、活血散瘀汤。

紫草

【一般认识】紫草，味苦，性寒，入肝、心包经，功能凉血活血、清热解毒透疹，长于清理血分之热，可治一切血热妄行之实火病。

【皮科应用】本品在皮肤科临床主要用以清血热，故多用于毒热入血而致的血热发斑类疾患，如紫癜、多形性红斑、丹毒、结节性红斑等病。《神农本草经》可以极大地拓展我们对紫草皮科功效的认识。紫草可以"通九窍，利五疸，除水气"，具有明确的通窍、除湿之能，故赵老常用其治疗发生于下肢的红斑水肿性皮肤病，紫草又能"补中"，这提示它并不是苦寒败胃之品，而是比较安全的药物。

【配伍应用】本品在皮肤科临床主要用于清血热，配赤芍、槐花、白茅根、生地黄，更加强凉血之功效，常用于血热型银屑病、结节性红斑、过敏性紫癜、玫瑰糠疹等红斑出血性疾患；配大青叶、板蓝根可治扁平疣；配金银花、连翘、蒲公英可凉血解毒，用于疮、痈、疖、肿等皮肤感染性疾患及丹毒；配山豆根、牛蒡子可治疗咽喉肿痛。紫草用植物油炸或浸泡后滤过取汁可外用于烧烫伤、虫咬伤等，有消炎、止痛、止痒之效。

【剂量要点】一般用量 10~15g。

【各家论述】《神农本草经》：味苦，寒。主心腹邪气五疸，补中益气，利九窍，通水道。

《名医别录》：无毒。主治腹肿胀满痛，以合膏，治小儿疮及面齇。

【常用方剂】紫色消肿膏、清凉膏。

槐花

【一般认识】槐花，味苦，性微寒，入肝、大肠经，功能清热凉血止血，长于清大肠热。

【皮科应用】皮肤科临床多用生槐花取其凉血清热之功，治疗血热性皮肤病，如血热型银屑病、玫瑰糠疹、过敏性紫癜、日光性皮炎等。在凉血之外，槐花可以清大肠热，给血分热以出路，在凉血活血汤中槐花通大肠，白茅根通小便，鸡血藤通血脉，使凉血而不生瘀。

【配伍应用】本品在皮肤科临床配生地黄、紫草可加强清热凉血作用，多用于血热性皮肤病，如急性银屑病、过敏性紫癜、多形红斑、玫瑰糠疹等；配黄芩可清肺经之热，治疗急性皮炎、急性湿疹等；配荆芥穗可治大肠下血。

【剂量要点】一般用量 15~30g。

【各家论述】《得配本草》：槐花苦、凉，入手阳明、足厥阴经、血分。除五内之邪火，祛皮肤之风热，除痢杀虫。

【常用方剂】凉血活血汤、土槐饮。

三、清热燥湿药

龙胆草

【一般认识】龙胆草，味苦，性寒，入肝、胆、胃经，功能泻肝胆经实火、清热燥湿，长于清下焦湿热。

【皮科应用】龙胆草是赵炳南赵老极爱用的药物，主要用于各种炎症性皮肤病的急性期。在赵老的治疗体系里，成人急性皮肤病大多从清肝胆火入手，龙胆草是其主将。而对于儿童，则常从心火入手，竹叶、金银花、栀子是其主将。赵老用龙胆草起手很猛，每剂用 10~15g，但可能日服 2 剂。赵老用龙胆草中病即止，不必尽剂。如果病势已缓，会在第一天就停用或者减量。龙胆草不止治气分湿热，还治血分伏热"骨间热"，故对银屑病急性期同样适用。龙胆草单味水煎做冷敷，治疗急性渗出性皮肤病。

【配伍应用】本品在皮肤科临床配苦参、黄芩、黄柏、栀子，用于治疗带状疱疹、急性湿疹、阴囊湿疹、女阴瘙痒、过敏性皮炎等；配黄连、菊花治疗头面风热引起的红肿、疼痛、瘙痒等症；配生地黄、牡丹皮可用于多形红斑、环状红斑等。

【剂量要点】一般用量 5~10g。

【各家论述】《本草经疏》：草龙胆味既大苦，性复大寒，纯阴之药也，虽能除实热，胃虚血少之人不可轻试。空腹饵之令人溺不禁，以其太苦则下泄太甚故也。

【常用方剂】龙胆泻肝丸、泻肝安神丸。

苦参

【一般认识】苦参，味苦，性寒，入肝、肾、大肠、小肠、胃经，功能除湿止痒、清热杀虫。

【皮科应用】苦参是后世本草里少有的几味主要用于皮肤病的药物。《神农本草经》指出苦参逐水，治疗黄疸、小便不尽，故善除湿热；苦参可以止泪以明目，治疗水气上冲；又能除痈肿、治癥瘕积聚，可以解除各种气血津液的异常积聚。苦参常外洗或研面外用，可以治疗白塞病阴部糜烂溃疡，有较好的止痒杀虫效果，故为皮肤科要药。

【配伍应用】苦参常作为二线止痒药的主将出现。因其以清利湿热为专长，又有除湿止痒杀虫的作用，故皮肤科临床常用其配白鲜皮、防风、白蒺藜用于神经性皮炎、皮肤瘙痒症、慢性荨麻疹等疾病；配车前子、防己治湿热下注、腿足肿胀、湿烂；配牡丹皮、赤芍治玫瑰糠疹；配黄柏治下焦湿热、外阴湿烂，如白塞病所发生之阴部溃疡、阴囊湿疹等。与生地黄、黄芩相配名三物黄芩汤，可以治疗血热内蕴之心烦眠差、手足烦热。

【剂量要点】一般用量5~10g。

【各家论述】《神农本草经》：主心腹结气，癥瘕积聚，黄疸，溺有余沥，逐水，除痈肿，补中，明目，止泪。

《名医别录》：无毒，养肝胆气，安五脏，定志，益精，利九窍，除伏热、肠澼，止渴，醒酒，小便黄赤，治恶疮，下部䘌，平胃气，令人嗜食。

【常用方剂】银乐丸、除湿止痒汤。

四、清热解毒药

金银花

【一般认识】金银花，味甘，性寒，入肺、胃经，功能清热解毒，可治诸疮痈肿、疔毒，又可治时感发热咳嗽，炒炭可清血分毒热，亦可止血。

【皮科应用】本品在皮肤科临床配连翘、蒲公英、赤芍，可治一般感染化脓性皮肤疾患，如丹毒、化脓性皮肤病、痈、疖、蜂窝织炎等；配紫花地丁、败酱草，可治小儿痱毒、汗腺炎等；配大青叶、野菊花，可治腮腺炎及其他各部感染化脓；配生地黄炭、白茅根，可清解血分毒热，治疗败血症；鲜品捣烂可外敷治疮肿。

【配伍应用】金银花是解毒要药，仙方活命饮被誉为"外科第一仙方"，普遍适用于寒热虚实，就是基于金银花的和缓之性而言的。四妙勇安汤治疗血管炎属阳热实证者，五神汤治下肢组织间隙感染，也是重用金银花的范例。金银花配连翘、牛蒡子则疏表解热，可以治疗银屑病初发急性期上呼吸道感染、咽喉炎、扁桃体炎。金银花配黄芪、当归则托毒消痈，也是外科的习用之法。

【剂量要点】一般用量15~30g。《本草新编》认为金银花在解毒之外还有滋阴之用，故每每用30g、90g，甚至更多。

【各家论述】《本草经集注》：味甘，温，无毒。主治寒热身肿。久服轻身，长年益寿。

【常用方剂】解毒清营汤、解毒凉血汤。

连翘

【一般认识】连翘，味苦，性寒，入心、肝、胆经，功能清热解毒、散结消肿，善清心而散上焦之热，散诸经血结气聚，有排脓的作用；偏于治血分功多，又可透肌表，清热逐风，托毒外出；连翘心可清心火解毒，为疮家要药。

【皮科应用】皮肤科除用于毒热过盛之痈、疖、丹毒，脓疱病等；一切化脓感染性疾患，用连翘心可清心火；亦常用于结缔组织病邪入心包、烦热神昏等症。

【配伍应用】本品在皮肤科临床常配金银花，以宣散有外透之际的湿热火毒；与麻黄、赤小豆相配则可疏解在表的湿热；配蒲公英、贝母、夏枯草、白及如内消连翘丸可软坚散结，治疗淋巴结结核、皮肤结核（寻常狼疮）、结节性红斑等病；配黄柏、甘草可治口舌生疮。

【剂量要点】一般用量 10~15g。

【各家论述】《神农本草经》：味苦，平。主寒热，鼠瘘，瘰疬，痈肿，恶创，瘿瘤，结热，蛊毒。

【常用方剂】托里排脓汤、神授卫生汤。

板蓝根

【一般认识】板蓝根，味苦，性寒，入心、肺经，功能清热解毒杀虫、凉血消斑，作用与大青叶相似。

【皮科应用】皮肤科取其清热解毒凉血之功，与白茅根、紫草根、茜草根、栝楼根组成凉血五根汤，对下肢红斑结节性皮肤病有满意效果，如多形性红斑、结节性红斑等。并常用于一些感染性皮肤疾患及病毒性疾患，如压疮、扁平疣等。本品在皮肤科临床配板蓝根、紫草，可泻火解毒，治疗感染性皮肤疾病，如丹毒、深脓疱病，特别对于病毒感染更为有效，如带状疱疹、单纯疱疹、腮腺炎、扁平疣、传染性软疣等；

【配伍应用】本品在皮肤科临床常用于细菌感染性皮肤病及病毒性皮肤病，配白茅根、紫草、茜草，可解毒消炎，用于皮肤血管炎、结节性红斑、硬节性红斑病等；配赤芍、连翘、蒲公英，可清热解毒，治疗丹毒、痈、疖等；配大青叶、薏苡仁，治疗疣症；单味板蓝根煎服，可治疗喉痛、流行性感冒等。

【剂量要点】一般用量 15~30g。

【各家论述】《本草便读》：辟瘟，解毒，能凉血，逐疫，祛邪，并杀虫，肝胃收功，苦寒降热。

【常用方剂】紫蓝方、凉血五根汤。

漏芦

【一般认识】漏芦，味苦，性寒，入胃经，功能清热解毒，消痈，下乳，舒筋通脉。

【皮科应用】漏芦是皮肤科专药，《神农本草经》指出其专治"皮肤热"，恶疮、疽、痔、湿痹。漏芦所治的都是皮肤病中的顽固类型。从阴证的结核、流皮漏，到半阴半阳的各种息肉，到阳证的疮疽，取其清热解毒、消痈之功，皆可获效。临床用于实热壅盛大温大热之痈疮初起、红肿热痛，以及邪热壅滞之乳汁不下、乳房肤痛等，如千金漏芦汤。用于慢性皮肤型红斑狼疮，如秦艽丸。近代研究漏芦水浸剂有抑制皮肤真菌的作用。

【配伍应用】本品性善通利，有舒筋通脉活络之功，常与地龙配伍，治疗湿痹、筋脉拘挛、骨节疼痛，如古圣散。

【剂量要点】一般用量 5~9g。

【各家论述】《神农本草经》：主皮肤热，恶创，疽痔，湿痹，下乳汁。久服轻身益气，耳目聪明，不老延年。

《名医别录》：主止遗溺，热气疮痒如麻豆，可作浴汤。

【常用方剂】秦艽丸、内消连翘丸。

土茯苓

【一般认识】土茯苓，味甘、淡，性平，入肝、胃经，功能解毒、除湿、利关节，又可解汞毒，治疗梅毒、疗疮、痈肿、瘰疬等。

【皮科应用】本品最初在皮肤科临床单味煎服可治杨梅疮毒；也可用水饮制剂治疗梅毒引起的毒性反应。其后逐渐被转用为治疗湿毒，本药以其平和之性而被大家广泛应用。

【配伍应用】配白茅根可治血淋；配槐花、甘草，可除湿解毒，治疗亚急性湿疹、皮炎、脂溢性皮炎、银屑病等，配薏苡仁、车前子，可治疗天疱疮；配夏枯草、牡蛎，可治瘰疬；配天仙藤、鸡血藤，可治疗皮肤病伴关节痛者，如关节型银屑病；配赤石脂、芡实，可治疗湿浊白带引起的外阴瘙痒及湿疹等。

【剂量要点】一般用量 10~30g。

【各家论述】《得配本草》：理浊分清，祛风除湿。专疗恶疮痈肿。解汞粉、银朱毒。恶疮，即杨梅毒疮。

【常用方剂】银乐丸、养血解毒汤。

马齿苋

【一般认识】马齿苋，味酸，性寒，入大肠、肝、脾经，功能清热解毒、散血消肿，最善解痈肿毒热，可治痈肿热疮、丹毒、瘰疬。

【皮科应用】皮肤科用于血瘀热毒之丹毒、湿疹、荨麻疹、疮肿等可内服，并可用于瘙痒性、真菌性皮肤病及维生素缺乏性皮肤病。

【配伍应用】本品在皮肤科临床配蒲公英、赤芍、黄芩可加强清热解毒之功，治疗痈疖、丹毒等皮肤感染性疾患；配白鲜皮、浮萍可止痒消肿，治疗急性荨麻疹、急性湿疹等；配黄连可治口腔溃疡；单味煎水（3%~4%浓度），冷湿敷有明显的收敛、消炎、止痒作用，可治疗急性渗出性糜烂性皮肤病；鲜马齿苋捣烂加适量化毒散、如意金黄散外敷可治疗急性炎症、红肿热痛者；用鲜马齿苋揉搓皮肤，可治疗皮肤瘙痒症。

【剂量要点】一般用量15~30g。

【各家论述】《滇南本草》：入胃益气，清暑热，宽中下气，润肠，消积滞，杀虫。疗痔疮红肿疼痛。能催生下胎。叶捣汁服，能解铅毒。

【常用方剂】马齿苋水剂、紫蓝方。

第三节　利水渗湿药

凡能通利水道、渗泄水湿，用于治疗水湿内停病证为主要作用的药物，称为利水渗湿药。本类药物味多甘淡，具有利水消肿、利尿通淋、利湿退黄等功效，适用于以湿邪为主要病象的皮肤病，表现为水肿、丘疹、丘疱疹、水疱、糜烂、渗出、结痂、肥厚、苔藓化等，常伴小便不利、水肿、泄泻等皮肤外症状。应用利水渗湿药，须结合病证，做适当配伍。如有表证，配伍宣肺发汗药；脾肾阳虚者，配温补脾肾药；湿热合邪者，配清热药等。此外，气行则水行，气滞则水停，故利水渗湿药还常与行气药配伍以提高疗效。

茯苓

【一般认识】茯苓，味甘、淡，性平，入脾、肺、肾经，功能渗湿利水、健脾、宁心安神、生发润肤。近代医学研究证明茯苓有利尿作用。

【皮科应用】《神农本草经》指出茯苓可以安神，治心情郁闷、胆小易惊，适用于皮肤病患者中众多身心同病者。茯苓可以利水，治在三焦，主胸胁逆气、心下结痛，可以治疗气滞湿阻等证。皮肤科则主要取其健脾渗湿利水之功，用于治疗水肿瘙痒性皮肤病，如急、慢性湿疹，皮肤瘙痒，脂溢性皮炎等。茯苓皮可消皮肤水肿，用于治疗慢性荨麻疹。单味茯苓可用于治疗斑秃及因水气上泛形成的面色晦暗等损美性疾病。

【配伍应用】配党参、白术可健脾益气；配猪苓、泽泻可利水通淋。

【剂量要点】煎服，9~15g。注意：虚寒精滑及气虚下陷者忌服。

【各家论述】《神农本草经》：主胸胁逆气，忧恚，惊邪，恐悸，心下结痛，寒热烦满，咳逆，口焦舌干，利小便。

《名医别录》：益气力，保神守中，其有根者，名茯神。

【常用方剂】人参归脾丸、人参养荣丸、除湿胃苓汤。

薏苡仁

【一般认识】薏苡仁，味甘、淡，性微寒。入脾、胃、肺经，功能渗湿利水、健脾止泻、舒筋、清热排脓。临床用于湿热下注之脚气足肿等。

【皮科应用】皮肤科取其健脾利湿之功，用于急、慢性湿疹，扁平疣；以及由于脾湿不运所引起之天疱疮、女阴溃疡等病。近代医学研究表明薏苡仁有抑制某些细胞增殖作用。此外，薏苡仁还具有解凝作用，可以解除皮损的顽固斑块，可用于赵老所说的皮肤湿痹，也就是皮肤的斑块、结节、肥厚。本品是治疗疣的单方，但须坚持服用 1~2 个月，其味甘淡略涩，口味一般。

【配伍应用】薏苡仁、黄柏、白术、枳壳是赵老治疗皮肤湿病的方根，疏风除湿汤、健脾除湿汤、搜风除湿汤等都是以此为基础加减而成。疏风除湿汤加了疏风的荆芥、防风、蝉蜕；健脾除湿汤加了扁豆、芡实、山药；搜风除湿汤加了全蝎、蜈蚣。与茯苓、白术等配伍，利水消肿、健脾止泻。与苇茎、冬瓜仁、附子、败酱草配伍，清热排脓，治疗掌跖脓疱病、角化皲裂型足癣、囊肿性痤疮。

【剂量要点】煎服，9~30g，清利湿热宜生用，健脾止泻宜炒用。治糜烂渗出生用，治肥厚角化炒用。注意：津液不足者慎用。

【各家论述】《神农本草经》：主筋急，拘挛不可屈伸，风湿痹，下气。

《名医别录》：主除筋骨邪气不仁，利肠胃，消水肿，令人能食。

【常用方剂】健脾除湿汤、薏苡附子败酱散。

苍术

【一般认识】苍术，味辛、苦，性温，入脾、胃、肝经，功能燥湿健脾、祛风湿、解表、明目洁肤、增香，苍术含有大量甲种维生素和丁种维生素。

【皮科应用】皮肤科用于内湿或外湿引起的皮肤病，如天疱疮、女阴溃疡、带状疱疹（脾湿型）等，亦可用于维生素缺乏等疾患。赵老用一味苍术制成蜜膏，久久服之，可以治疗角化皲裂型湿疹、足癣、掌跖角化症及慢性湿疹、皮炎类疾患。

【配伍应用】与麻黄同用可以调畅三焦水道，不同配比可以分别发挥利尿、发汗或气化的作用，如北京中医医院许公岩老前辈的苍麻丸。与薏苡仁、黄柏等配伍，治疗湿热下注引起的筋骨疼痛、下部湿疮等，如四妙散。与厚朴、陈皮相须为用，治疗脾虚不运引起的脘腹胀满，如除湿胃苓汤。

【剂量要点】一般用量 5~10g。注意：阴虚内热、气虚多汗者忌用。

【各家论述】《神农本草经》：久服轻身延年，不饥。

《玉楸药解》：化癖除癥，理吞吐酸腐，辟山川瘴疠。

【常用方剂】如意金黄散、二妙丸。

车前子

【一般认识】车前子，味甘，性寒，入肾、肝、肺经，功能利尿通淋、渗湿止泻、清肝明目、清肺化痰。近代医学研究证明，车前子不仅增加水分的排泄，同时对于尿素、氯化钠及尿酸的排泄也能增加。

【皮科应用】《神农本草经》指出车前子可以治疗湿痹，在赵老的体系里湿痹指的是顽固肥厚的结节、斑块，可用本品治疗慢性湿疹、皮炎。本品擅长利水，常用于急性湿疹、脂溢性皮炎、丘疹性荨麻疹等症见下肢水肿，及一些严重性皮肤病所引起的小便不利等症。车前子还有止痛的特能，故较之其他除湿药更适用于带状疱疹之脾虚湿蕴证。

【配伍应用】与香薷、茯苓、猪苓等同用，可用于暑湿泄泻。与菊花、决明子等同用，可用于目赤涩痛。

【剂量要点】煎服，10~15g，宜布包。

【各家论述】《神农本草经》：主气癃，止痛，利水道小便，除湿痹。

《名医别录》：主男子伤中，女子淋沥，不欲食，养肺，强阴，益精，令人有子，明目，治赤痛。

【常用方剂】泻肝安神丸、祛湿健发汤。

第四节　疗痹药

凡以祛除风寒湿邪，解除痹痛为主要作用的药物，称为疗痹药。疗痹药适用于风寒湿邪所致的肌肉、经络、筋骨、关节等处疼痛、重着、麻木和关节肿大、筋脉拘挛、屈伸不利等证，在皮肤科则可以治疗各种顽固肥厚的皮损。

威灵仙

【一般认识】威灵仙，味辛、咸，性温，入膀胱经，功能祛风湿、通经络、消骨鲠。近代医学研究证实，威灵仙水浸剂在试管内对奥杜盎小芽孢癣菌有抑制作用，并有利尿作用。临床用于风湿湿痹，尤对下肢风湿疼痛及四肢麻木疼痛效果明显。

【皮科应用】威灵仙能通行十二经，故可调和气血，又有散风祛湿、通经止痛之功，为祛风药中善走者。主治各种类型的皮肤湿痹，表现为顽固、肥厚的皮损；还可以治疗经络阻隔、气血不通导致的肢体痹痛，皮肤硬化、增生瘢痕等死肌恶肉；部分银屑病患者常以扁桃体炎为前驱症状，在慢性期扁桃体肿大持续不消，威灵仙有治疗的特能。

【配伍应用】常配桂枝，可祛寒湿止痛，与散风药合用又可止痒。

【剂量要点】煎服，5~15g。治骨鲠可用30~50g。

【各家论述】《本草纲目》：威灵仙，气温，味微辛咸。辛泄气，咸泄水，故风湿痰饮之病，气壮者服之有捷效，其性大抵疏利，久服恐损真气，气弱者亦不可服之。

【常用方剂】养血荣筋丸、除湿丸。

秦艽

【一般认识】秦艽，味苦、辛，性微寒，入胃、肝、胆经，功能祛风湿、止痹痛、退虚热、清湿热。近代医学研究证实，其有一定的抗过敏、抗休克及抗组胺作用，并能使毛细血管通透性明显降低，有皮质类固醇样作用。此外，还对多种细菌有抗菌作用，其水浸剂对皮肤真菌有不同程度的抑菌作用。

【皮科应用】皮肤科临床常与全蝎或乌梢蛇并用，治疗顽固性瘙痒性疾患及一些皮肤病合并关节疼痛者。赵老应用秦艽取其苦寒之性，取其入肝、脾凉血散风解毒之能，一方面治疗光敏性皮肤病；另一方面用于秦艽丸、秦艽五味方调和阴阳、中和气血，治疗慢性迁延性或顽固性的自身免疫状态。

【配伍应用】配青蒿、地骨皮、白薇等，可除骨蒸劳热，适用于自身免疫病应用激素初期的蓄热状态；配乌梢蛇、黄芪、黄连，可祛风通络、调和气血，如秦艽丸，可治疗慢性皮肤狼疮；配黄芪、党参、鸡血藤，可治血虚性关节疼痛、肢节不用，如硬斑病、带状硬皮病。

【剂量要点】煎服，5~15g，大剂量可用至30g。

【各家论述】《本草经集注》：治风无问久新，通身挛急。

《雷公炮制药性解》：解酒毒，去头风。罗纹者佳。

【常用方剂】秦艽丸、独活寄生汤。

第五节　活血祛瘀药

凡具有通利血脉、促进血行、消散瘀血功能的药物，称为活血祛瘀药。其中活血祛瘀作用较强者，又称破血药或逐瘀药。血液为人体重要物质之一，但必须通行流畅以濡养周身，如有阻滞瘀积则往往发生疼痛、肿块等病症，活血祛瘀药功能行血散瘀，解除由于瘀血阻滞所引起的各种病症，故临床应用甚为重要。主要适用于瘀血阻滞引起的带状疱疹、淤积性皮炎、硬皮病、胸胁疼痛、风湿痹痛、癥瘕结块、疮疡肿痛、跌仆伤痛，以及月经不调、经闭、痛经、产后瘀滞腹痛等病症。活血药味多辛、苦、咸，性寒、温、平不一，主要归肝、心二经。

丹参

【一般认识】丹参，味苦，性微寒，入心、肝经，功能活血祛瘀、安神宁心、排脓止痛，亦有认为可破宿血、补新血，可治疗皮肤瘙痒症。

【皮科应用】丹参一味做成注射液静脉滴注或肌内注射，可治疗湿疹、硬皮病、静脉炎等。

【配伍应用】本品在皮肤科临床配当归、泽兰、益母草可治气血凝滞所致的皮肤病，兼见闭经、关节疼痛，如系统性红斑狼疮、皮肌炎等；配乳香、没药、当归可治血栓闭塞性脉管炎；配桃仁、红花、黄芪可治硬皮病；配金银花、连翘、乳香、穿山甲可清热解毒、活血消肿，治疗痈、疖等感染性皮肤病；配玄参、生地黄、黄连可养阴、清血分之热，可治疗急性发热性皮肤病，如疱疹样脓疱病、系统性红斑狼疮、剥脱性皮炎等引起的心烦不眠；配首乌藤、柏子仁、酸枣仁可养血宁心，治疗神经性皮炎。

【剂量要点】一般用量 10~20g。

【各家论述】《神农本草经》：主心腹邪气，肠鸣幽幽如走水，寒热积聚，破癥除瘕，止烦满，益气。

《名医别录》：主养血，去心腹痼疾、结气，腰脊强，脚痹，除风邪留热。

【常用方剂】乌鸡白凤丸、解毒养阴汤。

鸡血藤

【一般认识】鸡血藤，味苦、微甘，性温。入心、脾经。功能补血、活血、通络。用于月经不调，血虚萎黄，麻木瘫痪，风湿痹痛。

【皮科应用】皮肤科主要用其治疗银屑病、慢性湿疹、神经性皮炎、皮肤淀粉样变等慢性肥厚性疾病。

【配伍应用】皮肤科常与首乌藤、钩藤等配伍，用于经络阻隔、气血凝滞之结节性红斑、多形红斑、慢性湿疹、结节性痒疹；本品和天仙藤、海风藤、钩藤合用对慢性疾病如系统性红斑狼疮、大疱病激素治疗后引起之阴阳不调和有治疗作用。

【剂量要点】煎服，9~15g。

【各家论述】《中药大辞典》：活血、舒筋。治腰膝酸痛，麻木瘫痪，月经不调。

【常用方剂】白驳丸、鸡血藤片。

凌霄花

【一般认识】凌霄花，又名紫薇，在北京多处可见，常是庭院装饰的藤萝，赵老以其易得而喜用之。本品味酸，性寒，入肝经，功能凉血祛瘀，能祛血中之伏火，可治血热生风之瘙痒。

【皮科应用】皮肤科临床取其凉血活血、泻血热之功，用于治疗一些血热性红斑类皮肤病，如多形红斑、玫瑰糠疹、日光性皮炎等。赵老认为他向日而生，开口向上，故其气趋上，更善于对治发生于面部的红斑性皮肤病。

【配伍应用】本品在皮肤科临床配鸡冠花、玫瑰花可凉血活血、泻血热，治疗酒渣鼻、玫瑰痤疮及颜面红斑类皮肤病；配白茅根、紫草可加强凉血之效，治疗玫瑰糠疹、日光性皮炎等。本平可以治产乳余疾，说明药性平和，活血而不伤人。既可以治疗崩中，又可以治疗血闭，故可以治疗因瘀血导致的出血，如过敏性紫癜。

【剂量要点】一般用量 5~10g。

【各家论述】《本草经集注》：治咳唾脓血，止喘悸，五劳体虚，补不足，小儿惊痫。

《雷公炮制药性解》：主热风及身痒风疹，二便不通，酒齄热毒。

【常用方剂】凉血五花汤。

莪术

【一般认识】莪术，味辛、苦，性温，入肝、脾经。有破血行气、消积止痛、积散结、破血祛瘀、消食化积的功效，主治气血凝滞、心腹胀痛、癥瘕、宿食不消等。

【皮科应用】皮肤科用于气血瘀滞而引起的肿物或深层静脉炎，以及一些浸润较深的斑块，如慢性盘状红斑狼疮、肉芽肿类、结节性静脉炎、瘢痕疙瘩、硬皮病等。

【配伍应用】本品在皮肤科临床配桃仁、红花、三棱用于一些气血瘀滞引起的皮肤硬块、瘢痕疙瘩、无名肿毒（坚硬）、静脉炎、肥厚大片的银屑病等（三棱与莪术常共用，但活血之力三棱优于莪术，行气之力莪术优于三棱）。

【剂量要点】煎服，6~9g。醋制后可加强祛瘀止痛作用。

【各家论述】《得配本草》：入足厥阴经气分，破气中之血。凡气血凝结作痛者俱效。

【常用方剂】活血散瘀汤、银乐丸。

三棱

【一般认识】三棱，味辛、苦，性平，入肝、脾经，功能行气破血、软坚止痛，可破血中之气，治气血凝滞、癥瘕积聚、跌打损伤、疮肿坚硬等。

【皮科应用】皮肤科用于气血瘀滞而引起的肿物或深层静脉炎，以及一些浸润较深的斑块，如慢性盘状红斑狼疮、肉芽肿类、结节性静脉炎、瘢痕疙瘩、硬皮病等。

【配伍应用】本品在皮肤科临床配桃仁、红花、莪术用于一些气血瘀滞引起的皮肤硬块、瘢痕疙瘩、无名肿毒（坚硬）、静脉炎、肥厚大片的银屑病等（三棱与莪术常共用，但活血之力三棱优于莪术，行气之力莪术优于三棱）。

【剂量要点】一般用量 5~10g。

【各家论述】《得配本草》：入足厥阴经血分，破血中之气。散一切血积气结，癥癖坚硬作痛，消肿，通乳堕胎。

【常用方剂】活血散瘀汤、银乐丸。

第六节　补益药

补益药，是以补益人体物质亏损、增强人体活动功能、提高抗病能力、消除虚弱证候为主要作用的一类中药。此类药物的作用可概括为补虚扶弱。具有益气、养血、滋阴、助阳的作用。多用于慢性顽固性皮肤疾患和免疫相关性皮肤疾患。皮肤科疾患纯虚证者甚少，故正确处理祛邪与扶正的关系十分重要。分清主次，或先攻后补，或先补后攻，或攻补兼施，以祛邪而不伤正、补虚而不留邪为度。

西洋参

【一般认识】西洋参，味甘、微苦，性凉，有补气养阴、清热生津之功效，可益肺阴、清虚火、生津止渴，治肺虚久嗽、失血、咽干口渴、虚热烦倦等。

【皮科应用】多用于红皮病等热病后期气阴大伤，正气不能鼓邪外出，虽见毒邪未尽，若再过用苦寒清解之剂中伤脾胃，则正气更衰，致使毒邪滞留膏肓，不能逆转，故以益气养阴为主，重点在于扶正佐以清热，使之正复邪去，扶正以驱邪。也可在润肤霜中加入西洋参、珍珠粉、维生素E以润泽皮肤。赵老本人对于西洋参情有独钟，当年赵老由于诊务繁忙，说话较多，每感气力不足，故出诊时经常舌下含一片西洋参以生津润燥，增加气力。

【配伍应用】配麦冬可以增强养阴生津之功。配黄芪可以滋补肺气。

【剂量要点】煎服，3~6g，另煎兑服；入丸、散剂，每次0.5~1g。

【各家论述】《药性切用》：苦寒微甘，补气清肺，气味浓厚，功在珠参之上。胃虚不耐寒凉者，宜久制用。

【常用方剂】解毒养阴汤、定坤丹。

党参

【一般认识】党参，味甘，性平，入脾、肺经，既能补中益气、生津止渴，又能补气养血。可代人参。

【皮科应用】现代研究表明，党参等健脾益气中药可以调节免疫系统，提高自身免疫力，还有抗脂质过氧化、清除自由基、防止黑素细胞自毁等作用。

【配伍应用】本品在皮肤科临床配茯苓、白术、黄芪，可健脾益气，治疗一切脾虚所致的皮肤病，如湿疹、慢性荨麻疹、天疱疮、疱疹样皮炎等，并可减少狼疮肾炎之蛋白尿；配黄芪、当归、熟地黄、白术，可大补气血，治疗由虚弱引起的皮肤病、严重皮肤病后期所致之气血两亏之证及出血性皮肤病，如皮肤血管炎、紫癜等。党参偏于阴而补中，多用于系统性红斑狼疮脾肾阳虚、阴阳不调、气血两虚证。

【剂量要点】一般用量15~30g。

【各家论述】《中药大辞典》：治脾胃虚弱，气血两亏，体倦无力，食少，口渴，久泻，脱肛。

【常用方剂】生皮粉、补中益气丸。

黄芪

【一般认识】黄芪，味甘，性微温，入脾、肺经，本品质轻、皮黄、肉白，质轻升浮，入表实卫，既能升阳举陷，又能温分肉、实腠理、补肺气、泻阴火。具有补气升阳、益卫固表、托毒生肌、利水消肿等功效。炙用补中益气升阳，为重要的补气药。

【皮科应用】本品在皮肤科临床配人参或党参，可治严重皮肤病后期气虚体弱，如痈、系统性红斑狼疮后期；配附子、人参，治气虚阳衰，症见四肢发凉、畏冷多汗，如狼疮肾炎、硬皮病，以及皮肤阴疽（结核性）久不收口、慢性瘘管等；配白术，治脾气虚弱，运化失职，水湿停滞，症见皮肤湿痒等，如天疱疮后期；配当归、白芍，治由气血虚弱而致的脱发、神经性皮炎、皮肤瘙痒症等；配防风、白术，可补益卫外阳气、固表止汗，治慢性寒冷性荨麻疹、皮肤瘙痒症等；配麻黄根、浮小麦，可固表止汗，治多汗证；配当归、穿山甲、皂角刺、川芎，可托毒排脓生肌，治疗痈疽脓成不溃或溃后久不收口；配白术、茯苓、车前子，可治气虚脾弱，症见皮肤水肿、小便不利；配丹参、川芎、当归、桂枝，可补气活血，用于静脉炎、皮肤血管炎、血栓闭塞性脉管炎；配金银花、连翘，可益气解毒，用于体弱之人痈疽久不成脓，亦不消退者。

【配伍应用】配伍人参、柴胡等治疗内脏下垂。与白术、防风合用治疗表虚自汗。

【剂量要点】煎服，9~30g。益气补中宜蜜炙用，其他方面多生用。

【各家论述】《神农本草经》：主痈疽，久败创，排脓，止痛，大风癞疾，五痔，鼠瘘，补虚，小儿百病。

《名医别录》：主治妇人子脏风邪气，逐五脏间恶血，补丈夫虚损，五劳羸瘦，止渴，腹痛泄利，益气，利阴气。

【常用方剂】养血润肤饮、当归饮子。

白术

【一般认识】白术，味苦、甘，性温，入脾、胃经，功能健脾益胃、燥湿和中，亦有固表止汗安胎的作用，主要用于脾胃气虚运化失常，可祛诸经之湿而理脾胃。王莒生教授多用白术30g治疗久病脾虚、脾虚湿蕴所致的皮肤病。

【皮科应用】白术可安胎，治疗妊娠引起的皮肤病。

【配伍应用】皮肤科临床常用白术配党参、茯苓、黄芪补中益气、健脾燥湿，用于慢性湿疹、系统性红斑狼疮稳定期、天疱疮后期、皮肌炎后期；白术配茯苓、猪苓、泽泻可健脾除湿消肿，用于亚急性或慢性湿疹、汗疱疹、脂溢性皮炎、疱疹样皮炎等；炒白术配桂枝、茯苓可温阳利水，治疗下肢肿胀或慢性皮炎、臁疮；白术配防风、黄芪可固表止汗，抵御风邪侵袭；白术配薏苡仁、枳壳、萆薢可除蕴湿、解毒，治疗掌跖脓疱病、顽固性湿疹；配芡实、赤石脂可除湿止白带，治疗阴痒（阴囊湿疹、外阴湿疹）。

【剂量要点】一般用量5~10g。

【各家论述】《名医别录》：主治大风在身面，风眩头痛，目泪出，消痰水，逐皮间风水结肿，除心下急满，及霍乱，吐下不止，利腰脐间血，益津液，暖胃，消谷，嗜食。

【常用方剂】除湿止痒汤、健脾除湿汤。

第七节　息风药

息风药是指具有滋阴潜阳或通络搜风功效的药物。主要用于治疗肝阳上亢及肝风内动等证。此类药物皆入肝经，多为介类、昆虫等动物药及矿物药。皮肤科主要用于治疗"风胜则痒"诸疾，如赵老喜用全蝎、蜈蚣等动物药搜剔深入络脉之风邪；使用刺蒺藜以增止痒之功；使用珍珠母、石决明以重镇安神止痒。

石决明

【一般认识】石决明，味咸，性寒。入肝经。功能平肝潜阳、清肝明目。用治头痛眩晕，目赤翳障，视物昏花，青盲雀目。

【皮科应用】有些湿疹的瘙痒症状非常剧烈，尤其是外周血常规检查中嗜酸性粒细胞增多者，严重影响患者的睡眠质量，令患者情绪焦虑、十分苦恼，以致恶性循环。陈彤云教授认为，此即心肝火旺，肝阳上亢，心火上炎所致，可用泻肝安神丸平肝泻火、养心安神。方中使用石决明 30g。皮肤科用搜风除湿汤时常配合重镇的药物之一即为石决明。皮肤科取其化痰软坚的作用，常用于治疗较深的浸润斑块和有形的肿物如淋巴结核、瘢痕疙瘩、深层静脉炎、结节性脉管炎、类肉瘤等。

【配伍应用】筋脉拘急、手足蠕动、头目眩晕之症，常与白芍、生地黄、牡蛎等养阴、平肝药配伍应用，若肝阳独亢而有热象，头晕头痛、烦躁易怒者，可与夏枯草、黄芩、菊花等清热、平肝药同用。

【剂量要点】用量 3~15g，先煎。

【各家论述】《本草经集注》：主治目障翳痛，青盲。久服益精，轻身。

【常用方剂】泻肝安神丸。

刺蒺藜

【一般认识】刺蒺藜，味辛、苦，性微温，有小毒。入肝经。功能平肝解郁、活血祛风、明目、止痒。用治头痛眩晕，胸胁胀痛，乳闭乳痈，目赤翳障，风疹瘙痒。

【皮科应用】皮肤科常用其治疗较顽固的皮肤瘙痒性疾病，如慢性荨麻疹、神经性皮炎、慢性湿疹等。

【配伍应用】临床上常配草决明、青葙子等治头痛、头晕等症。此外，还可用于肝气郁结、胸胁不舒等。可配菊花、地肤子、苦参等治皮肤瘙痒风疹，去刺研末为丸，治疗白癜风等病。

【剂量要点】用量 6~9g，水煎服；或入丸、散剂。外用适量，水煎洗或研末调敷。

【各家论述】《本草经集注》：小儿头疮，痈肿，阴溃，可作摩粉。

【常用方剂】全虫方、止痒合剂。

钩藤

【一般认识】钩藤，味甘，性凉。入肝、心包经。功能清热平肝、息风定惊。用治头痛眩晕、惊厥抽搐、妊娠子痫及高血压。

【皮科应用】皮肤科常与首乌藤、鸡血藤、钩藤等配伍，用于经络阻隔、气血凝滞之结节性红斑、多形红斑、慢性湿疹、结节性痒疹；并对慢性消耗性疾病引起之阴阳不调有治疗作用。

【配伍应用】本品既清肝热，又平肝阳，故可用治肝火上攻或肝阳上亢之头痛、眩晕。属肝火者，常与夏枯草、栀子、黄芩等配伍；属肝阳者，常与天麻、石决明、菊花等配伍。

【剂量要点】用量3~12g，煎服或入散剂。

【各家论述】《本草经集注》：微寒，无毒。主治小儿寒热，十二惊痫。

【常用方剂】四藤煎。

全蝎

【一般认识】全蝎，味辛，性平，有毒。入肝经。功能息风镇痉、攻毒散结、通络止痛。用于小儿惊风、抽搐痉挛、中风口歪、半身不遂、破伤风、风湿顽痹、偏正头痛、疮疡、瘰疬。

【皮科应用】王莒生教授常用全蝎3~10g治疗白癜风、湿疹、银屑病、皮炎、荨麻疹、带状疱疹等疾病。

【配伍应用】本品搜风通络止痛之效较强，用治偏正头痛，单味研末吞服即有效；与天麻、蜈蚣、川芎、僵蚕等同用，则其效更佳。

【剂量要点】用量2.5~4.5g，煎服；外用适量。

【各家论述】《玉楸药解》：味辛，气平，入足厥阴肝经。穿筋透节，逐湿除风。

【常用方剂】全虫方。

僵蚕

【一般认识】僵蚕，性平，味咸、辛。入肝、肺、胃经。功能祛风定惊、化痰散结。用治惊风抽搐、咽喉肿痛、皮肤瘙痒、颌下淋巴结炎、面神经麻痹。

【皮科应用】白僵蚕亦为陈彤云教授治疗黧黑肝斑的必用之品。僵蚕为虫蚁之品，可祛风化痰，善搜络邪而走头面，《神农本草经》记载其能"减黑皯，令人面色好"，是为使药。陈彤云教授认为，此病病因复杂，病程长，取效慢，但不论病因为何，患者均要避免日晒，否则会加重病情。

【配伍应用】常与活血化瘀之药物相配，用于治疗气血凝滞所致的硬皮病、结节病慢性丹毒以达软坚散结通络之功。

【剂量要点】用量5~9g，煎服或入丸、散剂。

【各家论述】《神农本草经》：主小儿惊痫，夜啼，去三虫，灭黑皮干，令人面色好，男子阴疡病。

《名医别录》：主治女子崩中赤白，产后余痛，灭诸疮瘢痕。

【常用方剂】蛇胆陈皮末。

（刘志勇）

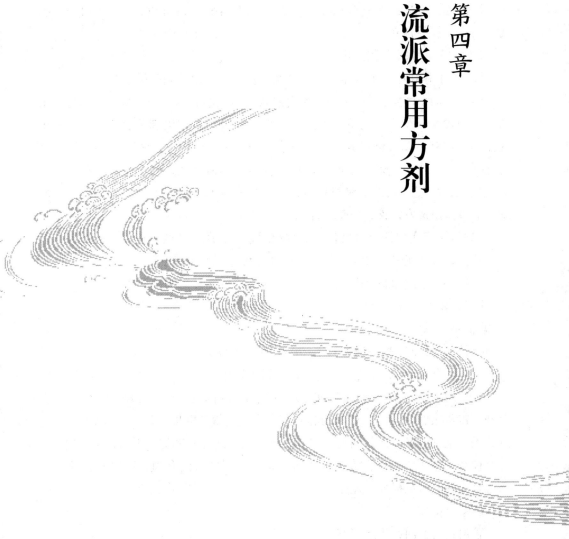

第四章

流派常用方剂

第一节　散风系列

麻黄方

【组成】麻黄、干姜皮、浮萍各 3g，杏仁 4.5g，白鲜皮、丹参各 15g，陈皮、丹皮、僵蚕各 9g。

【功效】开腠理，和血止痒。

【主治】荨麻疹、皮肤瘙痒症、神经性皮炎、丹毒等偏于风寒者。

【组方特色】本方是赵老对慢性荨麻疹的常用经验方之一。从其治疗特点来看，为血虚又外受寒湿之邪传经入里而致的痞瘤。方中以麻黄、杏仁、干姜皮为主药，取其辛温宣肺以开腠理，推邪外出；佐以浮萍、白鲜皮走表而扬散寒湿；丹参、丹皮、白僵蚕（或用白僵蛹代替）养血润肤，和血止痒。陈皮、干姜皮同伍，能理气开胃，醒脾化湿，以期内外兼治；干姜皮与麻黄相配，又能缓和麻黄辛温透发之性，以免大汗伤正。

【方证要点】风团反复发作，病程相对较长，风团色淡，遇风遇冷加重，舌淡、苔白；脉浮紧等；或年老体弱、阴血亏虚之人所患荨麻疹。

【加减变化】风邪明显可加荆芥、防风；瘙痒明显可加地肤子等。

【使用禁忌】表证已无或为风热时不可使用。

【赵炳南医案】

胡某，男，31 岁，初诊日期：1964 年 7 月 11 日。

主诉：全身起风疙瘩已 14 年，近 3 天来发作。

现病史：全身出风疙瘩已 14 年。每至春、秋即发，阴天加剧，作痒，时隐时现。曾于某医院治疗，诊断为荨麻疹。服抗过敏药后即减轻，停药后仍复发。近 3 天来全身泛发，瘙痒明显，伴有腹痛，大便溏泻，胸闷。否认寄生虫史。

检查：躯干、四肢散发大小不等、形态不一的粉红色斑，稍隆起，部分皮疹融合成片，可见搔痕、血痂。

脉象：细数。

舌象：舌苔白，舌质淡红。

西医诊断：慢性荨麻疹急性发作。

中医辨证：腠里不固，外感风邪。

立法：疏风止痒，除湿和血。

方药：麻黄4.5g、荆芥穗6g、防风6g、杏仁泥6g、白鲜皮15g、地肤子12g、僵蚕9g、桑白皮6g、秦艽15g、金银花21g、茵陈蒿9g、丝瓜络9g。

9月23日来诊：经服药34剂后，皮疹由大渐小，由多渐少，逐渐消失，痒感亦除。经复查已无皮疹出现，症获痊愈。1964年10月20日患者来信说：自痊愈后已半年未再复发。

荆防方

【组成】荆芥穗6g、防风6g、僵蚕6g、浮萍6g、生甘草6g、金银花12g、牛蒡子9g、丹皮9g、生地黄9g、黄芩9g、薄荷4.5g、蝉蜕4.5g。

【功效】疏风解表，清热止痒。

【主治】荨麻疹、皮肤瘙痒症、泛发性神经性皮炎、丹毒等偏于风热者。也可用于血管神经性水肿。

【组方特色】本方是赵老治疗急性荨麻疹的常用经验方。以荆芥、防风、薄荷、蝉蜕为主要药物。荆芥辛、苦而温，芳香而散，气味轻扬入气分，驱散风邪；防风其气不轻扬，能散入于骨肉之风，故宣在表之风邪，用防风必用荆芥；薄荷清轻凉散，善解风热之邪，又能疏表透疹解毒；蝉蜕凉散风热，开宣肺窍，其气清虚，善于透发。以上4味主药，清热疏风，表散的作用较强，因而赵老视为本方的第一线，即辛散解表清热药组；而牛蒡子、浮萍、僵蚕为第二线药组，作用稍缓。牛蒡子疏散风热，解毒透疹；浮萍轻浮升散，善开毛窍；僵蚕祛风散结，单用也可治风疮瘾疹。协助上述4味主药以透达表热之邪。金银花、黄芩解毒清肺热以泄皮毛之邪；丹皮、干生地黄理血和血；生甘草解毒调和诸药。

【方证要点】本方适用于急性荨麻疹偏于风热者，为病程在1个月以内的专用方，症见急性起病，全身或暴露部位出现风团，高于皮面，呈红色或粉红色，剧痒，可见头痛、发热、心烦口渴、大便干、小溲赤等症。舌质红、苔薄白或白腻，脉滑数。

【加减变化】若见恶寒重，发热轻，风团偏白者，去薄荷，重用荆芥，也可另加干姜皮；若服用一二剂后皮损逐渐消退，可以减去第一线药组，以免辛散太过大汗伤气；若兼见高热不必另加其他药物，但可增加服药的次数，每日服药4次；若兼见吐泻、腹痛等胃肠道症状时，可加服周氏回生丹，每次7~10粒，效果较好。

【使用禁忌】表证已无或为风寒时不可使用。

【赵炳南医案】

张某，39岁，男，入院日期：1965年6月30日。

主诉：身上起疙瘩，时起时没1月余，全身泛发。

现病史：1个月前因患胃疼，曾在某诊所服药（药名不详），当晚即开始在下肢发生大片红斑，剧痒，抓后更多。之后继续经某诊所治疗，服药、打针多次，一直未愈。自诉发病开始曾有前臂、手部生大小"疮"历史，后在诊所服用"磺胺"药，全身即泛发红斑。于6月2日曾来我院服用过中药，未见明显好转，又在某诊所注射"钙剂"，内服药物不详，皮疹一直时起时落，每日夜晚加重，影响入睡。今洗澡出汗后受风，皮疹弥漫至全身，瘙痒难忍而入院治疗。几年来胃纳不佳，20年前曾患肺结核，有多年神经衰弱及溃疡病历史。3日来，大便未行，全身自觉发热，小便短赤，口干纳呆。

检查：发育正常，营养一般，体温38.7℃，一般情况良好。头面五官正常，颈部甲状腺不大，其他未见异常。心（-），肺（-），腹部平软，未触及包块及肿物，肝大肋下三指，四肢脊柱无畸形，活动自如。皮科检查：全身泛发大小不等扁平隆起的风团，颜面潮红，斑块之间布满索条状抓痕及血痂。

化验：大便、尿常规均正常，血红蛋白127g/L，红细胞计数4.35×10^{12}/L，白细胞计数10.5×10^9/L，中性粒细胞百分比82%。

脉象：弦滑微数。

舌象：舌苔黄腻，舌体胖。

西医诊断：急性荨麻疹。

中医辨证：湿热内蕴，复感风热，风湿相搏，而为瘖瘟。

立法：疏风，清热，止痒。

方药：荆芥6g、牛蒡子6g、连翘15g、赤芍9g、黄芩9g、当归12g、生石膏30g、白鲜皮30g、六一散（包煎）15g、生大黄9g。

7月1日诊：服上方1剂后，部分皮疹已见消退，瘙痒减轻，体温恢复正常，大便仍秘结，舌红，脉弦滑数。原方加全瓜蒌30g、防风9g。7月2日皮疹基本消退，唯手掌部有少数皮疹，大便已畅，日解2次。脉弦滑，舌苔白。处方：当归15g、生地黄15g、赤芍9g、防风6g、刺蒺藜30g、浮萍9g、蝉蜕4.5g、白鲜皮30g、地肤子30g。

7月6日诊：药后皮疹全部消退。继服浮萍丸90g，以巩固疗效。

全虫方

【组成】全蝎（打）6g、皂角刺12g、猪牙皂角6g、刺蒺藜15~30g、炒槐花 15~30g、威灵仙 12~30g、苦参 6g、白鲜皮 15g、黄柏 15g。

【功效】息风止痒，除湿解毒。

【主治】慢性顽固性瘙痒性皮肤病，如慢性湿疹、慢性阴囊湿疹、神经性皮炎、结节性痒疹等。

【组方特色】本方功在息风止痒，除湿解毒，主要是用于治疗蕴湿日久，风毒凝聚所引起的慢性顽固性以瘙痒为主症的皮肤疾患。从其药味组成来看，是以全虫、皂角刺、猪牙皂角为主药。其中全虫性辛平，入肝经，走而不守，能息内外表里之风；皂角刺辛散温通，功能消肿托毒，治风杀虫；猪牙皂角能通肺及大肠气，涤清胃肠湿滞，消风止痒散毒。盖"热"性散、"毒"性聚，若欲祛其湿毒，非攻发、内托、辛扬不得消散，而全虫、皂角刺、猪牙皂角三者同伍，既能息风止痒，又能托毒外出，对于顽固蕴久深在之湿毒作痒，用之最为相宜。白鲜皮气寒善行，味苦性燥，清热散风，燥湿止痒，协同苦参以助全虫祛除表浅外风蕴湿而止痒；刺蒺藜辛苦温，祛风"治诸风病疡""身体风痒"，有较好的止痒作用。刺蒺藜协同祛风除湿通络的威灵仙，能够辅助全虫祛除深伏之风毒蕴湿而治顽固性的瘙痒。另外，脾胃气滞则蕴湿，湿蕴日久则生毒，顽湿聚毒客于皮肤则瘙痒无度，故方中佐以黄柏、炒槐花，旨在行气清胃肠之结热，以期调理胃肠，清除湿热蕴积之根源，标本兼顾，寓意较深。

【方证要点】本方对慢性顽固的瘙痒性皮肤疾病偏于实证者最为相宜。对于血虚受风而引起的瘾疹（如皮肤瘙痒症）不宜用，除非患者素来体质健康，外受风邪，复因搔抓，致皮肤苔藓样变，瘙痒无度者，尚可加减使用。具体方证要点如下：体格壮实，无明确内科疾患；慢性病程；阵发性剧烈瘙痒；皮损肥厚或形成结节；脉细弦，舌质淡暗等。

【加减变化】赵老称本方主要是针对病程日久的顽固性湿毒聚结，风盛瘙痒诸证，如局限性或泛发的慢性湿疹、阴囊湿疹、神经性皮炎、结节性痒疹等，如用之不应，可加乌梢蛇。如瘙痒甚烈，皮损肥厚，明显色素沉着或伴有大便干燥者，可加川大黄 9~15g。医者常惧川大黄通下太过，岂不知川大黄能活血破瘀，少用则泻下，多用反而厚肠胃，与诸药相配合不但止痒功效增强，而且可以促进肥厚皮损的消退。

【使用禁忌】服此方时禁食荤腥海味、辛辣动风的食物，孕妇慎用，儿童与老年人酌情减量。

【赵炳南医案】

侯某，男，67 岁。初诊日期：1972 年 8 月 14 日。

主诉：周身散发片状、肥厚、粗糙之皮损，奇痒，已十几年。

现病史：患者十几年前四肢、躯干、颜面、臀部均有粗糙、肥厚之皮损奇痒，曾经某医院诊断为泛发性神经性皮炎，多次治疗不效。今年4月外用西药水剂后，局部皮损发生糜烂，痒感反而加重，夜不成眠，曾注射"葡萄糖酸钙"、抗生素，外用西药膏等数种治疗方法，均不能控制。遂来我院就诊。

检查：患者表情痛苦，精神不振，颜面耳郭有轻度糜烂皮损，渗出液不多，作痒，躯干及尾骶部皮损肥厚，上覆少量血性痂皮，有明显抓痕。

脉象：脉弦。

舌象：舌苔薄白。

西医诊断：神经性皮炎。

中医辨证：血虚风燥，肌肤失养。

立法：疏风止痒，养血润肤。

处方：全蝎9g、威灵仙18g、白鲜皮30g、丹参15g、地肤子30g、干生地黄15g、黄柏9g、刺蒺藜30g、生槐花15g、猪苓9g、金银花18g。

外用药：普连软膏、珍珠散。

服上方7剂后，皮损糜烂平复，渗出液减少，痒感已减轻，可以入睡。继服前方，局部只残留原粗糙之皮损，较正常皮肤稍厚，随之以秦艽丸、除湿丸内服。外用五倍子粉、止痒药粉，配合熏药疗法。前后共计治疗2个月左右，痒感消失，粗糙肥厚皮损变薄，局部皮肤已基本正常。

第二节　清热系列

消痈汤

【组成】金银花15~30g、连翘9~15g、鲜生地黄15~30g、赤芍9~15g、天花粉9~15g、白芷6~9g、川贝母9~15g、陈皮9~15g、蚤休9~15g、龙葵9~15g、蒲公英15~30g。

【功效】清热解毒，散瘀消肿，活血止痛。

【主治】蜂窝织炎、痈证初起、深部脓肿等化脓感染及一切深部感染。

【组方特色】方中大剂金银花、连翘、蒲公英、龙葵、蚤休清热解毒；天花粉、赤芍、鲜生地黄凉血活血护阴；川贝母、白芷、陈皮理气活血透脓。诸药协同，脓未成则促其内消，脓已成则促其溃破。

【方证要点】本方适用于毒热壅阻经络，气血阻隔诸证，症见肿疡阳证局部红肿热痛，发热畏寒，口渴便秘，脉数有力等。

【加减变化】局部肿疡质硬可加皂角刺、乳香、没药促进消化；成脓后可加皂角刺、当归、川芎促进脓出。

【使用禁忌】肿疡阴证禁用，脾胃虚寒者慎用。

【赵炳南医案】

吴某，女，37岁，初诊日期：1963年1月21日。

主诉：颈部生一疙瘩肿痛、发热已9天。

现病史：9天前，颈部生一疙瘩，肿痛伴有发热怕冷，周身无力，曾到医务室治疗，注射"青霉素"等，无明显效果。肿痛逐渐加重，夜不能眠，头不能抬起或转动，口干欲饮，食欲不振，大便2日未解，小便黄。

检查：体温38.7℃，面色微红，痛苦病容。后颈正中略偏左有疮口多处，脓栓堵塞，状若蜂窝，凸起红肿，四周漫肿发硬，两侧延至左右耳后，上延发际内、枕骨凸起部，面积为10cm×14cm。疮面四周按之灼热，压痛明显。

脉象：弦数。

舌象：苍白厚腻，根微黄。

西医诊断：颈部痈。

中医辨证：毒热壅遏，气血阻隔。

立法：清热解毒，活血消痈。

方药：金银花30g、连翘12g、野菊花9g、赤芍9g、黄芩9g、蒲公英30g、白芷9g、天花粉9g、木通6g、陈皮6g、生甘草3g、炒山甲6g、炒皂角刺6g。

外用甲字提毒药捻，外敷化毒散软膏。

1月23日诊：药后恶寒发热减轻，体温37.5℃，局部疮口渐大，排出黄白色脓液，脓出不畅，四周漫肿渐消，舌苔白厚略腻，脉弦稍数，继以前法加减：金银花30g、蒲公英30g、连翘9g、菊花9g、紫花地丁15g、赤芍9g、黄芩9g、白芷9g、天花粉9g、陈皮6g、生甘草3g。

外用药同前。

1月29日诊：体温正常，精神食欲如常，二便已调，后颈伤口痛减轻，睡眠较好，舌苔薄白略腻，脉弦稍数，颈部创口5cm×8cm大小，排脓畅通，脓色白稠，治法同前。

2月22日诊：疮口缩小，脓已少，四周红肿消退，舌苔薄白、脉弦缓。再以解毒排脓为法：金银花18g、连翘12g、桔梗9g、生甘草3g、白芷6g、蒲公英18g。

3月5日诊：局部疮口脓少，但疮口内四周皮下空虚，以探针检查，两侧各达4cm、上下1cm。

至1963年3月26日伤口为3cm×8cm，疮周围仍空虚，呈一皮下空腔。在局部麻醉下剪去疮口四周的皮肤，敷以甲字提毒粉，1周后创口愈合。1964年10月27日复查时，创面愈合瘢痕柔软（0.5cm×6cm），无任何后遗症状。

解毒清热汤

【组成】蒲公英30g、野菊花30g、大青叶30g、紫花地丁15g、蚤休15g、天花粉15g、赤芍9g。

【功效】清热解毒。

【主治】疔、疖、痈、急性丹毒初期及一切体表感染初期。

【组方特色】本方为赵老清热解毒的首选经验方，力专清热解毒。方中蒲公英解毒长于消痈；紫花地丁解毒长于治疗毒；大青叶解毒清热凉血，常用于治疗瘟疫斑疹、丹毒等证；蚤休能解肝胆之郁热，息上扰之火毒，善治上焦痈肿疮毒；佐以赤芍凉血活血散瘀，天花粉清热生津护阴。药少力专，各尽其用。既能协同解毒清热，且各有专长，故适用于疔、疖、痈肿、急性丹毒等一切体表感染的初期。

【方证要点】本方适用于肿毒阳证之初起、轻证、浅证，如疖、疔、疮、丹毒等。

【加减变化】热毒重，表热明显加金银花、连翘等；血热盛加生地黄、紫草等。本方辛苦寒消，适用于痈疖肿毒初起；若脓毒内陷入营，心神被扰，解毒清营汤主之；脓毒动血，解毒凉血汤主之；劫后余生，气阴两伤，余毒未尽，解毒养阴汤主之。

【使用禁忌】痈疖肿毒阴证禁用，脾胃虚寒者慎用。

【赵炳南医案】

李某，男，49岁。初诊日期：1963年6月21日。

主诉：面部及胸背部发现红斑，自觉痒感已六七日。

现病史：1周前因感冒头痛服止痛片（药名不详）后，皮肤即开始发痒，随即在面部及胸背部发现紫红色斑，紫斑的中央出水疱，饮食不佳，大便燥结，溲黄，夜寐不安。半年前曾因服止痛片，出现过红斑，经治疗后红斑虽已消退，但色素斑仍不退。2个月后，服同类药后又在原来的发病部位出现红斑，比前次稍大，而胸及腹部又见新的红斑，并出现水疱。

检查：口周围、颈、胸、腹及背部散发榆钱大或银圆大圆形红斑，中心呈紫暗色，外周有红晕，其间有水疱，破溃后有大量黄色浆性渗出液，基底呈鲜红色之糜烂面。

脉象：滑数。

舌象：苔白中黄，舌质红。

西医诊断：固定性药疹。

中医辨证：湿热之毒邪内蕴，发为湿毒疡。

立法：清热凉血，解毒利湿。

处方：金银花12g、连翘9g、蒲公英12g、大青叶12g、干生地黄15g、野菊花9g、紫草6g、茵陈12g。

外用甘草油、黄柏粉调敷糜烂面。

6月24日诊：服上方3剂后，饮食增加，大便已通但不畅，溲稍黄，脉见缓，黄腻苔已退，面部红斑周围的红晕明显减退，糜烂面大部已被新生上皮所覆盖，未见新生之红斑。上方去野菊花、干生地黄，加白鲜皮、泽泻；外用药同前。

6月27日诊：服上方3剂后，食欲好转，大便已畅，溲清，红斑周围红晕大部已退，遗有色素沉着斑，糜烂面愈合，临床痊愈。再服除湿丸以利湿清余热，巩固疗效。

解毒清营汤

【组成】金银花15~30g、连翘15~30g、蒲公英15~30g、干生地黄15~30g、白茅根15~30g、生玳瑁9~15g、丹皮9~15g、赤芍9~15g、川黄连3~9g、绿豆衣15~30g、茜草根9~15g、生栀子6~12g。

【功效】清营解毒，凉血护心。

【主治】疔、疖、痈肿毒热炽盛，气营两燔及化脓性感染所致的毒血症早期。

【组方特色】方中金银花、连翘、蒲公英清热解毒；栀子清三焦热，配合川黄连重在清心热；丹皮、赤芍、茜草根清热凉血活血；干生地黄、白茅根养阴凉血护心；生玳瑁清热解毒、镇心平肝；莲子心、绿豆衣清心中邪热。诸药相辅相成，清解之中又能养阴扶正，养阴之中又能凉血活血。

【方证要点】本方适用于皮肤外科一般感染，毒热入营攻心，症见高热、烦渴，甚或出现神志方面的症状，相当于败血症的初期征象。

【加减变化】高热显著者，可加水牛角；大便干燥数日未解者，可加大黄。

【使用禁忌】脾胃虚寒者禁用。

【赵炳南医案】

王某，男，64岁，初诊日期：1965年3月11日。

主诉：面部、前额、两眼睑红肿，发热10余天。

现病史：患者于10余天前开始发冷发热。前额部及两侧眼皮红肿，鼻梁部肿胀，中央起水疱，有少量渗出液。胸闷恶心，咽痛不欲进食，大便2天未解，小便短赤。诊为颜面丹毒。经治疗体温稍降，但面部红肿未消。

检查：体温38℃，颜面前额部两侧眼睑及鼻梁部皮肤红肿，边界清楚，颜面鲜红有灼热感，鼻梁中央部有多数小水疱，有些水疱破裂，糜烂结痂。白细胞计数14.66×10^9/L，中性粒细胞百分比87%，淋巴细胞百分比13%。

脉象：洪数有力。

舌象：舌质红绛，舌苔黄腻。

西医诊断：颜面部丹毒。

中医辨证：毒热炽盛，阴虚血热（抱头火丹）。

立法：清热解毒，佐以凉血护阴。

方药：金银花24g、蒲公英15g、紫花地丁15g、大青叶12g、板蓝根18g、赤芍9g、鲜茅根30g、焦山栀9g、桔梗4.5g、大黄9g、黄芩9g、竹茹9g、滑石块9g。

外用祛毒药粉（组成：马齿苋30g、薄荷3g、草红花3g、大黄3g、紫花地丁30g、雄黄3g、败酱草30g、赤芍24g、生石膏24g、绿豆粉45g、白及6g、血竭6g、冰片3g）60g，加冰片3g研匀温水调敷。

3月12日诊：服上方1剂后，大便已通，胸闷已解。体温38.8℃，白细胞计数16×10^9/L。前方去大黄、滑石块，加玄参18g、川黄连6g。

3月13日诊：体温37.7℃，心烦、恶心已止，食欲好转，面部红肿已见消退，水疱干燥、结痂。

3月16日诊：颜面部红肿全部消退，唯有两耳前后部位作痛，口渴思饮水，舌苔白黄、舌质红，脉弦滑。再以清热解毒、养阴理血为法：连翘9g、菊花9g、蒲公英9g、焦栀子9g、金银花9g、龙胆草4.5g、紫草9g、生地黄30g、紫花地丁9g、黄芩6g、赤芍9g、丹皮9g。

3月20日诊：服上方后症状皆除。白细胞计数恢复正常，临床治愈。

解毒凉血汤

【组成】犀角镑0.6~1.2g、生地黄炭15~30g、金银花炭15~30g、莲子心9~15g、白茅根15~30g、天花粉15~30g、紫花地丁15~30g、生栀仁6~12g、蚤休 15~30g、生甘草 6g、川黄连 9g、生石膏 60~120g。

【功效】清营，凉血，解毒。

【主治】皮肤外科感染性疾病，毒热入于营血，相当于败血症阶段。

【组方特色】方中犀角镑清热凉血，解毒定惊；生地黄炭、金银花炭能入血分，清血分之毒热，又能养阴护心，根据赵老经验两药同伍可有犀角之功能；紫花地丁、蚤休清热解毒；天花粉、白茅根、莲子心养阴凉血清心；栀子、黄连清三焦毒热而重点在于清心热；生甘草解毒、调和诸药。煎煮方法用生石膏先煮水后，去渣，煮群药，以增强清热之功。

【方证要点】本方所治疾病有动血的表现，类似重症感染过程中脓毒血症继发的凝血功能障碍。

【加减变化】血热明显者加牡丹皮、紫草；热毒炽盛者加金银花、连翘等。

【使用禁忌】脾胃虚寒者慎用。

【赵炳南医案】

佟某，女，24岁。初诊日期：1972年11月3日。

患者于1972年8月，因外出烈日暴晒归来后，突然感到四肢关节疼，发热，面部起红斑，自觉疲乏无力，心慌，不思饮食，月经量少，大便干。化验检查：白细胞计数 4.3×10⁹/L，血沉 60mm/h，麝香草酚浊度试验 10 单位，转氨酶 150U/L，尿中有管型，血中红斑狼疮细胞阳性。某医院诊断为"系统性红斑狼疮"，住院治疗曾服大量"泼尼松""地塞米松"，体温仍不平稳，遂请赵老会诊，症如上述，体温38.5℃。

脉象：数软。

舌象：苔白腻，舌质红。

西医诊断：系统性红斑狼疮。

中医辨证：毒热炽盛，经络瘀阻。

立法：清热解毒，凉血活血通络。

处方：金银花炭15g、生地黄炭15g、白茅根30g、生大黄9g、秦艽15g、刘寄奴15g、鬼箭羽15g、金莲花9g、乌梢蛇6g、漏芦9g、生黄芪15g、川黄连6g。

11月9日诊：服上方7剂后，体温仍波动在38℃左右，尿少色黄，心慌而惊，食纳不佳，关节微疼。化验检查：麝香草酚浊度试验14单位，血沉14mm/h。大便已正常，脉滑微数，舌质红、苔白腻。按上方加减：金银花炭15g、生地黄炭15g、地骨皮15g、秦艽30g、乌梢蛇9g、漏芦9g、黄芪30g、党参15g、藿香9g、车前子30g、首乌藤30g、厚朴3g、蔻仁6g。

12 月 13 日诊：服上方 7 剂后，体温逐渐平稳，维持在 37℃ 左右，激素开始减量，有时有咳嗽，自汗，关节疼，腰痛，舌质红、苔白，脉象细数。继以养阴清热、凉血解毒为法：秦艽 30g、乌梢蛇 9g、生黄芪 15g、党参 15g、地骨皮 9g、银柴胡 9g、墨旱莲 9g、女贞子 30g、鸡血藤 30g、首乌藤 30g、续断 15g、川贝母 9g。

上方共服 15 剂，低热已退，病情稳定，唯自觉乏力，脘腹胀满，月经过期未至，脉沉弦，舌苔白黄腻。继以前法调理，又服 7 剂，泼尼松已停用，地塞米松已减至每日一片半（11.25mg），出院后继续于我院门诊治疗。

解毒养阴汤

【组成】西洋参 3~9g（另煎兑服），南、北沙参各 15~30g，耳环石斛 15~30g，黑玄参 15~30g，佛手参 15~30g，生黄芪 9~15g，干生地黄 15~30g，紫丹参 9~15g，金银花 15~30g，蒲公英 15~30g，麦冬、天冬各 9~18g，玉竹 9~15g。

【功效】益气养阴，清热解毒。

【主治】本方适用于两种情况：①皮肤外科感染性疾病，正邪相持不下，毒热伤气伤阴，正气大伤阶段；②感染性疾病恢复期，气阴两伤，余毒未尽。

【组方特色】方中以西洋参、南沙参、北沙参、石斛、玄参、佛手参、麦冬、天冬、玉竹大剂养阴清热为主；生黄芪、丹参补气血、活血；金银花、蒲公英解余毒。热病后期气阴大伤，正气不能鼓邪外出，虽见毒邪未尽，若再过用苦寒清解之剂中伤脾胃，则正气更衰，致使毒邪滞留膏肓，不能逆转，故以益气养阴为主，重点在于扶正佐以清热，使之正复邪去，扶正以祛邪。

【方证要点】本方适用于皮、外科感染性疾病，毒热伤气伤阴，正气已伤而毒热未尽的阶段。相当于败血症的后期。症见皮损由红转淡、由炎性水肿转为干燥脱屑，口渴欲饮，舌体干瘦、干裂、无津液，少苔甚至无苔等。

【加减变化】余毒尚盛者加连翘、野菊花；气阴两虚明显者，重用黄芪、西洋参等；伴有阳虚者加肉桂、附子等。

【使用禁忌】临床使用本方不可过早，若病邪仍在即用补阴，难免恋邪。

【赵炳南医案】

郭某，男，50 岁。入院日期：1973 年 2 月 7 日，出院日期：1973 年 3 月 5 日。

主诉：周身皮肤发红、肿胀，大片脱皮 5 日。

现病史：近 4 个月来，颈部、左上肢、后背、小腿陆续出现小疙瘩，瘙痒，抓后流水。5 日前口服"红霉素"，每次 3 片，每日 3 次，外用黄色药水湿敷。

服药后第 2 天即成两眼睑肿胀不能睁开，全身皮肤潮红。同时发现凡涂过药水的部位皮肤明显肿胀，呈紫红色，瘙痒并有灼热感；未涂药水的皮肤正常。另外伴有发热、怕冷。近几天来，皮肤鳞屑较多，并有大片剥脱。食欲不振，大便干燥，小便短赤，口渴思饮，头晕，眼花。追溯其病史，在 2 年前的冬季，曾受潮湿，臀部起小米粒大的皮疹，瘙痒明显，抓后流水。于半年前臀部皮疹复发，情况与第一次相同，曾诊断为"神经性皮炎"，给予"地塞米松""苯海拉明""异丙嗪""普列多宁"及外用药水治疗，病情时好时坏，停用"激素"后又复发。在服"激素"期间，有脸肿及血压偏高的现象。

检查：体温 36.8℃，血压 120/80mmHg，神清合作，痛苦病容，巩膜未见黄染，头、颈、胸、腹、四肢、脊柱、神经系统均未见异常。皮肤科情况：除小腿外，全身皮肤明显潮红，肿胀，压之褪色，未见渗出。面部及前胸、腹部、双侧大腿均布有细薄鳞屑，双肘及背部、腹部皮肤粗糙，鳞屑较厚并有大片剥脱现象。头部鳞屑与皮脂结成厚痂，颈部、下颌部可见暗红色皮疹，面积约 6cm×7cm 与 4cm×5cm 大小，表面有少量渗出液，双侧小腿皮肤接近正常。自感剧烈瘙痒，未见明显搔痕及血痂。血、尿、便常规、肝功能化验均属正常。白细胞计数 $8.8×10^9/L$，中性粒细胞百分比 58%，嗜伊红细胞百分比 5%，淋巴细胞百分比 36%，单核细胞百分比 1%。

脉象：沉缓。

舌象：舌苔黑。

西医诊断：过敏性药疹继发剥脱性皮炎。

中医辨证：内热炽盛，外受毒邪，毒热灼伤阴液。

立法：清热凉血，养阴解毒。

处方：南、北沙参各 30g，丹参 30g，黑玄参 15g，天冬、麦冬各 15g，干生地黄 30g，莲子心 9g，槐花 30g，生扁豆 15g，生芡实 15g，蒲公英 30g，金银花 30g，天花粉 15g。

2 月 10 日诊：服上方 5 剂（每剂煎 3 次，日服 3 次）后，皮肤潮红大部消退，背部皮肤已大部剥脱，鳞屑较多，前胸双乳间已有部分正常皮肤，双下肢皮肤已接近正常。黑苔已退、舌质淡，脉沉缓。法宜养血润肤，健脾除湿：炒薏苡仁 15g，鸡血藤 15g，全当归 9g，天冬、麦冬各 15g，炒扁豆 15g，炒芡实 12g，炒白术 15g，赤芍、白芍各 15g，炒黄柏 15g，怀山药 30g，泽泻 12g，丹皮 9g，炙甘草 9g。

2 月 16 日诊：服上方 5 剂后，症状继续好转，皮肤脱屑逐渐减少，痒感已轻。拟以除湿止痒、养血润肤法：鸡血藤 30g、当归 9g、干生地黄 30g、白鲜皮

30g、刺蒺藜 30g、防风 9g、防己 15g、苦参 15g、首乌藤 30g、薏苡仁 30g。

2月19日诊：曾因用糠地糊膏面部皮肤较前有些发红，停用。按2月7日方及中药湿敷后，面部红肿渐退，瘙痒减轻，双臂、前胸皮损面均有新生表皮，颜色接近正常。拟以养血散风、除湿止痒之剂：生地黄 30g、丹皮 9g、白鲜皮 30g、苦参 15g、黄芩 9g、刺蒺藜 30g、泽泻 12g、猪苓 12g、地肤子 30g、车前子 15g（包煎）。

3月5日诊：继服上方5剂后，稍作加减，临床治愈出院。

清肺解毒饮

【组成】黄芩 10g、桑白皮 10g、金银花 15g、连翘 10g、紫花地丁 15g、丹皮 10g、赤芍 10g、苦参 10g、茵陈 15g、马齿苋 30g。

【功效】清肺解毒，凉血消痈。

【主治】肺热蕴毒而致痤疮、毛囊炎、面部皮炎、酒渣鼻等。

【组方特色】方中黄芩味苦性寒，有清热燥湿、泻火解毒之功，入肺经而有清肺泻火之效。桑白皮甘寒入肺，有泻肺平喘、利尿消肿之功，与黄芩同用加强清肺之功。金银花、连翘性寒入肺经，有消痈散结之效。紫花地丁苦泻辛散，性寒能清热，具有清热解毒、凉血消痈的功效。丹皮、赤芍均为清热凉血之品，凉血而不留瘀，清血中伏热而起到凉血消斑的作用。茵陈味苦，性微寒，具有清热利湿功效，苦参功善清热燥湿，二者常相须为用，使湿去热清。马齿苋清热解毒并可凉血。诸药合用，共奏清肺解毒凉血之功。

【方证要点】痤疮、毛囊炎、面部皮炎、酒渣鼻等症见面部潮红烘热、汗出口渴、喜凉畏热、大便秘结等。

【加减变化】肺热盛者加地骨皮、枇杷叶等；大便秘结者加大黄、瓜蒌等。

【使用禁忌】脾胃虚寒者慎用。

【张志礼医案】

贾某，女，18岁。1999年7月6日初诊。

病史：入高中3年来，面部红疹日益增多，曾在多家医院诊为"痤疮"，但治疗不连续，3个月前曾去美容院做治疗性皮肤护理后，面部红疹明显加重，有部分红疹化脓、疼痛，素日便干，心烦，经期前提、量多，面红热。

诊查：面部对称性红丘疹，以面颊部为明显，多数有白色脓头，周围红晕明显，触疼。

脉象：脉弦滑数。

舌象：舌边尖红，苔白腻。

西医诊断：痤疮。

中医诊断：肺风粉刺、脓疱疮（结节型）。

辨证：毒热互结，蕴于肌肤。

治法：清热解毒，凉血散结。

处方：金银花 15g、连翘 15g、蒲公英 30g、紫花地丁 10g、桑白皮 15g、地骨皮 15g、黄芩 10g、生栀子 10g、干生地黄 30g、丹皮 15g、赤芍 15g、全瓜蒌 15g、熟大黄 10g、益母草 10g、野菊花 15g、羚羊角粉 0.6g（冲）、夏枯草 15g。

二诊：服用上方 14 剂后，面部脓疱全部消失，红丘疹色淡，心烦消失，但大便仍干，还有少数新起红色丘疹。前方去连翘、金银花，加玫瑰花 10g、槐花 30g 继服。

三诊：面部仅可见色素沉着，经量减少，大便调，舌红苔白，脉弦滑。改服连翘败毒丸和当归苦参丸。

小儿健肤糖浆

【组成】金银花、栀子、白鲜皮、淡竹叶、灯心草、焦麦芽、地骨皮、绿豆衣。

【功效】清热利湿，健脾消导。

【主治】小儿湿疹、丘疹性荨麻疹等。

【组方特色】本方以金银花、绿豆衣清热解毒，栀子、白鲜皮清热利湿，淡竹叶、灯心草清心火，地骨皮清热止痒，焦麦芽开胃促消化，诸药合用，共奏清热利湿、健脾消导之功效，主治小儿湿疹等皮肤病热盛型。

【方证要点】症见皮疹鲜红灼热，伴有糜烂渗出，渗出液黄稠，瘙痒剧烈，舌红、苔白或黄，脉滑或数等。

【加减变化】热盛者加黄芩、生槐花，湿热明显者加六一散。

【使用禁忌】脾胃虚寒者慎用。

【赵炳南医案】

刘某，男，6 个月。初诊日期：1964 年 3 月 17 日。

主诉：家长代述，患儿面、颈、前胸部起红疹、流水、瘙痒近半年。

现病史：出生后数日，头顶即生颗粒作痒，日渐扩展。半个月前用温水洗脸，症状反而加重，逐渐发展到面部、颈部及前胸部，糜烂流水，遇热痒甚，烦躁不安。母乳加牛奶喂养，胃纳佳，便中带奶瓣，小便短赤。曾在某医院治疗，内服药片（药名不详），外搽白色药膏，效果不明显。

检查：营养中等，面色红润，指纹紫，颜面、头顶及颈下胸前皮肤多数粟疹，水疱密集成片，皮色潮红，部分皮损显露出鲜红色的糜烂面，湿润渗出液较多，有较多的痂皮。

西医诊断：婴儿湿疹。

中医辨证：湿热内蕴，兼有食滞。

立法：清热利湿，佐以消导。

处方：金银花1.5g、连翘3g、黄芩1.5g、菊花1.5g、赤芍3g、竹叶1.5g、焦麦芽6g、茯苓皮3g。

外用马齿苋、黄柏各等份，煎水湿敷；甘草油、新三妙散调为糊状外搽。

服上方3剂后，颜面、头顶皮损渗出液停止，皮肤趋于干燥，红晕消退，但仍有新生皮疹出现。再服前方3剂和外用药后，皮损大部消退，痒感减轻，大便有时量多带少许奶瓣，前方去茯苓皮、菊花，加焦神曲3g，再服2剂痊愈。

紫蓝方

【组成】紫草15g、板蓝根30g、马齿苋60g、生薏苡仁15g、红花15g、赤芍15g、大青叶30g。

【功效】解毒消疣。

【主治】扁平疣、寻常疣及其他疣病。

【组方特色】本方中板蓝根、大青叶、薏苡仁解毒，赤芍、红花活血，配用紫草、马齿苋以调和气血，全方共奏调和气血、活血解毒、散瘀之功效，而达到消疣的目的。

【方证要点】疣体数目较多，颜色红或暗红；舌暗，苔白或黄等。

【加减变化】血热明显者加茜草，血虚者加丹参，血瘀者加三棱、莪术，肝郁气滞者加香附等。

【使用禁忌】脾胃虚寒者慎用。

【张志礼医案】

张某，男，38岁，1990年10月7日初诊。

病史：2年前颜面起暗褐色扁平丘疹，稍痒，渐增多，在当地诊为"扁平疣"，曾多次用多种中西药物及激光治疗未愈。

诊查：颜面散布多数暗褐色扁平丘疹，表面光滑，双颊部皮损密集成片，几乎见不到正常皮肤。舌质暗、苔白，脉弦缓。

辨证：气血失和，腠理不密，外感毒邪。

治法：中和气血，活血解毒，软坚散结。

处方：紫草15g、茜草15g、板蓝根30g、大青叶30g、败酱草30g、马齿苋 30g、薏苡仁 30g、丹参 15g、赤芍 15g、莪术 10g、夏枯草 15g、穿山甲 10g。水煎服，每日 1 剂，并用部分煎液外洗患处。

服上方 14 剂后，皮疹变淡，稍痒。去败酱草加三棱 10g。继服 14 剂，皮疹开始脱落，露出正常皮肤。再服 2 个月，皮疹全部消退。

加减龙胆泻肝汤

【组成】龙胆草 9g、青连翘 15g、干生地黄 15g、车前子 12g、淡黄芩 9g、生栀子 9g、粉丹皮 9g、泽泻 6g、苦木通 9g、生甘草 9g。

【功效】泻肝胆火，清利湿热。

【主治】急性湿疹、带状疱疹（缠腰火丹）、亚急性湿疹、传染性湿疹样皮炎、接触性皮炎、脂溢性皮炎等。

【组方特色】本方由《医宗金鉴·外科心法要诀》之龙胆泻肝汤（生地黄、泽泻、车前子、木通、黄芩、黄连、当归、生栀子、生甘草、生大黄）加减而成。方中龙胆草、黄芩泻肝胆火；连翘、栀子清热解毒；生地黄、丹皮凉血解毒；泽泻、木通、车前子、生甘草清热通利、除湿。

【方证要点】本方对一些热盛型的急性渗出性皮肤疾病效果较好。临床遇急性湿疹具有热盛有湿的特征，即可应用本方。

【加减变化】伴有高热者可加羚羊角粉 0.3~0.6g，或用生石膏 40~60g 煎水，煮群药效果亦佳；皮肤潮红明显者，加大黄 3~9g，取其清热破瘀之功；痒明显者，加白鲜皮 30g；内有湿滞、食滞者，加枳壳 6g，以行气消导，使湿从内解。

【使用禁忌】脾胃虚寒者慎用。

【赵炳南医案】

肖某，男，37 岁。初诊日期：1971 年 8 月 25 日。

主诉：全身起硬疙瘩，瘙痒已半年多。

现病史：半年前开始双下肢起硬结，瘙痒明显，搔抓后出水。曾经某医院多种治疗无效，病情日渐加重，以致蔓延两上肢起硬结，痒甚影响睡眠。饮食一般，二便调，既往无患过皮肤病。

检查：四肢伸侧散发半球形灰褐色或粉红色，绿豆至豌豆大小结节共 30 余个，大部分结节表皮已被搔破，表面有血痂，部分硬结上覆盖有鳞屑。

脉象：滑缓。

舌象：苔薄白。

西医诊断：结节性痒疹。

中医辨证：内蕴湿热，郁久化毒，阻于经络，湿毒聚结。

立法：除湿解毒，疏风活血化瘀。

处方：龙胆草9g、连翘15g、干生地黄15g、粉丹皮9g、栀子9g、苦参15g、生槐花30g、赤芍15g、木通9g、车前子12g（包煎）、泽泻9g、白鲜皮30g、防风9g。

外用药：黑色拔膏棍。

1971年9月2日二诊：服上方7剂后，四肢之结节瘙痒已明显减轻，部分结节变软、变小，搔痕已不明显。因工作较忙，服汤剂不便，而改用大败毒膏、秦艽丸。外用药同前。

采用上药连用月余，大部结节消退，只有6个结节稍痒较硬，未见新生之结节。再以上药治疗，以除余毒而愈。

清热除湿汤（湿疹一号）

【组成】龙胆草9g、黄芩9g、生地黄15g、白茅根30g、车前草15g、大青叶15g、生石膏30g、六一散15g。

【功效】清利湿热，佐以凉血。

【主治】湿热所致的急性皮肤病，如急性湿疹、过敏性皮炎、药疹、带状疱疹、疱疹样皮炎、丹毒、玫瑰糠疹等。

【组方特色】本方是赵炳南教授、张志礼教授根据龙胆泻肝汤化裁而来，是我科治疗急性皮肤病最经典的一个方子。方中龙胆草、黄芩清利肝胆湿热；白茅根、生地黄、大青叶清热凉血消斑；生石膏清热除烦；车前草、六一散利湿清热消肿。全方共奏清热利湿、凉血解毒之功效。

【方证要点】本方主治湿热内蕴、热重于湿所致的急性皮肤病，如急性湿疹、过敏性皮炎、药疹、带状疱疹、疱疹样皮炎、丹毒、玫瑰糠疹等，临床见症当以急性、水肿性红斑为主要表现，可以有水疱、糜烂、渗出等症状。

【加减变化】若水肿明显，渗出多者，可加茯苓皮、冬瓜皮；瘙痒明显时可加白鲜皮、地肤子；对于一些严重的过敏性皮炎、药疹等，可加入凉血药物，如丹皮、赤芍，甚至羚羊角粉等。

【使用禁忌】脾胃虚寒者慎用。

【赵炳南医案】

侯某，女，17岁。

主诉：面部起脓疱流脓水已10多天。

现病史：面部生脓疱，抓后出脓水，经某医院诊为"传染性脓疱病"，曾服"牛黄清热散"等药不效，遂来我院门诊求治。

检查：上额、耳下、背部均有如黄豆大样脓疱，边缘潮红，皮损有糜烂、渗出，部分已结黄色痂皮。尤以上额部皮损较多。

脉象：弦数。

舌象：舌苔薄白，舌质红。

西医诊断：传染性脓疱病。

中医辨证：肺胃蕴热，外受湿毒。

立法：清热解毒利湿。

处方：龙胆草9g、黄芩9g、栀子仁9g、金银花15g、连翘12g、泽泻9g、木通9g、丹皮9g、六一散15g、大青叶9g。

服上方3剂后，面部、耳部糜烂、渗出减轻，基底仍潮红，表面偶有脓疱及痂皮。又服3剂，皮损基底潮红消退，未再见新生脓疱，已显露出正常皮肤。临床治愈。

泻肝安神丸

【组成及用法】生石决明、珍珠母、生地黄各30g，生龙骨、生牡蛎、炒枣仁各15g，龙胆草、栀子、黄芩、当归、麦冬、茯神、白蒺藜、泽泻、柏子仁、远志、车前子各9g，甘草3g。每晚服9g，温开水送服。

【功效】平肝泻火，养心安神。

【主治】瘙痒性皮肤病因心肝火旺并伴有头晕、耳鸣、心烦、失眠者。

【组方特色】本方为龙胆泻肝汤、柏子养心丹合方化裁而成，原针对失眠，皮肤科将其用于治疗相同病机导致的顽固瘙痒。具体来讲，肝阳上亢，故见头晕耳鸣；心火上炎，故见心烦失眠；心肝火旺，阳气外浮，故见瘙痒。治以平肝泻火，养心安神。故予大苦大寒之龙胆草，上泻肝胆实火，下清下焦湿热，泻火除湿；黄芩、栀子皆苦寒，入肝、胆、三焦经，泻火解毒，燥湿清热，助龙胆草加强清热除湿之力；泽泻、车前子清热利湿，导湿热从水道排出；肝为藏血之脏，肝经有热，本易耗伤阴血，方中苦寒燥湿之品，再耗其阴，故用生地黄、当归滋阴养血以顾肝体，使邪去而不伤正；生石决明、珍珠母、生龙骨、生牡蛎皆为重镇之品，以之潜镇上犯的肝阳和心火，可达到重镇安神、重镇止痒之效；再以酸枣仁、柏子仁、远志、茯神、麦冬养心安神；白蒺藜息风止痒；甘草调和诸药并有防苦寒败胃之用。诸药合用，使肝火息，心火降，心神得养。

【方证要点】瘙痒性皮肤病因心肝火旺并伴有头晕、耳鸣、心烦、失眠者。

【加减变化】大便秘结者可加大黄；瘙痒明显者可加白鲜皮、地肤子等。

【使用禁忌】脾胃虚弱者慎用。

【赵炳南医案】

王某，女，33岁。

主诉：全身起皮疹时轻时重已10余年。

现病史：患者于10年前开始皮肤作痒，搔后起红色粟状疹，并有渗出液。开始系妊娠期发病，约6年后，发病与妊娠无关，1966~1968年期间冬发夏退，以后又与季节无关，时轻时重终年皮疹不退。虽经多方中西药物治疗，效果均不理想。有时可一时性好转，但停药后又复发，大便不干，小便清长。

检查：头部颜面前额两眉之间、鼻背、鼻翼、鼻唇沟等部皮肤呈红斑损害，轻度浸润，表面有少量糠秕状鳞屑，其中掺杂可见小的抓痕血痂。左腋下、双乳下均有红斑浸润性损害，表面稍湿润，大阴唇皮肤肥厚呈暗红色。双腘窝有局限性红斑，表面有搔痕血痂，大腿外侧亦有散在抓痕血痂。

脉象：滑细。

舌象：舌苔薄白，舌体胖。

西医诊断：脂溢性湿疹。

中医辨证：素有蕴湿，湿久化热，湿热发于肌肤。久病耗伤阴血，疾病缠绵不去。

立法：利湿清热，兼以凉血养血。

方药：龙胆草9g，黄芩9g，茵陈15g，柴胡9g，地肤子15g，泽泻12g，生甘草6g，生地黄30g，当归12g，赤、白芍各9g，首乌15g，紫草根15g。

外用药：5%糠焦油糊膏、泼尼松软膏、15%氧化锌软膏、甘草油。

服上方20剂后，腋下、乳房下方、腘窝等处皮疹已退，但局部仍有痒感，前额发际皮疹亦退，毛发干燥，痒，搔破流水少许，面部中央皮肤稍粗，轻度落屑。再继以养血兼除湿热之剂：生磁石30g，生龙骨15g，生牡蛎15g，生地黄30g，当归15g，枣仁15g，赤、白芍各18g，川芎9g，柴胡9g，茵陈15g，龙胆草9g，地肤子15g，生甘草6g。

外用药同前。

共服30剂治愈。

第三节　除湿系列

除湿止痒汤（湿疹二号）

【组成】白鲜皮 30g、地肤子 15g、炒薏苡仁 15g、干生地黄 15g、茯苓皮 15g、苦参 9g、白术 10g、陈皮 9g、焦槟榔 9g。

【功效】健脾除湿止痒。

【主治】亚急性或慢性湿疹、皮肤瘙痒症、色素性紫癜性苔藓样皮炎。

【组方特色】方中白鲜皮、地肤子止痒；茯苓皮、薏苡仁、白术健脾利湿；陈皮、槟榔健脾行气；苦参清热利湿；生地黄清热凉血。诸药合用，共奏清热除湿止痒之功。

【方证要点】以瘙痒为主，辨证属脾虚湿蕴的皮肤病。

【加减变化】若湿、热都比较明显，可与清热除湿汤合方加减使用；若皮损肥厚顽固，可合全虫方加减使用。

【使用禁忌】肝功能不全者慎用。

【赵炳南病案】

侯某，男，36 岁，初诊日期：1970 年 7 月 13 日。

主诉：间断性双脚糜烂四五年之久。

现病史：四五年来，每至春、夏季节双脚起水疱，肿胀，糜烂，作痒，流水不止，发热不能走路，双侧大腿根部淋巴结肿大，疼痛。

检查：患者架拐来诊，痛苦病容，双足肿胀按之凹陷达Ⅱ～Ⅲ度浮肿，两脚趾间及脚底部糜烂，流水不止，双鼠蹊部淋巴结肿大，表面有红线向足部延伸。

脉象：弦数。

舌象：舌苔白薄，舌质红。

西医诊断：脚癣感染。

中医辨证：湿热下注（脚蚓）。

立法：清热解毒，健脾利湿。

方药：龙胆草 9g、茵陈 30g、泽泻 9g、木通 9g、猪苓 9g、车前子 15g、萹蓄 9g、牛膝 9g、金银花 30g、云茯苓皮 15g、陈皮 6g。

外用苍耳子 30g、蛇床子 30g、苦参 15g、明矾 15g、马齿苋 30g、地肤子

30g、败酱草 30g、川槿皮 30g，煎水泡脚。再用祛湿散以甘草油调敷。

1 周以后足部渗水减少，原糜烂之皮损已结痂干燥，脱皮，疼痛已轻，仍作痒，鼠蹊部淋巴结已消失。按上方加减：茵陈 30g，生地黄 18g，木通 9g，猪苓 6g，泽泻 9g，地肤子 30g，白鲜皮 15g，苦参 15g，防己 9g，苍、白术各 18g，茯苓皮 15g，茜草 15g。

外用苦参 15g、明矾 15g、川椒 9g、地肤子 30g、苍耳子 30g、蛇床子 30g、败酱草 30g、马齿苋 30g、川槿皮 30g，煎水泡脚后，再以黄柏面、甘草油调和搽敷。

服上方 3 剂后，病情显著好转，双足糜烂面消失，附以大部分新生皮肤，痒已止。再投以苍术膏、白术膏，交替服用，经 2 周后复查临床痊愈。

搜风除湿汤

【组成】全蝎 6~12g、蜈蚣 3~5 条、海风藤 9~15g、川槿皮 9~15g、炒黄柏 9~15g、炒白术 9~15g、威灵仙 15~30g、炒薏苡仁 15~30g、炒枳壳 9~15g、白鲜皮 15~30g。

【功效】搜内外风，除湿止痒。

【主治】慢性湿疹，慢性顽固性神经性皮炎（顽癣），年久而致色素暗淡沉着、皮肤粗糙、瘙痒感显著的皮肤瘙痒症（瘾疹），皮肤淀粉样变有明显痒感者，结节性痒疹。

【组方特色】本方适用于风湿之邪深入肌腠的慢性瘙痒类皮肤病。方中全虫、蜈蚣搜剔深入之内外风邪而止痒；白鲜皮、川槿皮、海风藤、威灵仙祛风通络止痒；炒枳壳、炒黄柏、炒白术、炒薏苡仁健脾燥湿止痒。本方各药均为炒用，适用于病情深在者。

【方证要点】皮疹肥厚，瘙痒明显，病情慢性，舌淡胖、苔白润等。

【加减变化】皮损肥厚者加酒大黄、桃仁等；瘙痒明显者加乌梢蛇等。

【使用禁忌】急性皮损者慎用，对异种蛋白过敏者禁用。

【赵炳南医案】

张某，男，47 岁，初诊日期：1971 年 3 月 23 日。

主诉：全身泛发暗红色丘疹，剧痒 6 年。

现病史：6 年前开始全身泛发暗红色丘疹，瘙痒明显，有时有渗出液，经常反复发作，缠绵不愈。1969 年底至 1970 年初发作较为严重，曾在某医院住院治疗，使用"激素"类药物 40 多天，仍未能控制。出院后，皮疹仍未消退，曾采用多种疗法不效，瘙痒严重，昼夜不能安静，全身痛疲乏力，纳食不香，遂来我院门诊。

检查：全身泛发暗红色丘疹，除面部外，全身皮肤粗糙，角化纹理增粗，肥厚，有色素沉着，呈深褐色，散在明显的抓痕血痂。

脉象：弦滑。

舌苔：苔白腻，舌质红。

西医诊断：慢性泛发性湿疹。

中医辨证：湿毒内蕴，发于肌肤。

立法：除湿润肤，解毒止痒。

方药：全蝎9g、白鲜皮45g、地肤子30g、川槿皮9g、干生地黄30g、威灵仙15g、槐花30g、苍耳子9g、苦参15g、陈皮6g。

外用龙胆草90g、豨莶草30g、川椒9g，水煎外洗。

4月3日诊：服上方3剂后痒稍有缓解，其余未见好转，改用清热除湿法，龙胆泻肝汤加减：龙胆草15g、川大黄12g、黄柏12g、黄芩12g、川槿皮30g、生白术15g、赤苓皮15g、白鲜皮60g、干生地黄30g、生槐花30g、苍耳子9g。

外用大风子油2瓶，如意金黄散4袋，外扑。

5月5日诊：服前药10余剂，变化不大，改用秦艽丸方加减：乌梢蛇9g、秦艽15g、防风9g、黄芪15g、苦参15g、漏芦9g、黄连6g、白鲜皮30g、威灵仙30g。

连续服用20余剂，明显好转，皮损面变薄软化，瘙痒基本消失。以后改用秦艽丸服半月余,6月中旬复诊时，全身皮肤已恢复正常，痒止，近期临床治愈。

疏风除湿汤

【组成】荆芥穗、防风各6~12g，蝉蜕6~9g，菊花、生枳壳、生白术、生黄柏各9~15g，生薏苡仁15~30g，车前子15g，车前草30g。

【功效】散风消肿，清热除湿。

【主治】血管神经性水肿（唇风），颜面部过敏性皮炎，颜面风肿，阴囊水肿初期（阴囊风肿）。

【组方特色】本方适用于风湿侵犯上焦所致的头面风肿，属于过敏性疾患者。方中荆芥穗、防风、蝉蜕散风消肿；薏苡仁、枳壳、白术健脾利湿消肿；车前子、车前草、黄柏清热利湿消肿；菊花清热扬散、载药上行。本方中各药均为生用，适用于病情轻浅者。

【方证要点】面部局限性水肿性红斑，尤以双眼睑明显，颜色淡红，骤然起病，每年相同时节反复发作，舌淡胖、有齿痕、苔白，脉浮等。

【加减变化】热盛者可用野菊花；阴囊水肿者则去菊花，倍用薏苡仁，另加防己以祛湿消肿。

【使用禁忌】局部红肿热痛证属热毒炽盛者慎用。

【赵炳南医案】

朱某，男，43岁，入院日期：1972年1月9日，出院日期：1972年2月13日。

主诉：头面皮肤潮红，发热1天。

现病史：前天因颈部粉瘤手术后感染，局部外用甲字提毒药捻后，发现头面部肿胀发热，服中药后好转，局部改用祛湿药油，数小时后突然引起高热，面部肿胀更加严重，1月9日上午11时立即入院。

检查：患者神清，合作，自动体位，体温39.3℃，血压8050mmHg，脉搏108次/分，呼吸急促，全身皮肤潮红，轻度浮肿，全身性反应性浅层脓疱，渗出液较多，心脏有吹风样杂音，双肺呼吸音粗糙，腹部检查无异常，白细胞计数32.2×10⁹/L，中性粒细胞百分比91%，嗜酸性粒细胞百分比1%，淋巴细胞百分比8%（复查白细胞计数41.2×10⁹/L，中性粒细胞百分比92%，嗜酸性粒细胞百分比2%，淋巴细胞百分比6%），其他化验未见异常。

脉象：滑数。

舌象：舌苔黄厚腻，舌质红。

西医诊断：过敏性皮炎并发过敏性休克。

中医辨证：血热蕴湿，湿热结毒，毒邪炽盛，气阴两伤。

立法：清热凉血解毒，养阴扶正。

方药：金银花60g、连翘24g、生地黄30g、玄参30g、石斛30g、麦冬15g、天花粉15g、牡丹皮15g、白茅根30g、川黄连3g。

急煎2剂，每日4次，分服。

患者入院后，因处于休克状态，立即输入5%葡萄糖液1000ml，加维生素C 1g、氢化可的松100mg。赵老看过患者后，除服上方外嘱另加犀角粉1.8g，每煎冲服0.6g，饮食进绿豆水饭。因体温高，头部湿温敷，血压仍偏低，曾配合使用升压药间羟胺，血压回升至120/60mmHg。第二剂去川黄连加车前子（包煎）9g，以助利湿，犀角粉0.6g冲服同前。1月10日，体温下降到36.5℃，患者精神尚好，血压160/60mmHg，按前法稍事加减：金银花30g、生地黄30g、连翘15g、玄参15g、丹参15g、牡丹皮15g、天花粉15g、白茅根30g、白鲜皮30g、凌霄花12g、黄芩12g。

外用龙胆搽剂。

1月11日诊：服药2剂后，患者病情明显好转，体温正常，血压维持在110/70mmHg，精神好，饮食好转，大便日解2次，不稀，便色黑。舌质红、舌苔薄白，头部及至全身脓疱渗出液消退，仅遗留四肢及末端仍有小脓疱有渗出液，自述有奇痒。复查白细胞 $30×10^9$/L，中性粒细胞百分比84%，嗜酸性粒细胞百分比5%，淋巴细胞百分比10%，单核细胞百分比1%，西药仍配合支持疗法、脱敏疗法，使用激素。

1月12日诊：患者体温维持正常，复查白细胞已有下降趋势，为 $21.2×10^9$/L，中性粒细胞百分比80%，淋巴细胞百分比16%，嗜酸性粒细胞百分比4%。血压偏低，全身皮肤红色减退，仅遗有少许小脓疱，四肢末梢仍有红肿，皮肤有轻微脱屑，脉象沉缓，舌质稍红。法宜除湿清余热：茵陈12g、生薏苡仁30g、生扁豆15g、生白术15g、生芡实15g、车前子12g、车前草12g、地肤子30g、干生地黄30g、厚朴9g、砂仁3g。

1月13日诊：服药3剂，患者病情基本稳定，血压有时有波动，偏低，全身皮肤潮红基本消退，仍有皮肤脱屑现象，白细胞 $14.2×10^9$/L，中性粒细胞百分比60%，嗜酸性粒细胞百分比1%，淋巴细胞百分比34%，单核细胞百分比5%，以后继续治疗原发病症，后期曾感冒发热一次，经用药后治愈。共计住院35日，治愈出院。

多皮饮

【组成】地骨皮9g、五加皮9g、桑白皮15g、干姜皮6g、大腹皮9g、白鲜皮15g、丹皮9g、赤茯苓皮15g、鲜冬瓜皮15g、扁豆皮15g、川槿皮9g。

【功效】健脾除湿，疏风和血。

【主治】慢性荨麻疹、慢性湿疹、皮肤瘙痒症等。

【组方特色】方中赤茯苓皮、冬瓜皮、扁豆皮、大腹皮健脾利湿，涤清胃肠积滞；干姜皮辛温和胃固表，守而不走；白鲜皮、川槿皮祛风止痒；丹皮凉血和血化斑；地骨皮、桑白皮泻肺而清皮毛。

【方证要点】针对顽固性慢性荨麻疹，反复发作，以湿重于热为主，并且用过麻黄方不效的患者为宜。

【加减变化】遇冷而发作者则重用干姜皮；遇热而发作者则去干姜皮，另加干生地黄15~30g效果较好。

【使用禁忌】皮疹初起，表证明显者禁用。

【赵炳南医案】

某，女，41 岁。初诊日期：1971 年 2 月 10 日。

主诉：10 余年来全身不断发生红疙瘩，痒甚。

现病史：患者 10 余年来，不断在四肢、躯干发生大片红色疙瘩，剧烈瘙痒，时起时落，每早晚发疹较重，无一定部位，特别是冬季晚上入寝后更重，夏日亦不间断，曾经多方面治疗不效。

检查：四肢有散在指盖大或铜钱大不整形之大片扁平隆起，呈淡红色。

脉象：沉缓。

舌象：苔白，舌质淡。

西医诊断：慢性荨麻疹。

中医辨证：先有蕴湿兼感风寒之邪化热，风寒湿热交杂，缠绵不去，发于皮肤。

立法：调和阴阳气血，兼以清热散寒、疏风祛湿。

处方：五加皮 9g、桑白皮 9g、地骨皮 9g、牡丹皮 9g、干姜皮 9g、陈皮 9g、扁豆皮 9g、茯苓皮 9g、白鲜皮 9g、大腹皮 9g、当归 9g、浮萍 9g。

2 月 17 日诊：进服上方 7 剂，皮疹明显减少，只是早上外出后仍有少数皮疹，晚上也基本不发。

2 月 26 日诊：又继服 4 剂后，皮疹即完全不发；又服 3 剂，临床治愈。

加减除湿胃苓汤

【组成】苍术、厚朴各 6g，陈皮、泽泻、炒枳壳、炙甘草各 9g，炒白术、猪苓、赤茯苓、滑石、炒黄柏各 12g。

【功效】健脾燥湿，和中利水。

【主治】带状疱疹（湿盛型缠腰火丹）、湿疹（湿疡）、银屑病（寒湿型白疕）。

【组方特色】本方是胃苓汤的加味，方中厚朴、陈皮、苍术、甘草燥湿和中；泽泻、猪苓、茯苓、白术健脾利水湿；赤茯苓、黄柏、滑石清热利湿；枳壳行气以助水湿之运化。

【方证要点】湿疹缠绵日久，热象不明显，证属湿盛热轻。带状疱疹，疱疹暗红，疼痛较轻。

【加减变化】痒感明显者，加白鲜皮；湿滞、食滞重者，加焦槟榔或伏龙肝。

【使用禁忌】阴虚燥热证者禁用。

【赵炳南医案】

赵某，女，36岁，初诊日期：1971年9月1日。

主诉：双侧手背皮肤粗糙、变硬奇痒，有时流水，已1年余。

现病史：1年前两侧手背开始发红，有痒感，经常搔抓后起红疹，有时有渗出液，结痂，经某医院诊断为湿疹，用药后渗出液减少，唯皮肤逐渐变厚，粗糙变硬，皮肤颜色也变暗，痒感明显，有时感到全身也作痒，影响工作，曾多方治疗，未效，故来门诊治疗。

检查：两侧手背、手指背侧面及手腕部皮肤粗糙，角化变厚，融合成片，有明显抓痕及少量渗液。

脉象：沉弦，舌苔薄白稍腻。

西医诊断：亚急性湿疹。

中医辨证：湿疡，湿重于热。

立法：除湿清热止痒。

处方：厚朴6g、陈皮9g、滑石块12g、赤茯苓12g、猪苓12g、炒黄柏12g、炒枳实9g、白鲜皮30g、姜黄9g、地肤子30g。

外用龙胆草30g、豨莶草30g、苦参30g，水煮外洗。祛湿药油外敷。

上方服7剂。9月13日复诊时，皮损面渗出液已止，皮面干燥，但仍瘙痒不止。继用前法佐以祛风止痒，外用稀释新拔膏。继服药10剂后，皮损已基本痊愈，痒止，皮肤光滑。内服八珍丸、秦艽丸巩固疗效。

清脾除湿饮

【组成】赤茯苓、白术、苍术、黄芩、元明粉、枳壳、泽泻、麦冬、栀子各9g，生地黄30g，生甘草6g，连翘15g，茵陈12g，灯心草3g，竹叶3g。

【功效】清脾利湿，清热解毒。

【主治】疱疹样皮炎、天疱疮、亚急性湿疹、脂溢性皮炎、接触性皮炎、脓疱疮等。

【组方特色】本方以茯苓利水渗湿、健脾宁心；白术除胃热、强脾胃；苍术加强燥湿化浊之力；生地黄清热凉血、养阴生津；黄芩、栀子、泽泻、连翘加强泻热之力；枳壳理气宽中、行滞消胀；灯心草、竹叶清热除烦；元明粉泻下攻积、润燥软坚、清热消肿；茵陈利湿退黄、解毒疗疮；麦冬养阴生津、润肺清心；生甘草补脾益气、清热解毒、调和诸药。诸药合用共奏清脾利湿、清热解毒之功。

【方证要点】身起水疱，渗出糜烂，小便黄赤，大便干结等。

【加减变化】湿热盛者加黄连、苦参等；血热盛者加牡丹皮、紫草等。

【使用禁忌】脾胃虚寒者禁用。

【张志礼医案】

李某，男，42岁，1991年7月21日初诊。

主诉：患者全身反复起水疱2年，加重2周。

现病史：患者2年前不明原因口腔及全身起水疱，疼痛，在我院做病理检查确诊为寻常型天疱疮，经中西医结合治疗临床痊愈。泼尼松维持量每日15mg。2周前劳累后水疱再发，口腔有糜烂面，遍身散在水疱，疼痛难忍，伴身热，心烦口渴，大便秘结，小溲短赤。诊查：头、面、颈、胸、背、腋下、腹股沟见散在多数不规则湿润糜烂面，易出血，并可见有数个松弛性大疱，疱壁薄易破，尼氏征（+），口腔黏膜可见糜烂面。舌质红、苔黄腻，脉弦滑微数。

中医诊断：天疱疮。

西医诊断：寻常型天疱疮。

辨证：心火脾湿，血分蕴热。

治法：泻心凉血，清脾除湿。

处方：栀子10g、黄连10g、白术10g、生玳瑁粉6g（分冲）、枳壳10g、薏苡仁30g、川萆薢10g、茯苓皮15g、车前草15g、车前子15g、泽泻15g、重楼15g、白花蛇舌草30g。

同时服用泼尼松，每日40mg。

二诊：服上方7剂，新生水疱减少，精神食纳好转。再进14剂，则不再出新生水疱，大部糜烂面干燥，病情基本稳定。前方去生玳瑁、栀子、黄连、车前子、车前草、泽泻、萆薢，加黄芪10g、太子参15g、当归10g、白扁豆10g、山药10g、丹参15g，续服1个月，病情稳定，未见新发水疱。激素维持量为每日15mg。

除湿解毒汤

【组成】白鲜皮、金银花、滑石块各15g，大豆黄卷、生薏苡仁、土茯苓、连翘各12g，山栀子、木通、生甘草各6g，丹皮、紫花地丁各9g。

【功效】除湿利水，清热解毒。

【主治】急性女阴溃疡，急性自体过敏性皮炎，急性接触性皮炎，下肢溃疡合并感染。

【组方特色】方中白鲜皮、生薏苡仁、大豆黄卷、木通、滑石块、生甘草清热除湿、散风止痒，其中大豆黄卷又名清水豆卷，是由黑豆泡水出芽取其分利湿热之功；土茯苓、山栀子、金银花、连翘、紫花地丁、丹皮解毒清热凉血。本方利中有清，清利相辅相成。

【方证要点】本方治疗由于湿毒所引起的皮肤病。赵老开始仅用于治疗急性女阴溃疡，后来扩大应用于急性接触性皮炎等，适用于湿毒而以湿盛于毒者为佳。

【加减变化】湿盛者加萆薢、通草等；毒盛者加草河车、白花蛇舌草；血热者加紫草、生地黄等。

【使用禁忌】寒湿证者禁用。

【赵炳南医案】

贾某，男，48岁，会诊日期：1961年5月10日。

主诉：两手背、面部突然肿起4小时。

现病史：发病前1天和当天曾吃过熬灰菜和灰菜馅饼，吃后即在烈日下劳动数小时，阳光直射，当时即感到面部刺痒，回家后开始面部及手背部（阳光照射的部位）明显肿胀，灼热刺痛，眼睑肿胀以致不能睁开，并感到胸闷发憋，咽干，微咳，咳痰不爽，大便干燥，小便短赤。

检查：体温37℃，头部、颜面部及颈部高度水肿，眼裂封闭，口唇肿胀，影响张口，口腔内黏膜呈紫红色且水肿。头部颜面部及两手背之部分皮肤呈紫红色，压之不褪色，未见水疱及糜烂面。

脉象：弦滑。

舌象：舌苔薄白。

西医诊断：植物日光性皮炎。

中医辨证：湿毒内蕴，日晒后阳毒外燔（湿毒疡）。

立法：清热解毒利湿。

方药：金银花18g、连翘18g、浮萍9g、蒲公英15g、薏苡仁12g、车前子（包煎）9g、木通9g、生甘草30g。

外用黄柏60g，煎水5000ml，放冷湿敷。

5月11日诊：肿已大消，口眼能张开，仍感咳嗽咽痛，咳痰不爽，大便2天未解。上方加贝母9g、杏仁9g、大黄9g。

5月12日诊：肿胀部位基本消退，眼已自如睁开。按前方加瓜蒌仁、黄芩、桔梗，服1剂。

5月13日诊：肿胀部位均已消退，面部遗留较多出血斑，呈紫暗色，局部疼痛仍未消失，胸闷发憋现象好转，咳嗽已止。按前法佐以凉血活血之剂：生地黄12g、丹皮9g、紫草根9g、浮萍9g、白鲜皮9g、薏苡仁12g、车前子（包煎）9g、木通 9g、金银花 18g、连翘 9g、生甘草 9g。

冷湿敷改用热湿敷（温度 35℃左右）。

5 月 22 日诊：上方连服 10 剂，面部紫斑基本消退，局部有 3cm×2cm 的糜烂面，用化毒散、青黛散等量花生油调上后，基本痊愈出院。

除湿解毒饮

【组成】茯苓、生白术、苦参、藿香、蒲公英、连翘、虎杖、生山楂各 10g，生薏苡仁、茵陈、丹参各 15g，生枳壳 6g。

【功效】健脾除湿，清热解毒。

【主治】脾虚湿蕴之皮肤病，如痤疮、湿疹等。

【组方特色】方中白术、茯苓、生山楂健脾；生薏苡仁、茵陈、苦参、虎杖除湿；蒲公英、连翘清热解毒；丹参活血通络。

【方证要点】痤疮、湿疹症见大便黏滞，口黏口臭，皮肤脂溢，舌苔白腻或白黄腻等。

【加减变化】毒盛者加金银花、蒲公英等；血热者加丹皮、紫草等。

【使用禁忌】脾胃虚寒者慎用。

【陈彤云医案】

何某，女，33 岁，2015 年 5 月 23 日初诊。

主诉：面部反复起疹 20 年。

现病史：患者 20 年前无明显诱因，开始于面部起疹，曾外用药物治疗（具体不详），皮疹时轻时重，后发展至前胸。近半年出现月经紊乱，有血块，伴口干渴、纳食多，大便干燥，小便黄。平素嗜食辛辣及煎炸食品。舌质红、苔白腻中黄，脉弦滑。

皮肤科情况：面部、前胸多发红色丘疹、结节及脓疱，伴小粉刺，油脂溢出多，毛孔粗大。

辨证：肺胃热盛。

治则：清热解毒，利湿凉血。

方药：茵陈 20g、丹参 20g、连翘 20g、野菊花 15g、当归 6g、川芎 3g、虎杖 20g、黄连 6g、黄柏 10g、益母草 10g、泽兰 10g、土茯苓 20g、百部 10g、北豆根 6g。

水煎服，日 1 剂，连服 14 日。

嘱其忌食辛辣、煎炸食品，注意面部清洁。

二诊：2015 年 7 月 8 日。药后皮疹减轻，丘疹减少，仍脂溢明显，大便正常，末次月经 2015 年 6 月 19 日。舌质红、苔白中黄，脉滑。上方土茯苓增至 30g，加荷叶 15g、泽泻 15g。日 1 剂，连服 14 日。余同前。

三诊：2015 年 8 月 5 日。药后皮疹明显减少，个别新发皮疹，仍脂溢明显。大便调，纳可，寐可。末次月经 2015 年 7 月 17 日，经期延长，舌质红、苔白，脉滑。上方益母草增至 15g，加茯苓 15g。续服 14 日。余同前。

四诊：2015 年 9 月 9 日。药后脂溢明显减少，有个别新发皮疹。大便调，纳可，寐可。末次月经 2015 年 9 月 7 日，经期延长，少量血块，舌质淡红、苔白，脉滑。上方加橘叶 15g、僵蚕 10g。续服 14 日。余同前。

五诊：2015 年 10 月 28 日。药后皮疹明显消退，仅下颌少许丘疹，脂溢明显减少。大便调，纳可，寐可。末次月经 2015 年 10 月 8 日，舌尖红、苔白，脉滑。续服上方 14 日。余同前。皮疹基本消退。

土槐饮

【组成】土茯苓、生槐花各 30g，生甘草 9g。

【功效】清热除湿解毒。

【主治】亚急性湿疹、慢性湿疹、植物日光性皮炎、脂溢性皮炎、寻常型银屑病（白疕）、复发性疖病。

【组方特色】本方药少力专，土茯苓性甘淡平，清热解毒除湿，长于祛湿，多用于湿热疮毒，又为治梅毒之专药，能入络搜剔湿热之蕴毒；生槐花泻热凉血解毒，其凉血之功独在大肠，大肠与肺相表里，所以能疏皮肤风热；又槐花生用清热解毒力强，尤以槐花蕊效力更强，临床试用可代替银花，炒用力虽缓，但易于保存。佐以生甘草，解毒和中。

【方证要点】临床用于治疗复发性疖病（如发际疮、坐板疮）、慢性湿疹皮损消退后、牛皮癣进行期、植物日光性皮炎、脂溢性皮炎等，尤适用于病后预防复发。

【加减变化】如祛湿，可在土茯苓基础上，加萆薢、车前子、泽泻等；如清热凉血，可在槐花基础上，加紫草、生地黄、丹皮等；若解毒，可加决明子、白花蛇舌草等。

【使用禁忌】脾胃虚寒者慎用。

【赵炳南医案】

胡某，男，19 岁，初诊日期：1964 年 5 月 18 日。

主诉：全身弥漫性潮红脱屑已 2 周。

现病史：患者 2 个月前先在头顶、四肢出现散在红斑，表面有白屑，曾在家乡多次治疗无效。入夏以来，皮疹逐渐加多，遂来北京治疗。2周前曾在某医院治疗，确诊为"牛皮癣"，外用药（药名不详），2天后全身皮损呈现广泛性潮红肿胀，自觉奇痒，伴有大量脱屑，两小腿肿胀更加明显，部分皮损有黄水浸润，渗出不止，遂来我院治疗。

检查：从头到足全身皮肤弥漫潮红，轻度肿胀，表面有白色或黄白色之皮屑，躯干部可见散在块状银白色多层性鳞屑灶，所有潮红皮损之间，可见有少量正常皮肤。两手背、两足、两小腿高度肿胀，不能穿鞋，在左小腿有7cm×5cm的糜烂面，有浆液渗出，中心有污黄色痂皮。体温37.8℃，化验：血常规正常；尿常规：尿蛋白（+++），红细胞5~6/HP，白细胞0~1/HP，上皮细胞0~1/HP，尿糖（－）。

脉象：弦数。

舌象：无苔，舌质红绛。

西医诊断：牛皮癣继发红皮症。

中医辨证：湿热内蕴，血热炽盛。

立法：清热利湿，凉血活血。

方药：紫草9g、茜草9g、南红花9g、鲜生地黄15g、生栀仁6g、酒黄芩9g、生槐花30g、土茯苓30g、泽泻9g、茵陈蒿6g、车前子9g、生甘草9g。

外用普连软膏。

上方服12剂后，皮损发红逐渐减退，鳞屑减少，双手背及双下肢肿已全消，唯有小腿伸侧下1/3尚有3cm×3cm的浅在溃疡。以原方去茜草、泽泻，加当归、黄芪、赤芍、茯苓，又服4剂。6月6日复诊时，皮色发红全退，已无鳞屑，皮损大部分呈色素沉着，脉弦滑，舌苔薄、舌质淡。尿检查：尿蛋白（++），红细胞1~2/HP，余无异常。又服原方4剂后，症状消失，尿检阴性。共服中药20剂，治疗24天临床痊愈。

除湿丸

【组成】威灵仙30g，猪苓30g，栀仁30g，黄芩30g，黄连30g，连翘30g，当归尾30g，泽泻30g，紫草45g，茜草根45g，赤茯苓皮45g，白鲜皮60g，粉丹皮30g，干生地黄60g。上药共研细末，水泛为丸，如绿豆大。

【功效】清热凉血，除湿利水，祛风止痒。

【主治】急性湿疹、婴儿湿疹、寻常型银屑病（白疕）、单纯糠疹、多形红斑等属湿热证者。

【组方特色】本方由猪苓、泽泻、赤茯苓皮利湿；栀仁、黄芩、黄连清利湿热；紫草、茜草根、粉丹皮、干生地黄凉血消斑；白鲜皮清热利湿止痒；当归尾养血、活血，专用归尾，更偏于活血，有"治风先治血，血行风自灭"之妙；连翘、栀仁清心火；威灵仙祛风湿；且威灵仙、连翘尚可软坚散结。全方共奏清热凉血、除湿利水、祛风止痒之功效。

【方证要点】急性湿疹、皮炎类皮肤病属湿热血热证者，以急性发病，红斑、渗出、瘙痒等为主要表现。

【加减变化】瘙痒明显者可加地肤子；风盛者加荆芥、防风等。

【使用禁忌】脾胃虚寒者慎用；肝功能不全者禁用。

【赵炳南医案】

梅某，男，40岁。初诊日期：1972年10月26日。

主诉：皮肤起环状皮疹已7天。

现病史：1周前发现躯干、两胁部起两块环形皮疹，色红，有薄鳞屑，痒感明显。2天以后发现前胸、后背、四肢密布同样皮损。经某医院诊为"玫瑰糠疹"。用"葡萄糖酸钙"静脉注射，内服"氯苯那敏""维生素"等药，效果不明显。遂来我院门诊就诊。

检查：躯干、四肢处皮损呈环形、椭圆形，色红浸润，表面有微薄细鳞屑，胸背部皮损长轴与肋骨平行。

脉象：弦滑。

舌象：苔薄白稍腻。

西医诊断：玫瑰糠疹。

中医辨证：血热外受风毒湿邪。

立法：清热凉血，解毒除湿。

处方：白茅根30g、干生地黄30g、大青叶15g、粉丹皮12g、尾连60g、黄芩9g、紫丹参15g、白鲜皮30g、猪苓9g、泽泻9g、车前子（包煎）12g。

10月30日诊：服上方4剂后，皮损红色明显消退，痒感减轻。于方中加地肤子30g，继服5剂。

11月6日诊：大部分皮损消退，呈现淡红色半环状皮损，中心消退，边缘稍有浸润，痒感已不明显，脉缓，苔薄白。改用养阴凉血、除湿止痒为法：干生地黄30g，粉丹皮12g，白鲜皮30g，地肤子30g，紫丹参30g，苦参9g，天花粉15g，天冬、麦冬各12g，生薏苡仁30g，车前子（包煎）12g，泽泻9g，全当归15g。

11月13日诊：上方连续服6剂后，皮损全部消退，呈现色素沉着，临床痊愈。

健脾除湿汤

【组成】生薏苡仁、生扁豆、山药各 15~30g，枳壳、草薢、黄柏、白术、茯苓、芡实、大豆黄卷各 9~15g。

【功效】健脾除湿利水。

【主治】慢性湿疹渗出较多、慢性下肢溃疡（湿臁疮）、慢性足癣（脚蚓）渗出液较多者、下肢水肿、盘状湿疹、下肢溃疡、女阴溃疡、糜烂性龟头炎以及脂溢性脱发等。

【组方特色】方中生薏苡仁、生扁豆、山药、芡实、白术、茯苓健脾利湿；黄柏、草薢清热利湿；大豆黄卷健脾除湿。脾被湿困则湿盛，脾健湿运则病自去，旨在治本扶正以驱邪。

【方证要点】本方适用于脾虚湿盛的慢性渗出性皮、外科疾病，症见皮肤潮红不明显，多发于下部、水肿、糜烂、创面渗液较多，肥厚较突出，伴见大便不干、小便清长，脉多弦滑或缓，舌体胖、苔白等。

【加减变化】水肿明显者加冬瓜皮、车前子；湿热重者加苦参、生栀子；血热重者加生地黄。

【使用禁忌】热毒炽盛，局部红肿热痛明显者慎用。

【赵炳南医案】

洪某，男，40 岁。初诊日期：1972 年 9 月 19 日。

主诉：躯干发生红斑水疱已半年余。

现病史：患者于 1972 年 2 月间发现右侧乳房下有 3cm×3cm 大小皮损，发痒，有渗出液和结痂。6 月份因乘车受热，皮损发展到腋下及前胸有 4~5 块。7 月份，因气候闷热，皮损发展到前胸、后背、腋下及两侧鬓角、鼻两侧陆续起疱、破裂、结痂，渗出液较多。皮损逐渐发展，约占后背的 60% 及前胸的 50% 以上，口腔内未发现水疱。确诊为"寻常型天疱疮"。曾用多种西药，包括"氨苯砜"等 20 多种药物治疗 10 余天，仍未能控制病情的发展。7 月 18 日开始使用"氢化可的松""维生素 C"和"葡萄糖"静脉滴注，口服"泼尼松"等其他西药治疗 2 周，病情逐渐减轻，痂皮脱落过半。8 月 22 日开始停药，症状又复发，颈部、腋下和上臂均起疱伴有渗液。8 月 25 日又开始使用西药治疗，并服用"地塞米松"，肌内注射"促肾上腺皮质激素"，病情继续发展，遂请赵老协助治疗。

检查：体温正常，血压 140/100mmHg，脉搏 80 次 / 分，呼吸 21 次 / 分，白细胞计数 $6.9×10^9$/L，中性粒细胞百分比 84%，淋巴细胞百分比 16%，血红蛋白 130g/L，血沉 7mm/h，尿、便检查均正常，肝功能正常。周身皮肤轻度水肿，有大小不等的散在色素沉着斑。部分区域仍有红斑水疱及糜烂结痂。

脉象：沉细缓。

舌象：舌苔薄白，中部厚腻，舌体胖，舌质红。

西医诊断：红斑型天疱疮。

中医辨证：脾虚湿毒，蕴郁血分。

立法：健脾除湿解毒。

处方：生黄芪 15g、生扁豆 9g、生薏苡仁 30g、生白术 12g、云茯苓皮 12g、怀山药 30g、生芡实 9g、车前子（包煎）12g、白鲜皮 30g、地肤子 30g、牡丹皮 12g、淡竹叶 9g。

因病情较重，已服用泼尼松，每日 30mg，继续维持原量。服用中药 7 剂后，皮肤水肿逐渐减轻，舌苔薄白，按上方加减：去白鲜皮、淡竹叶、云茯苓皮、生白术，加冬瓜皮 15g，扁豆皮 9g，泽泻 9g，天花粉 30g，南、北沙参各 15g。

1972 年 10 月 5 日诊：服上方 14 剂后，自觉症状稳定，微觉有些腹胀，拟以益气养阴、健脾理气：生黄芪 30g，生地黄 30g，生白术 12g，生芡实 15g，车前子（包煎）12g，南、北沙参各 30g，天花粉 30g，白鲜皮 30g，厚朴 9g，仙人头 9g，莲子心 6g，生薏苡仁 30g。

1972 年 10 月 12 日诊：服上方 7 剂后，未见新生皮疹，旧皮疹范围也缩小，有色素沉着及红斑水疱。激素已开始减量，泼尼松口服，每日 15mg，分 3 次服。化验检查：白细胞计数 11.6×10^9/L，中性粒细胞百分比 83%。脉弦滑，舌质红、舌苔薄白。处方：南、北沙参各 30g，天花粉 30g，佩兰 9g，泽兰 9g，生薏苡仁 30g，生白术 9g，莲子心 9g，仙人头 9g，陈皮 9g，厚朴 9g，金银花炭 15g，生地黄炭 15g。

1972 年 11 月 2 日诊：服上方 7 剂后，皮损基本消退，症状已消失。服用秦艽丸、地黄丸、除湿丸。激素已停用 1 周余，未再复发，未见新生疱疹，体质较以前增强。继服丸药，以巩固疗效。

祛湿健发汤

【组成】炒白术 15g、猪苓 15g、萆薢 15g、首乌藤 15g、白鲜皮 15g、车前子（包煎）9g、川芎 9g、泽泻 9g、桑椹 9g、赤石脂 12g、生地黄 12g、熟地黄 12g。

【功效】健脾祛湿，滋阴固肾，乌须健发。

【主治】脂溢性脱发。

【组方特色】本方是赵老用于治疗脂溢性脱发的经验方，方中炒白术、泽泻、猪苓、萆薢、车前子健脾祛湿利水而不伤其阴；生地黄、熟地黄、桑椹、首乌藤补肾养血，以助生发；川芎活血，且能引药上行；白鲜皮除湿散风止痒，以治其标；赤石脂能收敛，旨在减少油脂的分泌，诸药协同，使湿从下走，阴血上充，皮毛腠理密固，标本兼顾。

【方证要点】脂溢性脱发症见头皮油腻，皮肤脂溢潮红，面部易生痤疮，大便黏稠，腹胀腹满，口苦口臭等。

【加减变化】阴血亏虚者可加黄精；肾阴亏虚者加女贞子、墨旱莲等。

【使用禁忌】方中含首乌藤、白鲜皮等，肝功能异常者禁用，注意定期复查肝肾功能。

【张志礼医案】

刘某，女，49岁，1987年11月29日初诊。

现病史：患者近10年头皮瘙痒多屑，洗头逐渐频繁，几乎天天需要洗头，否则瘙痒难耐。近年鼻唇沟、眉毛处起红色斑片并有油性脱屑、瘙痒，头顶部毛发脱落较多。诊查：头顶部毛发稀疏纤细，糠秕状脱屑，部分头皮可见片状红斑掺杂有血痂性丘疹。鼻翼、鼻唇沟、眉毛可见细碎脱屑，面部皮肤毛孔扩大，表面油腻。舌质淡、苔白，脉弦滑。

中医诊断：发蛀脱发。

西医诊断：脂溢性脱发。

辨证：脾虚湿盛，血虚风燥，毛发失养。

治法：健脾除湿，养血润肤，生发健发。

处方：白术10g、薏苡仁30g、泽泻10g、车前子（包煎）15g、川芎10g、生地黄15g、牡丹皮10g、当归10g、赤芍10g、白芍10g、女贞子15g、菟丝子15g、首乌10g、黑芝麻10g、桑椹10g、天麻10g。

氯柳酊、生发健发酊交替使用涂于头皮，硫雷洗剂外用于面部。

二诊：服上方14剂后，头皮瘙痒、脱屑减轻，头油、脱发减少。再用14剂，头皮瘙痒基本消失，已无明显脱发。

健脾润肤汤（湿疹三号）

【组成】党参、云茯苓、苍术、白术、当归、赤芍、白芍各10g，丹参10g，生地黄、鸡血藤各15g，陈皮6g。

【功效】健脾燥湿，养血润肤。

【主治】慢性湿疹，以及一切慢性肥厚角化性皮肤病，如银屑病、神经性皮炎、扁平苔藓等。

【组方特色】方中党参、白术、苍术、茯苓健脾益气；白芍、当归、丹参、鸡血藤养血活血；赤芍、生地黄凉血；陈皮行气，共奏健脾燥湿、养血润肤之功，使气血充足，皮肤得以濡养。

【方证要点】本方主要用于慢性湿疹类皮肤病，以皮损干燥、淡红、肥厚、皲裂为特点。

【加减变化】气虚明显者加黄芪；血虚明显者加熟地黄、黄精等；阳虚者加肉桂、附子等。

【使用禁忌】急性皮疹、局部红肿渗出明显者慎用。

【赵炳南医案】

邵某，女，38岁。入院日期：1969年7月11日。

主诉：头部、躯干及四肢起红疹，大片脱白屑，已10余年。

现病史：10余年前在头顶部出现少数斑块，上盖银白色鳞屑，以后皮疹逐渐增多，融合成片，覆盖全头顶，剧痒。曾到某医院就诊，诊为"牛皮癣"，使用多种药物均未治愈，仍留少数皮疹。1967年四肢出现同样皮疹，在我院门诊治疗。患者入院前1个月，在前胸、腹、背部又有多数皮疹出现，并互相融合成大片，同时还不断有新的皮疹出现。于1969年7月11日住院治疗。

检查：一般情况尚好，内科检查无明显异常。全头顶覆盖银白色鳞屑，密无空隙，银屑状如云母，大片脱落，躯干、四肢均有散在的大如榆钱、小如针头的皮疹，鳞屑附着较薄，搔抓后银屑增多，强行剥离基底色红且有筛状出血点。胸、腹部皮疹较多，部分融合成片。

脉象：沉细缓。

舌象：苔薄白，舌质淡。

西医诊断：牛皮癣静止期。

中医辨证：血燥脾湿，发为白疕。

立法：养血润肤，健脾利湿。

方药：炒白术15g，炒黄柏30g，炒薏苡仁9g，干生地黄18g，大熟地黄12g，天冬、麦冬各12g，全当归12g，杭白芍9g，云茯苓15g，紫丹参15g，白鲜皮30g，地肤子30g。

外用5%黑豆油软膏10g、大风子油30g、甘草油30g混匀外用搽头部皮损；10%黑豆油软膏外用搽躯干、四肢皮损。

7月25日诊：服药10余剂后，病情稳定，未见新疹出现，原有皮疹鳞屑减少，基底呈暗红色，部分较大片皮损中心已有消退趋势，近几日来入睡难。拟用养血安神之剂：柏子仁15g、酸枣仁12g、炒黄柏30g、炒白术30g、白鲜皮30g、全当归15g、赤茯苓皮30g、槐花30g、威灵仙15g、生甘草9g。

7月30日诊：服药5剂后，皮疹明显消退，部分皮疹消退后呈现色素脱失斑，患者入睡佳。外用药改为5%黑豆油软膏。

8月4日诊：病情稳定，拟用：露蜂房30g、白鲜皮30g、川槿皮15g、威灵仙15g、土茯苓30g、猪苓30g、豨莶草30g、全当归15g、地肤子30g、生甘草12g。

8月18日诊：因病情好转，汤药改隔日1剂，每晚服用；外用药改为10%黑红软膏。

8月25日诊：全部皮疹基本消退，内服药改用养血润肤之剂，继服以收功。

处方：全当归15g，生地黄30g，泽泻12g，天冬、麦冬各12g，土茯苓30g，猪苓30g，白鲜皮60g，扁豆皮15g，地肤子30g，生甘草12g。

9月1日诊：观察1周，病情稳定，临床治愈出院。带回八珍丸、人参养荣丸内服，以求巩固。

第四节　理血系列

凉血活血汤（白疕一号）

【组成】生槐花30g、紫草根15g、赤芍15g、白茅根30g、生地黄30g、丹参15g、鸡血藤30g。

【功效】清热凉血活血。

【主治】银屑病（血热型）、急性过敏性紫癜、过敏性皮炎、多形红斑等。

【组方特色】方中紫草根为君药，丹参、生地黄、赤芍为臣药，白茅根、槐花、鸡血藤为佐药。其中白茅根利小便，槐花清大肠，鸡血藤通经络。全方共奏清热凉血活血之功效。

【方证要点】皮疹鲜红肿胀，新发不断，瘙痒明显，舌质干红、少苔等。

【加减变化】皮疹进行期，血热明显者可去鸡血藤、丹参；热毒明显者加草河车、白花蛇舌草等。

【使用禁忌】脾胃虚寒者禁用。

【赵炳南医案】

曲某，男，24 岁，入院日期：1966 年 1 月 14 日，出院日期：1966 年 2 月 12 日。

主诉：全身起红色皮疹，奇痒，已半个月。

现病史：半个月前因患急性咽炎后，发现躯干部出现红色皮疹，当时未注意，后来逐渐增多，而且表面有白屑，瘙痒明显。曾在某医院诊断为"急性牛皮癣"，经过半个多月西药治疗，未见好转，皮损泛发全身，遂来我院住院治疗。

检查：一般内科检查未见异常。皮肤科检查：头发内、躯干、四肢泛发高粱粒至榆钱大之红色斑，表面附着较薄之银白色鳞屑，日光下发光，鳞屑周围有明显红晕，基底呈红色浸润，鳞屑强行剥离后底面可见筛状出血点，下肢皮损部分融合成片。

脉象：微数。

舌象：舌苔薄白，舌质微红。

西医诊断：牛皮癣进行期。

中医辨证：血热受风，发为血热型白疕。

立法：清热凉血，活血散风。

处方：生槐花 30g、鲜茅根 45g、生地黄 30g、紫草根 30g、白鲜皮 30g、蜂房 30g、刺蒺藜 15g、土茯苓 60g、清血散 3g，日 2 次。

上方连服 11 剂，红退，上半身皮疹基本消退。去鲜茅根加丹参 24g，当归 30g，又服 3 剂后，改白疕 1 号方服 15 剂，红斑、鳞屑全部退尽。住院期间仅用凡士林润泽皮肤，未给外用药，配合楮桃叶、侧柏叶煎水洗疗每日 1 次，共 12 次。共住院 29 天，临床痊愈出院，追踪 4 年半未见复发。

凉血五根汤

【组成】白茅根 30~60g，栝楼根 15~30g，茜草根 9~15g，紫草根 9~15g，板蓝根 9~15g。

【功效】凉血止血，解毒化斑。

【主治】多形红斑（血风疮）、丹毒初起、紫癜、结节性红斑（瓜藤缠）等。

【组方特色】本方以紫草根、茜草根、白茅根凉血止血为主，佐以栝楼根养阴生津，板蓝根清热解毒。适用于血热发斑，热毒阻络所引起的皮肤病。

【方证要点】红斑类皮肤病的初期，偏于下肢者。

【加减变化】张志礼教授在此基础上，又加入苦参，名之为"六根煎"，使凉血、清热利湿之力更为显著。

【使用禁忌】脾胃虚寒者禁用。

【赵炳南医案】

孙某，男，12岁，初诊日期：1971年7月23日。

主诉：双下肢起紫红点，不痛不痒已1个月余。

现病史：患者于1个月前突然发现双下肢有大小不等的密集紫红点，不痛不痒，按之不褪色，未引起注意，以后逐渐增多。曾到某医院就诊，诊断为"过敏性紫癜"。食欲尚好，二便正常，自觉口渴。

检查：双下肢伸侧面皮肤有散在针尖至榆钱样大的紫红色斑疹，压之不褪色，皮损稍高出皮面，表面光滑，未见苔藓样改变。化验检查：血小板计数178×10^9/L。

脉象：沉细数。

舌象：苔黄白，舌尖红。

西医诊断：过敏性紫癜。

中医辨证：血热烁灼脉络，迫血妄行。

立法：清热凉血活血，解毒消斑兼以养阴。

处方：白茅根30g、栝楼根15g、板蓝根9g、茜草根9g、紫草根6g、干生地黄15g、玄参9g、石斛15g、生槐花15g、丹皮9g、地榆6g。

8月3日诊：服上方4剂后，紫斑全部消退，遗有色素沉着斑。继服前方，1周内未见新的出血点。

8月14日诊：为巩固疗效继服养阴清肺膏、加味逍遥丸以养阴和血，防止复发。

凉血五花汤

【组成】红花、鸡冠花、凌霄花、玫瑰花、野菊花各9~15g。

【功效】凉血活血，清热解毒。

【主治】盘状红斑狼疮初期、玫瑰糠疹（风癣）、多形红斑（血风疮）等。

【组方特色】方中凌霄花凉血、活血、泻热为主；玫瑰花、红花理气活血化瘀；鸡冠花疏风活血；野菊花清热解毒。

【方证要点】红斑类皮肤病的初期，偏于上半身或全身散在分布者，尤以面部为主，如面部皮炎、玫瑰痤疮等，尤其是女性患者。

【加减变化】张志礼教授在此基础上加入生槐花，以加强清热凉血之力。

【使用禁忌】脾胃虚寒者慎用。

【赵炳南医案】

刘某，女，28岁，外院会诊病例，入院日期：1968年3月28日，出院日期：

1968 年 7 月 5 日，会诊日期：1968 年 4 月 20 日。

主诉：全身突然出现红斑，脱发，痒痛 1 周。

现病史：患者自 1967 年冬天开始，躯干、四肢散发大小不等之红斑片状皮疹，表面有白色脱皮，痒感明显，诊为"牛皮癣"，使用多种疗法皮疹未退。1968 年 3 月上旬，曾外用"浓斑蝥酊"外涂 1 周后，皮疹骤然加重，脱皮增多，而且出现小米粒样大小的水疱，又痒又痛；又曾涂花椒油，当天晚上，周身皮肤发红剧痛，而且密集起小水疱，发热，病情日渐加重。

检查：体温 38.1℃，脉搏 120 次 / 分，血压 100~120/60~86mmHg，双侧腹股沟淋巴结轻度肿大，有触痛，其他内科情况未见明显异常。皮肤科情况：面部以下躯干、四肢弥漫潮红，表面附着黄白色鳞屑，口腔黏膜未见异常。

化验检查：白细胞计数 18×10^9/L，中性粒细胞百分比 75%，嗜酸性粒细胞百分比 3%，淋巴细胞百分比 19%，大单核粒细胞百分比 3%，其他肝功能、血糖、血浆蛋白、钾、钠、氯检查物均属正常范围。

西医诊断：牛皮癣性红皮症。

入院后（3 月 28 日至 4 月 5 日）曾给以大剂量激素治疗（地塞米松每次 0.75mg，每日 4 次；静脉滴注氢化可的松每次 100mg，每日 1 次，间断给以促肾上腺皮质激素 12.5mg 静脉滴注），半个月以后，皮肤损害基本消退，面容已呈满月状，逐渐停服激素；停药 2 天后，躯干、四肢剧烈瘙痒，显著潮红，反复发作。4 月 20 日请赵老会诊，症状如上，躯干、四肢弥漫潮红，胸背部有很多红色丘疹，剧烈瘙痒。

脉象：弦滑。

舌象：苔薄白。

中医辨证：蕴湿日久化热入于营血，外受风毒。

立法：清热凉血，行气活血，疏风利湿。

处方：鲜生地黄 30g、鲜茅根 30g、紫草根 9g、茜草根 9g、赤芍 15g、丹参 15g、红花 9g、牡丹皮 9g、凌霄花 15g、白鲜皮 30g、防己 15g、鸡血藤 30g。

5 月 14 日诊：上方服用 9 剂，配合用泼尼松每次 10mg，每日 3 次，躯干、四肢皮损显著消退，痒感已消失，皮肤光滑，泼尼松减为每次 10mg，每日 2 次。

5 月 20 日诊：右肩及右侧胸部疼痛，出现多数集簇样疱疹样损害，有针刺样痛感，诊断为带状疱疹。综合病情来看，证属阴虚血热，肝胆火盛。拟以养阴凉血、清肝胆热：生玳瑁 6g、龙胆草 12g、白茅根 30g、紫草根 12g、板蓝根

12g、山豆根 12g、苎麻根 12g、生槐花 30g、干生地黄 30g、白鲜皮 30g、丹参 15g。

6月2日诊：上方每日1剂，水疱逐渐消退，疼痛已止，带状疱疹痊愈。

6月3日诊：泼尼松改为每次 10mg，每日1次。

6月10日诊：泼尼松改为每次 5mg，每日1次。四肢不断有新生的牛皮癣皮疹，痒感明显。处方：丹皮 9g、生地黄 15g、凌霄花 9g、白鲜皮 30g、赤茯苓皮 15g、桑白皮 12g、陈皮 9g、厚朴花 9g、玫瑰花 6g、野菊花 9g。

6月13日诊：服上方后，一般病情稳定，停用泼尼松，继服上方，每日1剂。

7月5日诊：皮疹全部消退，无痒感，临床治愈出院。

养血解毒汤（白疕二号）

【组成】鸡血藤、土茯苓各 30g，当归、生地黄、山药、威灵仙、蜂房各 15g。

【功效】养血润肤，除湿解毒。

【主治】血燥型银屑病、神经性皮炎、慢性湿疹、扁平苔藓等。

【组方特色】本方以鸡血藤、当归养血活血；生地黄滋阴润燥；山药滋阴益气；土茯苓、蜂房散风解毒；威灵仙祛风除湿通痹。诸药共奏养血润肤、除湿解毒之功效。

【方证要点】皮疹已无新发，原有皮疹变淡，干燥脱屑，伴有瘙痒，舌淡红、苔薄白等。

【加减变化】血虚明显者加丹参、川芎；脾虚者加白术、茯苓；血热仍明显者加紫草、茜草等。

【使用禁忌】皮疹进行期、血热证明显时慎用。

【陈彤云医案】

王某，男，29岁，2009年7月14日初诊。

主诉：周身反复起红斑、丘疹、脱屑伴痒4年余，加重半年。

现病史：患者4年前无明显诱因周身反复起红疹、脱屑，伴瘙痒，曾在多家医院诊为"银屑病"，予中药内服（具体不详）治疗。皮疹时轻时重，无明显季节性。

现症：周身泛发淡红色丘疹、斑片，脱屑较多并干燥，瘙痒明显，咽干，咽痒，纳眠可，二便调。舌质淡红、苔薄黄，脉滑。

既往史：既往体健，否认慢性病史。平素嗜食辛辣饮食。其父有银屑病史。

查体：咽红，双扁桃体未见肿大。

皮肤科情况：头皮、躯干、四肢散在较多红色、淡红色粟米至黄豆大小丘疹、斑片，上覆银白鳞屑，搔抓后鳞屑成层脱落，刮除鳞屑可见薄膜现象，点状出血；双小腿皮损融合成片，鳞屑厚积；未见束状发及顶针样甲。

辨证：血热伤阴，肌肤失养。

治则：凉血养阴，清热解毒。

方药：生地黄30g、丹参30g、当归10g、紫草10g、玄参15g、麦冬10g、北沙参15g、鸡血藤15g、草河车15g、北豆根6g、土茯苓15g、板蓝根20g。14剂，水煎服，早、晚饭后温服。

外用药：5%水杨酸软膏。

嘱其预防感冒，忌食辛辣刺激饮食。

二诊：2009年7月28日。服药后部分皮损中心明显变薄，瘙痒减轻，咽干、咽痒仍明显。头皮、躯干、面部、四肢散见浸润淡红斑片，上覆薄鳞屑，舌质红，脉细滑。上方加入青果6g、天花粉10g以助清热解毒、利咽养阴之力。继服21剂。

三诊：2009年8月17日。周身皮损消退大半，疹色变浅，鳞屑减少，皮疹时瘙痒，无新发皮疹，双上肢可见大小不等淡红斑片，少量鳞屑，头皮内皮疹减少，双下肢皮损色略红，浸润较厚，少量脱屑。纳眠可，大便软，不成形。舌淡暗，苔白，脉细滑。舌、脉、症均说明患者内热已去大半，皮损向静止期发展，但患者下肢皮损仍红，显示余热未尽，故加入紫草根12g、茜草根12g、丹参20g以加强凉血活血、解毒化瘀之力。

四诊：2009年10月13日。上方服用50剂后躯干、四肢皮损基本消退，可见色素减退斑片，个别皮损边缘轻度隆起，上覆薄鳞屑。舌尖红、苔薄黄，脉滑。效不更方。14剂，水煎服。

五诊：2009年10月27日。皮损消退，临床痊愈。

润肤丸

【组成】桃仁、红花、熟地黄、独活、防风、防己各30g，粉丹皮、川芎、全当归各45g，羌活、生地黄、白鲜皮各60g。

【功效】活血润肤，散风止痒。

【主治】牛皮癣（白疕）、皮肤淀粉样变（松皮癣）、毛发红糠疹、鱼鳞癣（蛇皮癣）、脂溢性湿疹、皲裂性湿疹（鹅掌风）及其他角化肥厚性皮肤病。

【组方特色】本方以桃仁、红花、熟地黄、川芎、全当归养血活血；生地黄、丹皮凉血消斑；羌活、独活、防己、防风散风除湿止痒；白鲜皮清热利湿止痒。诸药合用，共奏和血润肤、散风止痒之功效。

【方证要点】皮损经久不愈，颜色淡红、暗红，肥厚，干燥脱屑，龟裂，肌肤甲错，干痒明显，甚至出现抓痕、血痂等。

【加减变化】皮损肥厚者可加乌梢蛇；瘙痒明显者可加全蝎等。

【使用禁忌】本方中含有大量白鲜皮，肝功能异常者慎用，定期复查肝肾功能。

【赵炳南医案】

王某，男，28岁，入院日期：1962年4月15日，会诊日期：1962年4月26日。

主诉：两侧小腿出现紫红色斑1年余。

现病史：去年6月中旬，于两小腿伸侧发生斑片状鲜红色充血性聚集之小丘疹，痒轻，指压不褪色，数日后皮疹变为暗红色，并逐渐扩散融合，顶端附有白色鳞屑，蔓延至大腿伸侧及腰部、胸部和上肢，剧烈瘙痒。3月上旬经某医学院诊为"紫癜性色素性苔藓样皮炎"，内服"泼尼松"，皮疹大部分消退。但停药后，周身皮疹复发，逐渐加重。

检查：体温36.8℃，脉搏82次/分，血压126/86mmHg，头部、口腔、浅淋巴、心、肺、肝、脾未见异常。全身广泛充血，弥漫粟粒大鲜红色丘疹，互相融合，指压不褪色，四肢及腰部皮疹表面附着白色鳞屑，周围浸润明显，掌跖部可见紫癜样隆起之丘疹。

化验：凝血酶原时间12秒，嗜酸性粒细胞计数0.53×10^9/L，血小板计数132×10^9/L，出血时间1分30秒，凝血时间3分，血沉1mm/h，胆固醇4.61mmol/L，血浆总蛋白68g/L，其中白蛋白44g/L、球蛋白24g/L，白细胞计数6.05×10^9/L，中性粒细胞百分比60%，嗜酸性粒细胞百分比6%，淋巴细胞百分比32%，大单核细胞百分比2%，红细胞计数5.63×10^{12}/L，肝功能、肾功能，以及尿、便常规均属正常范围。

脉象：弦滑有力。

舌象：舌苔薄白，有齿痕。

西医诊断：紫癜性色素性苔藓样皮疹。

中医辨证：血热受风（血风疮）。

立法：清热凉血，活血散风。

方药：草红花9g，干生地黄30g，大熟地黄15g，赤、白芍各9g，地肤子15g，天冬、麦冬各9g，生白术15g，生枳壳9g，全当归9g，茜草根9g，浮萍6g，生甘草15g，桃仁9g。

5月1日诊：服上方后，皮损潮红减轻，躯干、上肢鳞屑性皮疹剥脱，其余散在出血点，痒感减轻。脉弦滑有力，苔白。按上方加减：草红花9g、桃仁9g、干生地黄30g、茜草根12g、板蓝根12g、紫草9g、生槐花15g、赤芍12g、粉丹皮12g、香白芷4.5g、地肤子15g、苏木3g、生甘草9g。外用云茯苓粉60g、寒水石粉9g、冰片粉3g、鲜芦荟60g蘸药外搽。

5月13日诊：躯干、四肢紫癜性皮疹皆消退，嘱服二妙丸9g，每日1次；犀黄丸6g，每日1次。

5月17日诊：腹部、双下肢皮肤微红，瘙痒，上半身潮红已退，脉弦滑，舌苔正常。处方：干生地黄30g、大熟地黄15g、蛇床子9g、地肤子15g、白鲜皮15g、威灵仙9g、炒栀子12g、炒枳壳9g、炒黄柏12g、炒槐花12g、粉丹皮12g、草红花9g、炙甘草15g。

5月24日诊：服上方1剂后瘙痒减轻，腹部及下肢充血、潮红好转，基本痊愈。

5月30日诊：内服逍遥丸9g，每日1次；犀黄丸6g，开水浸20分钟，每日1次。外用苍耳秧、楮桃叶各250g，煮水洗浴。

活血解毒汤

【组成】鬼箭羽10g，白花蛇舌草15g，桃仁6g，莪术10g，红花10g，鸡血藤10g，丹参15g。

【功效】活血化瘀，解毒退斑。

【主治】血瘀型银屑病。

【组方特色】本方以桃仁、红花、鸡血藤、鬼箭羽、丹参活血化瘀；莪术活血行气；白花蛇舌草化瘀解毒。诸药共奏活血化瘀、解毒退斑之功效，适用于血瘀型银屑病等皮肤病。

【方证要点】银屑病皮疹久不消退，颜色暗红，肥厚，舌质紫暗或见瘀点瘀斑。

【加减变化】热毒明显者加金银花、连翘；瘙痒明显者加白蒺藜、地肤子等。

【使用禁忌】银屑病血热证禁用。

【陈彤云医案】

张某，男，60岁，2011年4月27日初诊。

主诉：全身反复起红斑、丘疹，脱屑20年。

现病史：患者20年前无明显诱因头皮起疹伴脱屑，曾在多家医院就诊，诊为"脂溢性皮炎"并予对症治疗（用药具体不详）。后皮疹逐渐增多，波及躯干、四肢，皮疹瘙痒，起初冬重夏轻，近5年间皮损无明显季节变化，经用多种中西药物治疗，疗效不著。病史过程中未见红皮、脓疱现象及关节变化。

现症：头皮、周身泛发暗红色丘疹、斑块，瘙痒，大便软，小便调。舌质紫暗有瘀点，舌下络脉迂曲粗大，苔白腻，脉沉。

既往史：体健。

皮肤科情况：头皮遍覆银白色鳞屑，周身多发暗红色丘疹、斑块。腰背、四肢伸侧大片地图状肥厚浸润性斑块，色暗红，后背鳞屑厚积，不易剥除。未见束状发及指、趾甲变化。

辨证：湿邪内蕴，气血瘀滞。

治则：除湿健脾，活血化瘀解毒。

方药：土茯苓30g、生薏苡仁30g、丹参15g、鸡血藤30g、桃仁10g、红花10g、赤芍10g、鬼箭羽10g、龙葵10g、三棱10g、莪术10g、紫草15g。14剂，水煎服，早、晚饭后温服。

外用5%水杨酸软膏封包治疗、中药药浴治疗（当归20g、鸡血藤30g、楮桃叶50g、生侧柏叶50g、地肤子20g、透骨草20g）。

嘱其预防感冒，忌食辛辣刺激饮食。

二诊：2011年5月12日。服药后皮损浸润略薄，皮疹色变淡，鳞屑减少。仍大便稀溏，舌紫暗、苔白腻，脉沉。前方加炒白术10g以健脾燥湿。继服28剂。

三诊：2011年6月14日。服药后背部大片皮损散开，四肢皮损明显变薄，色暗淡。舌质淡暗、有齿痕、苔白，脉沉。前方加党参6g以健脾益气。继服28剂。皮损处继以5%水杨酸软膏封包治疗。

四诊：2011年7月13日。服用上方28剂后皮损基本消退，后背、四肢可见大片色素沉着斑片，鳞屑不明显，舌淡暗、苔白，脉沉缓。临床痊愈。

活血散瘀汤

【组成】苏木9~15g，赤、白芍各9~15g，草红花9~15g，桃仁9~15g，鬼箭羽15~30g，三棱9~15g，莪术9~15g，木香3~9g，陈皮9~15g。

【功效】活血散瘀定痛。

【主治】浅层静脉炎，皮下瘀血（隔血症），及跌仆损伤，瘀血胀痛。

【组方特色】本方适用于气隔血聚初期，为活血轻剂。方中苏木、草红花、桃仁、赤芍、白芍、鬼箭羽活血化瘀；三棱、莪术化瘀软坚；木香、陈皮理气，气行则血行。

【方证要点】皮肤浅表肿块，局部肿痛，舌暗红或有瘀斑。

【加减变化】由于外伤所引起者加刘寄奴、徐长卿；有热象者加大黄。

【使用禁忌】局部阳性肿物，红肿热痛明显者慎用。

【赵炳南医案】

韩某，女，24岁。初诊日期：1971年8月8日。

主诉：两侧小腿反复起红疙瘩，疼痛，已四五年。

现病史：四五年前两侧小腿散在出现暗红色的小疙瘩，初起时疼痛明显，活动后疼痛加剧，影响活动，有时有传电样麻酥感，曾在某医院检查诊为"结节性红斑"。吃过300多剂中药，用过"组织浆""葡萄糖酸钙"及多种抗生素，还曾使用"泼尼松""异烟肼"等，肿块、结节均未消，有时症状稍减轻但硬结未曾消失过，每于疲倦后肿硬结节加重，遂来我院门诊就诊。

检查：双侧下肢轻度水肿，散在数十个大小不等的硬结，大的如花生米，颜色鲜红，高出表面，有明显触痛，玻璃片压诊颜色不变。

脉象：弦细滑。

舌象：苔薄白。

西医诊断：结节性红斑。

中医辨证：湿热内蕴，气血凝滞，经络阻隔。

立法：通经活络，清热除湿。

处方：紫丹参15g、粉丹皮9g、苏木9g、鬼箭羽15g、木瓜9g、草红花9g、三棱12g、防己12g、莪术12g、厚朴9g、伸筋草30g。

外用紫色消肿膏，敷药后用绷带扎紧。

8月25日：服上方7剂后，双小腿肿胀减轻，结节较前稍显软化，压痛减轻。上方加减：鬼箭羽15g、三棱9g、莪术9g、伸筋草30g、透骨草15g、当归9g、紫丹参15g、路路通9g、红花9g、赤芍9g、木通9g、川大黄9g、木瓜9g。外用药同前。

9月28日：连服前方20剂后，双小腿大部分结节已消退，个别未退者已软化，肿胀已消失。法仍同前，内服大黄䗪虫丸、内消连翘丸、八珍丸，外治法同前。

11月20日：又连续服用1个多月丸药以后，双小腿结节完全消失，其他症状也消失，临床治愈。

活血逐瘀汤

【组成】丹参15~30g，乌药6~12g，白僵蚕6~12g，三棱9~15g，莪术9~15g，白芥子9~15g，厚朴6~12g，橘红9~15g，土贝母9~15g，沉香1.5~3g。

【功效】活血逐瘀，软坚内消。

【主治】腹部包块（癥瘕）、乳房纤维瘤（乳癖）、体表小肿物或寒性脓肿、关节肿胀（鹤膝风）等，以及局限性硬皮病、瘢痕疙瘩或结节性疾病。

【组方特色】本方适用于治疗气滞血凝的有形肿块，属活血方的中剂。方中丹参、三棱、莪术、土贝母活血化瘀；白芥子、乌药温化凝滞；白僵蚕、厚朴、橘红、沉香理气化痰散结。

【方证要点】局部肿物或皮肤质地变硬，皮色暗红或不变，伴有压痛，舌暗红或有瘀斑。

【加减变化】阴寒证者加炮姜、附子；肿块触之发凉者加小茴香、吴茱萸。

【使用禁忌】局部阳性肿物，红肿热痛明显者慎用。

【赵炳南医案】

马某，女，24岁，初诊日期：1972年3月13日。

主诉：右侧锁骨上肿硬有疙瘩，疼痛，已半年。

现病史：右锁骨上开始发现有绿豆样大小之肿物，逐渐肿大如杏核，疼痛，皮色不变，按之不动，诊断为"淋巴结结核"，使用抗结核药物无效，遂来我院门诊治疗。

检查：右侧锁骨上肿物，中度硬，约2cm×2.5cm大小，有明显压痛，右上肢活动时有不适感。

脉象：沉缓稍滑。

舌象：舌苔薄白、根白腻，舌质微红，周围有齿痕。

西医诊断：右锁骨上淋巴结结核。

中医辨证：肝气郁结，痰湿凝聚。

立法：疏肝理气，软坚内消。

方药：厚朴9g，鬼箭羽30g，三棱9g，半夏9g，川贝母9g，莪术9g，橘红9g，橘络、橘核各6g，当归15g，白芥子24g，鸡血藤30g。

外用药：铁箍散膏。

服上方7剂后，疼痛减轻，局部肿块皮色微红，出现皱褶，按之略有波动感，有欲溃之势。拟以益气解毒，消肿内托：黄芪30g、炒山甲6g、炒皂角刺3g、陈皮6g、蒲公英15g、川贝母6g、夏枯草9g、白芷6g、天花粉15g。外用药同上。

服上方 5 剂后，局部已见破头，轻轻用刀划开皮面，即有干酪样脓性分泌物流出。此时脉见沉缓，舌苔薄白。继以养阴托里生肌之法：南、北沙参各 30g，玄参 15g，石斛 9g，生黄芪 15g，陈皮 6g，炒皂角刺 9g，党参 15g，云茯苓 12g，天花粉 15g，炒山甲 9g。

服上方 7 剂后，分泌物已呈黄色黏稠样脓汁，因久病伤阴，患者自觉午后低热。脉象沉细稍数。前方去党参、云茯苓，加地骨皮 9g、丹皮 9g，以养阴清热。

继服上方 5 剂后，低热已退，脉沉缓，舌苔白。因疮面肉芽暗淡，投以温补气血之剂：黄芪 30g、党参 30g、上肉桂 3g、白芥子 15g、大熟地黄 15g、川芎 9g、阿胶珠 9g、鹿角胶 9g、炮姜 9g。

局部用癣证熏药熏后，外上甘乳膏。

上方服 7 剂后，疮面肉芽生长很好，颜色鲜红，再投阳和丸、全鹿丸，10 日后疮面愈合，临床痊愈。

逐血破瘀汤

【组成】水蛭 6~12g、虻虫 6~12g、地龙 9~15g、䗪虫 6~12g、黑丑 9~15g、路路通 15~30g、透骨草 9~15g、水红花子 9~15g、盘龙参 9~15g、紫草 9~15g。

【功效】活血破瘀，通经活络。

【主治】深部栓塞性静脉炎（血痹）、腹腔瘀血（血瘕）、腹腔肿物（癥瘕）。

【组方特色】本方为活血重剂。方中水蛭、虻虫、地龙、䗪虫破血逐瘀；紫草、水红花子软坚理气化痰；黑丑峻下，可以清除陈旧的瘀滞；路路通、透骨草活血通络化瘀；盘龙参益气滋阴而扶正。本方祛邪与扶正兼顾，但以祛邪为主。

【方证要点】深部肿物，局部压痛，舌质紫暗或有瘀斑。

【加减变化】寒凉重者，加紫油肉桂 3~6g。

【使用禁忌】局部阳性肿物，红肿热痛明显者及恶性肿物慎用。

银乐丸

【组成】当归、丹皮、赤芍、白芍、蜂房、苦参各 15g，丹参、鸡血藤、首乌藤、大青叶、土茯苓、白鲜皮、白花蛇舌草各 30g，三棱、莪术各 9g。

【功效】解毒润肤，活血化瘀。

【主治】银屑病及其他角化肥厚性皮肤病。

【组方特色】本方以当归、白芍、丹参、鸡血藤、首乌藤养血活血，润肤止痒；三棱、莪术破血化瘀；丹皮、赤芍、大青叶凉血消斑；土茯苓、白鲜皮、白花蛇舌草清热解毒；苦参凉血解毒止痒；蜂房散风解毒。诸药合用，共奏解毒润肤、活血化瘀之功效。

【方证要点】血虚、血瘀蕴毒之银屑病，临床当以病程日久，皮损紫暗、肥厚、角化明显为特点。

【加减变化】皮损肥厚者加乌梢蛇；瘙痒明显者加全蝎等。

【使用禁忌】银屑病进展期禁用，肝功能异常者慎用。

第五节　补益调和系列

八珍汤（丸）

【组成及用法】当归9g，川芎6g，白芍9g，熟地黄15g，党参15g，白术9g，茯苓9g，炙甘草4.5g。汤剂加生姜2片、大枣2枚，水煎服，每日1剂，日2次。丸剂每次1丸（每丸重9g），日2次，温开水送下。

【功效】补益气血。

【主治】皮肤病久病或重病后气血两虚的病证，如下肢溃疡久不收口、系统性红斑狼疮、皮肌炎恢复期等。

【组方特色】本方为四君子汤和四物汤的合方，方中党参与熟地黄相配，益气养血，共为君药。白术、茯苓健脾渗湿，助党参益气补脾；当归、白芍养血和营，助熟地黄滋养心肝，均为臣药。川芎为佐，活血行气，使地、归、芍补而不滞；炙甘草为使，益气和中，调和诸药；加入姜、枣为引，调和脾胃，以资生化气血，亦为佐使之用。诸药合用，共奏补益气血之功效。

【方证要点】皮疹久不消退或疮疡久不愈合，脓水清稀量多，伴神疲乏力，面色少华，畏寒虚热，烦躁作渴，饮食少思，大便不实等。

【加减变化】加黄芪、肉桂，名十全大补丸；加丹皮、山栀、柴胡，名加味八珍汤。

【使用禁忌】疮疡或皮疹初起，热毒炽盛者不可使用。

【陈彤云医案】

张某，女，26岁，1990年6月3日初诊。

主诉：上唇右侧及前额白斑3个月余。

现病史：患者 3 个月前无明确诱因出现口角白斑，未引起注意，最近前额出现相似白斑，情绪焦急，遂来就诊。

现症：面部白斑，无痒痛，月经量少，周期正常，自觉异常疲倦、乏力，食纳一般，吃饭不定时，二便调。舌质淡、苔薄白，脉细。

皮肤科情况：右侧口角可见指甲盖大小淡白色斑片，边缘模糊；前额右侧一相同大小、边缘较清晰的淡白色斑片；皮损压之均不褪色。

辨证：气血失和。

治则：调和气血。

方药：党参 10g、白术 15g、茯苓 15g、当归 10g、川芎 6g、白芍 30g、熟地黄 10g、补骨脂 12g、枸杞子 15g、沙苑子 15g、白蒺藜 15g、山萸肉 15g、墨旱莲 15g、何首乌 15g、桑椹 15g、黑芝麻 15g、黑豆衣 15g，30 剂，水煎服，分 2 次早、晚饭后温服。

外用药：补骨脂酊。

二诊：服上方 30 剂后精神好转，食纳渐佳，口角右侧白斑边界模糊，色呈奶白色，微微接近正常肤色；前额白斑尚未有明显变化。舌脉同前。前方加黄芪 30、白芷 10g，继服 30 剂。

三诊：服上方 30 剂后右口角白斑已不明显，仔细观察似乎可见；前额白斑呈乳白色，本为圆形，现形态呈椭圆形，边缘清晰度差。疲倦好转，精力略充沛，经血量略多，进食亦好转。舌脉同前。前方加藏红花、益母草，继服 30 剂。

四诊：服上方 30 剂后口角边缘白斑已不明显；前额白斑由乳白色已成为灰白色，边界颜色不清晰，全身无不适主诉。前方加防风以引药上行，继服 30 剂。

五诊：上方隔日服用，服 30 剂后即 2 个月后复诊。口角右侧白斑已完全消退；前额白斑可以扑粉遮盖。继服前方，制成水丸，每服 6g，日 3 次，至愈。

人参归脾丸

【组成及用法】人参、黄芪、茯苓各 45g，酸枣仁、白术、龙眼肉各 60g，当归、远志各 30g，木香、甘草各 15g。每服 1 丸（每丸重 9g），日 2 次，温开水送下。

【功效】补养气血，健脾安神。

【主治】皮肤病久病或重病后，表现为心脾两虚、气血不足之证者，如系统性红斑狼疮、皮肌炎、硬皮病、白塞病、脱发等。

【组方特色】方中黄芪补脾益气；龙眼肉补脾气、养心血；人参、白术补气，以助黄芪补脾益气之力；当归滋养营血，以增强龙眼肉补心养血之功；佐以茯苓、酸枣仁、远志宁心安神；木香理气醒脾，使补气养血药补而不滞，补不碍胃；甘草补气健脾，调和诸药。诸药合用，共奏补养气血、健脾安神之功效。

【方证要点】皮肤病久病、重病后，或皮疹、紫癜，颜色淡红，时起时消，久不痊愈，伴见面色不华，怔忡健忘，惊悸盗汗，体倦虚热，食少不寐，月经量大等。

【加减变化】虚热盗汗者加地骨皮；紫癜者加仙鹤草炭，大、小蓟炭等。

【使用禁忌】阴虚火旺者不宜服用。

【赵炳南医案】

臭某，男，42岁。初诊日期：1971年7月20日。

主诉：右小腿有一块皮肤发硬，色淡红，已4个多月。

现病史：4个月前发现右小腿下方有一块皮肤变硬，色淡红，有时稍痒，有时小腿抽筋，范围逐渐扩大。曾经某医院诊断为"局限性硬皮病"。经埋线3次，因反应较大而中断治疗。又服中药20多剂，效果不理想。

现症：纳食不香，便溏泻，夜寐不安，失眠，多梦，全身无力。

检查：右小腿伸侧中1/3处有一块约为7cm×8cm及右侧足背有一块约4cm×6cm大小之硬皮，色淡红，表皮有蜡样光泽，触之坚实，皮肤之毳毛脱落，皮损四周可见毛细血管扩张。

脉象：沉细而弱。

舌象：舌苔薄白，舌质淡红。

西医诊断：局限性硬皮病。

中医辨证：脾肾阳虚，气血两亏，风寒外袭，经血闭塞不通。

立法：补肾养血，益气健脾，温经通络。

处方：全当归9g、党参15g、黄芪30g、川芎9g、白术15g、茯神9g、龙眼肉15g、远志9g、桂枝9g。

外用黑色拔膏棍，加温外贴包紧。

服上方2周后，失眠情况好转，饮食稍增，局部皮损色转淡粉红，周围粉红晕渐退，全身疲乏已好转。按前方加鹿角霜6g、菟丝子15g、补骨脂15g。外用药同前。

服前方2周后，局部皮损转淡色，渐软，有时局部微微出汗，继服前方。又进上方2周，共治疗6周后，全身情况基本恢复正常，局部皮肤蜡样光泽消失，接近正常皮肤色，触之柔软，有皮纹出现，并见新生之毳毛，病获显效。

七宝美髯丹

【组成及用法】何首乌240g，菟丝子、怀牛膝、枸杞子、茯苓各60g，补骨脂30g。每服1丸（9g），日2次，淡盐汤或温开水送下。

【功效】滋阴补肾。

【主治】斑秃、脂溢性脱发以及白发等证属肝肾不足者。

【组方特色】方中何首乌补肝肾、益精血，用量独重，为主药。菟丝子、枸杞子滋肾益精，助何首乌以壮水；牛膝补肝肾、强筋骨；补骨脂助命门之火而暖丹田，共为辅药；茯苓益心气、交心肾、渗脾湿，为佐药。诸药合用，共奏滋阴补肾之功效。本方为平补肝肾、乌须发固齿的常用方。

【方证要点】须发早白、脱发、齿牙动摇、腰膝酸软等。

【加减变化】肾阳不足加巴戟天；肾阴不足加墨旱莲、女贞子、桑椹。

【使用禁忌】脱发证属湿热者慎用。方中含何首乌、补骨脂，肝功能异常者慎用，注意定期复查肝肾功能。

【陈彤云医案】

刘某，女，24岁，2014年6月14日初诊。

主诉：毛发渐稀5~6年。

现病史：患者脱发5~6年，渐加重，未经系统治疗。现头顶毛发稀疏，脂溢明显，需每日洗头，月经周期为2~3个月1次，量少，末次月经5月24日，大便1~2日1次，口干口渴，入睡困难，多梦易起急。舌质红、苔白，脉细滑。家族中父亲已秃顶。

皮肤科情况：头顶发中线毛发稀疏，发质细软，油脂分泌较多。

辨证：肝肾不足，阴虚内热。

治则：滋补肝肾，滋阴清热。

方药：酸枣仁30g、川芎6g、知母10g、茯苓15g、炙甘草6g、荷叶15g、泽泻15g、黄精15g、草决明12g、女贞子15g、墨旱莲15g、补骨脂15g、制何首乌15g。水煎服，日1剂，连服14日。

外用药：脱脂洗方外洗，每3日1次。

二诊：2014年6月28日。脂溢较前减少，头发仍脱落明显，睡眠好转。原方加白芍10g、山药10g、当归10g。继服28剂。

三诊：2014年7月28日。脱发好转，每日脱发量减至原来一半左右，7月3日月经来潮，量增多，口干渴好转。守方继服。半年后随访，脱发未继续发展，头顶有新发生出，月经周期调整至1个半月。其他诸症皆消。

苣胜子方

【组成】苣胜子、黑芝麻、桑椹、川芎、酒当归、甘草各9g，菟丝子、何首乌、白芍各12g，炒白术15g，木瓜6g。

【功效】养阴补血，乌须生发，以补虚扶正为主。

【主治】斑秃、脱发。

【组方特色】本方以苣胜子、黑芝麻为主药。苣胜子味甘平，能养肝血益肾补阴；黑芝麻养血补肝肾，益精生须黑发；桑椹、菟丝子、何首乌、木瓜补肝肾，乌须黑发。另取八珍汤中的川芎、炒白术、酒当归、白芍、甘草以益气补血。本方以补虚扶正为主，故适用于肝肾阴血虚亏而引起的脱发。

【方证要点】头发稀少或斑状脱落，头发干枯，头皮干痒，面色不华，神疲乏力，失眠健忘，月经量少色淡等。

【加减变化】头痒者加茺蔚子、白芷等；失眠加酸枣仁、柏子仁等。

【使用禁忌】脱发证属湿热证者不宜使用。肝功能异常者慎用，定期复查肝肾功能。

【张志礼医案】

舒某，女，43岁，1991年9月5日初诊。

病史：5个月前染发后感头皮痒痛，继之毛发呈片状脱落，曾服中西药物并外用"生发精"治疗，效果不明显，且逐渐出现眉毛、体毛脱落。自觉口干、纳差、夜寐欠安、多梦易醒，月经量少后错。

诊查：头发脱落3/4，眉毛稀疏，脱发处头皮光亮，其间散在少许毳毛，残存的毛发稍触动即可脱落，舌质淡、苔薄白，脉沉细。

西医诊断：普秃。

辨证：肝肾不足，血虚脱发。

治法：滋补肝肾，养血生发。

处方：当归10g、白芍10g、川芎10g、首乌藤30g、熟地黄10g、女贞子30g、菟丝子15g、黑桑椹15g、黑芝麻15g、天麻10g、白术10g、茯苓10g、石菖蒲30g、钩藤10g、丹参15g、鸡血藤30g。

外用生发健发酊。

二诊：服药1个月，睡眠好转，毛发已不脱落，两颞部有少量淡褐色毳毛新生，自觉食后胸腹满闷，眉毛再生不明显。于原方去鸡血藤、钩藤，加陈皮10g、枳壳10g、白芷10g。

三诊：再服药 2 个月，饮食增加，全头毛发均已长出，并见黑发，唯两鬓毛发仍发白稍软，眉毛已基本长齐，月经已正常。

滋补肝肾丸

【组成及用法】北沙参、麦冬各 12g，当归、熟地黄、陈皮、五味子各 9g，首乌藤、川续断、女贞子、墨旱莲、浮小麦各 15g。炼蜜为丸，每丸 9g，每服 1 丸，1 日 2 次，温水送服。

【功效】滋补肝肾。

【主治】结缔组织病，如系统性红斑狼疮等出现肝肾损害者，亦可作为慢性皮肤病后期扶正的治疗。

【组方特色】方中女贞子、墨旱莲、熟地黄、川续断补益肝肾、填精益髓、强筋健骨；北沙参、麦冬、五味子滋肺阴敛汗，以喻金水相生之义；当归补血活血；陈皮行气健脾，使诸药补而不滞；阴虚阴不敛阳，以致心烦失眠，故以首乌藤补养阴血、养心安神；浮小麦敛汗，与五味子相须为用，养阴敛汗，保存阴液。诸药合用，共奏滋补肝肾之功效。

【方证要点】系统性疾病后期症见神疲乏力、口干咽燥、心烦失眠、夜热汗出、舌红少苔、脉细数等。

【加减变化】脾湿运化不佳者加少量木香、砂仁等；气虚者加黄芪；气滞者加川楝子等。

【使用禁忌】方中含首乌藤，注意定期复查肝肾功能。

【陈彤云医案】

李某，男，50 岁，1978 年 10 月 13 日初诊。

主诉：左小腿伸侧白斑 1 年余。

现病史：患者左小腿外侧发白斑 1 年余，未经治疗，无痒痛，近半年发展迅速，遂来就诊。

现症：左小腿外侧白斑，无痒痛，自觉口干欲饮，膝软无力，食纳正常，睡眠佳，二便调。舌质淡、苔薄白，脉细。

皮肤科情况：左小腿伸侧可见 2cm×7cm 大小的瓷白色条状白斑，边界清楚，皮损光亮无鳞屑。

辨证：肝肾阴虚。

治则：滋补肝肾。

方药：熟地黄 10g、山萸肉 15g、枸杞子 15g、茯苓 15g、墨旱莲 15g、山药 15g、补骨脂 12g、白蒺藜 15g、当归 10g、沙参 12g、麦冬 10g、黑芝麻 15g、杜仲 10g、川续断 10g，30 剂，水煎服，分 2 次早、晚饭后温服。

外用药：补骨脂酊。

二诊：上方服用 30 剂后皮损颜色略有血色，边界较前模糊，口干渴自觉好转，其他无变化。前方加沙苑子、桑椹、何首乌，再服 60 剂。

三诊：上方服用 60 剂后白斑中有黑芝麻粒大小黑斑点出现，自觉精神、体力均好转。舌脉同前。上方基础上加大何首乌、桑椹用量，加白芷。

四诊：上方服用 60 剂后患者自觉精神好，工作紧张，隔日服药 1 剂，连服 3 个月。白斑处色素斑点密集，部分融合成片，大小不一。一般情况可。效不更方，遂按原方配制水丸，每服 6g，日 3 次，外用药同前。

五诊：服用丸药已有数月。左小腿大片白斑已不见，只是在黑斑中露出星星点点的白色斑点。续服上方之丸药。

六诊：4 个月后，左小腿白斑尽消退，原白斑处较正常肤色深。患者要求巩固治疗。

神应养真丹

【组成及用法】羌活、木瓜、天麻、白芍、当归、菟丝子、熟地黄、川芎各 60g。每服 6~9g，每日 2 次，温开水送下。

【功效】滋肝补肾，活血祛风，养血生发。

【主治】本方原出自《三因极一病证方论》，治疗"厥阴经为四气所袭，脚膝无力，左瘫右痪，半身不遂，手足顽麻，语言謇涩，牙关紧闭，气喘自汗，心神恍惚，肢体缓弱；荣气凝滞，遍身疼痛者"。皮肤科适用于肝、肾、血虚而内有瘀血，风邪外袭以致风盛血燥的脱发症，如斑秃、全秃、早秃、脂溢性脱发及症状性脱发等。

【组方特色】方中当归、川芎、白芍、熟地黄养血活血；熟地黄、木瓜、菟丝子滋养肝肾；天麻、羌活辛苦而温，祛风通络，引药上行巅顶。诸药合用，共奏滋肝补肾、活血祛风之功效。

【方证要点】头发稀少或脱落，头发干枯瘙痒，伴有头晕头痛、面色不华、失眠健忘、月经量少色淡等。

【加减变化】血虚明显者加何首乌、黄精；气虚者加黄芪；失眠者加炒枣仁、柏子仁等。

【使用禁忌】脱发湿热证者不宜使用。

【赵炳南医案】

刘某，女，25 岁，初诊日期：1971 年 8 月 17 日。

主诉：脱头发已有2年，现大部分已脱光。

现病史：1970年10月开始发现头部有一小块头发脱落，由指盖大发展成为大片脱落，皮肤光秃，偶痒，不脱皮，自用生姜外擦效果不显。后又外擦酒精制剂多种及服中西药，效果均不理想。现眉毛、睫毛也开始脱落，不思饮食，二便一般，月经后错，夜寐不安，多梦。

检查：头发及眉毛、睫毛约2/3脱落，头皮光亮。其间散在少许毳毛，残存之毛发稍触动即容易脱落。

脉象：缓弱无力。

舌象：舌苔薄白而滑，舌质淡红。

西医诊断：斑秃（全秃）。

中医辨证：肝肾不足，血虚脱发。

立法：滋补肝肾，养血生发。

方药：生地黄15g、熟地黄15g、鸡血藤15g、首乌藤15g、生黄芪30g、川芎9g、白芍15g、明天麻6g、冬虫夏草6g、墨旱莲9g、桑椹15g、木瓜3g。

服上方1个月后，患者饮食稍增，月经已正常，睡眠稍安定。头皮部分可见少许新生之毳毛，原残存之毳毛较前变黄，色稍深，变粗，变硬，未再继续脱发。继服前方2个月后，患者头部毳毛已有新生，原有之毳毛已大部分变成黄色或棕黑色，较粗硬，饮食调，夜寐安，精神已较愉快。改用桑椹膏和七宝美髯丹，服药1个月余后头发大部分恢复正常。唯毛发及眉毛颜色稍淡、稍软，临床已基本治愈。

白驳丸

【组成】鸡血藤、首乌藤、当归、赤芍、红花、黑豆皮、防风各30g，白蒺藜60g，陈皮、补骨脂各15g。

【功效】养血活血，通经络，退白斑。

【主治】白癜风。

【组方特色】本方中当归、赤芍、红花养血活血；鸡血藤、首乌藤养血通络；白蒺藜、防风疏风；补骨脂、黑豆皮补肾乌须；陈皮理气健脾，共奏养血益气疏风、调和气血之功。

【方证要点】颜面或躯干白斑，形态不规则，颜色淡白，病程较短，可有瘙痒，伴见精神忧郁、心情烦躁、面色少华、神疲乏力等。

【加减变化】气虚者加黄芪；血虚气滞者加川芎、香附等。

【使用禁忌】方中含首乌藤、补骨脂、白蒺藜等药物，肝功能不全者禁用，注意定期监测相关指标。

【王莒生医案】

李某，女，31岁。2007年7月4日初诊。

主诉：身起白斑半年。

现病史：近半年来逐渐发现右耳周、右颈部、右腹及右背部多处白斑，经多方医治无效（具体用药不详），平素失眠多梦，腰膝酸软，不耐劳累，心烦易怒，情绪焦躁，纳少，小便正常，大便稀，每日1~2次，舌质淡红、苔薄白，脉细弦。

查体：右耳周、右颈部、右腹及右背部散在数片大小不等的色素脱失斑，最大者直径约13cm，边缘色素增加，界限分明，查伍氏灯（+）。

西医诊断：白癜风。

中医诊断：白驳风。

中医辨证：肝肾不足，脾胃虚弱，气血失和，肌肤失养。

治则：滋补肝肾，调和气血，祛风通络。

处方：生黄芪30g、女贞子10g、鸡血藤30g、桑白皮15g、白芷10g、白蒺藜30g、僵蚕15g、补骨脂10g、黑芝麻10g、茯苓10g、炒白术10g、赤芍10g、川芎10g、防风6g、柴胡10g、香附10g、郁金15g、焦三仙各30g、炒酸枣仁30g、砂仁5g（后下）。水煎服，每日1剂，连服半个月。上述方药前两遍煎完后口服。第三遍煎后取汁用毛巾涂敷患处。

二诊：2007年7月18日。白斑较前无明显变化。患者情绪较前平稳，饮食转佳，仍失眠，多梦，大便质可，每日1次。方药如下：生黄芪30g、女贞子10g、鸡血藤30g、桑白皮15g、白芷10g、白蒺藜30g、僵蚕15g、补骨脂10g、黑芝麻10g、茯苓10g、炒白术10g、赤芍10g、川芎10g、防风6g、柴胡10g、香附10g、郁金15g、炒酸枣仁30g、首乌藤30g、生龙骨30g（先煎）、生牡蛎30g（先煎）。

三诊：2007年8月18日。患者诉背部及躯干部皮损已较前缩小，睡眠增加，仍感腰酸、乏力。方药如下：生黄芪30g、女贞子10g、鸡血藤30g、桑白皮15g、白芷10g、川芎10g、黑芝麻10g、防风6g、茯苓10g、白蒺藜30g、僵蚕15g、炒白术10g、郁金15g、补骨脂10g、赤芍10g、炒酸枣仁30g、熟地黄10g、制何首乌15g、首乌藤30g、生龙骨30g（先煎）、生牡蛎30g（先煎）。

四诊：2007年9月20日。患者继服1个月后睡眠正常，劳则腰困，余无不适。方药如下：生黄芪30g、女贞子10g、鸡血藤30g、桑白皮15g、白芷10g、白蒺藜30g、僵蚕15g、补骨脂10g、黑芝麻10g、茯苓10g、炒白术10g、赤芍

10g、川芎 10g、防风 6g、郁金 15g、首乌藤 30g、熟地黄 10g、制何首乌 15g、沙苑子 10g、枸杞子 10g、生地黄 10g。

五诊：2007 年 10 月 19 日。患者服用 30 剂后，右腹部、右背部及眼周皮损范围缩小，偶有轻微瘙痒。方药如下：黑芝麻 10g、白芷 10g、生黄芪 30g、茯苓 10g、女贞子 10g、白蒺藜 30g、鸡血藤 30g、僵蚕 15g、赤芍 10g、补骨脂 10g、桑白皮 15g、白芍 10g、川芎 10g、当归 10g、浙贝母 30g、防风 6g、炙麻黄 6g、蝉蜕 10g、全蝎 6g、白鲜皮 30g。煎、敷同前。

六诊：2007 年 11 月 20 日。患者服用 1 个月后，眼周、颈部皮损基本消退，一般情况均好。方药如下：生黄芪 30g、女贞子 10g、鸡血藤 30g、桑白皮 15g、白芷 10g、白蒺藜 30g、僵蚕 15g、补骨脂 10g、黑芝麻 10g、茯苓 10g、赤芍 10g、白芍 10g、川芎 10g、当归 10g、全蝎 6g、白鲜皮 30g、乌梅 10g、生山楂 10g、桃仁 10g、细辛 3g。服用 1 个月后全身皮疹均消退。继服前方 14 剂，以巩固善后。随访 3 个月无复发。

秦艽丸

【组成】秦艽、苦参、大黄各 30g，黄芪 60g，防风、漏芦、黄连各 45g，乌梢蛇 15g。

【功效】散风止痒、清血解毒。

【主治】古时用于主治脓窠疮，现代用于治疗慢性湿疹（顽湿疡）、神经性皮炎（顽癣）、皮肤瘙痒症（瘾疹）、寻常狼疮（流皮漏）、盘状红斑狼疮。

【组方特色】本方扶正与祛邪兼施，方中秦艽为君祛风湿、舒筋络、清虚热，其可作用于深部，一般皮疹浸润深适合使用。乌梢蛇善搜剔血中伏风；防风祛风解表、胜湿、止痛、解痉。二者共为臣药，可辅助秦艽祛除肌表、经络之风湿而止痒。苦参味苦，性寒，清热燥湿、祛风杀虫、利尿；黄连味苦，性寒，清热燥湿、泻火解毒；漏芦味苦、咸，性寒，能清热解毒、消痈脓、下乳汁。三药配合，能佐助君药、臣药除湿热而解毒。大黄味苦微涩、性寒，主泻下攻积、清热泻火、解毒、活血祛瘀，既配合苦参、黄连、漏芦清热解毒，又加强秦艽、乌梢蛇入血入络之功而活血祛瘀，为佐药。黄芪味甘，性微温，能补气升阳、益卫固表、托毒生肌、利水退肿，亦为佐药。诸药配合，能散能降，寒温并调，攻补兼施，可使风去、湿除、热清、毒解、瘀散。

【方证要点】皮损肥厚深在或久治不愈，瘙痒明显，同时气血亏损，舌暗红，苔黄或黄腻等。

【加减变化】气虚不明显，湿毒为主要矛盾者，可去黄芪，或用秦艽五味方

（秦艽、黄连、乌梢蛇、漏芦、白花蛇舌草等）；血虚明显，皮疹干燥肥厚者，可与"四藤（夜交藤、鸡血藤、钩藤、天仙藤）"合方。

【使用禁忌】体弱者慎用，孕妇忌服。

【赵炳南医案】

刘某，女，15岁。初诊日期：1971年11月10日。

主诉：全身起疙瘩，瘙痒流水，已10余年。

现病史：10多年来，全身散在红色丘疹，痒甚，搔抓后流黄水，经常感染化脓，反复发作。经当地医院久治不效，影响发育，较同年儿童瘦小。经检查诊断为"异位性皮炎"。用药后效果不显，遂来我院门诊就诊。

检查：四肢、躯干皮肤密布红色丘疹，部分糜烂，渗出黏液、脓血，有黄痂覆盖，皮疹周围明显潮红、有抓痕。下肢糜烂面较多，影响肢体活动。

脉象：沉弦。

舌象：苔薄白。

西医诊断：异位性皮炎。

中医辨证：内蓄湿毒，外受风邪，病久缠绵，气血失和（顽湿）。

立法：解毒除湿，散风止痒，兼扶正祛邪，调和气血。

处方：乌梢蛇3g，秦艽6g，苦参9g，漏芦9g，川黄连6g，川芎6g，白鲜皮6g，苍术、白术各12g，防风6g，生黄芪9g。

外用药：稀释拔膏。

11月26日诊：连续前方服用12剂后，痒感已止，大部分皮疹消退，有的已呈色素脱失，唯有双下肢皮疹较密集。改服秦艽丸、除湿丸、香橘丹，外用脱色拔膏棍。

12月24日诊：连续服药月余后，皮损基本恢复正常，痒感消失，大腿部起一疖肿，继服秦艽丸、除湿丸，疖肿处外用化毒散软膏。

1972年1月18日诊：原皮疹退净，未发现新疹，取前药继服，以巩固疗效。

逍遥丸（散）

【组成及用法】柴胡9g、当归9g、白芍9g、白术9g、茯苓9g、炙甘草3g、生姜3g、薄荷3g。水煎服，每日1剂，分2次服。

【功效】疏肝解郁，健脾和营。

【主治】色素性皮肤病如黄褐斑等，以及慢性炎性皮肤病如结节性红斑、神经性皮炎等，证属肝郁血虚脾弱者。

【组方特色】方中柴胡疏肝解郁，使肝气得以调达，为君药。当归甘辛苦温，养血和血；白芍酸苦微寒，养血敛阴，柔肝缓急，二者为臣药。白术、茯苓健脾去湿，使运化有权，气血有源；炙甘草益气补中，缓肝之急。三者共为佐药。加入薄荷少许，疏散郁遏之气，透达肝经郁热；烧生姜温胃和中，为使药。诸药合用，共奏疏肝解郁、健脾和营之功效。

【方证要点】皮肤病症见情绪抑郁，胁肋乳房胀满，食欲不佳，腹痛腹泻，月经失调等。

【加减变化】热象明显者加牡丹皮、栀子；面部色斑者加玫瑰花、红花；皮损肥厚者加乌梢蛇等。

【使用禁忌】急性皮损，热毒炽盛者慎用。

【陈彤云医案】

张某，女，51 岁，2015 年 6 月 3 日初诊。

主诉：颜面起斑 5 年。

现病史：5 年前日晒后始发面部褐斑，未系统诊治，近 1 年来明显加重，曾外用氢醌霜效果不佳，伴心烦，乏力，口干，纳可，眠安，二便调。既往有人工流产病史，乳腺增生病史。患者平素性急烦躁、易生气，1 年前绝经。舌质暗红、苔薄白，脉弦细。

皮肤科情况：双颧可见青褐色斑片，边界清楚，形若蝴蝶。

辨证：肝郁化火，气滞血瘀。

治则：疏肝解郁，活血化瘀。

方药：柴胡 10g、当归 10g、白芍 15g、丹参 20g、桃仁 10g、红花 10g、莪术 10g、泽兰 10g、橘叶 10g、青皮 6g、生白术 15g、茯苓 15g、女贞子、菟丝子 15g、山茱萸 15g。21 剂，水煎服，分 2 次早、晚饭后温服。

二诊：2015 年 7 月 15 日。斑色变浅，范围同前，纳可眠安，大便时稀。舌暗红、苔薄黄，脉沉细。前方加郁金 15g、川芎 3g 以疏肝理气，继服 3 周。

三诊：2015 年 8 月 12 日。褐斑较前变浅，范围略有缩小，边界模糊，纳可，眠安，二便调，舌脉同前。上方加巴戟天 10g、枸杞子 15g 以滋补肝肾。再服 3 周。

四诊：2015 年 9 月 16 日。面部褐斑明显减淡，范围缩小。服用中药后轻微腹泻，2~3 次 / 日，无腹痛，舌淡红、苔白、有齿痕，脉沉。上方茯苓增至 20g，加山药 15g、生薏苡仁 30g，再服 3 周。

清眩止痛汤

【组成】苍耳子、制香附、钩藤、菊花各 9~15g，川芎 3~9g，桂枝 6~12g，生甘草 9g。

【功效】调气和营，消风止痛。

【主治】由于外科、皮科某些严重病患而引起的头痛、眩晕等。

【组方特色】方中茺蔚子活血止痛；香附理气止痛；钩藤、菊花平肝息风止痛；川芎、桂枝调和气血而止痛。

【方证要点】头痛、眩晕，如带状疱疹头痛、神经性头痛、偏头痛，症见汗出畏风、面色不华、神疲乏力等；一些系统性疾病，如狼疮等结缔组织病，长期气血耗损，血不养肝，也可辨证使用。

【加减变化】气虚者加黄芪；肝火明显者加柴胡、黄芩；肝阳上亢者加生石决明、天麻等。

【使用禁忌】湿热证患者不宜使用。

【赵炳南医案】

王某，女，45岁，初诊日期：1972年2月22日。

患者自1971年12月份开始不断发热，时高时低，一直不退，过1个多月后在面部发现红斑，后经某医院检查血中找到狼疮细胞，确诊为"系统性红斑狼疮"，给予"泼尼松"治疗稍有控制，但不能减量，稍减量症状即加重。目前虽然每日服用"泼尼松"30mg，仍有低热，自觉全身乏力，手足心发热，自汗，关节酸痛，头晕，遂来我院门诊治疗。

检查：体温37.5℃，面部有典型蝶形红斑，肝脾（−），心脏（−），白细胞计数 $4.8 \times 10^9/L$，血沉24mm/h。

脉象：沉细无力。

舌象：苔白腻，舌质淡。

西医诊断：系统性红斑狼疮。

中医辨证：阴血虚亏，毒热未清。

立法：养阴补血，凉血解毒。

方药：黄芪30g、黄精15g、鸡血藤30g、秦艽30g、乌梢蛇6g、丹参30g、莲子心12g、玉竹9g、白人参6g、白芍15g、当归15g、女贞子30g、熟地黄30g、川黄连6g。

按上方曾加减使用过冬虫夏草、漏芦、枸杞子、山萸肉等，1个月以后，患者关节疼痛渐止，低热渐退，自汗已止，唯自觉仍有头晕。在上方基础上曾加减使用茺蔚子9g、钩藤9g、川芎9g等药连服7剂，头晕亦明显减轻。1973年1月25日复查白细胞计数 $6.5 \times 10^9/L$，血沉14mm/h。服药3个月后，泼尼松每日只服5mg，病情稳定，门诊继续观察。1974年已恢复半日工作。

第六节　温通系列

回阳软坚汤

【组成】肉桂 9g，白芥子、橘红、三棱、莪术、全丝瓜各 15g，炮姜、白僵蚕各 12g，熟地黄 30g、麻黄 6g。

【功效】回阳软坚，温化痰湿。

【主治】腋窝淋巴结核，胸壁结核，胸前疽，腋疽及一切表面皮肤不变、肿硬聚结的阴疽；属于肺外结核类的疾患。

【组方特色】方中麻黄、肉桂、白芥子、炮姜回阳软坚，通络散结；三棱、莪术软坚化瘀散结；熟地黄养血和阴；橘红、白僵蚕理气化痰散结；全丝瓜通经活络，健脾祛湿化痰。

【方证要点】本方为治疗阴疽的主方，适用于一切皮表不变肿硬聚结的阴证，常见于皮肤结核类的疾患。

【加减变化】气虚者加黄芪；阳虚明显者加附子等。

【使用禁忌】痈疽阳证，热毒炽盛证者禁用。

【赵炳南医案】

连某，女，52 岁，初诊日期：1971 年 3 月 19 日。

主诉：右侧前胸部有一肿块，疼痛 2 个多月。

现病史：2 个多月以前，发现右上前胸部有一肿块，表面不红，轻微疼痛，逐渐增大，形似一扁桃，自觉下午有低热，乏力，食纳不佳。确诊为胸壁结核，动员手术治疗，患者有顾虑，要求服中药治疗。

过去史：1952 年曾患肺结核，1961 年因患胸壁结核，曾切除左侧第 2、3 肋骨而治愈。

检查：相当于右侧 2~3 肋骨近胸骨柄处有一包块凸起，范围 4cm×5cm，表面不红，无明显波动，有轻度压痛，对侧有手术瘢痕长约 6cm。

脉象：沉细。

舌象：舌苔薄白。

西医诊断：胸壁结核。

中医辨证：气血瘀滞，经络阻隔（胸前疽）。

立法：理气软坚，散结回阳，佐以益气补血。

方药：上肉桂 3g、生黄芪 15g、川芎 6g、鸡血藤 15g、云茯苓 12g、熟地黄 12g、白芥子 12g、陈皮 9g、橘核 9g、当归 12g。

外用药：铁箍散膏。

3月29日诊：服上方10剂后，局部肿胀渐消。仍按前法加强软坚破瘀之品：上肉桂 4.5g、白芥子 12g、三棱 9g、莪术 9g、鬼箭羽 9g、陈皮 9g、桔梗 9g、荔枝核 9g、厚朴 9g、全当归 12g。外用药同前。

4月7日诊：服上方7剂后，胸壁肿胀明显缩小至 2cm×15cm（杏核样大），而且变软，拟以气血双补，软坚散结为法：党参 15g、炒白术 12g、当归 9g、云茯苓块 12g、白芥子 12g、伸筋草 12g、炒黄柏 12g、肉桂 4.5g、桔梗 9g、橘络 6g、三棱 9g、莪术 9g。外用药同前。

4月20日诊：局部肿胀已基本消失，疼痛已消失，服用人参养荣丸、内消瘰疬丸、夏枯草膏，以巩固疗效。外用药同前。

9月1日诊：局部肿硬完全消失，其他无不适。

回阳通络丸

【组成】附子、干姜、肉桂、桂枝、生黄芪、玄参、茯苓、白术、归尾、赤芍、川芎、苏木、牛膝、木瓜、独活、桑寄生、续断。

【功效】温经通络，活血祛寒。

【主治】静脉炎、血栓闭塞性脉管炎、硬皮病、雷诺病、硬红斑等证属寒湿凝滞者。

【组方特色】方中附子、干姜、肉桂、桂枝温阳散寒通络；独活除久痹，性善下行，善驱下焦与筋骨间风寒湿邪；木瓜益筋和血，善舒筋活络，且能祛湿除痹；寒湿日久，气血运行不畅，故以苏木祛瘀通络；因寒湿日久不愈，累及肝肾，耗伤气血，故以归尾、生黄芪、川芎、赤芍补气血活血；茯苓、白术健脾益气；牛膝、桑寄生、续断补益肝肾而强壮筋骨，且寄生兼可祛寒湿，牛膝尚能活血以通利肢节筋络；方中多温燥之品，故佐以玄参以凉血滋阴，使诸药温阳散寒而不伤阴。

【方证要点】局部肿块，质地变硬，颜色暗红或皮色不变，肿物温度降低，伴有全身畏寒肢冷、神疲乏力等。

【加减变化】肾阴虚者加女贞子、墨旱莲；血瘀明显者加鬼箭羽、乳香、没药等。

【使用禁忌】皮肤阳性肿物，红肿热痛明显者慎用。

【张志礼医案】

杨某，男，48 岁，1997 年 5 月 15 日初诊。

现病史：2 个月前发现右小腿下方有块皮肤发硬，色淡红，有时稍痒，有时小腿有抽筋，近日范围逐渐增大，在某医院诊为"局限性硬皮病"，经过局部封闭治疗，效果不明显，因而放松治疗 1 个月余，近日皮肤发硬的程度有所加重，同时伴有乏力、纳食不香、便溏，眠差多梦。

诊查：右下肢外侧可见一块 5cm×9cm 的皮损，足背部亦有一块 3cm×4cm 大小的皮损，皮损发硬，明显萎缩，皮纹消失，色淡红，表面有蜡样光泽，皮肤毳毛脱落。舌质淡红、苔薄白，脉沉细弱。

西医诊断：局限性硬皮病。

中医诊断：皮痹。

辨证：脾肾阳虚，气血两虚，经络阻隔。

治法：健脾益肾，温通经脉。

处方：黄芪 30g、党参 15g、白术 10g、茯苓 15g、丹参 15g、红花 10g、桂枝 10g、白芥子 10g、制附子 10g、鸡血藤 30g、枳壳 10g、木香 10g、首乌藤 30g。

二诊：患者服上方 14 剂，乏力明显减轻，眠可但仍多梦，下肢仍时抽筋、发凉，前方去枳壳，加女贞子、墨旱莲、木瓜、鬼箭羽等药。

三诊：患者服二诊方 28 剂，自觉症状明显好转，睡眠好，便调，乏力消失，下肢皮损处明显变软，已能捏起皮肤，下肢微微汗出，肤色已基本接近正常皮肤，无其他不适，继服上方。

四诊：患者继服二诊方 14 剂，足背硬性皮损已全部恢复正常，下肢外侧皮损亦已基本变软，仅有拇指盖大小的圆形皮损处仍发亮略薄，月经按时至，经量有增加，仍有血块，继服二诊方 14 剂，局部加外用红花油按摩，两处皮损基本消退，临床治愈，后为巩固疗效，嘱患者服用活血消炎丸、大黄䗪虫丸及复方丹参滴丸。1 年后追访，未见复发。

温经通络汤

【组成】鸡血藤 15~30g，海风藤 9~15g，全丝瓜 15~30g，鬼见愁 6~12g，鬼箭羽 15~30g，路路通 9~15g，桂枝 9~15g，蕲艾 9~15g，全当归 9~15g，赤芍、白芍各 15~30g。

【功效】温经通络，活血止痛。

【主治】血栓闭塞性脉管炎初期（脱疽）、雷诺病初期、静脉曲张（炸筋腿）、象皮腿、关节痛（痹证）。

【组方特色】本方为温经通络的常用方。方中桂枝、蕲艾温经暖血通络；全当归、路路通、鸡血藤、海风藤活血通络；赤芍、白芍、鬼见愁、鬼箭羽补血理血、养肾阴；全丝瓜通经活络，祛湿化痰。

【方证要点】局部疼痛、瘀紫，四末寒凉，倦怠畏寒，脉沉细等。

【加减变化】痛处固定者加透骨草；游走性痛者加橘络、伸筋草。

【使用禁忌】关节红肿热痛明显，证属湿热证者禁用。

赵炳南医案

赵某，女，14岁，初诊日期：1965年4月9日。

主诉：右小腿胫前起疙瘩，疼痛，已1周。

现病史：10余天前全身发热恶寒，以后右小腿胫前部大片红肿，疼痛。在某医院诊断为"丹毒"，注射"青霉素"，收效不明显。近1周来右小腿前部有一小硬节出现，色红疼痛，胃纳欠佳，二便如常。

检查：右小腿胫前部皮色潮红，肿胀，有孤立散在硬节六七枚，直径2~3cm，色红，压痛明显。

脉象：弦缓。

舌象：舌苔薄白，舌质微红。

西医诊断：①结节性红斑；②丹毒。

中医辨证：湿热下注，经络阻隔，气血凝滞。

立法：清热疏风，活血通络，佐以利湿。

方药：金银花15g、秦艽9g、鲜生地黄15g、当归尾9g、赤芍9g、草红花9g、丝瓜络9g、桃仁9g、黄柏6g、菊花9g、川牛膝9g、桑枝9g。

外用药：祛毒药粉30g，温水调上，每日1次。

4月13日诊：患者服上方3剂后，右腿胫部红肿逐渐消退，自觉疼痛基本消失，仍有压痛，结节缩小。继服上方3剂。

4月16日诊：患者右小腿胫前部皮肤红肿已消，硬节缩小如黄豆大，有轻度压痛，内服、外用药同前。

4月20日诊：患者右小腿胫部红肿已消，疼痛已止，硬节基本消失，微有压痛，苔薄白，脉弦。拟以养血通络为法：全当归9g、鸡血藤9g、赤芍9g、忍冬藤9g、生薏苡仁9g、丝瓜络9g、桑枝9g、牛膝6g。

4月28日诊：患者服药1周后，症状消失。近期临床治愈。

（李伯华）

第五章

流派特色技法

第一节　诊断技术

皮疹辨证

一、皮疹辨证

辨证是中医治病最关键的一环，是处方的先决条件，有正确的辨证才能有正确的治疗。辨证的方法，就是把四诊所获得的资料，用中医的理论加以归纳分析，运用八纲来认识疾病的性质、部位、发病趋势及体质强弱等情况。皮肤病的辨证，除了和内科辨证相同外，还有其独特的一点就是可用肉眼观察到皮肤的表面变化，因此可增加其辨证的准确性。根据中医学理论和临床实践对皮肤病的辨证可从以下几方面来分析。一般内科病，凡属外感热性病多采用六经、卫气营血、三焦等辨证方法，凡属内伤性的疾病多采用脏腑辨证或气血辨证，外、妇、儿科的疾病亦如此，皮肤病也不例外，并分述于后。

（一）皮疹的八纲辨证

八纲就是表、里、寒、热、虚、实、阴、阳，是辨证施治的理论基础，任何一个病证，都可以用八纲来加以归纳。这八纲中，共分成四个对立面，这四对之间又是互相联系、互相转化的。而其他六纲又可以用阴、阳两纲来概括，如表、热、实为阳，里、寒、虚为阴。

在皮疹的辨证过程中，一般急性，泛发性，瘙痒剧烈，变化快的皮疹，多同时伴有口干、口渴、大便秘、小便黄、烦躁、发热、面红，脉多浮、洪、滑、数、有力，舌质多红或舌尖红、舌苔多黄白腻等，此多属于阳证、表证、热证、实证。相反，一般慢性，湿润性，肥厚性，自觉症状轻微或不明显的皮疹多同时伴有口黏、口淡，不思饮食，大便不干或溏泄，腹胀满，脉象多沉缓、沉细或迟，舌质多淡、舌体肥胖或有齿痕、舌苔白滑或白腻等，此多属阴证、里证、虚证、寒证。

（二）皮疹的脏腑、气血辨证

如急性泛发的皮疹，多见于心肝火盛、肝胆湿热或血热等证。慢性顽固性皮疹，多见于脾虚湿滞、肝肾阴虚、血虚生风或血燥等证；结节性皮疹多见于气滞血瘀，气血凝聚，亦有寒湿困脾，肺气不宣，而致痰湿凝滞者。色素性皮疹，多见于肾虚，亦有肝郁气滞、气血不调和者。痤疮、酒渣鼻等发生于颜面的红斑类疾患，多与肺胃蕴热或血热有关。发生于下肢的疾患多与脾湿不运、湿热下注或脾肺湿热有关。出血性皮疹，多因血热迫血妄行，或脾虚、脾不统血所致。营养或维生素缺乏性皮肤病的皮疹，多与脾胃虚弱有关。先天性皮疹多与先天肾精虚损有关。

一些皮疹表现为潮红肿胀，灼热，有时有渗出，或起水疱等，多属气分。患者常伴有体温升高，周身不适，此种情况是热邪传里所致，亦有因感受湿、寒等其他邪气入里化热者，临床上如急性湿疹、过敏性皮炎、药疹、大疱性皮肤病等。

还有一些皮疹表现为潮红水肿，起大疱、出血斑、血疱或脓疱，多属血分。如药疹、过敏性皮炎、剥脱性皮炎、疱疹样脓疱病、大疱性皮肤病及系统性红斑狼疮等，均常见毒热入于营分的症状。

（三）皮疹部位的辨证

发于颜面多伴有风，或为肺胃郁热，大肠实热；发于胸胁、少腹、阴股多为肝胆实热，小肠实热；发于下肢，皮损肥厚，多为脾虚湿蕴，湿热下注；伴指（趾）甲缺损，多为肝肾不足或肝脾两虚；发于多皮、多筋、多骨、少气、少血处，如手背、头皮、小腿胫前、骶骨部、肘部等，多伴有血瘀、气虚、血虚。

（四）皮疹类型的辨证

对于高出皮肤或较正常肤色加深的皮损主要遵照基于皮损的气血津液辨证体系，从气血津液异常积聚角度认识。对于溃疡、萎缩、皮肤缺损、色素脱失、色素减退则主要从脏腑气血损伤角度认识。

1. 斑

（1）红斑　阳性红斑发病急，色鲜红，为热邪所致。其病位又有深浅之别：斑色鲜红且有浸润者，为血分郁热；斑色潮红而肿胀者，为气分热盛；鲜红斑而灼热疼痛者为毒热所致。若皮肤广泛潮红、水肿、浸润，伴发热者，为毒热入营，气血两燔。阴性红斑发病缓或由阳性者日久演变而成，色暗红或淡红。色暗红者为血瘀之征，皮疹暗红浸润肥厚脱屑者，为气血凝结肌肤失养。色淡红者为血虚或余热未尽之征。

（2）紫斑　阳性紫斑发病急，色紫红，多为血热迫血妄行而出血所致；亦可由湿热阻络，气血瘀滞引起。阴性紫斑发病缓，色暗紫而无光泽，多由中气不足，脾不统血引起。

（3）白斑　若斑色乳白，境界清或不清，且病程短，皮疹不断发展者，多为气血失和，风邪袭腠所致。若斑色纯白，境界清楚，斑内毛发亦变白，病程长者，多为肝肾不足所致。

（4）黑斑　若斑色灰褐，多为肝郁气滞，郁久化火，灼伤阴血所致，同时可见肝郁之征。若斑色灰黑或暗黑，则为肾阴不足，水少火盛，火郁孙络，或由肾阳不足，水气上溢所致。同时可见阴虚证或阳虚证。

2. 丘疹

红色丘疹自觉灼热瘙痒，多属心火过盛，外感风邪。红色丘疹搔抓后有渗出者为湿热蕴蒸。红色丘疹搔抓后有点状出血者，为血热内蕴。红色丘疹上有脓头者为血热感毒。红色丘疹呈风团样，中心有水疱者为风热夹湿。慢性苔藓性丘疹，多属脾虚湿盛。血痂性丘疹，多属血虚阴亏。

3. 水疱

水疱多由湿邪引起。疱周有红晕者多属湿热。深在水疱多为脾虚蕴湿不化或寒湿。大疱若发病急骤，疱壁松弛，迅速扩展，属毒热炽盛；若疱面色红，糜烂渗出明显或有口舌糜烂，属血热湿盛。

4. 脓疱

脓疱多由毒邪所致。疱周有红晕，脓液较多者属毒热。红斑基础上群集性小脓疱，伴高热等，辨证主要为毒热入于营血。深在脓疱为湿毒蕴结。

5. 风团

风团游走不定，时隐时现属风邪，红色属热，色深红或上有血疱者属于血热。色紫暗者为血瘀，色白者属风寒或血虚受风。

6. 结节

结节多为有瘀滞。皮色鲜红而有核者为湿热所致气血凝滞。皮色鲜红而顶有脓头者为毒热炽盛，血气壅涩。皮色暗红而渐成硬块者为湿热感毒，气血凝滞。皮色不变的结节，属于气滞，或寒湿凝滞，或痰核流注。

7. 鳞屑

干性鳞屑多属燥证。若基底色红，则为血热风燥。若基底淡红，则为血虚风燥。油腻性鳞屑多属湿热。若基底为正常肤色，且鳞屑色灰褐者，则为阴血亏虚，肌肤失养。

8. 糜烂

糜烂渗出多属湿热，糜烂结有脓痂系湿毒，慢性湿润性皮肤病属脾虚湿盛或寒湿证。

9. 痂皮

浆痂为湿热，脓痂为毒热未消，血痂为血热。

10. 溃疡

阳性溃疡肉芽红活润泽，如石榴籽状，表示气血旺盛，疮口容易愈合。若疮底肉芽鲜红，周围红晕，分泌物黄色黏稠，自觉疼痛，则为毒热所致。阴性溃疡若疮面肉芽灰暗，脓汁稀薄，多为寒湿所致。若疮面肉芽苍白，新肉生长缓慢，为气血不足。若疮面肉芽水肿高起，形成胬肉，多属湿盛。

11. 脓

脓质稠厚，色泽鲜，略带腥味，为气血充实。脓质如水，其色不鲜，其味不臭，为气血虚衰。脓稀如粉浆污水，夹有败絮状物，腥秽恶臭，为气血衰败，伤筋蚀骨之兆。脓由稀转稠为正气渐复，由稠转稀为气血衰败。

12. 囊肿

囊肿多为湿邪留滞，若染毒则内有脓液，为毒邪凝聚。若脓肿相连，根脚坚硬，迟不化脓，辨证主要为正虚毒结。

13. 肿瘤

肿瘤为坚韧隆起，颜色淡红或黄红，辨证主要为气血瘀滞，凝结肌肤。肿瘤形如菜花，色泽晦暗，日久不敛，辨证为正气亏损，毒蕴痰结。

14. 抓痕

身起红色丘疹而抓痕累累，为血热风盛。皮色正常有抓痕血痂，则为血虚生风。

15. 皲裂

浸润肥厚干燥之皮损发生皲裂多为血虚风燥所致。冬季手足发生皲裂则为风寒外侵。

16. 苔藓样变

若轻度粗糙肥厚，正常肤色，为脾虚湿蕴，肌肤失养。若粗糙肥厚较明显，色灰褐则为血虚风燥，肌肤失养。若粗糙肥厚显著，色黑褐，则为阴虚风燥，肌肤失养。

17. 瘢痕

瘢痕肥厚高起者为局部气血瘀滞，凝结于肌肤而成。瘢痕凹陷者为局部气血不畅，肌肤失于营养所致。

18. 萎缩

萎缩多为肌肤不得气血荣养所致。可见于经络阻隔，气血凝滞而使局部失于营养；亦可由于肺、脾、肾不足而致肌肤失养。

二、辨痒痛

（一）辨瘙痒

皮肤病症状一般分为主观感觉和客观表现两种。其中瘙痒在主观感觉症状里最为多见，既可作为一个症状出现，如湿疹、银屑病、荨麻疹、神经性皮炎等表现的皮肤瘙痒，也可以作为一个独立的疾病出现，如瘙痒症。皮肤瘙痒的致病因素分为内因和外因。内因包括：尿毒症；阻塞性肝胆疾病的胆汁性肝硬化、慢性胰腺炎伴胆管阻塞等引起的胆汁淤积；某些血液病，如肥大细胞增多症、真性红细胞增多症；恶性肿瘤；内分泌疾病中的糖尿病、甲状腺功能亢进症；神经系统疾病中的脑梗死、脑动脉硬化、脑肿瘤；感染性疾病中的艾滋病、蛔虫病、旋毛虫病；自身免疫病中的干燥综合征、皮肌炎等。外因包括：季节、气温、湿度、地域的变化；不良的生活习惯，如使用强碱性的洗涤用品，穿化纤或伪劣染色的衣物；某些昆虫或微生物刺激，如蚊虫叮咬、疥虫、阴虱、真菌；小儿尿布及粪便残留物的刺激等。此外，皮肤的健康与否、年龄大小、饮食的偏嗜、睡眠的好坏、大便干燥，以及精神紧张、激动、抑郁、焦虑等均能诱发或加重皮肤瘙痒。瘙痒辨证需分虚实，由于风、湿、热、虫等因素客于肌肤所致者属实，气血不足、肝肾两虚所致者属虚。

1. 实证

（1）风痒　发病急，变化快，游走性强，痒无定处，时作时休，多见于荨麻疹、瘙痒症等皮肤病，伴有恶风、微发热、头疼咽痒等症，苔薄白，脉浮缓，乃外感风邪所致。风痒有风寒和风热的区别。风寒证多由外感风寒引起或加重。症见瘙痒得暖则减轻，皮疹颜色淡或白，口不渴，舌质稍淡、苔薄白，脉浮缓，乃属风寒束表。风热证多由外感风热引起或加重，症见瘙痒难忍得冷则缓，皮疹色红，微热恶风，心烦口渴，舌质红，脉浮数，乃属风热外袭。

（2）湿痒和热痒　两者为临床上最常见的皮肤瘙痒类型，可单独出现，也可同时存在，多发生于湿疹、银屑病、药疹、神经性皮炎、过敏性皮炎、血管炎等皮肤病，以及糖尿病、甲状腺功能亢进症、肝胆结石等疾病。湿痒持续时间长，缠绵不愈，浸淫四窜，可伴有水疱、糜烂、渗出，皮疹色淡，头重如裹，四肢困倦，食欲不振，舌苔白腻，脉滑，证属湿浊内阻。热痒可见瘙痒难耐、剧烈，伴有皮疹的潮红、灼热，甚至肿痛，大便干，小便黄，口渴喜冷饮，心烦发热，舌质红、苔黄腻，脉弦数，证属热入营血。湿热痒表现为瘙痒时间长，搔抓不止，伴有糜烂焮红，头困重，小便黄，口有异味，舌苔白厚腻，脉滑数，证属湿热壅滞。在辨治过程中要注意，湿痒和热痒能互相转化，如湿痒日久化为湿热痒或热痒，热痒经过治疗转为湿热痒或湿痒。临证还应结合三焦、脏腑辨证进行分析，如上、中、下焦湿热，肝胆湿热，湿热蕴脾等。

（3）虫痒　皮肤瘙痒若虫行，夜间或遇热加重，多见于节肢动物引起的皮肤病，如疥疮、蚊叮咬、蜂蜇伤、虱病等。常因动物分泌物的刺激，出现皮肤红肿热痛和瘙痒的症状，辨证要把外感毒邪放在首位，其次，根据伴随的不同临床表现，灵活治疗，分清湿重、热重还是湿热并重。

2. 虚证

（1）气血两虚证　遍身皮肤瘙痒，肌肤甲错，多见于结缔组织病、恶性肿瘤、瘙痒症等疾病，伴有头晕目眩、心悸自汗、神疲乏力、少气懒言、活动后诸症加重，舌质淡，脉细无力。

（2）肝肾阴虚证　皮肤瘙痒无尽，搔抓不止，多见于皮肤淀粉样变、肝硬化、干燥综合征等，伴有耳鸣健忘、失眠多梦、五心烦热、盗汗、腰膝酸软，舌红瘦小、少苔，脉细数。

（3）肾阳虚证　泛发性皮肤瘙痒，无力搔抓，多见于结缔组织病、尿毒症患者，伴有形寒肢冷、腰膝酸冷、五更泄泻、面色㿠白、双下肢浮肿，舌淡、苔白，脉沉细无力。

3. 虚实夹杂证

（1）表虚风袭证　卫气生于水谷，源于脾胃，行于脉外，有护卫肌表、滋养腠理、启闭汗孔的功能。卫气虚则肌腠不密，卫外无力，常自汗出，而汗孔开合失常，则易感风邪，出现时作时休的游走性皮肤瘙痒，常见于荨麻疹，伴有恶风自汗，舌淡、苔薄白，脉沉细。乃卫气不足，外感风邪，属本虚标实之证。

（2）肝郁脾虚证　皮肤瘙痒难忍，搔抓不止，限于身体某处，神经性皮炎、瘙痒症（局限性）多见，伴有胸胁胀满窜痛、善太息、急躁易怒、纳呆、腹胀便溏、乏力，舌苔白，脉弦缓。乃肝气郁滞，横逆犯脾，属虚实夹杂之证。

（二）辨疼痛

1. 辨虚实

诸种疼痛可概括为虚、实两大类型。从性质来讲：凡外感六淫之邪，及内伤食滞、痰饮、瘀血、虫蛀（结石）等，致使邪阻经络脏腑，出现积滞和气逆症状的，多属实痛证。凡由于脏腑功能亏损，气血阴阳不足，致使脏腑经络、筋脉、器官孔窍不荣、不温、不充、不润，肢体百骸失却温煦濡养，没有积滞和气逆症状的，多属虚痛证。从痛势来讲：来势急暴多属实，来势缓徐多属虚；年壮新病多属实，久病年衰多属虚；胀痛、刺痛、撕裂痛，痛剧而坚，痛有定处，触得痛点，喜寒、拒按、饱则痛甚，气粗、脉实、舌上有苔者，多属实证；隐痛、空痛，绵绵作痛，痛无定处，触不着痛点，喜温喜按，饥则痛甚，少气脉虚，舌上少苔者，多属虚证。

2. 辨寒热

寒主凝滞，其性收引，无论是有形或无形的寒邪，都能使经脉发生绌急、拘挛、牵引等病变，足可妨碍气血的正常运行而致疼痛。其寒邪盛者，则往往出现气逆、胀疼满、强直、身重、拒按，口不渴或渴不欲饮、喜热饮、喜温，手足厥冷，面色白或青，小便清长，大便溏薄，舌苔白滑，脉象弦紧迟等症。若是阳气亏损的虚寒疼痛，则是阳气衰微不足以温煦经脉所致，其证每见畏寒肢冷、倦怠、少气、喜暖、喜按、时痛时止、悠悠戚戚、遇冷更剧，舌质淡苔薄，脉沉细无力等。因于热盛的疼痛，当从三焦辨证，口渴而能饮水、喜冷饮、面赤、烦躁不宁多属上焦热；身热恶热、潮热、便闭腹胀多属中焦热；腹胀、大便秘结、小便短涩而赤多属下焦热。再兼疼痛拒按或不可近，舌赤苔黄少津，脉来弦数或洪数等症，这是由于热邪燔灼气血所致。若寒热不显，疼痛多无定处，呈游走状，无定处，涉及多个关节，肌肉酸痛，屈伸不利，或伴恶寒头痛、呕恶少食，舌苔薄白，脉浮或弦，则要考虑风湿痛。

（曹洋）

三、皮肤镜中医诊法

中医思维的基本特点之一是意象思维，通过观象，判断事物的性质，并进行归类，这就是取象比类。具体到皮肤科，象思维最常应用之处是皮损辨证，通过观察皮损的特点，判断病性，并进一步判断病位，从而进行辨证，制定治疗法则。观察皮损的特点以往主要是通过肉眼观察，包括大小、形态、颜色、分布等，还可以通过触摸了解皮损的质地、有无粘连、疼痛等，通过嗅闻是否有气味，通过问诊了解发展趋势等。肉眼观察具有一定的局限性，无法观察到更深层次的病变。随着技术的发展，一些现代仪器可以帮助医生看到更深、更精细的病变，这些象也可以通过意象思维，进行病性、病位的判断，为辨证提供依据。比如用医学显微镜可以看到皮损处的组织增生或萎缩、细胞的异形、炎症细胞浸润、血管的增生阻塞、血管壁的变化、水疱的形成、胶原的变性、血管内细胞的外溢等，这些可以用中医的理论进行解释，判断病性。在我们探索这些病变的中医学的性质时，往往通过这些病变引发的后果以及我们肉眼观察到的象进行关联，比如银屑病的角质细胞增生，角化不全，肉眼可以观察到的层层的易于剥除的银白鳞屑，这是燥的表现。真皮乳头处的血管增生，会出现肉眼可见的红斑及点状出血现象，这是血热的表现。

这些诊疗设备观察到的象需要我们去探索总结中医内涵。皮肤镜是被誉为现代皮肤科医生的听诊器，是临床非常常用的诊疗设备，我们对皮肤镜辅助辨证进行了探索。

（一）皮肤镜下观察到的特征

1. 颜色特征

黑色素在角质浅层呈黄色，在角质深层和表皮上层呈黑色，在表皮下层呈浅棕褐色或深棕褐色，在真皮乳头层呈灰色或灰蓝色，在真皮网状层或更深层呈蓝色，如果黑色素同时分布在皮肤的多个层次，并且垂直方向上有图像叠加时可呈黑色；血管显示为红色；组织退化区或瘢痕区显示为白色。

2. 形态特征

色素性形态特征主要包括规则色素网结构、点、球、辐射纹、退化区、分枝条纹、伪足、黑斑片、蓝白幕、无结构区、轮辐射状、叶状区、蓝灰色卵形结构等。非色素结构特征有粟丘疹样囊肿、粉刺样开口、脑回状结构、指纹状结构、感叹号结构和各种血管结构等；血管结构包括点状、树枝状、环状、蚓状、肾小球状、发卡状、线状、豆状、球状和冠状等血管形态。

（二）皮肤镜辅助辨证的探索

临床医生们总结了多种疾病的皮肤镜特征。包括银屑病，我们在此基础上探索了银屑病不同证型的皮肤镜特征。

1. 银屑病皮损皮肤镜下特征与病理组织学的关系（表 1）

头面部银屑病皮肤镜进行期呈红色背景下密布点状血管及散在白色鳞屑，静止期呈粉白色背景下带状分布（与皮纹一致）点状血管及少量片状白色鳞屑，消退期示不均匀色素沉着、少量散在片状白色鳞屑及少量点状血管。躯干及四肢银屑病皮肤镜进行期示红色背景、密集点状血管、较多白色鳞屑；静止期为粉红色背景、散在分布点状血管、少量白色鳞屑；消退期为色素沉着或色素减退、少量点状血管及白色鳞屑。黏膜处特征为红色背景、规律排列的点状血管，高倍视野下血管为肾小球状。

表 1　银屑病皮损皮肤镜下特征与病理组织学的关系

皮肤镜下表现	病理组织学
规律排列的点状血管 红色背景	①真皮乳头上延、密度增加、其上方棘层变薄 ②真皮乳头毛细血管扩张充血及炎性细胞浸润
白色鳞屑	角质形成细胞过度角化及角化不全

2. 银屑病三个基本证型的皮肤镜下特征及与组织病理学的关系（表 2、表 3）

表 2　银屑病各中医证型的皮肤镜镜下特征

组别	背景特征	血管特征	鳞屑特征
血热组	颜色亮红甚至鲜红	①点状血管密集 ②颜色亮红甚至紫红	①鳞屑较少 ②呈细碎状
血燥组	颜色淡红	①点状血管较为稀疏 ②颜色淡红	①鳞屑较多密集 ②单片鳞屑面积较大
血瘀组	①暗红 ②可见色素沉着	①点状血管较少见 ②颜色略深于肤色	鳞屑少见

表 3　银屑病各中医证型皮肤镜下特征与组织病理学的关系

组别	皮肤镜下表现	病理组织学
血热组	①背景颜色亮红甚至鲜红 ②点状血管密集颜色亮红甚 　至紫红 ③鳞屑较少呈细碎状	①真皮乳头毛细血管扩张、管壁变薄，内皮 　细胞核向管腔突出、充血，可见血管外红 　细胞 ②表皮细胞角化过度，角化不全，表皮轻 　度增生肥厚，可见 kogoj 海绵状脓疱和 　munro 微脓肿
血燥组	①背景颜色淡红 ②点状血管较为稀疏颜色淡红 ③鳞屑较多密集且单片鳞屑面 　积较大	①真皮浅层毛细血管减少，内皮增生、肿胀， 　管腔狭窄、增厚，胞核向管腔内突出，真 　皮浅层血管周围炎细胞浸润 ②表皮细胞角化过度伴角化不全，颗粒层减 　少或变薄，棘层增厚，表皮突下延
血瘀组	①背景暗红可见色素沉着 ②点状血管较少见颜色略深于 　肤色 ③鳞屑少见	①真皮浅层血管管腔狭窄，管壁迂曲变薄， 　管腔极度不规则，腔内有蛋白样物质渗出及 　细胞成分，真皮浅层血管周围炎细胞浸润 ②表皮细胞角化过度明显，伴角化不全，棘 　层增厚，表皮突下延

利用现代诊疗设备观察到的象，如何赋予中医内涵，还需要我们不断探索总结，为我们的辨证提供更多的依据。

（周冬梅）

第二节　制药技术

一、水剂

（一）三子水剂

水剂制作

【材料】苍耳子、地肤子、蛇床子、苦参、川椒、防风、败酱草。

【操作步骤】将药物混匀，共碾成粗末装入纱布袋，将药包置于锅（或蒸汽锅）内，加入适量水，煎煮2次，一次20分钟，合并药液，药液放温，备用。使用时取适量药液，洗浴30分钟，每日1次或隔日1次。

【环境条件】密封，置阴凉处（允许有少量摇之易散的沉淀）。

【技术要领】药物碾成粗末。使用时药液的温度不宜过高。

【作用】清热解毒，杀虫止痒。

【适应证】用于慢性湿疹、女阴湿疹及瘙痒、阴囊湿疹及瘙痒。

【禁忌证】患处潮红渗出性皮肤病禁用。

（二）干葛水剂

【材料】葛根、明矾。

【操作步骤】将药物加水煎煮2次，一次20分钟，过滤，弃去药渣，合并药液，待放温后备用。使用时取适量药液，浸泡手足，或搽敷患处。

【环境条件】密封，置阴凉处（允许有少量摇之易散的沉淀）。

【技术要领】使用时药液温度不宜过高。

【作用】祛湿收干，止汗止痒。

【适应证】用于多汗症、汗疱疹、浸渍糜烂型足癣等。

【禁忌证】手足干燥皲裂者勿用。

（三）马齿苋水剂

【材料】马齿苋。

【操作步骤】将药物加水煎煮2次，一次20分钟，过滤，弃去药，合并药液，放凉后，备用。使用时用药液适量湿敷、外搽、浸浴、洗涤患处；也可将鲜马齿苋洗净，捣烂后，湿敷患处。

【环境条件】密封，置阴凉处（允许有少量摇之易散的沉淀）。

【技术要领】外敷患处时宜凉敷；外洗时水温不宜过高。

【作用】清热消肿，止痒收敛。

【适应证】用于急性、亚急性湿疹等皮炎类皮肤病；足癣继发感染、丹毒等感染性皮肤病；结节性红斑等红斑性皮肤病等。

【禁忌证】皮损暗红证属阴寒者不宜使用。

（四）龙葵水剂

【材料】龙葵。

【操作步骤】将药物加水煎煮 2 次，一次 20 分钟，过滤，弃去药渣，合并药液，或浓缩后取汁，备用。使用时取药液适量外洗，或浓缩后直接外搽。

【环境条件】密封，置阴凉处（允许有少量摇之易散的沉淀）。

【技术要领】使用时药液温度不宜过高。

【作用】清热解毒，杀虫止痒。

【适应证】主要用于瘙痒性皮肤病、化脓性皮肤病（毛囊炎、皮肤疖肿、脓疱型银屑病、掌跖脓疱病）等。

【禁忌证】对该药物过敏者勿用。

（五）苍肤水剂

【材料】苍耳子、地肤子、土槿皮、蛇床子、苦参、百部、煅枯矾。

【操作步骤】将以上群药混匀，共碾成粗末，装入纱布袋，将药包加水煎煮 2 次，一次 20 分钟，合并药液，泡洗患处，每次 20~30 分钟，每日 1 次。

【环境条件】密封，置阴凉处（允许有少量摇之易散的沉淀）。

【技术要领】药物碾成粗末。使用时药液温度不宜过高。

【作用】燥湿润肤，杀虫止痒。

【适应证】本方对于干性、湿性皮肤病皆有一定疗效，可用于治疗湿疹、手足癣、掌跖脓疱病、连续性肢端皮炎、汗疱疹等。

【禁忌证】对药物过敏者勿用。

（六）伸筋草水剂

【材料】伸筋草、透骨草、蕲艾、桑枝、刘寄奴、官桂、炒山甲、苏木、红花。

【操作步骤】将药物加入适量水，煎煮2次，一次20分钟，过滤，弃去药渣，合并药液，放温，备用。外用。取适量药液湿敷、外搽、浸浴、洗涤患处。

【环境条件】密封，置阴凉处（允许有少量摇之易散的沉淀）。

【技术要领】使用时药液温度不宜过高。

【作用】活血通络，温经软坚。

【适应证】用于硬皮病、硬肿病、嗜酸性筋膜炎、下肢静脉曲张、淋巴结核、象皮腿等。

【禁忌证】有药物过敏者勿用。

二、油剂

（一）大风子油

【材料】大风子油、硼酸、冰片、麝香。

【操作步骤】将硼酸、冰片、麝香共研成极细粉，兑入大风子油中混匀，使用时涂搽于患处。

【环境条件】密闭，阴凉处储存。

【技术要领】药物混合用研钵共研成极细粉。

【作用】攻毒杀虫，润肤止痒。

【适应证】皮肤瘙痒症、神经性皮炎、银屑病、鱼鳞病等肥厚瘙痒性皮肤病。

【禁忌证】外用药品，禁忌入口。

（二）化坚油

【材料】透骨草、伸筋草、茜草、木通、松节、紫草根、地榆、昆布、刘寄奴、香油。

【操作步骤】用香油将群药浸泡两昼夜，然后用文火将药炸成焦黄色，过滤去渣，药油备用。使用时直接涂于皮损患处。

【环境条件】密闭，阴凉处储存。

【技术要领】煎炸前浸泡两昼夜，煎炸用文火，油温控制得当，避免药物被炸糊。

【作用】活血化瘀，通络软坚。

【适应证】烫烧伤后大面积增生性瘢痕、红斑脱屑角化性皮肤病。

【禁忌证】①外用药禁忌内服。②药物过敏者禁用。

（三）甘草油

【材料】甘草、香油。

【操作步骤】将甘草浸入香油中浸泡一昼夜，再用文火煎至焦褐色，离火滤过，去渣，药油备用。使用时涂敷患处，或制成油纱条，备用。

【环境条件】密闭，阴凉处储存。

【技术要领】煎炸前浸泡一昼夜，煎炸用文火，油温控制得当，避免药物被炸糊。

【作用】解毒，润肤。

【适应证】尿布皮炎、浅度烫伤、干燥脱屑性皮肤病；亦可用于清洁疮面，或作为其他药物的赋形剂用。

【禁忌证】外用药禁忌内服。

（四）冰片蛋黄油（蛋黄油）

【材料】鸡蛋、冰片。

【操作步骤】取鸡蛋10个（或更多）煮熟去蛋白，用蛋黄干炼油，每30g鸡蛋油加入冰片1.5~3g，密闭储存，备用。使用时外搽皮损疮面，亦可滴入瘘管内，或制成油纱条外敷。

【环境条件】密闭，阴凉处储存。

【技术要领】鸡蛋煮熟后去除蛋白，把蛋黄捣碎置于荫凉干燥处晾干，使之去除水汽；炼油用文火，蛋黄捣碎，控制温度。

【作用】消肿止痛，生肌固皮。

【适应证】外涂可治疗湿疹、皮炎、口腔及各种体表溃疡、唇炎、鼻前庭炎、中耳炎、乳头皲裂、宫颈糜烂、鸡眼、痔疮、头癣、体癣、脚癣、各部位之瘘管等，此外，用蛋黄油外敷治疗Ⅰ～Ⅱ度的轻度烫伤，能促进伤口愈合。

【禁忌证】化脓性疮面及腐败组织之疮面勿用。

（五）祛湿药油

【材料】苦参、薄荷、白芷、防风、荆芥穗、连翘、白鲜皮、鹤虱草、大黄、苍术、威灵仙、大风子（碎）、五倍子（碎）、香油。

【操作步骤】药物浸入油内，浸泡一昼夜后，文火炸黄焦，过滤弃去药渣。另每500g药油兑入青黛面1.56g，混匀，备用。使用时调药粉外敷，或涂油后外撒药粉，也可作清洁剂。

【环境条件】密闭，阴凉处储存。

【技术要领】煎炸前浸泡一昼夜，煎炸用文火，油温控制得当，避免药物被炸糊。

【作用】除湿润肤。

【适应证】急性湿疹、接触性皮炎等急性皮炎湿疹有渗出者。

【禁忌证】①外用药，禁忌内服。②忌烟酒、辛辣、油腻及腥发食物。③切勿接触眼睛、口腔等黏膜处。④哺乳期妇女慎用。

（六）血余蛋黄油（黑降丹）

【材料】鸡蛋黄、血余炭。

【操作步骤】将鸡蛋煮熟去白取黄，稍晾干，搓碎，置于铁锅内加入血余炭，用文火共炒至出油，过滤弃去药渣，药油备用。使用时清洁疮面后，涂敷于患处，每日换药 1~2 次。或灌肠用。

【环境条件】密闭，阴凉处储存。

【技术要领】鸡蛋煮熟后去除蛋白，把蛋黄捣碎置于荫凉干燥处晾干，使之去除水汽；炼油用文火，蛋黄捣碎，控制温度。

【作用】清热解毒，凉血止血，生皮长肉。

【适应证】烧烫伤、放疗皮肤损伤、化疗药溢出造成的皮肤损伤性溃疡、营养不良性溃疡、疮面久不愈合、压疮瘘管、浅表疱疹及铜绿假单胞菌感染等虚证所发之溃疡及外伤疮口经久不愈者。

【禁忌证】①外用药禁忌内服。②药物过敏者禁用。

三、酒剂（酊剂）

（一）土槿皮酊

酊剂制作

【材料】土槿皮、75% 酒精。

【操作步骤】将药物碾碎，浸入酒精中 7 天，过滤弃药渣，备用。使用时取适量药液，搽涂于患处，或研细粉以醋调敷患处。

【环境条件】遮光容器内密封，置阴凉处贮存。

【技术要领】所用饮片，应适当粉碎成粗末；浓度达到每 100ml 应相当于原饮片 20g。

【作用】杀虫止痒。

【适应证】体癣、股癣、手足癣等真菌感染及神经性皮炎、湿疹等。

【禁忌证】①本品为外用药，禁止内服。②忌烟酒、辛辣、油腻及腥发食物。③切勿接触眼睛、口腔等黏膜处。皮肤破溃处禁用。④哺乳期妇女慎用。

⑤本品不适用于糜烂型脚湿气及伴有继发感染（化脓）者。⑥涂药部位如有烧灼感，瘙痒加重或红肿，应停止使用，洗净，必要时向医师咨询。⑦本品对皮肤有一定的刺激性，用于股癣时更应注意，不宜使药液接触到阴囊、外阴等皮肤细薄处，使用较长时间可使皮肤剥脱。

（二）冬虫夏草酒

【材料】冬虫夏草、白酒。

【操作步骤】将冬虫夏草打碎，浸入白酒内7昼夜，药液密封，备用。使用时用牙刷蘸酒，外擦患处1~3分钟，早、晚各1次。

【环境条件】遮光容器内密封，置阴凉处贮存。

【技术要领】所用饮片，应适当粉碎成粗末；每100ml应相当于原饮片20g。

【作用】补气血，助生发，乌须黑发。

【适应证】斑秃、脂溢性脱发、神经性脱发、小儿头发生长迟缓。

【禁忌证】①忌烟酒、辛辣、油腻及腥发食物。②切勿接触眼睛。③酒精过敏者慎用。

（三）百部酒

【材料】百部、75%酒精。

【操作步骤】将百部碾碎置酒精内，浸泡7昼夜，过滤去渣，备用。使用时用棉棒或毛刷蘸涂于患处。

【环境条件】遮光容器内密封，置阴凉处贮存。

【技术要领】所用饮片，应适当粉碎成粗末；每100ml应相当于原饮片20g。

【作用】解毒杀虫，疏风止痒。

【适应证】疥疮结节、头虱、阴虱、体虱、蛲虫、阴道滴虫等多种寄生虫性皮肤病；神经性皮炎等瘙痒性皮肤病等。

【禁忌证】①本品为外用药，禁忌内服。②忌烟酒、辛辣、油腻及腥发食物。③切勿接触眼睛、口腔等黏膜处。皮肤破溃处禁用。④哺乳期妇女慎用。⑤本品对皮肤有一定的刺激性，涂药部位如有烧灼感，瘙痒加重或红肿，应停止使用，洗净，必要时向医师咨询。

（四）补骨脂酊

【材料】补骨脂、75%酒精。

【操作步骤】将补骨脂碾碎置酒精内，浸泡7昼夜，过滤去渣，药液密封，备用。使用时用棉球蘸药涂于患处，并摩擦5~15分钟。

【环境条件】遮光容器内密封，置阴凉处贮存。

【技术要领】所用饮片，应适当粉碎成粗末；每100ml应相当于原饮片20g。

【作用】调和气血，活血通络。

【适应证】白癜风、扁平疣。

【禁忌证】①本品为外用药，禁忌内服。②忌烟酒、辛辣、油腻及腥发食物。③切勿接触眼睛、口腔等黏膜处。皮肤破溃处禁用。④哺乳期妇女慎用。⑤本品对皮肤有一定的刺激性，涂药部位如有烧灼感，瘙痒加重或红肿，应停止使用，洗净，必要时向医师咨询。

（五）复方生发酊

【材料】当归、川芎、生姜、灵芝、蜂王浆、淫羊藿、女贞子、辣椒、酒精。

【操作步骤】除蜂王浆外，将其他药物碾碎浸入酒精中浸泡7天，过滤去药渣，药液兑入蜂王浆，混匀，药液密封，即可。使用时取适量药液，涂搽于患处。

【环境条件】遮光容器内密封，置阴凉处贮存。

【技术要领】所用饮片，应适当粉碎成粗末；每100ml应相当于原饮片20g。

【作用】养血，生发，健发。

【适应证】斑秃、脂溢性脱发等。

【禁忌证】①本品为外用药，禁忌内服。②忌烟酒、辛辣、油腻及腥发食物。③切勿接触眼睛、口腔等黏膜处。皮肤破溃处禁用。④哺乳期妇女慎用。⑤本品对皮肤有一定的刺激性，涂药部位如有烧灼感，瘙痒加重或红肿，应停止使用，洗净，必要时向医师咨询。

四、散剂

（一）止痒粉

散剂制作

【材料】滑石、寒水石、冰片。

【操作步骤】将上述药物分别打粉或直接采购药粉，共研为细粉，混合均匀，过筛，备用。使用时取适量药粉外扑于患处。

【环境条件】密闭，防热、防潮。

【技术要领】药物逐一研钵研磨后混合均匀。成品要干燥、疏松、混合均匀、色泽一致。

【作用】清凉，止痒，除湿。

【适应证】无渗出、破溃部位皮疹，各种瘙痒性皮肤病如瘙痒症、痱子、湿疹、神经性皮炎等。

【禁忌证】①对冰片过敏者禁用。②患处有渗出或破溃者禁用。③孕妇慎用。

（二）生皮粉

【材料】煅珍珠粉、凤凰衣、象皮粉、生黄芪、川黄连、党参、琥珀、儿茶、白及、乳香。

【操作步骤】将上述药物共研极细末，和匀过筛，备用。外用取适量药粉撒布疮面。

【环境条件】密闭，防热、防潮。

【技术要领】药物打成细粉或使用现成药粉，研钵研磨混合均匀，过120目筛。成品要干燥、疏松、混合均匀、色泽一致。

【作用】生肌固皮，活血止痛。

【适应证】慢性皮肤溃疡、烧烫伤等腐肉脱净、肉芽新鲜、分泌物不多者，正虚毒盛不能托毒外达、疮形平塌、难溃难腐者，以及气血亏虚、疮口难敛者。

【禁忌证】皮肤过敏者慎用。

（三）回阳生肌散

【材料】人参、黄毛鹿茸、雄黄、乳香、琥珀、京红粉。

【操作步骤】将上述药物共研极细粉，和匀过筛，备用。使用时取适量药粉涂敷于患处，或与凡士林配成软膏使用，也可制成纱条外敷。

【环境条件】密闭，防热、防潮。

【技术要领】药物打成细粉或使用现成药粉，研钵研磨混合均匀，过120目筛。成品要干燥、疏松、混合均匀、色泽一致。

【作用】回阳生肌，止痛收敛。

【适应证】结核性溃疡、慢性顽固性溃疡属于阴疮久不收口、疮面内陷不起者。

【禁忌证】火毒疮疖属于阳证脓毒未净者及对汞过敏者禁用。

（四）收干生肌药粉

【材料】乳香面、没药面、琥珀面、血竭面、儿茶面、水飞甘石面。

【操作步骤】将上述药物共研极细粉，和匀过筛，备用。使用时取适量药粉外扑患处，或制成药捻备用。

【环境条件】密闭，防热、防潮。

【技术要领】各药粉研钵研磨混合均匀，过120目筛。成品要干燥、疏松、混合均匀、色泽一致。

【作用】收敛止痛，固皮生肌。

【适应证】用于烫灼伤、女阴溃疡、下腿慢性溃疡等疮面脓毒已尽者。

【禁忌证】①外用药禁忌内服。②药物过敏者禁用。③痈、疮疖面脓毒未净者慎用。

（五）祛湿散

【材料】大黄面、黄芩面、寒水石面、青黛。

【操作步骤】药物共研细粉，混合均匀，过筛，备用。使用时直接撒布或用植物油调敷，一般丘疹样或有少量渗出液的皮损，可以直接撒扑或用鲜芦荟蘸药外搽，流水多或脓汁多者可用油调外用，暗红干燥脱皮者可用药粉配成软膏外用。

【环境条件】密闭，防热、防潮。

【技术要领】将上述各药粉研钵研磨混合均匀，过120目筛。成品要干燥、疏松、混合均匀、色泽一致。

【作用】清热祛湿，收敛止痒。

【适应证】有轻度渗出糜烂的急性或亚急性皮炎、湿疹类均可应用，症见湿疡红疹、渗液流津。

【禁忌证】阴疮者禁用。

（六）祛毒药粉

【材料】马齿苋、薄荷、草红花、大黄、紫花地丁、败酱草、雄黄、赤芍、生石膏、绿豆粉、白及、血竭、冰片。

【操作步骤】将上述药物共研细粉，混合均匀，过筛，备用。使用时取适量药粉撒布于疮面。

【环境条件】密闭，防热、防潮。

【技术要领】植物药混合打极细粉；矿物药、细料药分别打成极细粉。诸药研钵研磨混合均匀，过120目筛。成品要干燥、疏松、混合均匀、色泽一致。

【作用】清热解毒，收敛生肌。

【适应证】痈肿疔疮、丹毒、蛇虫咬伤、湿疹等证属火热毒盛者。

【禁忌证】过敏体质慎用。

（七）珠香散

【材料】煅研珍珠、当门子、琥珀粉、滴乳香。

【操作步骤】将上述药物共研细粉，混合均匀，过筛，备用。使用时取适量药粉外扑患处，或薄撒患处。

【环境条件】密闭，防热、防潮。

【技术要领】药物分别研极细粉，研钵研磨逐一混合。成品要干燥、疏松、混合均匀、色泽一致。

【作用】养血润肤，生肌固皮。

【适应证】皮肤溃疡、烫伤、烧伤后肉芽新鲜清洁者。

【禁忌证】撒药后往往很快结痂，切勿清除其痂皮，以防影响上皮生长。

（八）雄黄解毒散

【材料】雄黄、寒水石（煅）、生白矾。

【操作步骤】将上述药物共研细粉，混合均匀，过筛，备用。外用时取适量药粉直接外用于患处，或可配成洗剂，亦可加入酒剂或其他软膏中外用。

【环境条件】密闭，防热、防潮。

【技术要领】药物分别制成极细粉或用现成药粉，研钵研磨逐一混合。成品要干燥、疏松、混合均匀、色泽一致。

【作用】清热解毒，杀虫止痒。

【适应证】带状疱疹、急性和亚急性皮炎湿疹、慢性湿疹、多发性毛囊炎、脂溢性湿疹及蚊虫咬伤，及一切痈肿溃烂、诸风疮痒。

【禁忌证】①皮肤过敏者慎用。②外用药禁忌内服。③孕妇忌用。

（九）鹅口散

【材料】生寒水石、青黛粉、川黄连、净硼砂、冰片。

【操作步骤】将上述药物共研为极细粉，混合均匀，过筛，备用。使用时取适量药粉直接外吹患处。如治疗乳蛾可以用本品喷涂咽部。口糜、鹅口疮，每日外涂1~2次，口角及口周外有溃疡，可用鹅口散以香油或其他植物调涂。

【环境条件】密闭，防热、防潮。

【技术要领】药物分别制成极细粉或用现成药粉，研钵研磨逐一混合。成品要干燥、疏松、混合均匀、色泽一致。

【作用】清热解毒，祛腐生肌，消肿止痛。

【适应证】口腔内糜烂面、鹅口疮、口糜、口疮、乳蛾等，亦可用于滤泡性口炎、白塞病、扁平苔藓所致口腔糜烂。

【禁忌证】对本品药物过敏者禁用。

五、软膏剂

软膏制作　　软膏制作
（凡士林基质）（油膏蜂蜡基质）

（一）子油熏药油膏

【材料】大风子、地肤子、蓖麻子、蛇床子、蕲艾、苏子、苦杏仁、银杏、苦参子。

【操作步骤】先将上述群药干馏成焦油，再用凡士林或祛湿药膏调匀成膏，即可。使用时直接外敷于患处，薄敷或摊在纱布上贴敷。

【环境条件】避光，密闭贮存。

【技术要领】药物混合后粉碎成细粉，过120目筛；基质熔化后降温至40℃左右，再与药物混合均匀。

【作用】润肤，杀虫，止痒。

【适应证】银屑病、手足癣、鱼鳞病、慢性湿疹皮炎、神经性皮炎、皮肤淀粉样变性、扁平苔藓等。

【禁忌证】急性炎症皮损者勿用。

（二）止痒药膏

【材料】止痒药粉、祛湿药膏（或凡士林）。

【操作步骤】用祛湿药膏（或凡士林）将上述药物细粉调匀，即可。使用时直接外敷于患处。

【环境条件】避光，密闭贮存。

【技术要领】薄敷或摊在纱布上贴敷。

【作用】除湿收敛，杀虫止痒。

【适应证】慢性湿疹、神经性皮炎、皮肤瘙痒症、痒疹以及其他瘙痒性皮肤病。

【禁忌证】此药有一定刺激作用，急性炎症性皮肤病患者禁用。

（三）化毒散软膏

【材料】赛金化毒散、祛湿药膏（或凡士林）。

【操作步骤】用祛湿药膏（或凡士林）将药物细粉调匀，即可。使用时直接外敷患处，或摊纱布上贴敷。

【环境条件】避光，密闭贮存。

【技术要领】用于疖痈时宜厚涂约硬币厚度。

【作用】清热解毒，消肿止痛。

【适应证】脓疱病、毛囊炎、带状疱疹、单纯疱疹、痈、疖及其他感染性皮肤病，亦可用于软化痂皮。

【禁忌证】阴疮、阴疽者慎用。

（四）甘乳膏

【材料】乳香、甘石粉、龙骨、赤石脂、海螵蛸。

【操作步骤】用凡士林将上述药物细粉调匀。使用时直接外敷于患处，薄敷或摊在纱布上贴敷。

【环境条件】避光，密闭贮存。

【技术要领】药物分别制成极细粉，混合均匀后过120目筛；基质熔化后降温至40℃左右，再与药物混合均匀。

【作用】生肌长肉，生皮收敛。

【适应证】慢性皮肤溃疡，症见腐肉已尽、疮口不敛者。

【禁忌证】①溃疡腐肉未尽者慎用。②对药物过敏患者忌用。

（五）朱红膏（红粉膏）

【材料】京红粉、朱砂、凡士林。

【操作步骤】用凡士林将上述药物细粉调匀即可，或制成药物纱条，外敷患处。使用时直接外敷于患处，薄敷或摊在纱布上贴敷。

【环境条件】避光，密闭贮存。

【技术要领】药物研钵研磨混合，过120目筛；基质熔化后降温至40℃左右，再与药物混合均匀。

【作用】活血化瘀，祛腐生肌。

【适应证】膝疮、痈疽、脱疽、糖尿病足初期、疮疡内蓄脓毒、腐肉溃烂、久不收口、感染性疮面、难愈顽固性皮肤溃疡等。

【禁忌证】孕妇、哺乳期妇女、儿童禁用；对铅、汞过敏者禁用。

（六）芙蓉膏

【材料】芙蓉叶、泽兰叶、大黄、黄柏、黄芩、黄连。

【操作步骤】将上述药物共研细粉，用凡士林调匀，即可。使用时直接外敷于患处，薄敷或摊在纱布上贴敷。

【环境条件】避光，密闭贮存。

【技术要领】药物混合后打成极细粉，过120目筛；基质熔化后降温至40℃左右，再与药物混合均匀。

【作用】清热解毒，活血消肿。

【适应证】用于丹毒、蜂窝织炎、疖、痈、乳腺炎初起等感染性皮肤病。

【禁忌证】皮肤病属虚寒者慎用。

（七）定痛膏

【材料】当归、乳香、没药、土鳖虫、透骨草、骨碎补、防风、大黄、紫草、白芷、草红花、冰片。

【操作步骤】将上述药物共研细粉，再用凡士林调匀，即可。使用时直接外敷于患处，薄敷或摊在纱布上贴敷患处。

【环境条件】避光，密闭贮存。

【技术要领】药物混合打成极细粉，过120目筛；基质熔化后降温至40℃左右，再与药物混合均匀。

【作用】活血通络，化瘀定痛。

【适应证】软组织损伤、带状疱疹后遗神经痛、癌肿疼痛等。

【禁忌证】对乳香、没药或树脂类药物过敏者忌用。

（八）香蜡膏

【材料】香油、蜂蜡。

【操作步骤】将香油用微火加热，再兑入蜂蜡熔化后，冷却成膏。直接涂敷患处；亦可制成油纱条外用；亦可做软膏基质，用于对凡士林过敏者；或做小儿外用软膏基质。

【环境条件】避光，密闭贮存。

【技术要领】夏天制本品时蜂蜡与香油的比例可为1∶3。

【作用】润肤生肌，煨脓长肉。

【适应证】慢性湿疹、银屑病、皮肤瘙痒症等慢性、干燥、瘙痒性皮肤病，剥脱性皮炎、急性皮炎等无渗出者，亦可作为药膏基质使用。

【禁忌证】有渗出的皮损者禁用。

（九）祛湿药膏

【材料】苦参、薄荷、白芷、防风、荆芥穗、连翘、苍术、大黄、鹤虱草、威灵仙、白鲜皮、五倍子、大风子、青黛面、白蜡、香油。

【操作步骤】将上述药物（除青黛面、白蜡外）碾碎，浸入香油中放置一昼夜，再用文火炸至枯黄，过滤除去药渣，称重，趁热兑入白蜡、青黛，搅拌均匀，放凉，即可。使用时直接外敷于患处，薄敷或摊在纱布上贴敷患处；亦可用作各种外用软膏的基质。

【环境条件】避光，密闭贮存。

【技术要领】药物混合打成极细粉，过120目筛；基质熔化后降温至40℃左右，再与药物混合均匀。每500g香油的白蜡用量：冬季用93.75g，春、秋季用125g，夏季用156.25g；青黛用1.56g。

【作用】清热除湿，润肤去痂。

【适应证】单纯糠疹、鱼鳞病、毛发红糠疹、慢性湿疹皮炎等干燥脱屑皮损。

【禁忌证】急性皮疹者慎用。

（十）铁箍散膏

【材料】生天南星、生半夏、生川乌、白及片、白蔹、香白芷、土贝母、南薄荷、川黄柏、川大黄、广姜黄、枯黄芩、猪牙皂、荆芥穗。

【操作步骤】将上述药物研细粉，加入蜂蜜，调匀成膏，密封，备用。使用时直接外敷于患处，或摊在纱布上贴敷患处。

【环境条件】避光，密闭贮存。

【技术要领】药物混合打成极细粉，过120目筛；基质熔化后降温至40℃左右，再与药物混合均匀。每31.25g药物细粉加入蜂蜜62.5g。

【作用】破瘀消肿，活血软坚。

【适应证】皮肤疖肿、痈等皮肤感染性皮肤病初期，若已成脓者可促其溃破。

【禁忌证】外敷患处，如干稠可加红糖水调稀外敷。

（十一）黄连软膏

【材料】黄连面、凡士林。

【操作步骤】用凡士林将黄连面调匀，即可。使用时直接外敷于患处，或摊在纱布上贴敷患处。

【环境条件】避光，密闭贮存。

【技术要领】基质熔化后降温至40℃左右，再与药物混合均匀。

【作用】清热解毒，消肿止痛。

【适应证】炎症性、化脓性皮肤疾患，如脓疱病、慢性皮炎湿疹、静脉曲张、慢性皮肤溃疡、压力性溃疡、甲沟炎、毛囊炎、疖、丹毒等，以及化学性静脉炎、痔疮等，亦可作为软膏基质使用。

【禁忌证】凡阴疽瘘管禁用。

（十二）紫色疽疮膏

【材料】轻粉、红粉、琥珀粉、乳香粉、血竭、冰片、蜂蜡、香油、煅珍珠粉。

【操作步骤】将香油置于锅内，在火上数开后离火，稍放凉将前五种药粉放入油内溶匀，再兑入蜂蜡至完全熔化，将冷却时兑入冰片、煅珍珠粉搅匀成膏。使用时直接外敷于患处，薄敷或摊在纱布上贴敷患处。

【环境条件】避光，密闭贮存。

【技术要领】药粉过120目筛；药油基质降温至40℃左右，再与药粉混合均匀。

【作用】化腐生肌，煨脓长肉。

【适应证】淋巴结结核、下肢溃疡、慢性溃疡、扁平疣、手足胼胝、结核性溃疡、压疮以及其他有腐肉的疮面等，亦可用于痈疽疮疡溃后腐肉较多者。

【禁忌证】①阳证疮面慎用。②对汞过敏者禁用。③急性炎症性皮损及新鲜肉芽疮面勿用。④此药具有一定毒性，当用于大面积皮损时，应注意避免药物中毒。

（十三）紫色消肿膏

【材料】紫草、升麻、贯众、赤芍、紫荆皮、当归、防风、白芷、草红花、羌活、荆芥穗、荆芥、儿茶、神曲。

【操作步骤】将上述药物共研细粉，每125g药面加血竭花面3.13g、山柰面6.25g、乳香6.25g、没药6.25g，用凡士林125g调匀，备用。使用时直接外敷于患处，薄敷或摊在纱布上贴敷患处。

【环境条件】避光，密闭贮存。

【技术要领】药物混合打成极细粉，过120目筛，与现成药粉研钵研磨混匀；基质熔化后降温至40℃左右，再与药物混合均匀。

【作用】活血化瘀，软坚消肿，止痛。

【适应证】慢性丹毒、流注、结节性红斑（瓜藤缠）、新生儿头皮血肿（头宣）、慢性皮炎湿疹，以及其他慢性炎症性皮肤病。

【禁忌证】疖、痈、疽初起，毒热性肿胀者勿用。

（十四）黑布药膏

【材料】老黑醋、五倍子、金头蜈蚣（研细粉）、冰片、蜂蜜。

【操作步骤】将黑醋置于砂锅内煎开30分钟，再加蜂蜜煎沸，然后用筛网将五倍子粉慢慢地均匀筛入，边撒边按同一方向搅拌，撒完后改用文火，煎成膏状离火，最后兑入蜈蚣面、冰片粉，搅拌均匀，即可。将药膏储存在搪瓷罐或玻璃罐（勿用金属器皿储存）中，备用。外用时厚敷患处（约2mm厚），上用黑布敷盖，换药前用茶水清洁皮肤，2~3天换药1次，对化脓性皮肤病可每日换1次。

【环境条件】避光，密闭贮存。

【技术要领】药粉过120目筛。基质熔化后降温至40℃左右，再与药粉混合均匀。成品勿用金属器皿储存。

【作用】活血软坚，解毒止痛。

【适应证】瘢痕疙瘩、乳头状皮炎、疖、疮、痈、毛囊炎、痤疮以及其他增生性皮肤病等。

【禁忌证】不要接触金属器皿。

六、硬膏剂

（一）黑色拔膏棍

【材料】群药类：鲜羊蹄根梗叶、大风子、百部、皂角刺、鲜凤仙花、羊踯躅、透骨草、马钱子、苦杏仁、银杏、蜂房、苦参子、穿山甲、川乌、草乌、全蝎、斑蝥、金头蜈蚣。

药面类：白及面、藤黄面、轻粉、硒砂面。

其他：香油、生桐油。

【操作步骤】将香油、生桐油倾入铁锅内，浸泡群药后，文火炸成深黄色，离火后过滤，再将药油用武火熬炼至滴水成珠（温度大约为240℃），然后下丹。使用时视皮损大小将拔膏加热熔化，摊涂于胶布上，趁热贴敷于皮损处；皮损为坚实、局限的结节时，也可直接将熔化之拔膏滴于皮损之上。

【环境条件】密闭，置阴凉干燥处。

【技术要领】黑色拔膏棍每500g药油加铅丹312.5g、药面93.75g、松香62.5g。膏药制成后浸泡冷水中7昼夜以祛除"火毒"。

【作用】杀虫，除湿，止痒，软化浸润，剥脱上皮，破瘀软坚，止痛。黑色拔膏棍作用较强；脱色拔膏棍作用与之相同，因脱去黑色，外贴时较为美观；稀释新拔膏作用较为缓和。

【适应证】带状疱疹后遗神经痛、瘢痕疙瘩以及神经性皮炎、结节性痒疹、寻常疣、胼胝、甲癣等肥厚性角化性皮肤病。

【禁忌证】①对本药成分过敏者禁用。②注意温度不可过高，以免烫伤。③用药前应告知患者可能会出现烫伤，排除患者疑虑。④注意保护正常皮肤。⑤夏季多汗及长期使用会造成局部炎症，可间歇使用，并外用抗炎药膏。

（二）麝香回阳膏

【材料】麝香、冰片、红花、儿茶、乳香、没药、黄连、黄柏、白芷、血竭、独角莲、自然铜、黄芩等。

【操作步骤】制成硬膏药，每粒1.2g。使用前取与伤口大小适当的药膏量，将膏药浸入温水中软化后取出捏成薄片状，备用。使用时用温水洗净患处，把膏药贴在患处，外敷药布。

【环境条件】密闭，置阴凉干燥处。

【技术要领】药膏切忌火烘，以免炭化。膏药制成后浸泡冷水中7昼夜以祛除"火毒"。

【作用】解毒止痛，化腐生肌。

【适应证】肿毒、湿疹、疱疹、痰核瘰疬以及久不消散的阴疽痞块等。

【禁忌证】孕妇及药物过敏者禁用。

七、熏药

（一）子油熏药

【材料】大风子、地肤子、蓖麻子、蛇床子、蕲艾、苏子、苦杏仁、银杏、苦参子。

【操作步骤】将上述药物共碾粗末，用较厚的草纸将药末卷成纸卷，备用。使用时点燃药卷，燃烟熏皮损处，每日1~2次，每次15~30分钟，温度以患者能耐受为宜。

【环境条件】置阴凉、干燥处。

【技术要领】药物适当粉碎成粗末，不能太细。使用时，熏药一般要置于患处的下方。使用中，注意防火与室内通风。

【作用】软坚润肤，杀虫止痒。

【适应证】寻常型银屑病、鱼鳞病、皮肤淀粉样变性、神经性皮炎、慢性湿疹等。

【禁忌证】急性皮损红肿明显者慎用。

（二）回阳熏药

【材料】肉桂、炮姜、人参芦、白芍、当归、白芥子、蕲艾、白蔹、黄芪。

【操作步骤】将上述药物共碾粗末，用较厚的草纸将药末卷成纸卷，备用。用时点燃药卷，燃烟熏皮损处，每日1~2次，每次15~30分钟，温度以患者能耐受为宜。

【环境条件】置阴凉、干燥处。

【技术要领】药物适当粉碎成粗末，不能太细。使用时，熏药一般要置于患处的下方。使用中，注意防火与室内通风。

【作用】回阳生肌，助气养血。

【适应证】久不收口之阴疮寒证、顽固性瘘管、顽固性溃疡、慢性汗腺炎所致瘘管、结核性溃疡、踝关节结核。

【禁忌证】阳证肿疡、溃疡、瘘管，红肿疼痛明显者禁用。

（三）癣证熏药

【材料】苍术、黄柏、苦参、防风、大风子、白鲜皮、松香、鹤虱、五倍子。

【操作步骤】将上述药物共碾粗末，用较厚的草纸将药末卷成纸卷，备用。使用时用时点燃药卷，燃烟熏皮损处，每日1~2次，每次15~30分钟，温度以患者能耐受为宜。

【环境条件】置阴凉干燥处。

【技术要领】药物适当粉碎成粗末，不能太细。使用时，熏药一般要置于患处的下方。使用中，注意防火与室内通风。

【作用】除湿祛风，杀虫止痒。

【适应证】神经性皮炎、慢性湿疹、皮肤淀粉样变性、皮肤瘙痒症、鱼鳞病。

【禁忌证】急性皮损红肿明显者慎用。

（李伯华　郑立红）

第三节　治疗技术

一、拔膏疗法

拔膏疗法是赵炳南先生在 1956 年根据临床实际需要，查阅有关膏药的大量文献，躬身实践，着手对传统黑膏药的改革，形成可改善局部血液循环，促进炎症吸收，软化角质和瘢痕的一种皮肤科外治疗法。拔膏疗法就是使用黑色、脱色拔膏棍或稀释拔膏，待温热后外贴以治疗某些皮肤病，其药味组成和剂型源于古代的膏药。

【操作步骤】

（1）物品准备　治疗盘内放置酒精灯及火柴（或热风枪）、胶布（或保护贴）、剪子、棉签、75% 酒精、黑色拔膏棍（或拔膏贴）、一次性隔离单、测温枪。

（2）关闭门窗，根据病情暴露操作的部位（如在隐私处须以屏风遮挡），注意保暖，向患者及家属解释治疗的目的、方法，使患者建立安全感并取得合作。

（3）清洁及保护　用 75% 酒精消毒皮肤，根据皮损大小使用保护贴贴于正常皮肤上（或以 2cm 宽的胶布沿患处贴于正常皮肤上），以保护正常皮肤。

（4）拔膏摊涂方法

1）拔膏贴法：使用热风枪（温度调节为 80℃）直接加热拔膏贴使药剂熔化，待温度下降至 50℃（测温枪检测），对准皮损贴于患处。

2）拔膏棍法

①热滴法：拿取拔膏棍的一端，将药棍另一端放在酒精灯上热熔后，对准皮损使药物滴于患处，上敷胶布，大小视患处而定。

②摊贴法：将热熔后药物滴摊于胶布上，迅速贴敷于患处。拔膏棍热熔后的温度最好控制在 60℃ 以下。

③蘸烙法：将药棍一端热熔后对准皮损，快速烙贴于患处，上敷胶布。

（5）摊涂厚度　1~2 枚 5 分硬币厚，依皮损角化肥厚程度而定，皮损角化肥厚越明显，摊涂应越厚。

（6）操作过程中及时询问患者对药剂温度的耐受程度及有无其他不适。协助患者着衣，取舒适体位。整理用物，处理医疗废物。

【环境条件】治疗处环境应保持清洁，室温以 25~28℃ 为宜，如皮损面积较大，可分次进行操作，避免引起外感病证。

【技术要领】

（1）治疗次数可根据病变的情况而定，一般每3日1次。

（2）换药时如遇遗留的胶布印迹应清除干净。

（3）拔膏贴敷皮肤时要温热适宜，防止烫伤正常皮肤。

（4）防止酒精灯破裂或酒精遗洒引燃衣物及烧伤皮肤。

（5）操作后应观察患者有无过敏反应，如出现过敏情况，立刻停止拔膏治疗，清除药痂及胶布痕迹，给予相应处理。

【作用】拔膏虽属一种外治疗法，然而外治与内治之理有殊途同归之妙。赵老根据多年治疗皮肤病的经验，把渗湿、解毒、杀虫、止痒视为治癣大法，总汇于拔膏中。所选择的药物，大多为气味俱厚，可开窍透骨、通经活络、拔毒外出之品。

赵老认为湿邪致病，有"散""聚"之说。就皮损面积大小而言，"散者一尺，聚者一寸"。散者易治，聚者难治。拔膏因膏胚黏韧，闭塞毛孔，药力透达膜理肌肤，使静止、顽固、慢性的"聚"形皮损，激惹为急性或亚急性的"散"形皮损，皮损变静为动，拔聚为"散"，引邪外出，然后按出现的皮损表现相应处理，往往可收到事半功倍的疗效。总之，拔膏有治表和治里两大作用。治表可杀虫止痒，拔毒消肿，破瘀软坚；治里可通经活络，引邪外出，理气止痛。

按照西医学观点，拔膏具有封闭、热疗及激惹发泡作用，可改善局部血液循环，促进炎症吸收，软化角质和瘢痕，促进皮肤的代谢。

【适应证】慢性、局限性、肥厚性、角化性、结节性皮肤病，如神经性皮炎、局限性硬皮病、结节性痒疹等。

（1）浸润、肥厚、增生性皮肤病　慢性湿疹、局限性神经性皮炎、结节性痒疹、皮肤淀粉样变、乳头状皮炎、穿掘性毛囊炎、瘢痕疙瘩、盘状红斑狼疮等。

（2）角化性皮肤病　寻常疣、跖疣、老年疣、角化过度型手足癣、甲癣、胼胝、鸡眼、掌跖角化病等。

（3）干燥、皲裂性皮肤病　手足皲裂等。

（4）湿热毒类皮肤病　多发性毛囊炎、疖肿、聚合性痤疮、鼻赘期酒渣鼻、须疮、掌跖脓疱病、带状疱疹后遗神经痛等。

（5）其他　斑秃、白癜风、睑黄疣、局限性硬皮病等。

【禁忌证】

（1）对拔膏药物成分过敏者禁用。拔膏的药物组成中含有毒药物，因此在治疗中应避免较大面积和较长时间使用。

（2）急性炎症和糜烂渗出性皮肤病禁用，皮损处无肥厚浸润者禁用，皮损表面不完整者禁用。

（3）皱褶部位的皮损，如外阴、肛周等处禁用。

（4）局部感知觉功能障碍者慎用。严重内分泌、心血管、血液、肝肾等系统疾病以及免疫功能低下者禁用。

（5）小儿、孕妇及哺乳期妇女禁用。

二、中药湿敷疗法

本疗法是在传统的中草药捣烂外敷疗法的基础上发展起来的，曾广泛流传于民间。该法属中医外治法中的溻渍法范畴。《外科精义》中说："夫溻渍疮肿之法，宣通行表，发散邪气，使疮内消也。盖汤水有荡涤之功……此谓疏导腠理，通调血脉，使无凝滞也。"

【操作步骤】

（1）物品准备　湿敷盆、盆内放入配置好的药液、湿敷垫数块（大小视冷敷面积而定）、塑料薄膜、绷带、一次性隔离单、干毛巾、大镊子2把或无菌手套、无菌棉球、水温计，必要时备屏风。

（2）关闭门窗，根据病情暴露湿敷的部位（如在隐私处须以屏风遮挡），注意保暖，向患者及家属解释治疗的目的、方法，使患者建立安全感并取得合作。

（3）在治疗部位下垫隔离单保护床单。湿敷前应用棉签蘸取甘草油清洁患处皮肤的附着物、痂皮、渗液等。

（4）将湿敷垫（6~8层的纱布垫）浸入药液中，药液温度：如开放性冷湿敷为10℃左右；以双钳夹起或戴无菌手套将其挤干（以不滴水为度）后，将湿敷垫紧贴在患部（中间不能有空隙），大小与皮损处相吻合。用绷带将四肢、颜面部位的湿敷垫绑紧。

（5）隔15~20分钟更换一次，持续时间为40分钟，每日1~2次。开放性湿敷每隔15~20分钟更换一次，持续时间为1~2小时。每日1~2次。闭锁性湿敷时将湿敷垫贴敷于患处后，剪一块比湿敷垫边缘大1~2cm的塑料薄膜（上面扎孔盖在湿敷垫上。用绷带或包布将塑料膜和湿敷垫包扎起来。每隔2~3小时更换一次，每日3~4次。

（6）操作结束后擦干局部，询问其治疗后的反应。协助患者着衣，整理好床单及用物。

【环境条件】治疗处环境应保持清洁、通风，温度适宜，操作前注意调节室温，一般湿敷药液温度为 25℃（接近室温），室温以 25~28℃为宜；并且于操作中始终注意给患者保暖。同时避免因暴露皮肤而引起外感病证。

【技术要领】首先患者需有足够的认知、自理能力，可自主配合完成，对冷热有一定的耐受程度。其次医者要了解患者的月经史、是否妊娠，对特殊期人群，选择应用时需谨慎。操作前，应让患者了解操作目的、操作流程及治疗时间。

（1）湿敷面部时，在相当于眼、鼻、口的部位将湿敷垫剪孔，露出鼻孔，以免影响呼吸。进行耳部湿敷时，外耳道可酌情塞棉球，以防溶液流入耳道。

（2）操作时湿敷垫与患处皮肤之间应紧密接触，特别是头面、腋窝、阴囊处。

（3）若进行大面积湿敷时，注意一次湿敷面积不可超过身体面积的 1/3，若超过此面积，可分批湿敷。每日湿敷的次数和更换间隔时间，可根据病变的情况而定，炎症明显、渗出多者，更换的次数应多，反之则可相应减少。

（4）每次湿敷的药液，需新鲜配制。湿敷垫不能向下渗水，也不可过干。

（5）湿敷垫应保持一定的温度和湿度，按时更换。天气热、渗出多时应勤更换。湿敷垫必须交替更换，不得直接向敷垫上滴药液，渗出多且冷湿敷效果不佳时，可选用热湿敷。运用闭锁性湿敷时，要严格掌握水温，避免烫伤，当敷垫干燥于疮面时，应用药液浸湿后再慢慢取下，不可强行取下，以免损伤皮肤。

（6）由于婴儿、老年人对冷热的耐受力差，反应迟钝，描述不准确，因此在治疗过程中要注意观察局部皮肤变化。冬季最好勿在颈、胸等部位应用冷湿敷。

（7）湿敷溶液有可能引起个别患者的不良反应，如：炎症加重、渗液增多或过敏反应，应注意观察，操作过程中询问患者有无不适，及时发现不适反应，并且对症处理，必要时可停止湿敷治疗。

（8）某些药物大面积湿敷时需要注意，避免吸收中毒。

（9）注意湿敷物品的消毒隔离，用物要专人专用，不得混用，用后消毒。避免交叉感染。

【作用】湿敷法中医又称之为溻渍，是采用中草药煎汤过滤成水溶液，或取汁后浸透纱布，直接作用于局部的一种治疗方法，通常是直接应用于患处，从而达到清热解毒、除湿止痒、收敛消炎、抑制渗出作用的一种外治法。

根据药液温度的不同，湿敷可分为冷湿敷和热湿敷，每种湿敷又可分为开放性湿敷和闭锁性湿敷两种。开放性湿敷多用于冷湿敷，闭锁性湿敷多用于热湿敷。其作用主要是通过皮肤血管的收缩，或血管的扩张后，反射性收缩而达到消炎和抑制渗出的作用，又可以通过冷热减少末梢神经的冲动而达止痒的作用，还可以清除患部表面的污垢或刺激物。冷湿敷能使患部的血管收缩，血流迟缓，从而减少渗出。热湿敷能促进患部血液循环，加强新陈代谢，促进炎症渗出物的吸收而减少渗出。冷、热湿敷又能使皮肤表层软化、溶解，消除分泌物，还能随所用药物而有收敛及杀菌作用。临床常用开放性冷湿敷。

【适应证】一般来说开放性湿敷多用于冷敷，主要用于皮肤潮红、肿胀、糜烂及渗出明显者，如皮肤炎症的急性过程，如接触性皮炎、急性湿疹、过敏性皮炎、接触性皮炎、丹毒、脓疱疮等；闭合性湿敷多用于热湿敷，主要用于慢性肥厚、角化性皮损，或有轻度糜烂、少量渗液者，如慢性单纯性苔藓、慢性湿疹等。开放性湿敷水分蒸发快，引流及消肿效果更好，适用于炎症较重、渗液较多的皮肤病。封闭性湿敷时，垫上的水分蒸发到塑料膜上，凝成水滴后又落在湿敷垫上，形成了封闭内的水分循环，使湿敷垫保持湿润；湿敷垫上水分蒸发慢，散热少，不易着凉；患者活动较方便；不易打湿衣被。

【禁忌证】疮疡脓肿迅速扩散者不宜湿敷。

三、热罨包法

罨，即掩盖，覆盖，敷。把中药或浸透药液的敷料放于患处加以覆盖、包扎，从而治疗外科疾病的方法称为罨包法，是中医外治法之一。罨包法根据覆盖物的温度不同可分为冷罨法和热罨法；根据覆盖物的性质不同可分为干罨法和湿罨法。热罨包法属于湿热罨法，即将浸透热中药的敷料直接敷于患处后加以覆盖并包扎的封闭式溻渍法。本法具有消除渗液、消炎、消肿、收敛、止痒等作用。

【操作步骤】

（1）物品准备　敷料垫数块、敷料盆、绷带、塑料布或一次性隔离单、治疗巾、干毛巾、长把镊子或无菌手套、塑料薄膜（带孔）、水温计，根据医嘱配置药液并将药液加热至50℃，必要时备屏风。

（2）摆放舒适体位，充分暴露患处，垫一次性隔离单，保护隐私。

（3）清洁　治疗部位留有其他药物时，宜用棉球蘸生理盐水清洁。将敷料垫紧敷在患者治疗部位，外用带孔的塑料薄膜将敷料垫严密包住，再用绷带绑紧。

（4）更换　每小时更换1次，持续时间为2小时。

（5）观察皮肤情况，协助患者着衣，取舒适体位，整理用物，处理医疗废物。

【环境条件】治疗处环境应保持清洁、通风，温度适宜，操作前注意调节室温，室温以25~28℃为宜，一般湿敷药液温度为50℃左右，并且于操作中始终注意避免烫伤患者。

【技术要领】

（1）药液的温度为50℃左右，不宜过热，避免烫伤患者。老年人及幼儿对热的耐受性差，温度宜偏低。

（2）操作时要先用温度计测试温度，操作者再用手测试温度。拧干敷料垫后，用敷料垫触及患者皮肤，询问患者是否能够耐受，避免烫伤。

（3）更换敷料垫时要重新加热，敷料垫要紧密贴于皮损处，最后用带孔的塑料薄膜包裹，绷带固定。

（4）绷带固定时注意勿过紧，以免妨碍局部血液循环。

（5）敷料垫黏着皮损面时，不可强行剥取，可于敷料垫上滴注药液，使其浸透，再轻轻取下。

（6）操作中注意局部皮肤变化，如出现苍白、红斑、水疱、痒痛或破溃等症状时，应立即停止治疗，并做相应处理。

【作用】本法是利用冷热交替的温度变化达到改善末梢血管的舒缩功能，有助于炎症的减轻与消散作用的一种皮肤科外治方法。操作时，用敷料垫浸透药液外敷于患处，药液有效成分以离子形式存在，离子透过皮肤，进入体内，从而达到治疗疾病的目的。起初，借助热力作用，药力的渗透作用加强。对于有创面的疾病，热罨包通过蒸发和敷料自身的引流吸附作用，可清洁创面的渗液及分泌物，软化痂皮，起到收敛和干燥糜烂面的作用。它还能促进正常肉芽组织的生长，起到恢复上皮细胞与成纤维细胞功能的作用。热敷法可局部蓄热，抑制皮肤末梢神经的病理性冲动，故而达到止痒的目的；与此同时，热的镇痛作用可降低痛觉神经的兴奋性，减轻神经根的水肿和压迫，消除局部肌肉紧张。患处周围的皮肤同时受到了药物及热的刺激，血液和淋巴循环加快，促进血管扩张，有效地提高了局部组织修复能力，减轻炎性水肿，增加局部白细胞吞噬作用，从而达到促进皮损愈合的目的。

【适应证】亚急性皮肤炎症，局部血行不畅，有瘀血情况者；慢性溃疡，有脓性分泌物、肉芽不新鲜者；有皮下刺激性炎症浸润硬结者。

【禁忌证】

（1）疮疡脓肿迅速扩散者禁用。

（2）局部感知觉功能障碍者慎用。

四、中药浴疗法

中药浴疗法是将药物煎汤后进行泡洗，以达到清热解毒、活血通络、散风祛湿、杀虫止痒、养血润肤、祛腐生肌等功效的皮肤病外治方法，是皮肤病治疗中的一种重要辅助疗法。药浴借助水的特性，按照中医辨证施治的原则，根据不同的疾病，加入不同的药物溶于水中，采用温热法（即选择一定的温度）使药物透过皮肤、穴位等直接进入经络、血脉，分布全身，通过物理效应与药理效应发挥治疗作用，因此有发汗解表、活血通络、清热解毒、祛腐生肌、美容、祛病延年等功效。因药物不经胃肠破坏，直接作用于皮肤，并通过透皮吸收进入血液，故较内服药疗效快、舒适，也不会增加肝脏负担，患者乐于接受。中药浴作用安全有效，简便易于推广，适用范围广泛，适用于慢性、顽固性、瘙痒性皮肤病，或广泛性皮肤病基本治愈时作为后续疗法。

【操作步骤】

（1）物品准备　清洁煎药机、浴盆（内置浴袋专人专用）、热水、毛巾、拖鞋、中药（无纺布包装）。

（2）将扎紧的中药无纺布袋放入煎药机内，按仪器的操作规程进行操作。

（3）调节浴室温度，以22~24℃为宜。清洁浴盆，将一次性浴袋放入浴缸内，铺好并放入少量冷水。

（4）待药煎好后将药液放至浴盆，加入适量温热水，水温调至40℃左右。

（5）患者将躯体及四肢浸泡于药液中，浴时可用软布或毛巾拭洗，禁用肥皂。避免强力搓洗；患者浸浴时间为30分钟。

（6）药浴完毕后，用温水冲去药液，擦干，必要时协助患者衣着，回病室置舒适卧位休息。

【环境条件】治疗处环境应保持清洁、通风，温、湿度适宜，治疗室地面应采用防滑地砖，避免跌倒等意外发生；操作前注意调节室温，室温以25~28℃为宜，并且于操作中始终注意巡视，避免患者出现胸闷憋气、眩晕等不适症状，治疗完毕后应注意通风。

【技术要领】

（1）饥饿、体弱、年老、儿童、精神欠佳者应慎用。

（2）沐浴时要注意保暖，避免受寒、吹风，洗浴完毕马上拭干皮肤。冬秋之季，尤要注意浴处宜暖而避风。洗疗时室温、水温均应适宜，药浴温度以40℃左右为宜，水位不宜过高，以胸部以下不感胸憋为宜。每次洗疗时间为30分钟。

（3）饭前饭后 30 分钟内不宜沐浴。空腹洗浴，容易发生低血糖，而致虚脱昏倒。饭后饱腹沐浴，全身体表血管被热水刺激而扩张，胃肠等内脏血液都会被动员而分散到身体表层，胃肠道的血量供应减少，同时会降低胃酸分泌，并使消化器官功能减低，从而影响食物的消化吸收。

（4）洗浴过程中，护士应加强巡视，如患者感觉不适时，应立即停止洗浴，给予相应处理。对于年老和心、肺、脑等疾病患者，不宜单独洗浴，应由家属助浴。

（5）对皮肤有刺激性或腐蚀性的药物不宜使用。在沐浴过程中如发现有药物过敏者，应立即停止沐浴。

（6）注意浴室、浴盆的清洁，浴袋专人使用，避免交叉感染。

【作用】药浴过程中，存在着药物的吸收，水的理化刺激，因此中药浴是药物治疗与物理治疗的协同，具有疏通经络、腠理，活血化瘀，通行气血，清热解毒，消肿止痛，杀虫止痒等作用。

（1）清洁作用　对皮肤病的治疗具有重要意义。

①清洁皮肤，因所用药物不同，又分别有消毒、杀菌、杀虫、收敛、止痒、消炎、抗皮脂溢的作用。

②清洁可提高治疗作用。在上药前，将皮损上的痂皮和以前涂用的药物清除后，可增加新上药物的吸收；在进行紫外线照射时，可增强紫外线的治疗作用。

③对有渗出的皮肤病，将渗出物清除后，可减少细菌的感染；减少渗出物分解后的产物对皮肤的刺激；减少分解物被吸收后增加皮肤致敏的机会。

（2）温度作用

①温水浴：水温 36~37℃，具有良好的镇静、止痒、安抚作用。

②热水浴：水温 38~40℃，可使皮肤充血，改善皮肤血液循环，改善体内氧化过程，促进新陈代谢机能，促进浸润的吸收。

（3）药物作用　中药浴以不同中草药配伍组方而成，在治疗皮肤病方面具有更大的针对性和灵活性。

【适应证】银屑病、神经性皮炎、结节性痒疹等肥厚性、瘙痒性皮肤病，大面积或皮损疮面需要清洁的皮肤病，如天疱疮、大疱性药疹、足癣、体癣继发感染等。

【禁忌证】严重的心脑血管系统疾患、神经精神系统疾患、出血倾向及体质虚弱的患者不宜全身药浴。月经期、孕妇禁用全身药浴。

【药物选择】

（1）选用原则　急性病症时多选用祛风止痒、清热解毒、清热凉血、杀虫止痒类的药物；慢性病症时多选用健脾燥湿、活血化瘀、养血润肤类的药物。对于慢性红斑鳞屑性皮肤病，如银屑病、毛发红糠疹、扁平苔藓等，组方以清热解毒为主，选用马齿苋、蒲公英、败酱草，可配合凉血活血、润燥止痒之品，如牡丹皮、地肤子；对于慢性肥厚、剧烈瘙痒性皮肤病，如慢性湿疹、结节性痒疹、神经性皮炎等，选方应以活血软坚、解毒止痒为主，如丹参、赤芍、白鲜皮，配合穿透性强的药物，如皂角刺，以增强解毒散结止痒之功。

（2）常用药物

①祛风止痒类：蛇床子、蝉蜕、白鲜皮、荆芥、防风、蒺藜。

②清热解毒类：重楼、鱼腥草、败酱草、黄连、黄芩、黄柏、苦参、大黄、马齿苋、金银花、大青叶、紫花地丁、蒲公英。

③健脾燥湿类：苍术、藿香、萆薢、白矾、车前子、石榴皮、生薏苡仁、茯苓、白术。

④清热凉血类：凌霄花、白及、牡丹皮、仙鹤草、槐花、大蓟、小蓟。

⑤活血化瘀类：三棱、莪术、丁香、三七、当归、桃仁、丹参、鸡血藤。

⑥养血润肤类：当归、鸡血藤、生地黄、亚麻子、白芷、杏仁、桃仁。

⑦杀虫止痒类：藜芦、硫黄、白矾、地肤子、花椒、土槿皮、百部、大风子。

（3）常用药浴方剂

①银屑病药浴：明矾、花椒、野菊花、朴硝，有止痒、消炎、角质松解等作用，适用于银屑病、银屑病红皮症，亦可用于泛发性神经性皮炎。

②楮桃叶浴：楮桃叶加水煎煮，有润肤止痒作用。适用于银屑病、皮肤瘙痒症、泛发性神经性皮炎、荨麻疹等。

③止痒药浴：蛇床子、苦参、川椒、艾叶、明矾煎水坐浴，适用于外阴瘙痒、阴囊、肛周湿疹或神经性皮炎等慢性瘙痒性皮肤病。

五、黑布药膏疗法

黑布药膏是赵炳南先生在行医过程中收集的一个民间有效祖传秘方，用于治疗"背痈"等化脓性疾病的一种外治方法。不论面积多大，即或是很深的疮面用此疗法治愈后瘢痕都很小。

黑布药膏疗法

【操作步骤】

（1）物品准备：治疗盘、一次性无菌换药盘1个、镊子2把、无菌剪子1把、无菌盐水及75%酒精棉球若干、干棉球若干、换药碗1个内盛茶水、黑布药膏罐、经消毒处理的黑布或多层无菌纱布垫、软膏刀、软膏板、胶布、绷带、一次性隔离单1个。

（2）贴敷药膏处要保持局部干燥。如用药局部有瘙痒、疼痛等不适，及时通知医护人员。

（3）以盐水棉球清洁患处周围健康皮肤，将患处按无菌换药法清洁干净。

（4）将经消毒处理的黑布置于软膏板上，用软膏刀将药膏均匀涂于黑布上，厚度为2~3mm，然后敷于患处，用胶布固定。也可在清洁患处皮肤后将此药外涂2~3mm厚，用黑布或厚布盖上。

【环境条件】治疗处环境应保持清洁、通风，温度适宜，操作前注意调节室温，室温以25~28℃为宜。

【技术要领】

（1）涂药厚度视皮损肥厚程度而定，皮损越厚涂药越厚。

（2）敷药时间视皮损肥厚程度及反应情况而定。若局部皮疹无不良反应，则皮损越厚敷药时间越长，如慢性皮炎等可3天换药1次，瘢痕疙瘩可1周换药1次。

【作用】破瘀软坚，聚毒催脓。方中五倍子为君药收敛解毒，老黑醋软坚解毒，兼做基质，蜈蚣破瘀以毒攻毒，冰片镇痒止痛解毒，蜂蜜调和诸药。

【适应证】

（1）慢性肥厚、增生性皮肤病，如瘢痕疙瘩、皮肤淀粉样变、慢性皮炎、乳头状皮炎等。

（2）疖、痈、毛囊炎等。

（3）真菌性皮肤病，如角化过度型手足癣等。

【禁忌证】急性炎症和糜烂渗出性皮肤病患者禁用。

六、熏药疗法

熏药疗法是广大劳动人民在长期临床实践中，在灸法的基础上发展起来的治疗外科和皮肤科疾病的一种外治法。群众中流传有用桑枝、谷糠、草纸等各种中药配方点燃后烟熏治疗。

熏药疗法

【操作步骤】

（1）物品准备　治疗盘、药卷、灸盒艾灸架、打火机、镊子、换药盘（广口瓶）、纱布、必要时准备浴巾、屏风。

（2）关闭门窗，根据病情暴露操作的部位（如在隐私处须以屏风遮挡），注意保暖，向患者及家属解释治疗的目的、方法，使患者建立安全感并取得合作。

（3）熏药法

①纸卷法：即用易燃的草纸卷药燃熏。用较厚桑皮纸卷药末成纸卷，点燃后对准患处熏药，距离为2~3cm，温度以患者耐受为宜，随时弹去药灰，熏至局部皮肤出现红晕。每日1~2次，每次15~30分钟。

②火盆熏法：即在已燃煤球上撒药末燃熏。药物共碎成粗末，直接用粗药末撒在炭火盆上燃烧发烟而熏患处。熏的距离以不觉灼热为宜，每次15~20分钟，每日1~2次。

（4）操作结束后询问患者治疗后的反应。告知患者皮损表面往往有一层油脂（烟油），应尽量保留。协助患者着衣，整理好床单及用物。

【环境条件】治疗处环境应保持清洁、温度适宜，应安装排烟设备，操作前注意调节室温，室温以25~28℃为宜，并且于操作中始终注意给患者保暖，同时应注意保持熏药距离，避免烫伤，治疗完毕后应注意通风。

【技术要领】

（1）皮损粗糙肥厚者，熏时宜浓烟高温，应注意勿引起烧烫伤。

（2）根据患处位置选用适宜熏药法，如生于面额部及身体皮肤凹面处损害不宜采用熏炉法，宜用纸卷熏法。

（3）熏完后皮损表面往往有一层油脂（烟油），不要立即擦掉，保持时间越久，疗效越好。

【作用】多用于治疗慢性肥厚性皮损，或慢性溃疡，久不收口的阴疮寒证，手术后久不愈合的窦道等，效果显著。

【适应证】

（1）癣症熏药　神经性皮炎、慢性湿疹、外阴瘙痒症、皮肤淀粉样变，以及其他慢性肥厚性瘙痒性皮肤疾患等。

（2）回阳熏药　慢性溃疡，窦道久不收口，属阴寒之证。

（3）子油熏药　银屑病、鱼鳞病、皮肤淀粉样变。

【禁忌证】

（1）皮肤有急性或亚急性皮损不可熏。

（2）对糖尿病、肢体感觉障碍的患者及儿童，熏药时应守护观察，以免发生烫伤。

（3）熏药疗法一般没有副作用，但对严重高血压、心功能不全、喘证、孕妇、身体虚弱者、对熏药烟味不能耐受者使用时要慎用或禁用。

【药物组成】

（1）癣症熏药　苍术、黄柏、苦参、防风各9g，大风子、白鲜皮各30g，松香、鹤虱草各12g，五倍子15g。

（2）回阳熏药　肉桂、炮姜、人参芦、川芎、当归各10g，白芥子、蕲艾各30g，白蔹、黄芪各15g。

（3）子油熏药　大风子、地肤子、蓖麻子、蛇床子、蕲艾各30g，苏子、苦杏仁各15g，银杏、苦参子各12g。

七、火针疗法

火针疗法源自《黄帝内经》，国医大师贺普仁教授更是当代火针技术的主要推广者。燕京赵氏皮科流派在与北京中医医院针灸科的长期合作中，将火针疗法引入皮肤科的治疗，取得良好疗效。火针疗法是用火将针体下部烧红，迅速刺入穴内治疗疾病的一种方法。具有温经散寒、通经活络、消肿排脓等作用。因其操作简便、疼痛轻、疗效可靠，越来越受到广大患者的欢迎。

【操作步骤】

（1）针具选择　一般用较粗的不锈钢针，如圆刺针或24号2寸长不锈钢针。也有用特制的针具如弹簧式火针、三头火针及电火针等。

（2）烧针　将火针放置于酒精灯上烧红，烧针的长短与刺入的长短相一致。

（3）刺法　消毒皮肤后，用甲紫溶液或碘酒标明病变部位，然后将烧红后的火针对准所刺部位，迅速而准确地刺入和退出，最后用消毒棉球按压针孔。具体刺法分为深刺法和浅刺法。

①深刺法：深刺法要求动作准确、迅速。防止刺伤血管及神经等组织。如需排脓则选择粗针，如用于消肿则选择细针。深刺法适用于治疗痈疽、瘰疬等。

②浅刺法：浅刺法要求将烧红的火针轻轻在表皮上叩刺，用力均匀，稀疏，不可用力过猛或忽轻忽重。浅刺法适用于治疗疣痣、顽癣等。

③弹簧式火针进针迅速，易于掌握进针深度，电火针则易于掌握温度，三头火针多用于雀斑、色素痣、疣的治疗。

【技术要领】

（1）一般头面部疾患使用火针要仔细，避免刺得过深，留下瘢痕。

（2）针刺后针孔产生的红晕或红肿未能完全消失时，应避免洗浴，切忌用手掐、抓。

（3）施用火针时应注意防止火灾或烧伤等意外事故。

【作用】通过用火烧红的针尖迅速刺入穴内这一过程能够直接刺激穴位或局

部，可温经散寒、促进气血流通，从而调节人体的阴阳平衡，达到治疗疾病的目的。对于虚寒痈肿等症状，火针疗法具有显著的治疗效果。

【适应证】神经性皮炎、瘰疬、鸡眼、痣、疣、痈、疽、疖、多发性毛囊炎、汗管瘤等。

【禁忌证】大失血、凝血机制障碍的患者，以及不明原因的肿块部位禁用。

【部分皮肤病的操作举例】

（1）带状疱疹　以碘伏消毒，在疱疹起止的两端及中间选定治疗部位，根据疱疹簇的大小确定所刺针数，以簇中疱疹数量的1/3~1/2为宜。进针深度以针尖刺破疱疹，达到其基底部为度。对于较大的脓疱或血疱即直径大于0.5cm者，用粗火针点刺，刺后用无菌脱脂棉球挤净疱液。患者就诊的前3天每日治疗1次，之后隔日1次。适用于疱疹期。

（2）扁平疣　用烧红火针快速刺入疣体2~3mm，不留针。

（3）重症痤疮　取每个结节或囊肿顶部中央及基底部，或配合大椎、曲池、足三里、肺俞、膈俞、耳尖等。针对囊肿或结节性皮损，患者取仰卧位，充分暴露皮损部位。医者使用酒精或适当的消毒剂对皮损部位和火针进行常规消毒。进而迅速而准确地刺入痤疮或毛囊炎的中心，然后迅速将针拔出。如果是结节囊肿性痤疮或严重的毛囊炎，不仅需要在中心刺入，还需在周围点刺，然后轻轻挤压其内容物。用棉签轻轻挤出脓血或粉质样物质，并进行再次消毒。保持针孔暴露，避免感染。建议使用较细直径的针具，同时提前向患者交代可能出现的不良反应，术后可外用抗生素药膏避免感染。

八、引血疗法

引血疗法是赵炳南先生将刺络放血法引入皮肤科用于治疗慢性溃疡的独特技法。是根据"血实宜决之""宛陈则除之""其受邪气蓄则肿热，砭射之也"的治疗原则而直接针刺于络脉，并使之出血的一种方法。引血疗法是祛除瘀血、引导新鲜血到疮面的治疗方法。

引血疗法

此法主要治疗慢性溃疡或瘘管外口周围形成的"锁口"，以促进疮面的愈合。

【操作步骤】

（1）去除锁口皮　用有齿镊子将锁口皮外侧较厚处夹起，并由外向里轻轻与正常皮肤剥离，以不出血为度。可先后剥离数处，以便将锁口皮尽量清除干净。

（2）三棱针点刺　疮口周围皮肤紫暗处先用酒精消毒，用拇指及食、中指相对持紧针柄，然后垂直将针快速刺入皮肤，并快速拔出。针刺深度一般为

0.2~0.3cm，以拔针见血最好，针刺密度一般相隔大米粒长度。针刺后所出血一般均较缓慢，应待其自然停止。最后患处覆盖纱布。一般每周2次，2~3周为1个疗程。

【技术要领】

（1）去除锁口皮一定要从外向里剥离，因为这样不会损伤正常皮肤，若从里向外剥离，很容易撕破皮肤。

（2）三棱针点刺的密度和深度应随瘀血程度而定，瘀血越严重（表现为皮损越紫黑）则针刺越密且刺入越深。

（3）针刺后若不出血，可用鲜姜断面擦局部，或用手轻轻挤压，以促进瘀血外出。针刺后若出血不止，可用盐水棉球止血或止血棉止血。

【作用】由于患处气血瘀滞（例如小腿静脉曲张性溃疡），加之疮面分泌物的长期刺激或瘘管外用药捻方法不当的反复摩擦，均可导致疮面局部气隔血聚，蕴湿不化，使疮口边缘生成灰白色岗状厚坚皮（锁口皮），由于锁口皮对疮口的紧箍作用，更加重了疮面的血液运行障碍，结果疮面肉芽色紫暗不温，经久不愈，这种情况称为"锁口"。引血疗法通过除去锁口皮，并用三棱针点刺排出瘀血，从而使新鲜血流至患处，加强局部营养，促进疮面愈合。适用于疮面经久不愈，周围有暗紫色瘀血斑时，以达到"经脉流行，营复阴阳"，回阳化腐，生肌长肉固皮的目的。

【适应证】慢性溃疡或窦道、瘘管外口或部分坏疽性化脓性皮肤病患者疮面形成锁口时，如小腿坠积性皮炎形成的慢性溃疡等。赵老早年行医时采用此疗法治疗丹毒、急性淋巴管炎、下肢静脉曲张、带状疱疹等时毒瘀血壅盛的实证，晚年独用于本属阴证、虚证、寒证的锁口疮（慢性下肢溃疡）。

【禁忌证】

（1）有发热等全身症状者禁用。

（2）孕妇禁用。

（3）有出血性疾病（如血小板减少等）者禁用。

（4）有严重心、脑疾病患者慎用。

（5）三不用原则：无锁口皮不用、疮面塌陷者不用、创周无紫色瘀斑者不用。

（刘昱旻　胡薇）

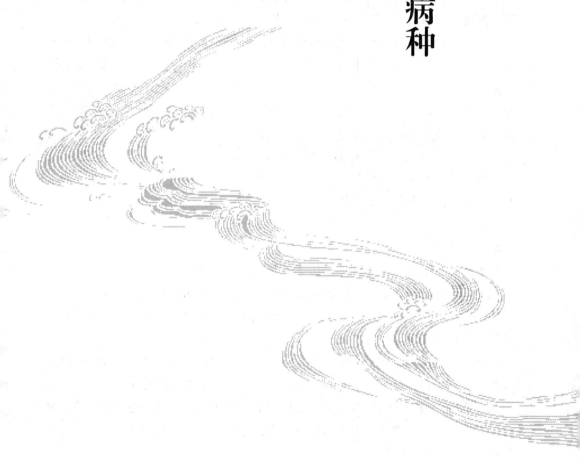

第六章

流派优势病种
诊治经验

第一节　玫瑰痤疮

一、疾病认识

玫瑰痤疮中医称之为酒渣鼻，以中年人多发，其皮肤损害为颜面潮红，伴发丘疹、脓疱及毛细血管扩张。本病初发于鼻头、鼻翼两侧，日久可延及两颊、前额、两眉间及下颏，局部皮肤初起为弥漫性红斑，以后鼻头红赤，并有血丝显露，在红斑上出现散在的小丘疹、脓疱；病情严重至晚期，鼻部肤色渐变紫红或紫褐，局部增生肥厚，最后呈瘤状隆起，形成鼻赘。

中医学很早就有记载。如《诸病源候论·酒渣候》记载："此由饮酒，热势冲面，而遇风冷之气相搏所生。"明代《古今医统·鼻赤》云："酒渣鼻多是饮酒之人，酒气邪热，熏蒸面鼻，血热壅滞而成鼻渣，赤色者也。"清代《医宗金鉴·酒渣鼻》曰："此证生于鼻准头，及鼻两边，由胃火熏肺，更因风寒外束，血瘀凝结，故先红后紫，久变为里，最为缠绵。"

陈彤云教授认为，易患酒渣鼻之人，多为肺经、脾胃经风热、湿热所致，与素体禀赋、胃肠功能障碍、感染病灶、饮食习惯、生活方式、内分泌失调及精神因素等诸多因素有关，尤与肺、脾、胃关系最为密切。

二、辨证思路

本病多由于素体热盛的体质因素，加之后天饮食不节，过食辛辣炙煿、油腻酒酿，导致肺脾胃积热，复感风寒之邪而发病。本病与机体素质、胃肠功能障碍、感染病灶、饮食习惯（嗜酒喜辛辣刺激之品）、生活方式、内分泌失调及精神因素等诸多因素有关。

肺经阳气偏盛，郁而化热，热与血相搏，血热入肺窍，使鼻渐红而生病；或脾胃素有积热，复因嗜食辛辣之品，生热化火，火热循经熏蒸，亦会使鼻部潮红，络脉充盈；毒热腐肉为脓，血瘀凝滞，发于肌肤，故可见炎性丘疹、脓疱；加之风寒客于皮肤，或冷水洗面，以致血瘀凝结，鼻部先红后紫，久则变为暗红，继之则生结节。

三、治疗方案

（一）内治法

1. 肺经风热型

症状：颜面弥漫性红斑，或散在或密集分布帽针头至粟米大小红色、淡红色丘疹，或可见小脓头；可伴口干、咽干、微咳；舌质红、苔薄黄，脉浮数。

辨证：肺经风热。

治法：疏风宣肺清热。

处方：枇杷清肺饮加减。

枇杷叶 10g	桑白皮 15g	黄芩 10g	栀子 10g
黄连 10g	熟大黄 10g	牡丹皮 15g	金银花 15g
连翘 15g	蒲公英 30g	薏苡仁 30g	车前子 15g（包煎）

分析：肺经阳气偏盛，郁而化热，热与血相搏，血热入肺窍，使鼻渐红而生病。毒热腐肉为脓，渐见丘疹、脓头。风热上扰，则见口干咽干。方中枇杷叶、桑白皮、黄芩清肺热；黄连、栀子清胃热；栀子兼清三焦实火；金银花、连翘、蒲公英清热解毒；薏苡仁、车前子清利湿热；佐以牡丹皮凉血，熟大黄泻热通便。

2. 脾胃积热型

症状：颜面皮肤红斑基础上，散在红色帽针头至粟米大小红色丘疹，或见脓头；可伴见口干、口渴，大便秘结，小便黄；舌质红、苔黄，脉数。

辨证：脾胃积热。

治法：清热凉血解毒。

处方：凉血五花汤加减。红花、鸡冠花、凌霄花、玫瑰花、野菊花、连翘、生栀子、草决明、牡丹皮、大青叶、生地榆、赤芍各 9~15g。

加减：有脓疱者加蒲公英、紫花地丁清热解毒；口渴者加生石膏清热生津；大便干者加生大黄泻热通便。

分析：脾胃素有积热，复嗜食辛辣之品，生热化火，火热循经熏蒸，亦会使鼻部潮红，络脉充盈；毒热腐肉为脓，血瘀凝滞，发于肌肤，故可见炎性丘疹、脓疱。胃肠热盛灼津，则见口干、口渴、大便秘结、小便黄。方中野菊花、连翘清热疏风解毒；鸡冠花、凌霄花凉血清热退斑；玫瑰花、红花理气活血化瘀；生栀子清热泻火；草决明清胃肠积热、泻热通便；牡丹皮、大青叶、生地榆、赤芍入血分，凉血清热。

3. 寒凝血瘀型

症状：鼻部结节、鼻赘及颜面红斑基础上的丘疹、脓疱为主症；病程长，多缠绵难愈，此期男性较女性为多；舌质暗、舌苔薄白，脉涩。

辨证：寒凝血瘀。

治法：活血化瘀，软坚散结。

处方：加味海藻玉壶汤。

海藻 30g	昆布 15g	贝母 15g	半夏 10g
青皮 6g	陈皮 10g	当归 15g	川芎 10g
连翘 10g	甘草 6g		

加减：脘腹胀满者加佩兰、砂仁、茯苓以宣上、畅中、渗下，分消走泄；大便不畅，属脾虚运化不利者，可加生白术以健脾益气；大便黏滞不爽，属湿热阻滞胃肠者，可加冬瓜皮清热利湿。

（二）外治法

（1）早期可用颠倒散调清水调敷或黄连软膏外涂。

（2）鼻赘期可用黑布药膏、紫色消肿膏或黑色拔膏棍。

四、案例分析

左某，男，46 岁，2008 年 12 月 6 日初诊。

现病史：患者 12 年来鼻、面部反复起疹，未予重视，未经系统治疗。3 年前鼻部出现紫红斑，鼻尖部可见瘢痕增生，鼻周毛细血管扩张，不痒，曾以外用药为主，皮损可暂时缓解，停药即复发。现鼻部及鼻周暗红斑片，可见色红结节、囊肿、增生性瘢痕，伴毛细血管扩张；纳可，眠欠安，大便次数多，不畅。舌质暗红、苔白，脉滑。平素嗜酒，喜食辛辣。

西医诊断：玫瑰痤疮。

中医诊断：酒渣鼻。

辨证：痰湿内聚，寒凝血瘀。

治则：活血化瘀，软坚散结。

方药：夏枯草 30g	生牡蛎 30g	浙贝母 10g	丹参 30g
当归 10g	川芎 6g	红花 10g	地龙 10g
炒穿山甲 10g	鸡血藤 20g	茵陈 30g	土茯苓 20g
白花蛇舌草 20g	云茯苓皮 15g	冬瓜皮 15g	

水煎服，日 1 剂，连服 14 日。

外用紫色消肿膏。嘱其忌冷、热水烫洗局部；忌饮酒；忌食辛辣、油腻油炸、高糖分食物。

二诊：2008 年 12 月 21 日。患者服药后症状改善，面部紫红斑片变浅，无新生丘疹，原结节部分消退，囊肿变小；纳眠可，大便每日 2 次，仍有不畅感。舌质暗红、苔白，脉滑。前方加生薏苡仁 30g，继服 1 个月。

三诊：2009 年 1 月 21 日。患者面部紫红斑片明显消退，仅以淡红色为主，结节囊肿已基本变平，原有瘢痕变软，毛细血管扩张仍明显，大便调，日 1 次。舌质淡红、苔白，脉滑。前方去茯苓皮、冬瓜皮、生薏苡仁，加白茅根、牡丹皮凉血消斑，继服 2 个月。

四诊：2009 年 3 月 25 日。患者红斑基本消退，结节囊肿消失，仍可见瘢痕增生，毛细血管部分变浅。舌质淡红、苔白，脉滑。守前方继服 1 个月。

五、临证经验

玫瑰痤疮临床比较常见，以面部红斑、丘疹、脓疱、毛细血管扩张为主要表现，后期还可发展为鼻赘期。本病初期即可出现不同程度的红斑，可以是弥漫潮红的斑片，累及范围相对广泛，颜色鲜红，可伴有局部肿胀，也常表现为局限性红斑，如面颊或鼻部、下颏某一部位的红斑更为明显，此时辨证可以根据面部与脏腑相关部位的关系，根据具体情况综合运用面部望诊之法加以辨别，如《素问·刺热》划分为：左颊属肝，右颊属肺，额属心，颏属肾，鼻属脾，此种脏腑对应关系较为简便，可参考使用。

本病的红斑，初期无论面积大小，一般表现为暂时性红斑，可逐渐消退，但随着病情的发展，红斑呈现持续不消退的趋势，是一种持续性红斑。如弥漫潮红的斑片，我们辨证以热、毒、湿为主，应用清热、解毒、除湿的药物加以治疗。毛细血管扩张也是本病常出现的皮损表现，从早期较为细小的毛细血管扩张逐渐发展为明显的、略粗大的、颜色紫红的毛细血管扩张，其原因与寒凝、血滞、血瘀有关，这个过程可以理解为由气入血、由动至静、由阳转阴的过程，疾病由浅入深，不易速愈。此处之阴，并非阴寒之证，与阳对比而言，说明疾病所处的一个状态。

关于舌象辨证与本病的关系，需要提出的是我们更为关注舌质本身的变化，舌质的颜色可以反映出患者自身的实际情况，也可以说患者疾病之根本，如某些女性患者，舌质偏于紫暗，瘀滞表现更为明显，在治疗时可以对症治疗。舌苔、舌体的辨别也需要结合患者情况综合考虑。

六、零金碎玉

玫瑰痤疮的患者，常合并消化系统的问题，既往文献也有相关报道，如胃肠不适的症状、脘腹胀痛、反酸等，幽门螺杆菌阳性，都需要我们仔细询问，必要时结合实验室检查，进行针对性治疗。疾病的反复发作、缠绵不愈，往往跟这些因素有一定关系，所以我们也常应用抑酸、抑菌的药物治疗，如消化科常应用四联疗法进行幽门螺杆菌的治疗，中药常应用除湿、解毒、抑酸的药物，煅瓦楞子、黄连等都很常用。

罹患本病的女性患者，常伴随绝经前后诸症，如潮热、多汗、情绪不稳定、夜间睡眠欠佳，都与其自身激素水平的波动有关，月经前皮疹加重明显，我们可以根据患者的女性激素水平进行综合判断。

七、专病专方

玫瑰痤疮的治疗，在《简明中医皮肤病学》中提到以枇杷清肺饮合凉血五花汤加减治疗，对于各期皮疹均可以作为基础方加减应用。

枇杷清肺饮出自《外科大成》，主要由枇杷叶、桑白皮、黄连、黄柏、人参、甘草组成，可清肺、降火、除湿。但根据目前的环境、气候、患者的自身情况，人参已不太常用，代之以桔梗科味甘性平的党参，药性平和、力缓，具有补中益气、生津养血之功效，临床较为常用。

凉血五花汤出自《赵炳南临床经验集》，主要由鸡冠花、凌霄花、野菊花、玫瑰花、红花组成，具有凉血活血、疏风解毒之功效，常用于皮损发于面部或病变在上半身者，全方寒热并用、收散结合，其中红花为辛温之品，适用于病变由动至静、由阳转阴的阶段。此外，出自《张志礼皮肤病医案选萃》的六花汤，在凉血五花汤的基础上增加了生槐花，偏于苦寒沉降，具有清肝泻火、凉血解毒的功效，也适宜于面部红斑类疾病。

通窍活血汤出自《医林改错》，主要由赤芍、川芎、桃仁、红花、光葱、鲜姜、红枣、麝香组成，具有活血通窍之功效，用于本病偏于血瘀者。方中具有开窍醒神作用的麝香已不常应用，临床常以石菖蒲开窍醒神化湿、白芷消肿止痛排脓代之。

加减应用：常与逍遥系列方及二至丸配伍应用。逍遥散（《太平惠民和剂局方》）在和解剂中是非常重要的代表方剂，可以治疗肝郁血虚诸证。加味逍遥散亦称丹栀逍遥散，辨证为肝脾血虚兼火郁之象，更适宜于血虚兼热者。黑逍遥散为加用生地黄或熟地黄，具有滋阴养血的功效，针对血虚更为明显者。对于某些女性患者，伴随潮红、多汗、情绪不稳定等症状时，常配伍二至丸（《医方集解》）使用，补肝肾、益阴血，为平补肝肾之剂，药性平和，滋而不腻。

八、问诊路径

玫瑰痤疮的患者，多有情绪的异常波动，如常伴有焦虑抑郁、情绪低落等，都会对病情的恢复产生不利的影响，在临床诊治过程中，需要医者细心观察，耐心疏导，掌握症结所在，对症治疗，解决患者的根本问题。

患者常伴随的症状，我们可以根据中医问诊中十问的内容，逐一辨别，特别注意患者是否伴有口干口渴、饮水情况、睡眠质量及二便情况。女性患者常有睡眠欠佳，如晚睡、早醒、入睡困难、多梦、眠浅等，可以应用重镇安神、养心安神、解郁安神的药物，如龙骨、牡蛎、远志、百合、酸枣仁、柏子仁等，都较为常用。

女性还常伴随月经的异常，包括月经周期不规律、月经量色的异常等情况，月经的周期性变化与本病病情波动有一定关系，也需仔细询问。

（杨岚）

第二节　荨麻疹

荨麻疹1　　荨麻疹2　　荨麻疹3

一、疾病认识

荨麻疹中医古称"瘖瘰""瘾疹"，是常见的过敏性皮肤病，其临床特征为身体瘙痒，搔之出现局限性风疹块样损害，骤然发生并迅速消退，愈后不留任何痕迹。隋代巢元方所著《诸病源候论·风瘙瘾疹候》提到："风入腠理，与血气相搏，结聚起相连，成瘾疹。"《医宗金鉴·外科心法要诀·鬼饭疙瘩》记载："此证俗名鬼饭疙瘩，由汗出受风，或露卧乘凉，风邪多中表虚之人，初起皮肤作痒，次发扁疙瘩，形如豆瓣，堆累成片。"

二、辨证思路

本病一般分为急、慢性两类。急性者多因禀赋不耐，又食鱼虾等荤腥动风或不新鲜食物；或因饮食失节，胃肠食滞，饮酒过量，复感风寒、风热之邪；或七情内伤，营卫不和，卫外不固，汗出当风，风邪郁于皮毛、腠理之间而发病；或因药物过敏而诱发。慢性荨麻疹多因情志不遂，肝郁不舒，郁久化热，伤及阴液，或因有慢性疾病，平素体弱，气血不足；或产后受风；或因皮疹反复发作，经久不愈，气血耗损；或脾肺两伤，卫气虚弱，加之风邪外袭，以致内不得疏泄，外不得透达，郁于皮肤腠理之间，邪正相搏而发病。

本病初发多属实证，久病则多为虚证，而风邪是本病的主要外因。本病日久则多属虚证，阴血不足，应配以滋阴养血、疏散风邪之品；脾肺虚弱，卫气不固，则配以益气固表、祛风之剂。

三、治疗方案

（一）内治法

1. 风热型

症状： 多见于急性荨麻疹。发病急，风团色红，灼热剧痒，兼见发热、恶寒，咽喉肿痛，心烦口渴，胸闷腹痛，恶心欲吐。舌红、苔薄白或薄黄，脉浮数。

辨证： 风热袭表，肺卫失宣。

治法： 辛凉透表，宣肺清热。

处方： 荆防方加减。

荆芥 10g	防风 10g	金银花 15g	牛蒡子 10g
黄芩 10g	连翘 10g	牡丹皮 15g	浮萍 10g
僵蚕 10g	蝉蜕 10g	桑白皮 15g	冬瓜皮 15g

加减： 如胃热炽盛，口渴口臭，便秘或大便热臭，舌红苔黄，可加石膏、栀子、大黄清热泻火、釜底抽薪，以泻阳明实火。

分析： 方中荆芥、防风、僵蚕、浮萍疏风宣肺；并佐以桑白皮、冬瓜皮清热利水消肿；黄芩、连翘、牡丹皮清热泻火；蝉蜕散风清热止痒。《本草求真》记载：浮萍"体轻气浮……其发汗胜于麻黄，下水捷于通草……故而凡风湿内淫……在外而见肌肤瘙痒，一身暴热，在内而见水肿不消，小便不利，用此疏肌通窍，俾风从外散，湿从下行……因其气寒又能胜热。"此药能透达表里、散风清热消肿。

2. 风寒型

症状： 多见于寒冷性荨麻疹。皮疹色淡红，遇风冷皮疹加重，伴口不渴，或腹泻。舌体淡胖、苔白，脉浮紧。

辨证： 风寒束表，肺卫失宣。

治法： 辛温解表，宣肺散寒。

处方：麻黄方加减。

麻黄 6g	杏仁 6g	干姜皮 6g	浮萍 10g
白鲜皮 30g	牡丹皮 10g	陈皮 10g	僵蚕 10g
赤芍 10g	甘草 10g		

加减：遇风加重者加黄芪、白术、防风以祛风固表。

分析：方中麻黄、杏仁、干姜皮辛温宣肺以开腠理；佐以浮萍、白鲜皮疏风除湿止痒；陈皮、干姜皮、甘草理气开胃、醒脾化湿和中；牡丹皮、赤芍养血活血、止痒；僵蚕祛风解痉，祛顽固性风邪。

3. 阴血不足，血虚受风型

症状：皮疹反复发作，迁延日久，午后或夜间加剧，心烦，易怒，口干，手足心热。舌红少津或舌质淡，脉沉细。

辨证：阴血不足，风邪束表。

治法：滋阴养血，疏散风邪。

处方：当归饮子加减。

当归 10g	川芎 10g	熟地黄 15g	赤芍 15g
白芍 15g	首乌藤 30g	黄芪 15g	白蒺藜 30g
防风 10g	浮萍 10g	白鲜皮 30g	

分析：方中当归、川芎、熟地黄、赤芍、白芍、首乌藤养血滋阴行气；川芎为血中之气药，与当归合用，可达气血并功之效；黄芪益气固表；白蒺藜、防风、浮萍、白鲜皮疏风止痒。

4. 脾肺两虚，风寒束表型

症状：皮疹颜色淡，遇风寒加重，素体虚弱，面色白，口不渴。舌质淡、边有齿痕，苔白，脉沉缓。

辨证：脾肺两虚，卫气不固。

治法：健脾益肺，益气固表。

处方：玉屏风散合多皮饮加减。

黄芪 30g	太子参 15g	白术 10g	茯苓 15g
陈皮 10g	桑白皮 15g	五加皮 6g	白鲜皮 30g
白蒺藜 30g	防风 10g	浮萍 10g	当归 10g
赤芍 10g			

加减：寒邪重者，加干姜皮、麻黄、陈皮；夹热邪者加牡丹皮、地骨皮、冬瓜皮；夹风邪者加僵蚕、蝉蜕。

分析：方中黄芪、太子参、白术、茯苓补益肺脾之气；陈皮散寒理气；桑白皮清肺消肿利水；五加皮祛风湿、利水；白鲜皮、白蒺藜、防风祛风止痒；当归、赤芍养血入血分，浮萍散风除湿于腠理。此二方合用，沟通表里、调和气血，相辅相成。

（二）外治法

（1）百部酒外擦。

（2）楮桃叶水剂浸浴。

四、案例分析

病案1 李某，女，25岁，1981年5月8日初诊。

现病史：患者7日前外出旅游，汗出当风，次日自觉皮肤瘙痒，起大片红斑，搔抓愈甚，数小时后自然消退但迅即又起，时起时落，迁延不断已5日，影响睡眠及工作，自觉乏力，食纳欠佳，大便已数日未行。躯干、四肢散布多数大小不等红色风团，部分皮损可见抓痕血痂。舌质淡红、苔薄白、脉浮滑。

中医诊断：瘾疹。

西医诊断：荨麻疹。

辨证：内有蕴热，汗出当风。

治法：清热祛风止痒。

处方：

浮萍10g	蝉蜕6g	防风10g	荆芥10g。
地肤子15g	冬瓜皮15g	赤芍10g	大黄（后下）6g

二诊：患者服3剂后大便已通，皮损明显减少。前方去大黄，加生地黄15g。

继服5剂而愈。

案例点评：本例患者中医辨证为风热型，此型多见于急性荨麻疹，表现为起病急，风团色红，灼热剧痒，可伴有发热、恶寒、咽喉肿痛、心烦口渴、胸闷腹痛、恶心欲吐，舌红、苔薄白或薄黄，脉沉数。辨证属风热袭表、肺卫失宣。治当以辛凉解表、疏风清热之法。方中以荆芥、防风、地肤子去皮里膜外之风，并佐冬瓜皮清热利水消肿；浮萍、蝉蜕祛风清热；赤芍凉血清热；因患者大便不通，加大黄通腑泄热，使邪有出路。诸药配合，共收清热祛风止痒之功，故3剂后皮损明显减少。因大便已通，故去生大黄，加生地黄15g，继服5剂而愈。

病案2 刘某，33岁，女，1999年6月11日初诊。

现病史：患者近5年来每于夜间皮肤瘙痒，抓后起疹，晨起皮疹稍退，多方求治疗效不显。

现症：患者疲乏无力，面色苍白，乏力纳差，二便尚可。躯干、四肢散布抓痕，皮肤划痕症（+）。舌质淡、苔白，脉弦细。

中医诊断：瘾疹。

西医诊断：慢性荨麻疹。

辨证：脾肺两虚，卫外不固。

治法：健脾益肺，益气固表。

处方：白术 10g　　　茯苓 10g　　　黄芪 10g　　　党参 15g
　　　蝉蜕 10g　　　僵蚕 10g　　　当归 10g

二诊：患者服上方 14 剂，皮肤瘙痒减轻，睡眠好转。

予以原方继服：患者继服药 14 剂，皮疹基本不起，临床治愈。

案例点评：本例患者身体虚弱，面色无华，乏力纳差，证属肺脾两虚，气血不足，肌肤失于荣养，故自觉瘙痒，乃气虚生风之故。治疗当以健脾益肺为法。治疗此型荨麻疹，以玉屏风散合多皮饮加减，可使多年顽症得以康复。

五、临证经验

我们可以采用中西融合的思路去使用赵炳南先生治疗荨麻疹的三首方剂。从西医的角度，我们借助诱导性荨麻疹、特发性荨麻疹的概念去认识患者发病的特点。部分荨麻疹患者在问诊中能够说出比较清楚的诱发因素：比如受寒加重，受热加重，风吹加重，汗出加重。这近似于诱导性荨麻疹。另外一部分患者说不出来特别具体的诱因，也没有典型突出的症状。这种状态类似于特发性荨麻疹。在赵老治疗荨麻疹的三首方剂之中，荆防方、麻黄方主治受寒环境变化影响后会出现风团或者风团加重。这两首方剂可以用于诱导性荨麻疹。而多皮饮则治疗以上两首方剂治疗无效且无法明确具体诱因的慢性难治性荨麻疹患者，这种情况近似于特发性荨麻疹。我们据此可以在赵老的三首处方之中进行第一步的选择。

当患者处于特发性荨麻疹的状态，在问诊的过程中不能发现明确的诱因，同时患者没有特别明确的体质异常，也没有其他特别突出的共病症状，此时可以应用多皮饮进行治疗。而当患者会被外界环境的种种变化所激发，这个时候我们在荆防方和麻黄方之间进行选择就可以了。这二者都具有容易受外界环境变化影响的特点，我们把这一特点确定为风。而具体是风寒还是风热，主要靠观察患者体内的寒热状况确定。如果患者口干、口渴、尿黄、大便干，同时容易受到外界环境的影响，我们就把它定为风热而应用荆防方。即使患者诉说遇凉风之后加重也一样。我们判断寒热的主要标准是胃肠泌尿道的寒热，而不是皮肤感受的寒热变化。同理，如果一个患者口淡无味，食欲差，不爱喝水，肚子怕凉，爱拉稀，小便次数多，小便清长，呈现里不热的状况。即使他诉说在热的环境中荨麻疹加重，我们也把它归为风寒而使用麻黄方。

总结起来，我们把一切受到外界环境变化影响而会导致风团出现或加重的情况都称为风。我们根据胃肠、泌尿道等内部状况的寒热来判断寒热。如果一个人会受到外界环境变化影响而起风团同时具有内热我们将它称为风热，使用荆防方。如果一个人受到外界环境影响变化而起风团同时体内没有明确的热，我们把它称为风寒，使用麻黄方。对于那些没有明确的诱因，同时没有典型的皮肤外疾病状况的患者，我们诊为特发性荨麻疹，而使用多皮饮。需要注意的是这三个方子并不能穷尽所有的荨麻疹的类型。比如麻黄方只能治疗体内无热的状况，但不能治疗体内有很明确的寒的状况。那种情况需要应用真武汤、四逆汤、附子理中汤。

另外在荨麻疹的治疗过程中，我们要明确分别他们的状态。是外感状态，是杂病状态，还是内伤状态？如果患者处于急性发病的过程中或者是在疾病初发时，或者是急性荨麻疹，患者经常处于一种外感状态，需要应用外感病的六经体系、三焦体系、卫气营血辨证体系。而当一个患者处于一种慢性的顽固状态，风团发作很严重，瘙痒很剧烈，持续存在若干时间，程度没有明确变化，那就叫杂病状态，需要应用赵老基于皮损的气血津液辨证体系。如果有明确的湿热，可以用清热除湿汤；如果有明确的血热，可以用凉血活血汤；如果处于脾虚湿蕴状态，可以应用除湿胃苓汤。而当患者处于慢性迁延状态，每天或者每周只起少量风团，瘙痒程度也不重，病可能忽轻忽重，但总体来说不太重，病程长久，这时他就属于内伤状态。根本问题在于人体正气不足，无法驱除残存的少量邪气。此时不必考虑各种诱因了，而要针对人体脏腑气血阴阳的失衡与不足进行治疗。

六、零金碎玉

在对荨麻疹的各种诱发因素进行解读时，有很多可以关注的细节。比如受风、受寒、受潮、淋雨之后加重，都可以被归结为风邪门类。而当吃一些东西、喝某些或凉或热的饮料之后加重都可以被归为脾胃功能失调。在穿衣服、脱衣服的时候风团加重可以被归类为感受风邪，表虚不固。在起床之后加重可以被归类为少阳病，少阳疏泄不及。平卧休息的时候开始出现风团可以被归类为阴血不足。情绪激动之后风寒加重，可以归类为阴虚血热。遇热之后不能出汗但是却会起风团可以归类为阳气怫郁在表。

荨麻疹发生还有不同的时间规律。主要在上午发作可以归类为少阳病；主要发生在下午可以归类为阳明病；主要发生在夜间可以归类为三阴病。在这种粗犷的分类下，再根据患者的寒热虚实进一步选方用药。比如很多患者会在凌晨两三点钟痒醒，刚醒的时候发现身上有很多不自主搔抓出现的风团。这个时间点是厥阴主时，可以从厥阴病考虑。如果此时有食管、胃、消化道寒热错杂的表现，可以应用乌梅丸。如果患者平常有月经异常，如月经错后、夹有血块、痛经等血瘀的表现，可以应用血府逐瘀汤。如果患者平常阴血不足，症见头晕眼花，属于血虚状态，可以应用当归饮子。而如果患者平素体质偏于湿热，又在凌晨3点醒来，可以解读为厥阴湿热，应用白头翁汤治疗。

七、专病专方

在临床中经常会遇到妊娠期荨麻疹患者，这时治疗起来比较困难。因为怀孕患者常常呈现出一种内热体质，瘙痒往往比较剧烈。同时因为怀孕会对用药有很多的顾忌。很多孕妇会带病坚持不服药，直到坚持不住才来就诊，此时如果我们不积极治疗，而仅仅处以一些平和的外用止痒药，那么患者会处于非常剧烈的痛苦之中，并且这种状态有可能会影响孕育中的胎儿，甚至发生胎停育，引起流产。笔者临床经常应用葱白和苦瓜这两种药物治疗妊娠期的荨麻疹患者，将之称为葱白苦瓜汤。据《神农本草经》中记载，葱白能够解表发汗、消肿，尤其可用于治疗受外界环境影响而产生大量风团、面目肿胀的荨麻疹患者。苦瓜苦寒，是南方、北方都爱吃的清热食物。这两种食物药性平和，都可以在蔬菜店买到，患者用起来也很放心。笔者把这两种药物配到一起，发挥解表清热的作用，临床验证效果不错。之后为了解决这一问题，笔者又认真地学习了柴松岩国医大师妊娠期用药经验：比如清热可以应用桑白皮、地骨皮；凉血可以使用黄芩炭、金银花炭；除湿可以使用荷叶、冬瓜皮；健脾可以使用白术、山药；滋阴可以使用北沙参、百合。这些药物药性平和，基本可以覆盖妊娠期妇女出现荨麻疹的各种情况，临床使用没有不良反馈。

八、问诊路径

在荨麻疹的中医问诊过程中要特别关注是否存在表证。如果存在表证，运用恰当的解表之法能够较快获得满意疗效。围绕是否存在表证，笔者常常问患者是否会受到外界环境如风、寒、暑、湿、燥、火或雨、雪、阴、晴的影响而导致风团加重？还会问是否有鼻炎、哮喘经常发作，或者来就诊的时候正处于发作状态？如果患者具有以上的情况，说明有表证。那么进一步还要区分患者是中风还是伤寒？这时会围绕出汗的状况进行问诊。大多数情况下，如果患者对外界做出反应，同时在风团出现的时候不出汗，那都存在表不解的问题，属于伤寒，需要应用麻黄汤、三仁汤、藿香正气散等有解表功能的药物加减治疗。如果患者会受到外界环境的影响大量起风团。同时伴有非常多的汗，那么往往都处于表虚的中风状况，需要应用桂枝汤、白虎汤、竹叶石膏汤、白虎加人参汤、四逆汤这个系列的药物治疗。

在问诊寒热问题的时候要注意：患者经常会随口回答。必须追加问题让患者提供寒热证据。比如患者说怕冷，那么你要让他提供出怕冷的具体事实。比如在相同的条件下，比别人穿的衣服多；比如与其他人同时坐在空调下的时候，他是第一个要求关空调的那个人，或者是躲到其他房间的那个人。只有能够提供充分的证据，他所说的寒热情况才可以被采信。

在问诊寒热的时候还要注意细节，比如在夏天问患者怕冷还是怕热，绝大多数的患者都会说怕热。而在冬季问诊寒热，绝大多数的患者都会说怕冷。即使是同一个患者他也是这样，在夏天怕热，在冬季怕冷。实际他回答的是他怕不舒服，而不是中医所搜寻的具有病理提示意义的寒热。

（张苍）

第三节　天疱疮

一、疾病认识

大疱性皮肤病临床中最常见的是天疱疮和类天疱疮，是皮肤科的疑难危重症。尽管二者临床特点有诸多不同，但中医均称为"天疱疮""火赤疮"。如《外科大成·天疱疮》记载："天疱疮者，初来白色燎浆水疱，小如芡实，大如棋子，延及遍身，疼痛难忍。"又如《医宗金鉴·外科心法要诀·火赤疮》记载："初起小如芡实，大如棋子，燎浆水疱，色赤者为火赤疮；若顶白根赤，名天疱疮。俱延及遍身，焮热疼痛，未破不坚，疱破毒水津烂不臭。"

二、辨证思路

赵炳南及张志礼等老先生们致力于疑难危重症皮肤病的临床研究，留下了宝贵的财富，经几代人多年孜孜不倦地探索，形成了较为完整的中医、中西医结合治疗大疱病的方案。对于天疱疮，赵老分为三型论治：①毒热炽盛证：治以清热解毒、凉血清营，方用解毒凉血汤加减；②心火脾湿证：治以泻心凉血、清脾除湿，方用清脾除湿饮加减；③气阴两伤证：治以益气养阴、清解余毒，方用解毒养阴汤加减。赵老曾经治疗2例红斑型天疱疮，认为其核心病机为脾虚湿盛，气阴两伤，虚热、湿热交织蕴久生毒，内伏于血分，故见红斑水疱，治以健脾益气、养阴除湿，采用中西医结合综合疗法，取得好的疗效，脾虚湿盛明显时，重点治在脾胃；病程久时，湿毒深窜肌肤，入血阻络，用秦艽丸加减；鬼箭羽、鬼见愁同伍，活血破瘀、解毒散风、滋阴补肾。

张志礼教授认为天疱疮是一种病死率较高的危重皮肤病，采用中西医结合疗法优势明显，长期以来致力于探讨本病的中医辨证分型及用中西医结合治疗方法。1996年在《中华皮肤科杂志》发表"中西医结合治疗天疱疮及类天疱疮122例"文章，总结出中医辨证论治应用中药的基础上配合较小量糖皮质激素的有效方法，可以减少激素用量，有助于激素的递减，减少并发症和副作用。张老将本病分为四型论治：①湿毒化热，郁于血分：治以清热除湿、凉血解毒；②心火炽盛，脾湿内蕴：治以泻心凉血、清脾除湿；③脾虚湿盛，兼感毒邪：治以健脾益气、除湿解毒；④毒热伤津，气阴两伤：治以益气养阴、清解余热。张老认为，天疱疮急性期辨证脾虚湿盛为本，湿热、毒热、血热为其标，标本兼治；慢性期和后期，由于毒热或湿毒耗伤气血，会出现气阴两伤主证，故以养阴益气为主，佐以除湿解毒或清热解毒。

邓丙戌、王禾教授亦认为大疱病为本虚标实证，根据中医"急则治其标"的原则，急性期的治疗以清热除湿、凉血解毒为主，又"治病必求其本"，在整个治疗过程中应不忘健脾益气。

王萍教授在传承前人经验的基础上，结合自己多年临床，认为尽管天疱疮和类天疱疮都属于"大疱病"范畴，但是二者的临床特点有较多不同，天疱疮好发于30~50岁，口腔黏膜损害约占50%，疼痛，水疱易破溃，好发部位多为头、颈、胸背、腋下、腹股沟；而类天疱疮好发于60岁以上老年人，口腔黏膜损害占8%~39%，瘙痒，水疱或大疱，疱壁较厚，疱不易破，可见血疱、血痂，发病部位多为躯干、四肢、手足。鉴于天疱疮、类天疱疮从发病年龄、部位、皮损特点等，她将本病分为三型论治：①脾虚湿盛，血分热毒：治以健脾除湿、凉血解毒，方用八生汤合除湿解毒汤加减；②脾虚湿困，兼感毒邪：治以健脾燥湿，养血止痒，佐以解毒，方用除湿胃苓汤加减；③脾肾两虚，气阴两伤：治以温补脾肾，益气养阴，方用健脾益肾方合四物汤或八珍汤合肾气丸方加减。因大疱性类天疱疮好发于老年人，症见大疱、血疱、糜烂、四肢肿胀，因虚致病，本虚、脾虚贯穿疾病始终，所以要顾护脾肾二脏，强调要始终坚持"扶正重于祛邪""扶助正气本身就是祛邪"的治则。

三、治疗方案

（一）内治法

1. 毒热炽盛型

症状：发病急骤，水疱迅速扩展，疱面鲜红，身热，口渴欲饮，烦躁不安，便干尿黄。舌质红绛、苔少而干，脉细数。

辨证：毒热炽盛，气营两燔。

治法：清热解毒，凉血清营。

处方：解毒凉血汤加减。

水牛角 30g	生地黄炭 10g	金银花炭 10g	莲子心 10g
白茅根 10g	天花粉 10g	紫花地丁 10g	生栀子 10g
甘草 7g	黄连 10g	生石膏 30g	

加减：高热者，加生玳瑁；大便干燥者，加大黄。

分析：水牛角解热而清心；生地黄炭、金银花炭清解血中毒热；紫花地丁、甘草清热解毒；莲子心、栀子、黄连清三焦，泻心火；白茅根、天花粉养阴清热，凉血护心；生石膏清气分热。

2. 心火脾湿型

症状：遍身燎浆大疱，糜烂渗出面大，身热，心烦口渴，口舌糜烂，大便秘结，小便短赤。舌质红、苔白略黄燥，脉弦滑数。

辨证：心火炽盛，脾湿内蕴。

治法：泻心凉血，清脾除湿。

处方：清脾除湿饮加减。

赤茯苓皮 15g	生白术 10g	淡黄芩 10g	栀子 6g
泽泻 10g	茵陈 6g	枳壳 10g	生地黄 12g
竹叶 6g	灯心草 3g	甘草 10g	麦冬 10g

加减：高热者，加生玳瑁、连翘、生石膏；心火炽盛者，加莲子心、黄连；口腔糜烂者，加金莲花、金雀花、藏青果、金果榄；大便干燥者，加大黄。

分析：赤茯苓皮、生白术健脾渗湿；黄芩、栀子苦寒泄热；泽泻、茵陈清热利湿；枳壳理气宽胸；生地黄、竹叶、灯心草、甘草清心利水；麦冬养阴清热。

3. 气阴两伤型

症状：水疱不断出现，病程日久，汗出口渴，不欲多饮，烦躁不安，倦怠懒言，周身无力。舌质淡红、舌体嫩或有裂纹、苔薄白或见剥苔，脉沉细濡。

辨证：毒热未清，气阴两伤。

治法：益气养阴，清解余毒。

处方：解毒养阴汤加减。

西洋参 3g（另煎兑服）	南沙参 30g	北沙参 30g
耳环石斛 6g	黑玄参 30g	佛手参 30g
天冬 18g	麦冬 18g	生玉竹 15g
生黄芪 15g	丹参 15g	金银花 15g
蒲公英 15g		

分析：西洋参、南沙参、北沙参、石斛、玄参、佛手参、天冬、麦冬、玉竹养阴清热；生黄芪、丹参补气活血；金银花、蒲公英清解余毒。

（二）外治法

（1）油剂　冰片蛋黄油，取熟鸡蛋黄 10 个干炸炼油，每鸡蛋黄油 30g 加入冰片 1.5~3g，功可消肿止痛、固皮生肌；10% 甘草油，功可解毒、润肤、清洁疮面或做赋形剂。

（2）散剂及油调剂　油调祛湿散或化毒散；甘草油调青、柏、化毒散，配比为青黛面 10g、黄柏面 20g、复方化毒散 3g。

（3）黄连素水剂（1∶2000）淋洗、贴敷。

（4）软膏剂　化毒散膏。

（5）含漱剂

①花果饮：金莲花、金雀花、藏青果、金果榄，煎水含漱。

②金莲花（或药片口含）或白菊花煎水含漱，《本草纲目拾遗》记载，金莲花治口疮、喉肿、浮热牙宣、耳疼、目痛，明目，解岚瘴。

③10% 甘草煎水含漱。

四、案例分析

孙某，女，46 岁，1999 年 10 月 26 日初诊。

现病史：患者 1 年前开始胸背部出现红斑，随后在红斑基础上出现水疱，疱破后结痂。患者皮疹逐渐增多，于外院病理检查诊为红斑型天疱疮，治疗罔效前来求诊。

现症：患者自觉脘腹胀满，小便清长，大便稀。舌质淡胖、苔白，脉沉细缓。

诊查：胸背、腋下、脐部可见片状糜烂面，周围有红晕，表面覆以油腻性痂皮。散在新出水疱，尼氏征（＋）。

西医诊断：红斑型天疱疮。

中医诊断：天疱疮。

辨证：脾虚湿盛，兼感毒邪。

治法：健脾益气，除湿解毒。

处方：

黄芪 15g	太子参 10g	白术 10g	茯苓 10g
枳壳 10g	薏苡仁 30g	冬瓜皮 30g	大腹皮 15g
白鲜皮 30g	苦参 15g	车前子 15g	泽泻 15g
重楼 15g	生地黄 15g	牡丹皮 15g	白花蛇舌草 30g

二诊：服上方14剂，病情减轻。上方加陈皮10g、川萆薢15g。

三诊：再服药30剂，无新出皮疹，糜烂面恢复。

案例点评：本例证属脾虚湿盛，兼感毒邪。症见胸腹胀满，四肢沉重，大便溏泄。治以健脾益气、除湿解毒之法。方以黄芪、太子参、白术、茯苓、枳壳健脾益气；再以薏苡仁、冬瓜皮、大腹皮、白鲜皮、苦参、车前子、泽泻清热除湿，使邪有出路；重楼、白花蛇舌草清热解毒；再以生地黄、牡丹皮凉血活血，收得良效。

五、临证经验

天疱疮是皮肤科的重症，在急性发作的过程中，患者症见全身皮肤潮红水肿，糜烂，溃破、大疱。渗液流津不止，如果治疗不当，可能会有严重的后果。这种病和湿疹不同，它是由自身免疫引起的，而不是变态反应引起的。它的发生发展形势迅猛，与湿疹有明显的不同。从辨证论治的角度看，在起始状态，他们都表现为湿热浸淫。但是从中医疾病分类的角度看，湿疹是感受风、寒、暑、湿、燥、火而成的新感温病；而天疱疮则属于伏气温病，二者的严重程度根本不同。

从伏气温病角度看天疱疮的临床过程，是人体内部伏火外达过程中的一系列表现，后果严重。急性湿疹近似于新感温病，具有一定的自愈性。湿疹根据病邪性质辨证论治，大多数运用清热除湿法治疗即可；而天疱疮则必须认清伏气温病的基本规律，早期应用重剂清热凉血解毒、兼以除湿之品，才能迅速逆转病势，挽狂澜于既倒。

所以在赵老的治病体系里，天疱疮、类天疱疮初起，都是直接用解毒凉血汤，而不是清热除湿汤。如果患者在湿热炽盛的同时有阴虚燥热的问题，则用清脾除湿饮。如果病势急进而正气不支，则用解毒养阴汤。当疾病进入亚急性状态或者慢性状态，则可以按照杂病治法辨证论治，应用清热除湿汤、除湿胃苓汤、健脾除湿汤等方剂。

六、零金碎玉

在本病的治疗过程中，辨清疾病状态比辨清证型更重要。比如同样是表现为潮红、水肿、大疱、糜烂，在急性期就应该针对状态，按照伏气温病针对伏火进行治疗，使用解毒凉血汤；在亚急性期则可以针对皮损使用清热除湿汤。

此外，作为复杂性疾病，本病常常发生于原患有多种疾病的人，或在发病之前已长期处于异常的体质状况：或者正气不足，或者气血津液阻滞。在治疗过程中一定要关注处于活跃状态的伴发疾病或状态，辨清先后缓急。比如患者有冠心病，在天疱疮病程中若无明显发作，则不必处理；如果有明显的心脏症状则必须优先处理。再比如一个患者素体阳虚，如果在发生本病的同时仅有轻微的恶寒，那么适度减小用药的寒凉程度即可；而如果这个患者有明确的恶寒、手足冷、腹泻、小便不畅、小腿水肿、心慌等阳虚水泛表现，则需要把温阳利水强心当作重点，而把解毒凉血放到第二位，这都是基于先后缓急判断做出的决策。对处于中间状态的患者，临床中常联合使用解毒凉血汤、解毒养阴汤和真武汤。

我们还可以从中西融合的思路探索中药的使用。糖皮质激素是治疗天疱疮的主要药物。中药里有许多药物有类似激素的作用，最常见的是甘草。从中医的角度理解激素的作用类似于土，土能化万物，土能化毒。寒毒、火毒、风毒遇土皆化。使用大剂量的甘草能够模拟激素的作用，而同时应该配合清热利湿，比如车前子、泽泻，以防范水肿等副作用。在临床过程中，笔者发现应用西洋参、生晒参、红参同样可以补土化毒，作用有可能比甘草更好，且没有导致水肿的副作用。

七、问诊路径

天疱疮的问诊主要围绕疾病状态的判断展开。问清病程、病势是基本的技能。临床中常常需要询问患者何时得病？何时加重？有无季节规律？此次加重了多长时间？目前是否仍然处于加重的过程？每天出现多少新的皮损？新皮损出现的速度是否越来越快？依此判断患者是否处于急进的外感状态。对于慢性病程中的患者要分清是杂病还是内伤？这主要靠观察皮损和了解患者平素的体质状况。如果患者平素处于虚弱、乏力、精神差、胃口差、体力差的状态，那是整体状态的内伤。如果患者皮损较轻但缠绵反复，时轻时重而不太重，那就属于皮损方面的内伤。无论存在哪种内伤，只要以内伤为主要问题，接下来要从正气角度入手去问出五脏虚损所在。如果患者皮损稳定，但仍泛发比较严重，那么就是处于皮损的杂病状态。此时要问诊以了解患者是否有六腑杂病，如果有六腑杂病，则优先治疗六腑杂病。这是基本的治疗次序。

（张苍）

第四节　带状疱疹

带状疱疹 1　　带状疱疹 2

一、疾病认识

带状疱疹，中医称之为"蛇串疮""缠腰火丹""火带疮""蜘蛛疮"，是皮肤科的常见疾病，好发于成人，尤其是中老年人，皮损特点：身体单侧带状分布的成簇水疱，基底色红，疱液澄清或浑浊，甚至为血性疱液，疱壁紧张或松弛，水疱干涸或破裂后可见结痂。

二、辨证思路

本病多因忧思恼怒，肝气郁结，郁久化火，肝火外炎，熏蒸肌肤而发；或因嗜食肥甘厚味，脾失健运，水湿内停，停久化热，湿热内蕴，外犯肌肤，复感邪毒而发。

赵炳南先生认为本病的发生可因情志内伤以致肝胆火盛，或因脾湿郁久，湿热内蕴，外受毒邪而诱发。肝胆热盛、脾湿内蕴为本病的实质，皮肤发生水疱，剧烈刺痛为其主要特征。在辨证施治上，清热利湿解毒以治其因，化瘀通络理气以治其果。赵老强调在分析时要权衡湿热之中湿重还是热重；毒热之中热重还是毒重。在治疗过程中要抓住各个阶段的发展变化。

三、治疗方案

（一）内治法

1. 肝经郁热型

症状：皮损鲜红，疱壁紧张，灼热刺痛；口苦咽干，烦躁易怒，大便干或小便黄。舌质红、舌苔薄黄或黄厚，脉弦滑数。

治法：清泄肝火，解毒止痛。

处方：龙胆泻肝汤加减。

龙胆草 10g	栀子 10g	黄芩 10g	生地黄 5g
大青叶 30g	连翘 10g	泽泻 10g	延胡索 10g
生甘草 10g	车前子（包煎）15g		

加减：火毒重者，选加金银花、连翘、黄连、大青叶等清热解毒；疼痛剧烈者，选加延胡索、川楝子、乳香、没药、全蝎、蜈蚣、钩藤、石决明等行气活血、平肝清火、通络止痛；大便秘结者，酌加大黄通腑泄热。发于头面者，酌加菊花、桑叶、夏枯草等；发于肩背、上肢者，酌加姜黄、桑枝等；发于躯干者，酌加川楝子、白芍、陈皮；发于下肢者，酌加川牛膝、萆薢、黄柏等。

分析：龙胆草、栀子、黄芩、生地黄、大青叶、连翘、生甘草清热泻火解毒；延胡索行气止痛；泽泻、车前子清利湿热。

2. 脾虚湿蕴型

症状：颜色较淡，疱壁松弛，口不渴，食少腹胀，大便时溏。舌质淡、舌苔白或白腻，脉沉缓或滑。

治法：健脾利湿，解毒止痛。

处方：除湿胃苓汤加减。

苍术 10g	厚朴 10g	陈皮 10g	茯苓 15g
板蓝根 15g	延胡索 10g	车前子（包煎）10g	泽泻 10g
生甘草 10g			

加减：不思饮食、腹胀便溏、脾虚症状突出者，酌加党参、山药、砂仁等。

分析：苍术、茯苓、厚朴、陈皮健脾除湿；车前子、泽泻渗利水湿；板蓝根、生甘草清热解毒；延胡索活血行气止痛。

3. 气滞血瘀型

症状：皮疹消退后局部疼痛不止。舌质暗、苔白，脉弦细。

治法：活血化瘀，行气止痛，清解余毒。

处方：活血散瘀汤加减。

鸡血藤 15g	鬼箭羽 15g	红花 10g	桃仁 10g
延胡索 10g	川楝子 10g	木香 10g	陈皮 10g
丝瓜络 10g	忍冬藤 15g		

加减：体实者加川大黄以破瘀；年老体虚者加黄芪、党参；热毒未尽者，选加栀子、连翘、板蓝根等；疼痛重者，选加全蝎、乌梢蛇、蜈蚣等药搜风通

络止痛，磁石、珍珠母等药潜阳息风镇痛。

分析：鸡血藤、鬼箭羽、红花、桃仁活血化瘀；延胡索、川楝子行气止痛；木香、陈皮、丝瓜络行气通络；忍冬藤清解余毒。

（二）外治法

（1）初起用二味拔毒散调浓茶水外涂；或外敷玉露膏；或外搽双柏散、三黄洗剂、清凉乳剂（麻油加饱和石灰水上清液充分搅拌成乳状），每天3次；或鲜马齿苋、野菊花叶、玉簪花叶捣烂外敷。

（2）水疱破后，用黄连膏、四黄膏或青黛膏外涂；有坏死者，用九一丹或海浮散换药。

（3）若水疱不破或水疱较大者，可用三棱针或消毒空针刺破，吸尽疱液或使疱液流出以减轻胀痛不适感。

（4）干燥结痂时选用祛湿解毒且无刺激的中药油或软膏外敷。

（三）针灸治疗

1. 毫针法

取穴：局部围刺、病变相应部位的夹脊穴，病变在腰以上者加合谷、曲池、外关；腰以下者加三阴交、足三里；阴虚肝旺者加太冲、太溪。

操作：将患处皮肤常规消毒后，用1寸毫针从患处边缘沿皮肤刺向成片疱疹的中心，约与皮肤成25°角，进针0.7~0.8寸，针数依患处面积而定，每针相距1~2寸为宜，行捻转泻法。留针30分钟，每日1次，7日为1个疗程。若见有簇集成群的水疱时，可先用皮肤针叩破水疱，再用干药棉擦吸干净。其余各穴位行捻转泻法，留针20~30分钟。

2. 刺络拔罐法

取穴：阿是穴、大椎、肺俞、肝俞。

操作：皮肤常规消毒后，三棱针或一次性注射器针头对准疱疹迅速点刺出血，务必将所有疱疹一一点净，然后在水疱上拔火罐，10~15分钟，拔出血水1~3ml。再用碘伏棉球将渗液擦拭干净，嘱患者24小时内局部勿沾水。每日1次或隔日1次，3次为1个疗程。其他体穴，每次选3~4个穴，点刺放血拔罐，每次交换一组穴位。

四、案例分析

王某，男，68岁，2007年9月7日初诊。

现病史：患者40余日前左胸背疼痛、起丘疹，于外院就诊，诊为"带状疱疹"，予静脉滴注抗病毒药物治疗，4周后皮疹基本消退，但仍疼痛不减，经服止痛药物、营养神经药物，效不显，现仍疼痛不止。现左后背沿左腋下至左胸前带状分布片状暗红色色素沉着斑，脉滑。

西医诊断：带状疱疹。

中医诊断：蛇串疮。

辨证：毒热未尽，气滞血瘀。

治法：清热利湿，理气活血止痛。

处方：龙胆草 10g　　　生地黄 15g　　　生栀子 10g　　　黄芩 10g
　　　　牡丹皮 12g　　　赤芍 10g　　　　延胡索 10g　　　丹参 15g
　　　　炒神曲 10g　　　地龙 15g　　　　生大黄 6g　　　　川牛膝 10g
　　　　伸筋草 15g　　　制没药 3g　　　　制乳香 3g

7剂，水煎服，分2次早、晚饭后温服。

二诊：2007年9月14日。患者疼痛略减轻，口干、口苦好转，大便畅通。舌质暗、苔黄腻，脉滑。前方易生大黄为熟大黄 10g，加莪术 10g，继服 14 剂。

三诊：2007年9月28日。患者疼痛大减，诸症好转，大便溏，舌质暗、苔白腻，脉滑。前方龙胆草减至 6g，去生栀子，继服 14 剂。患者症状基本消退。

案例点评：陈彤云教授认为，此型带状疱疹神经痛多由肝经湿热型遗留而来，湿性黏滞，阻滞气机，气行则血行，气滞则血瘀，因而形成肝经湿热未尽、气滞血瘀之证。故以龙胆草、生栀子、黄芩以清肝经湿热；延胡索理气；生地黄清热凉血；牡丹皮、赤芍、丹参凉血活血；牛膝、乳香、没药、莪术活血破瘀止痛；川牛膝既可活血，又可引药下行。地龙性咸寒，归肝、脾经，可清热、通络，入络搜邪外出；伸筋草苦辛温，归肝经，祛风湿、舒筋活络。二药一寒一温，既可清解热毒、入络搜邪，又可温通经络、祛湿引邪外出，为陈彤云教授治疗带状疱疹神经痛常用之品。大黄亦为陈彤云教授临床常用之品，既可清热泻下通积，又可活血化瘀止痛。苦寒药物易伤脾胃，影响运化，炒神曲可消食和胃，促进运化。

五、临证经验

诊疗常规一般把带状疱疹的急性期归为热浸淫证，使用清热除湿汤治疗。临床中带状疱疹急性期脾虚湿蕴者不少，除湿胃苓汤加减疗效确切。这和《医宗金鉴·外科心法要诀》里缠腰火丹的记载是一致的。除湿胃苓汤症的患者往往表现为肿胀严重。笔者见过多位发于面部的带状疱疹患者，表现为除湿胃苓汤证。患者大多头面肿胀严重，眼睑水肿，眼裂变小，但是没有特别明确的内热症状。这时候可以直接应用除湿胃苓汤原方。注意：这里不要求有特别明确的胖大舌、白腻苔，只要没有热就可以。

对于部分老年患者素体质较弱，患带状疱疹之后常常处于萎靡不振的状态。这时可以用麻黄附子细辛汤作为精神振奋剂，改变患者的精神状况，笔者一般各用6~10g。对于上述除湿胃苓汤证的患者，如果有胖大舌、白腻苔，加用麻黄附子细辛汤可以增效。

对于体格壮实的患者，通便是快速止痛的妙法。这也是赵老的经验。应用大黄可以起到活血、破瘀、止痛的作用。可以根据患者体质状态以及瘀热程度用5g、10g、15g。此时不要求患者大便必须是干结或者是好几天一次，只要患者不腹泻就可以用。

对于瘦弱的老年患者，常常有阴虚存在。可以使用大剂量的百合、地黄。陈凯教授对此有过专门论述。他将应用滋阴药通大便医治带状疱疹疼痛的方法称为增液行舟法。

六、零金碎玉

在带状疱疹的发病过程中，要特别关注胃气，也就是患者消化功能的状态，这可以通过问诊来了解，也可以通过脉诊来了解。一般来说脉总以有一种和缓之象为好，如果特别有劲而紧张，那是缺乏胃气的表现，常常疼痛剧烈而难治。

带状疱疹的疼痛常非常严重，日久会对患者的生存状况产生严重的影响。对于老年患者，因为持续的剧烈疼痛严重影响休息和饮食，会导致恶病质甚至影响生命。此时必须应用有力的止痛剂。最常规的止疼剂是乳香、没药。在此基础上还可以加用形体的延胡索、川楝子。附子、川乌是古人常用的专用止痛药，用于带状疱疹剧烈疼痛时可以用到10~30g。如果患者有内热，加上足够的清热解毒药中和其热性就可以了。不必因为患者有热，就放弃乌头、附子。

对于发生于三叉神经炎的患者，疱疹可能长到角膜之上，愈后可能形成溃疡瘢痕，最终影响视力。现代人应用抗病毒的眼药膏、眼药水预防，古人则在方剂中加入蝉蜕以预防这种并发症。笔者在临床中这样使用过，患者愈后都没有眼部损害。这点来自古人治疗天花的经验。

七、专病专方

对于带状疱疹后遗神经痛体质壮实的人多从瘀热角度入手治疗。发生于头面部的常应用川芎茶调散；发生于身体中部的常应用大柴胡汤合桂枝茯苓丸；有大便干结不通的，常应用下瘀血汤、桃核承气汤。使用这些方剂都是根据整体辨证，而不是根据皮损来选择的。

八、问诊路径

问诊过程中要特别关注疼痛的性质。比如胀痛大多数是因为血瘀或者血虚导致的气滞。酸痛大多数是因为肝肾阴虚。针刺痛大多数是瘀血或者寒痛。夜间疼痛加重，不一定是血虚，可能是血瘀，还有可能是肝胆湿热。

此外，还要特别关注患者的整体状况，尤其是患者的精神和饮食状况。如果患者精神状况衰弱，则带状疱疹可能会发生内陷，导致不良预后。也可能提示患者有肝脏、甲状腺或其他内部隐疾。饮食状况也很重要，这反映了人体的胃气。如果胃口不好，那么疾病常常处于血弱气尽的少阳状态，必须强健脾胃，应用人参、大枣、甘草等药物托里透毒。

大便和小便的状况是必须关注的，尤其是在急性期更是如此。大便、小便是人体祛邪的主要通道，二便通利可以止痛，如果存在二便问题，就是人体在给我们指出治疗方向。以往常用通大便的方法治好带状疱疹的疼痛，也曾经应用猪苓汤治好过非常严重的后遗神经痛。

（张苍）

第五节　掌跖脓疱病

一、疾病认识

掌跖脓疱病是一种慢性、复发性皮肤疾病，以掌跖部位红斑基础上周期性发生皮内无菌性小脓疱，伴角化、脱屑、中度或严重瘙痒为特征。多数学者认为本病属于局限性脓疱性银屑病。也有人认为是一种脓疱性细菌疹。根据其临床特点，大致与中医古文献所载"瘑疮"相符。

《诸病源候论·瘑疮候》"瘑疮者……多着手足间，递相对，如新生茱萸子。痛痒抓搔成疮，黄汁出，浸淫生长，坼裂，时瘥时剧，变化生虫，故名瘑疮。"《医宗金鉴·外科心法要诀·瘑疮》云："此证生于指掌之中，形如茱萸，两手相对而生，亦有成攒者，起黄白脓疱，痒痛无时，破津黄汁水，时好时发，极其疲顽，由风湿客于肌腠而成……若日久不愈，其痒倍增。"基本是对《诸病源候论》的继承，症状描述与掌跖脓疱病非常相似。

《玉篇·疒部》："瘑，疽疮也。"《说文解字》："疽，痈也。"因此，"瘑疮"属痛疽范畴无疑，对于本病的认识，古代医家认为与"虫"（如《肘后备急方》载"腰脚以下名为病，此皆有虫食之，虫死即瘥"）、"风""湿"（如《诸病源候论·病疮候》载"病疮者，由肤腠虚，风湿之气，折于血气，结聚所生"）、"热"（《圣济总录》载"病疮者，疥癣之类，由风热湿毒，客搏皮肤，变化生虫……此盖脾肺壅滞，风湿折之，与热相搏，结聚而成"）等因素相关，并以此作为临床运用解毒杀虫、祛风除湿等治疗方法的理论根据。近现代医家通常以清热除湿、凉血解毒为本病的治疗原则。

笔者以《灵枢·痈疽》"寒邪客于经络之中则血泣，血泣则不通，不通则卫气归之，不得复反，故痈肿。寒气化为热，热胜则肉腐，肉腐则为脓"为依据，结合本病部分患者存在骨痛、关节痛的临床特点，提出了从寒湿论治本病的新观点。

二、辨证思路

本病属中医痈疽范畴，为"虫""风""湿""热"诸邪结聚肌肤，气血壅滞，热腐成脓而发，故治宜祛风除湿、解毒杀虫、清热凉血。

另外，部分患者伴有骨痛、身痛、关节痛，为（风）寒湿之邪，闭阻经脉，化热腐肉，应治以祛风散寒除痹之法。

三、治疗方案

（一）内治法

1. 毒热炽盛型

症状：掌跖部脓疱，红肿热痛痒，伴干燥脱屑，反复发作，甚则损害可波及腕、踝、甲等部位，伴发热口渴，烦躁易怒，尿赤便干，舌红绛，脉滑数。

辨证：毒热炽盛，气血两燔。

治法：清营解毒，凉血泻火。

处方：清瘟败毒饮加减。

生石膏 30g	生地黄 30g	水牛角 30g	知母 9g
黄连 6g	黄芩 9g	生栀子 6g	赤芍 9g
丹皮 12g	连翘 12g	竹叶 9g	甘草 9g
桔梗 9g			

分析：清瘟败毒饮是由白虎汤、犀角地黄汤、黄连解毒汤三方加减而成，其清热泻火、凉血解毒的作用较强。方中生石膏清胃热，胃是水谷之海，十二

经的气血皆禀于胃，所以胃热清则十二经之火自消。石膏配知母、甘草，有清热生津之功，加以连翘、竹叶，轻清宣透，清透气分表里之热毒；再加芩、连、栀子（即黄连解毒汤法）通泄三焦，可清泄气分上下之火邪。诸药合用，达清气分之热的目的。水牛角、生地黄、赤芍、丹皮共用，为犀角地黄汤法，专于凉血解毒化瘀，以清血分之热。以上三方合用，则气血两清的作用尤强。桔梗可以宣肺、化痰、排脓。

2. 脾虚湿盛型

症状：脓疱或多或少，糜烂渗出，痂皮湿腻，肿胀瘙痒，身重倦怠，尿赤便溏，舌红、苔黄腻，脉滑数。

辨证：湿热化毒，蕴结肌肤。

治法：除湿利水，清热解毒。

处方：除湿解毒汤加减。

白鲜皮 15g	大豆黄卷 12g	生薏苡仁 18g	土茯苓 24g
山栀子 6g	丹皮 9g	金银花 12g	连翘 12g
紫花地丁 12g	木通 6g	滑石块 18g	生甘草 9g

分析：白鲜皮清热燥湿、祛风解毒，治一切热毒风恶风，风疮疥癣赤烂；大豆黄卷、生薏苡仁、木通、滑石块、土茯苓清热利湿；山栀、丹皮清热泻火、凉血解毒；金银花、连翘、紫花地丁、生甘草清热解毒。

3. 寒湿型

症状：掌跖脓疱，基底淡红，伴恶寒或畏寒，无汗或少汗，倦怠，肌肉关节疼痛困重，胸闷腹胀，口干不欲饮或喜温饮，大便不畅，舌暗淡、苔白或厚腻，脉弦紧。

辨证：内蕴痰湿，外感风寒。

治法：散寒祛湿，理气活血，化痰消积。

处方：五积散加减。

苍术 15g	白芷 9g	川芎 9g	生甘草 9g
当归 9g	桂枝 6g	白芍 9g	忍冬藤 18g
陈皮 9g	枳壳 9g	麻黄 6g	桔梗 9g
厚朴 9g			

分析：麻黄开表逐邪于外，白芷散阳明之邪，川芎散厥阴之邪，当归养血益营，白芍敛营和血，陈皮、枳壳、厚朴理气，桂枝暖血温营，苍术健脾燥湿，桔梗宣肺化痰，忍冬藤解毒通络，甘草和解表里、调和诸药。

（二）外治法

掌跖部位表皮较厚，可配合清热解毒中药煎水泡洗。选用苍耳子、地肤子、黄柏、百部、明矾等，水煎浸泡手足，每次 10~15 分钟，每日 2 次，然后外涂软膏（强调剂型选择的重要性）。张志礼教授习惯将具有不同治疗作用的复方化毒膏、曲安西龙（去炎松）尿素软膏、5%~10% 黑豆馏油软膏、5%~10% 水杨酸软膏等配合或混合使用以加强疗效。

四、案例分析

病案 1 钱某，女，33 岁，2014 年 5 月 15 日初诊。

现病史：患者于 1 年余前无明显诱因，开始于双侧掌跖出现红斑，红斑基础上见少量脓疱；经多种中西医治疗，效果不佳。

现症：双侧掌跖见散在炎性红斑，其上散在粟粒大小脓疱，伴少量脱屑；余无明显不适，舌暗、苔白、脉弦。

西医诊断：掌跖脓疱病。

中医诊断：病疮。

辨证：湿热内蕴，气血凝滞，腐肉为脓。

治法：清热解毒，除湿活血。

处方：四妙勇安汤加味。

忍冬藤 48g	玄参 48g	当归 15g	生甘草 9g
土茯苓 18g	败酱草 18g	陈皮 9g	

21 剂，水煎服。

外用药：复方化毒膏。

嘱患者忌食生冷油腻。

二诊：2014 年 6 月 27 日。患者服药后皮疹明显改善，红斑面积缩小，已基本没有脓疱，舌暗、苔黄腻，脉弦。以前方加强清热除湿续进。

忍冬藤 48g	玄参 48g	当归 15g	生甘草 9g
土茯苓 18g	姜黄 9g	黄柏 9g	生薏苡仁 15g
虎杖 15g			

28 剂，水煎服。

三诊：2014 年 8 月 18 日。患者继服前方至今，皮疹基本消退，仅双足跖余少量淡红斑，少量脱屑，舌红、苔黄，脉弦。给予四妙勇安汤合四妙丸加味。

忍冬藤 48g	玄参 48g	当归 15g	生甘草 9g

生白术 18g　　　　怀牛膝 12g　　　黄柏 9g　　　　生薏苡仁 15g
虎杖 15g

21 剂，水煎服。

案例点评：患者八九年后，皮疹因故复发，仍以清热解毒除湿之法治愈（所用处方有所不同）。

《灵枢·痈疽》曰："大热不止，热胜则肉腐，肉腐则为脓。"明代《医学入门》云："盖热非湿，则不能腐坏肌肉为脓。"又《外科启玄》云："脾主四肢，因脾中有湿热，故能腐诸物是也。"则临床但见脓疱，即需要考虑是否为"湿热内蕴"。四妙勇安汤具有清热解毒、活血止痛之功效，加味清热除湿之品，以治疗掌跖脓疱病，符合"湿热腐肉为脓"的病机。本方的使用，强调药味量大为佳。明代以前，"忍冬"使用全草，并非单用其花。忍冬藤有医言其清热解毒效果更佳，且其价廉，故方中以"忍冬藤"代"金银花"。

病案 2　许某，男，44 岁，2014 年 5 月 10 日初诊。

现病史：患者于 2 年多前秋冬季节，开始于双侧掌跖出现红斑脓疱；并逐渐于躯体出现炎性鳞屑性红斑、丘疹，曾于多家医疗机构就诊，以"掌跖脓疱病"，给予多种中西药（中药汤剂多以清热除湿、解毒凉血为法）内服及外用药物治疗，效果不佳。

现症：患者双侧手足掌跖见散在炎性红斑，其上散在粟粒大小脓疱；躯干及四肢可见散在的炎性鳞屑性丘疹、红斑；伴胸锁关节轻度疼痛，遇温可缓解。舌暗、苔白稍腻，脉弦。

中医诊断：病疮。

西医诊断：掌跖脓疱病、银屑病。

辨证：内蕴痰湿，外感风寒，痹阻经脉。

治法：散寒祛湿，活血通络。

处方：五积散化裁。

生麻黄 9g　　　肉桂 6g　　　　苍术 24g　　　苦杏仁 9g
厚朴 9g　　　　陈皮 9g　　　　生薏苡仁 18g　土茯苓 24g
茯苓 9g　　　　川芎 6g　　　　当归 9g　　　　清半夏 9g

21 剂，水煎服。

外用药：复方化毒膏、芩柏软膏。

嘱患者忌食生冷油腻。

二诊：2014 年 7 月 3 日。患者服用前方后皮疹有所消退，故自行续服前方，共约 7 周。目前掌跖皮疹已基本消退，躯体仅少量炎性丘疹，关节疼痛已除，舌暗、苔白，脉弦。仍以前方化裁巩固。

生麻黄 9g	肉桂 6g	苍术 24g	苦杏仁 9g
厚朴 9g	陈皮 9g	生薏苡仁 18g	土茯苓 24g
赤芍 9g	川芎 6g	当归 9g	干姜 6g

21 剂，水煎服。

外用药同前。

案例点评：患者或因素体阳气不足；或因治疗过用寒凉，致脾虚不运，湿浊内阻；秋冬感受风寒，寒湿之邪弥漫表里，外则见畏寒、红斑脓疱；内则可闭阻经脉，致关节疼痛不适，当双解表里之寒湿。夫寒湿属阴，当以辛温而散其阴，五积散散寒祛湿、理气活血、通痹止痛，治疗此类疾病属于寒湿型者，效果肯定。与之相对的防风通圣散，以苦寒内泻燥热，以辛温外散风寒，在掌跖脓疱病的治疗中，也多有使用的机会。两方可相互印证、相互比较。中医有"对药"，也可有"对方"。

五、临证经验

"脓疱"是掌跖脓疱病的基本损害，故其无疑属于痈疽的范畴。但掌跖脓疱病既有"痈"之色红有脓、局部痒热、脓汁稠厚的阳证特点；也有"疽"之发于阴面、病势缓慢、病程绵长等阴证的表现，加之其处于阴阳之气转换的掌跖部位，笔者愿意称之为"非阴非阳，亦阴亦阳"之患。

（1）"痈疽"的中医治疗方法，以消、托、补为基本原则，其法也完全适用于本病的治疗。但《灵枢·痈疽》明言："寒邪客于经络之中则血泣，血泣则不通，不通则卫气归之，不得复反，故痈肿。"因此，应该注意，特别是疾病早期，不能忽略散寒。消、托、补之外，还有"散"法。散邪之药，峻如麻黄、白芷、羌活、细辛，缓如荆芥、防风、紫苏、桂枝均可酌情使用。

（2）部分掌跖脓疱病（中医之"痈疽"）患者，合并有骨关节的慢性无菌性炎症（中医之"痹"证），即 SAPHO 综合征。因此启发我们，两者存在着共同的病理基础。临床中，我们可以使用"痹证"的治疗思路，来达到治疗"痈疽"的目的。

辨证为风寒湿（痹）者，邪气重而正气不虚，选择五积散化裁；邪气较轻而正气偏虚，选择藿香正气散化裁；正气不足者，可以考虑升阳益胃汤，疾病初期，可以选择（荆防）败毒散。其他如乌头汤、乌头桂枝汤、桂枝芍药知母汤等，均可辨证选用。

如阴邪化热，辨证风湿热（痹）者，可以选择加减木防己汤、麻杏薏甘汤、宣痹汤、当归拈痛汤、加味苍柏散等。谈到痹证，通常认为风寒湿痹居多。但当下膏粱厚味者众，邪气从阳化热，风热湿痹者也大有人在。

从"痹"证视角辨治掌跖脓疱病在实际使用中，即使患者没有关节不适，相关方药仍然可以辨证选用。

（3）辨肿："脓疱"生于掌跖，其基底通常会存在"肿"，病情较重时，尤其如此。辨肿有助于准确遣方用药。"肿"以"湿肿""热肿""寒肿"为常见。

（4）辨部位：掌跖脓疱病的病位在掌跖，掌跖有手三阴经和足少阴的循行，本着"脏病泻腑"的原则，譬如掌跖脓疱病的湿热证，可以选择八正散清泻下焦，湿热从肠道、尿道排出，病情得以缓解。

六、零金碎玉

内服药煎煮后的药渣子可以废物利用，继续加水煎煮后，适温泡洗掌跖，有助于病情改善。

七、专病专方

（1）五积散　适用于本病辨证属于外感风寒（湿），内生生冷，表里同病者。

（2）甘露消毒丹　适用于本病辨证属湿热内蕴者。

（3）排脓散（汤）　仲景二方即可单独使用，更多可与其他辨证方药合方应用。

（4）秦艽丸　赵老秦艽丸调和气血、散风解毒，可酌情选用。

赵老治疗痈疽的外用药较多，如复方化毒膏、芙蓉膏、紫色消肿膏等，均可辨证使用。

八、问诊路径

（1）寻找可能的原因，是上呼吸道感染，还是消化道感染，抑或是金属过敏？并给予相应的处理。

（2）了解患者是否存在关节（骨骼、肌肉）的不适，既可以从痹证的视角进行辨证论治；也可以对病情的严重程度有所判断。浅如皮肉？深入筋骨？对关节（骨骼、肌肉）的了解，不能限于当下，也应追溯既往。

（3）注意查问患者是否有恶寒、发热、头身疼痛、鼻塞、流涕、咽喉痒痛、脉浮等临床表现，判断患者是否存在表证，以帮助确定治表还是治里，抑或是表里同治的治疗原则。

（娄卫海）

第六节　脱发

一、疾病认识

脱发，实际上是一个症状。如果把它作为一个诊断，那么它是以头发脱落、数量减少为临床表现的一类疾病的总称。这里要讨论的脱发，是指适合中医治疗的一类常见多发的非瘢痕性脱发。主要包括斑秃（与中医"鬼舐头""油风"相当）、雄激素性脱发（与中医"蛀发癣"相当）及休止期脱发（归入中医"油风"范畴）。

中医古籍经典对脱发的论述很多。如《诸病源候论》曰："人有风邪在头，有偏虚处，则发秃落，肌肉枯死，或如钱大，或如指大，发不生，亦不痒，故为鬼舐头。"《外科正宗》曰："油风乃血虚不能随气荣养肌肤，故毛发根空，脱落成片，皮肤光亮，痒如虫行，此皆风热乘虚攻注而然。"《外科证治全书》所载蛀发癣："头上渐生秃斑，久则运开，干枯作痒，由阴虚热盛，剃发时风邪袭入孔腠，抟聚不散，血气不潮而成。"《医宗金鉴·外科心法要诀》述油风："此证毛发干焦，成片脱落，皮红光亮，痒如虫行，俗名鬼剃头。"

总之，中医认为脱发多因肝肾亏虚，阴血不足，腠理不固，毛孔开泄失和，风邪乘虚侵入，风盛血燥；或因情志抑郁，肝气郁结，气血失调，气血不能荣养皮肤，发失所养所致。此外，瘀血、痰饮、湿热等亦为脱发常见原因。

二、辨证思路

通过观察毛发的光泽、颜色、荣枯、密度、形态，探知机体的成熟与气血的盛衰。如肾藏脏腑之精华，若精虚不能化阴血，则可致使毛发生化乏源，而见脱发或发过早花白；若气血虚弱，经脉虚竭，不能荣润毛发，故有须秃发落；若营血虚损，冲任脉衰，也可出现毛发枯而不润，萎黄稀少，乃致脱落。临床所见斑秃及全秃、普秃（包括休止期脱发），常有虚损之象。辨证论治的同时，应注意滋养肝肾、补益气血。如果过食辛热、炙煿之品，或者情志抑郁化火，或者血热生风，风热随气上窜于颠顶，毛根得不到阴血的滋养，头发便会突然脱落或焦黄。假使体内湿热内蕴伤及脾胃，循经上蒸颠顶，油脂分泌过盛，侵蚀发根，导致头发黏腻、稀少，或均匀性脱落，即是我们临床上所见的脂溢性脱发，多属实证。治宜健脾除湿、凉血息风。要注意健脾除湿为治疗根本。

三、治疗方案

（一）内治法

1. 肝肾阴虚型

症状：突然脱发，呈圆形或椭圆形，重时毛发全部脱落，常伴有头晕、心悸、失眠、五心烦热，女子月经不调，男子遗精盗汗，成年人常有腰膝酸软。舌质红、少苔，脉象弦细或缓。

辨证：肝肾亏损，风盛血燥。

治法：滋阴养血，祛风生发。

处方：熟地黄 15g　　山茱萸 10g　　菟丝子 15g　　枸杞子 15g

　　　当归 10g　　　川芎 10g　　　首乌藤 30g　　桑椹 15g

　　　羌活 10g　　　柏子仁 10g

分析：多见于斑秃、全秃等证。方中熟地黄、当归、川芎滋阴养血，山茱萸、菟丝子、枸杞子、桑椹滋补肝肾，羌活祛风邪，首乌藤养血安神、祛风通络，柏子仁养心安神。

2. 气血两虚型

症状：多因产后或久病，气血两伤。脱发往往是逐渐加重，均匀脱发，毛发不固，轻轻触摸即有脱发，毛发松软，常伴有心悸、气短、唇白，语微、昏眩、嗜睡、倦怠无力。舌淡、苔薄白，脉沉细缓。

辨证：气血两虚，血不养发。

治法：补益气血，养血生发。

处方：当归 10g　　　白芍 10g　　　川芎 10g　　　熟地黄 15g

　　　白术 10g　　　茯苓 10g　　　党参 10g　　　丹参 15g

　　　陈皮 10g　　　女贞子 15g　　墨旱莲 15g　　首乌藤 30g

分析：方中当归、白芍、川芎、熟地黄四物汤以养血；丹参活血化瘀，功同四物，《名医别录》曰："养血，去心腹痼疾结气，腰脊强，脚痹；除风邪留热，久服利人。"白术、茯苓、党参健脾益气；陈皮健脾理气；女贞子、墨旱莲滋补肝肾；首乌藤养血安神。

3. 血热生风型

症状：突然发病，毛发大把脱落，多为青壮年，急躁易怒，神志不安，夜不能眠，严重者毛发全部脱落。舌红、苔白，脉弦滑。

辨证：血热生风。

治法：凉血息风，养阴生发。

处方：当归 10g　　　生地黄 10g　　　牡丹皮 10g　　　赤芍 15g

　　　女贞子 15g　　　墨旱莲 15g　　　钩藤 10g　　　石菖蒲 10g

　　　合欢皮 10g　　　五味子 10g　　　首乌藤 30g

分析：方中生地黄凉血养阴，当归养血，牡丹皮、赤芍清热凉血，女贞子、墨旱莲滋补肝肾，首乌藤、钩藤息风，五味子、合欢皮、石菖蒲宁心安神。

4. 湿热型

症状：头皮瘙痒，脱皮屑，毛发稀疏，脱落，头油多，大便不干，小便清长，舌淡、苔白，脉象弦滑。

辨证：脾虚失运，湿热互结。

治法：健脾除湿，清利湿热。

处方：白术 10g　　　枳壳 10g　　　薏苡仁 30g　　　川萆薢 15g

　　　车前子 15g　　　泽泻 15g　　　首乌藤 30g　　　当归 10g

　　　苦参 10g　　　川芎 10g　　　茵陈 15g

分析：湿热证多见于脂溢性脱发早期。方中白术、薏苡仁健脾化湿，枳壳理气宽中，萆薢、车前子、泽泻利水渗湿，茵陈清热利湿，苦参清热燥湿，川芎、当归养血，首乌藤养血安神。

（二）外治法

（1）复方生发酊（斑蝥 2 个，百部酒 100ml）外涂。

（2）梅花针敲打，日 2~3 次。

四、案例分析

病案 1　张某，女，32 岁，2023 年 5 月 25 日初诊。

现病史：患者脱发 1 年余，脱发可能与情绪相关，间断治疗，效果不理想。

现症：脱发，余无明显不适；经量少。诊查：头皮多处甲盖至钱币大小脱发区，沟纹舌、色淡红、苔少，脉弦滑。

西医诊断：斑秃。

中医诊断：油风。

辨证：气血亏损，发失所养。

治法：养血疏风。

处方：神应养真丹合二至丸。

　　　羌活 9g　　　木瓜 15g　　　天麻 9g　　　白芍 9g

| 当归 9g | 菟丝子 15g | 川芎 12g | 生地黄 24g |
| 陈皮 9g | 女贞子 15g | 墨旱莲 15g | |

14 剂，水煎服。

外用药：复方生发酊。

二诊：患者脱发改善，有部分毛发生长，眠欠佳，余无明显不适；经量少。舌淡红、多沟纹、苔白，脉弦滑，予天王补心丹加减。

炒酸枣仁 15g	柏子仁 15g	当归 9g	天冬 9g
麦冬 9g	生地黄 15g	党参 9g	玄参 15g
丹参 15g	茯苓 15g	五味子 6g	远志 9g
桔梗 9g			

14 剂，水煎服。

外用药同前。

治疗后脱发渐生长，半年后随访无复发。

案例点评：患者发病突然，与情志相关，加之月经量少，舌淡红而多沟纹，初诊以神应养真丹合二至丸滋阴养血，祛风生发，属油风正治之法；二诊患者兼有睡眠欠佳，故以天王补心丹滋阴养血、补心安神。复方生发酊是已故张志礼教授研发的外用制剂，能够滋阴养血、通经走络、祛风生发。

病案 2 闫某，男，11 岁。

现病史：患者脱发 2 个月余；患者 5 岁时因惊吓导致脱发，8 岁时前来就诊，诊断为斑秃，给予养血疏风、理气化痰等方药治愈。本次脱发仍然与情绪相关，脱发范围较前次为大，脱发面积大于头皮面积的 50%，伴有部分眉毛脱落。2021 年 3 月 28 日初诊，2023 年 4 月 16 日末诊。前后历经 2 年余，约 20 诊而获愈。

重症斑秃，以及全秃、普秃，治疗难，周期长。本案治疗过程中，以化痰安神为思路，选有（柴胡）温胆汤、定志丸等方；以疏散风邪为思路，选有四（八）味大发散、消风散等方；以体质论治为思路，选有桃红四物汤、四逆散等方；以痰湿上扰为思路，选有半夏白术天麻汤、清震汤等方，其他选方还有神应养真丹、当归饮子、八正散等。说明治疗存在一定的复杂性，方药常常需要适时随证进行调整。没有专门给患者开具外用药，嘱其以葱姜蒜取汁外搽。

五、临证经验

"脱发"作为一个症状，涉及很多的疾病，明确"脱发"的诊断是中医治疗的前提。中医药治疗针对的"脱发"类型，大致上是后天的、非瘢痕性脱发，主要包括三个疾病，斑秃（全秃、普秃）、雄激素性脱发、休止期脱发。治疗思路可以有以下几个方面。

（1）从"主症"进行治疗　包括传统的治疗方药，譬如七宝美髯丹、神应养真丹等，及赵老、张志礼教授等前辈的辨证论治经验，这里不再赘述。

（2）从"兼症"进行治疗　"脱发"无疑是皮肤科的"主症"，但是一个脱发患者通常不会仅仅"脱发"，普遍会存在一些"兼症"，譬如同时存在"失眠"。而所谓"主症"与"兼症"其实是相对的，患者就诊于皮肤科"失眠"是兼症，如果就诊于内科，"失眠"就成了"主症"。"主症"也好，"兼症"也罢，他们常常具有共同的病理基础，这符合中医的整体观。因此，我们可以通过对所谓"兼症"的辨证治疗，来达到治疗所谓"主症"的目的。

（3）从"部位"进行治疗　"脱发"的部位在头部，同样的一个病理机制作用于头部，在不同的患者，可以表现为不同的病理损害，或为"脱发"，或为其他，如"头痛"。因此，可以借用譬如针对"头痛"的方剂、方法治疗"脱发"。这也是"异病同治"的具体应用。

（4）从"体质"进行治疗　中医对体质的论述始于《黄帝内经》，近年来的研究日趋深入。体质是患者身体禀赋、生活环境、精神状态、饮食习惯等情况的综合反映，可以作为治疗的依据。

注意观察毛发的光泽、颜色、荣枯、密度、形态，有助于佐证辨证思路。

此外，发病原因、脱发区域经络循行等因素，也是辨证治疗的有效线索。

六、零金碎玉

可以使用（洋）葱、姜、蒜、辣椒等辛辣食材，取汁用于斑秃患者的脱发区，以有温热、痒痛等感觉为使用原则。

头居高位，唯风可到，因此，治疗脱发常常需要疏风和血。

头为诸阳之会，故痰火湿瘀易于上犯，虽"脱发"往往有气血阴阳的亏损，但不要一味补益，常常需要注意祛邪。

可以配合脱发区域局部区域及周围穴位的推按。

七、专病专方

除湿丸：雄激素性脱发患者，体质非虚寒者，可以选用。

八、问诊路径

这里既有他问也有自问。

脱发是先天性还是后天性？先天性脱发通常不适合中草药治疗。

是脱发还是毛发损伤？毛发损伤会以"脱发"的主诉就诊，通常包括发干断裂、结节性脆发、发缠结及鸟窝状发、绿发、泡沫状发等类型。去除潮湿、摩擦、日光、加热、吹风、修剪、各类化学物质等导致毛发损伤的相关因素是处理的关键。

是弥散性脱发还是局灶性脱发？弥散性脱发（广泛而均匀）通常包括休止期脱发和生长期脱发。前者，脱落的毛发属休止期毛发，后者脱落的毛发属生长期毛发，也可以有断发。局灶性脱发可单发、多发、泛发。局灶性脱发区头皮正常，主要包括斑秃、轻度的牵拉、拔毛。局灶性脱发区域头皮有红斑鳞屑、毛囊炎、瘢痕等，则脱发由相关的疾病导致，应该针对病因及相关疾病进行治疗。

是瘢痕性脱发还是非瘢痕性脱发？瘢痕性脱发导致毛囊的永久损害，毛发无法再生，相关疾病的治疗非此处讨论的问题。非瘢痕性脱发中雄激素性脱发、斑秃、休止期脱发占绝大多数，适合中药治疗。

除脱发外，应注意全身症状及体征的采集和检查，了解治疗经过，以求明确诊断，并评估病情。

中医辨证方面，应着重询问发病的原因、精神和身体的状态、患者脱发区域的瘙痒、疼痛、寒热等。

（娄卫海）

第七节　硬皮病

一、疾病认识

硬皮病是一种以皮肤及多系统硬化为特征的结缔组织病，一般经过红肿、硬化及萎缩三个阶段，可局限于某一部位，亦可全身受累。受累皮肤常与其深部组织固着，不易移动，因此可造成容貌变形和相应组织器官的功能障碍。临床上分为局限性硬皮病和系统性硬皮病。系统性硬皮病的皮肤损害仅是系统性疾病（包括血管、肌肉、肺、消化道、肾和心脏等）的表现之一，因此多数学者采用"系统性硬化病（SS）"名称。中医中药对局限性硬皮病效果好，对系统性硬皮病效果则较差。

中医称硬皮病为皮痹，由于本病皮肤肿胀发硬无所知，故中医又谓之"皮痹阻""痹证"。历代文献记载：《素问·五脏生成》曰："卧出而风吹之，血凝于肤者为痹……"《素问·痹论》曰："风寒湿三气杂至，合而为痹也……其不痛不仁者，病久入深，荣卫之行涩，经络时疏，故不通，皮肤不营，故为不仁……痹在于……皮则寒。"《诸病源候论》曰："痹者……其状肌肉顽厚，或肌肉酸痛……由血气虚则受风湿而成此病，日久不愈，入于经络，搏于阳经，亦可全身体手足不随。"

肺主气，合皮毛。由于肺与皮毛紧密联系，所以病理上也常相互影响。如外邪侵入，常由皮毛而犯肺。肺气虚弱，不能宣发卫气、输精于皮毛，可出现皮毛憔悴枯槁。

脾主运化，主肌肉、四肢。如脾失健运，则消化吸收运输功能失调，就会出现腹胀、腹泻或便溏，面色萎黄，皮毛枯槁，肌肤无华等；脾运化水湿的功能失常，就可以导致水湿潴留的各种病变，如水湿溢于肌肤则为水肿。

由于风、寒、湿之邪内侵脏腑，致脏腑不和，则可致肾精受损，表现为皮肤板硬萎缩、干燥无华，头发枯脱，腰膝酸软，夜尿清长，阳痿早泄，月经不调等肾阳虚寒，温煦生化作用不足的症状。

久病体弱气血不足，气弱不能运化津血，血少无以运行则表现为面色萎黄、皮肤发硬、紫暗发白、肢体麻木、关节僵硬、疲乏无力等气血瘀滞之证。

二、辨证思路

硬皮病因卫气营血不足，复受风、寒、湿邪，使血行不畅，血凝于肌肤；或因肺脾肾诸脏虚损，卫外不固，腠理不密，复感风、寒、湿之邪伤于血分，致荣卫行涩，经络阻隔，气血凝滞而发病。

故（局限性）硬皮病的基本治疗原则为疏散风寒，益气养血，建中除湿，温阳通络。

三、治疗方案

（一）内治法

脾气不足，经脉阻隔，气血瘀滞型

症状：皮肤呈斑块状或条索状，表面光亮，呈蜡黄色。局部变硬，萎缩，呈板样，色素加深或色素脱失。舌质淡、舌体胖嫩、边有齿痕，脉沉或迟。

辨证：脾气不足，经络阻隔，气血瘀滞。

治法：健脾益气，温经通络，活血软坚。

处方：温经通络汤加减。

常用药物：生黄芪、怀山药、茯苓、鸡血藤、鬼箭羽、伸筋草、当归、贝母、刘寄奴、僵蚕、白芥子、丝瓜络等。

加减：肢冷畏寒、腰膝酸软者加肉桂、附子；血虚者加鹿角胶、紫河车。

分析：黄芪、怀山药、茯苓健脾益气；白芥子、伸筋草、丝瓜络温经通络；鸡血藤、鬼箭羽、当归、刘寄奴活血软坚；贝母化痰软坚；僵蚕散风通络。

（二）外治法

（1）伸筋草 30g，透骨草 30g，祁艾 15g，乳香与没药各 6g，煎水热洗。

（2）拔膏疗法。

四、案例分析

病案1 李某，男，48 岁，2023 年 12 月 29 日初诊。

现病史：患者于 1 年余前无明显诱因于腹部出现红斑，逐渐加重。于外院以"硬斑病"予以复方甘草酸苷片、中草药等内服，外用他克莫司软膏等治疗，病情改善不明显。

现症：腹部皮疹，有肿胀牵拉感，身体疲惫，少量咳痰，口干苦，二便可。舌暗红、苔薄黄，脉弦滑。

既往史：乙肝携带。

诊查：脐窝右侧可见约杯口大小炎性硬化性红斑，浸润明显，表皮轻度萎缩。

西医诊断：局限性硬皮病（硬斑病）。

中医诊断：皮痹。

辨证：内蕴湿热，外感风寒，气血凝滞。

治法：疏风散寒，温阳通络，清热除湿。

处方：黄芪桂枝五物汤合麻黄连翘赤小豆汤。

生黄芪 15g	桂枝 9g	赤芍 9g	大枣 12g
生姜（自备）6 片	麻黄 6g	苦杏仁 9g	赤小豆 18g
生桑白皮 12g	连翘 12g	炙甘草 6g	

14 剂，水煎早晚温服。另服复方秦艽丸，每日中午服 1 丸。

外用药：紫色消肿膏，早晚外用于皮损处。

二诊：2024 年 1 月 12 日。患者皮疹及自觉症状有所缓解，病情稳定，疲惫，少量咳痰，口干苦，二便可。舌暗红、苔稍黄腻，脉弦滑。予以黄芪桂枝五物汤合指迷茯苓丸化裁。

生黄芪 20g	桂枝 10g	赤芍 10g	大枣 12g
生姜（自备）6 片	炒芥子 10g	茯苓 18g	炙甘草 6g
广陈皮 10g	姜半夏 8g	炒枳壳 10g	芒硝（冲服）4g

14 剂，其余治疗同前。

三诊：2024 年 1 月 27 日。患者皮疹软化，疲惫，少量咳痰，口干苦，二便可。舌暗红、苔稍黄腻，脉弦滑。予以黄芪桂枝五物汤合四物汤化裁。

生黄芪 20g	桂枝 10g	赤芍 10g	大枣 12g
生姜（自备）6 片	炒芥子 10g	茯苓 18g	炙甘草 6g
当归 10g	川芎 10g	熟地黄 10g	丹参 18g

21 剂，其余治疗同前。

四诊：2024 年 3 月 15 日。患者病情改善，皮疹明显柔软，浸润较轻，仍有疲惫，少量咳痰，口干苦，二便可。舌暗红、苔稍黄腻，脉弦滑。予以黄芪桂枝五物汤合指迷茯苓丸化裁。

生黄芪 20g	桂枝 10g	赤芍 10g	大枣 12g
生姜（自备）6 片	苦杏仁 10g	茯苓 18g	滑石粉（包煎）20g
广陈皮 10g	姜半夏 8g	炒枳壳 10g	通草 4g
芒硝 4g 冲服			

14 剂，其余治疗同前。

案例点评：本案遵守中医对硬斑病的基本认识，始终以黄芪桂枝五物汤益气通阳、散寒除痹为主方。治疗早期，注重外因，配合麻黄连翘赤小豆汤疏散风寒，清热除湿；治疗过程中，注意内因，配合四物汤加强养血活血；配合指迷茯苓丸加强消痰软坚。

复方秦艽丸，散风止痒，调和气血。可用于许多免疫性皮肤病、慢性肥厚性皮肤病的治疗。紫色消肿膏，活血化瘀、消肿止痛，可用于各类慢性炎症性皮肤病偏于阴证者。

病案 2 李某，女，52 岁，2015 年 3 月 2 日初诊。

现病史：患者于 2 年多前无明显诱因，开始于躯干出现红斑皮疹，轻度水肿，以后逐渐硬化，自觉瘙痒、牵拉等不适。曾于多家医院及我科就诊，以"硬皮病"，给予活血养血、温经通络中药内服及外用药物治疗，病情有所改善。

现症：患者躯干部皮疹，伴瘙痒，余无明显不适。舌红、苔黄腻，脉弦。

诊查：患者双侧乳房下方、后腰部可见大片暗褐色斑块，触之较硬，表皮轻度萎缩。

西医诊断：局限性硬皮病（硬斑病）。

中医诊断：皮痹。

辨证：痰湿内蕴，气血凝滞。

治法：除湿化痰，化瘀通络。

处方：三仁汤合三子养亲汤。

苦杏仁 9g	厚朴 6g	滑石 15g	生薏苡仁 18g
通草 6g	白豆蔻 9g	淡竹叶 9g	法半夏 9g
白芥子 9g	苏子 9g	莱菔子 18g	

14 剂，水煎服。

另服大黄䗪虫胶囊，每日 2 次，每次 4 粒，以缓中补虚、祛瘀生新。

嘱患者忌食生冷油腻。

二诊：2015 年 3 月 23 日。患者皮疹已较前柔软，仍较痒，舌红、苔黄腻，脉弦。予以甘露消毒丹化裁。

滑石 15g	茵陈 24g	黄芩 9g	郁金 9g
浙贝母 9g	藿香 9g	连翘 9g	土茯苓 24g
白蔻仁 9g	通草 6g	射干 9g	虎杖 15g

14 剂，水煎服。

续服大黄䗪虫胶囊。

三诊：2015 年 4 月 15 日。患者现皮疹柔软，瘙痒轻微；大便黏腻不畅，舌红、苔黄腻，脉弦。予以枳实导滞汤加减。

紫草 15g	生山楂 15g	炒神曲 9g	连翘 9g
枳实 6g	大黄 6g	厚朴 6g	槟榔 6g
通草 6g	黄连 3g	生甘草 6g	

14 剂，水煎服。

仍服大黄䗪虫胶囊。

案例点评：硬皮病应该属于中医学"痹"的范畴。狭义的"痹"指肌肉筋骨疼痛麻木，广义的"痹"指病邪闭阻脏腑、经络，致其功能障碍。《素问·五脏生成》："卧出风吹之，血凝于肤者为痹。"《灵枢·刺节真邪》："虚邪搏于皮肤之间，留而不去则痹，卫气不行，则为不仁。"《素问·痹论》言："风寒湿三气杂至，合而为痹也。"则"痹"属经络阻隔，气血凝滞无疑。当下膏粱厚味者众，致风寒湿邪入里化热，阻滞肌肤气血。本案以清热除湿、祛瘀活血之法而取效，提示湿热之邪也是"痹"阻肌肤的常见原因。

五、临证经验

1. 辨病

硬斑病就病位而言属中医"皮痹"范畴,也涉及"肉痹""脉痹";就病机而言,属"血痹"范畴,乃营卫不足,腠理不固,感受风寒。故以黄芪桂枝五物汤益气通阳、散邪行痹为基本方剂。病重者阴阳亏耗,寒凝血滞,可选阳和汤。

2. 辨体质

"皮痹""血痹"之于皮肤有其共性,但具体到患者,则同样应重视患者的个性。譬如,内蕴痰湿者,可以合用指迷茯苓丸。治病、治人和谐统一才可能有较好的疗效。

3. 辨病程

病程短者,疏风散寒为主,希望快速阻止病情的进展;病程久者,补益阴阳气血为重,重在改善萎缩、牵扯、麻木、寒冷等损害结果。

六、零金碎玉

内服后的药渣子可以继续加水煎煮后,局部熨敷,可帮助活血通阳。

七、专病专方

黄芪桂枝五物汤、阳和汤、大黄䗪虫丸。

赵老复方秦艽丸也可以尝试;紫色消肿膏可以外用。

八、问诊路径

患者的发病原因、病情发展及诊疗过程如何?全面问询及评估皮损范围、部位、程度,及是否伴有雷诺现象、关节损害、呼吸、消化等系统症状及相关实验室检查,以区分硬斑病和系统性硬皮病。

了解患者治疗的主要诉求,是影响美观、自觉不适?还是功能受限?

了解病程的长短及所处的阶段,即处于发展期还是稳定期?

是否有瘙痒、疼痛、麻木、拘急等主观不适?

(娄卫海)

第八节　银屑病

红皮型银屑病

一、疾病认识

银屑病，中医称之为"白疕"，是一种临床常见的，在遗传因素基础上出现的免疫异常导致的炎症性皮肤病。本病病程较长，病情易反复，缠绵难愈，严重时皮损泛发全身，伴大量脱屑、干燥、肥厚、瘙痒难耐。近年来国内外调查均显示，本病发病率有逐年增高的趋势，且大多数患者在 40 岁之前发病。本病临床可分为寻常型、关节型、脓疱型和红皮病型 4 个类型，其中以寻常型最为常见，占 90% 以上。

二、辨证思路

中医学对银屑病的病因病机存在多家之说，不尽相同，但总体说来以血分论证为主。首都医科大学附属北京中医医院皮肤科创始人赵炳南先生提出"内有蕴热、郁于血分"为本病的基本病机，"从血论治"为基本治则，并提出了血热证、血燥证和血瘀证是本病常见的 3 个证型；张志礼教授在此基础上提出了"毒邪"也是重要发病因素，提出治疗中当以解毒药贯穿始终，血热证治宜清热解毒、凉血活血，血燥证治宜养血解毒，血瘀证治宜活血化瘀、除湿解毒；邓丙戌教授提出应"病证论治，辨血为主，全面反映"，指出应在血分辨证的基础上加用其他多种辨证方法，以反映本病的复杂情况。

在继承前辈学术经验的基础上，王萍教授提出"辨血为主，从血论治"的治疗寻常型银屑病的辨证思路。"辨血为主"，指血热证、血燥证和血瘀证是寻常型银屑病的基本证型，在此基础上可配合其他多种辨证方法，以反映本病的复杂情况。若外感因素明显如夹热毒、夹湿热、夹风寒、夹风热等，可兼用六淫辨证；若脏腑失调明显如兼肝郁、肝火旺盛、脾虚等，可兼用脏腑辨证。"从血论治"，是指针对银屑病的主要证型，分别治以凉血活血解毒、养血活血解毒和活血化瘀解毒，针对不同的兼夹证，分别施以不同的治疗法则，如清热解毒、清热除湿、疏风散寒、疏散风热，或疏肝解郁、清肝泻火、健脾化湿等。

寻常型银屑病的中医辨证论治还要重视中医证型的转化与演变。主要是指虽然血热证、血燥证和血瘀证 3 个证型是寻常型银屑病的基本证型，但是这 3

个证型不是一成不变的，是可以相互转化的，如血热证随着病情的进展可发展成血燥证，血燥证可转变为血瘀证，血瘀证也可以转变为血热证或血燥证。此外，在某些情况下，这3个证型也不是截然分开的，常常并发，如临床中可以存在血热血瘀证、血热血燥证和血瘀血燥证。针对寻常型银屑病这3个主要证型的治疗时，也要根据病证变化和演变，酌情加减用药。

三、治疗方案

（一）内治法

1. 血热型

症状：此型多见于进行期皮疹发生及发展迅速，局部潮红，新生皮疹不断出现，鳞屑不能掩盖红斑，自觉瘙痒，常伴有心悸易怒、口干舌燥、咽喉肿痛、大便秘结、小便短赤等症状。舌质红、苔薄白或黄，脉象弦滑或数。

辨证：毒热蕴结，郁于血分。

治法：清热解毒，凉血活血。

处方：凉血活血汤加减。

槐花 30g	白茅根 30g	生地黄 30g	紫草 15g
茜草 15g	赤芍 15g	丹参 15g	鸡血藤 30g

水煎服，每日1剂。

加减：病变以身体上部为主者可加红花10g、凌霄花10g，病变以身体下部为主者可加板蓝根30g、天花粉15g；大便燥结者可加大黄10g、栀子10g；热盛者加龙胆草10g、黄芩10g、牡丹皮15g；因咽炎、扁桃体炎诱发者加大青叶30g、山豆根6g、玄参15g；血瘀舌质暗或有瘀斑，皮疹深红者加莪术10g、红花10g。

分析：方中槐花、白茅根、生地黄清热凉血，其中槐花味苦，性微寒，入肝、大肠经，《药品化义》中说："此凉血之功独在大肠也。大肠与肺为表里，能疏皮肤风热，是泻肺金之气也。"紫草、茜草、丹参、赤芍、鸡血藤凉血活血养血。

2. 血燥型

症状：此型多见于消退期病程较久，皮疹色淡，很少有新鲜皮疹出现；原有皮损部分消退，部分呈钱币状或大片融合，有明显浸润，表面鳞屑少，附着较紧，与红斑大小相当；银屑病急性期的四大特征已不明显；全身症状多不明显。舌质淡红或舌质淡、舌尖红，苔少，脉缓或沉细。

辨证：血虚血燥，肌肤失养。

治法：养血活血润肤，健脾除湿。

处方：养血解毒汤。

当归 10g	鸡血藤 30g	丹参 15g	天冬 10g
麦冬 10g	生地黄 30g	土茯苓 30g	白术 10g
枳壳 10g	薏苡仁 30g		

加减：脾虚湿盛症见大便溏泄、下肢水肿、舌淡舌体胖有齿痕者，可加茯苓 15g、白扁豆 10g、猪苓 10g；若兼阴虚血热，舌红少苔者可加知母 10g、地骨皮 15g、槐花 30g；风盛痒重者加白鲜皮 30g、白蒺藜 30g、苦参 15g；血虚面色白，脉沉细者可加熟地黄 15g、白芍 15g。

分析：方中当归、鸡血藤、丹参养血活血；天冬、麦冬、生地黄滋阴润燥；土茯苓、白术、枳壳、薏苡仁健脾除湿。

3. 血瘀型

症状：此型多见于静止期，皮损肥厚，颜色暗红，经久不退。舌质紫暗或见瘀点或瘀斑，脉涩或细缓。

辨证：湿毒内蕴，气血瘀滞。

治法：活血化瘀软坚，除湿解毒。

处方：活血散瘀汤。

三棱 15g	莪术 15g	桃仁 15g	红花 15g
丹参 15g	鸡血藤 30g	鬼箭羽 30g	土茯苓 30g
薏苡仁 30g	陈皮 10g	重楼 15g	白花蛇舌草 30g

加减：月经量少或有血块者加益母草；兼见肝郁气滞、情志不舒者加柴胡、枳壳；阴阳失调者加当归、熟地黄、首乌藤、钩藤等。

分析：方中三棱、莪术活血行气；桃仁、红花、丹参、鸡血藤、鬼箭羽活血化瘀软坚；土茯苓、薏苡仁、重楼、白花蛇舌草除湿解毒；佐以陈皮行气调中。

（二）外治法

（1）清凉膏、香腊膏、普连软膏均可外擦，适于血热型及银屑病性红皮病。

（2）药浴：楮桃叶 250g、侧柏叶 250g 加水 5000ml，煮沸 20 分钟，适温洗浴，每周 2~3 次，适于各型皮疹，急性期不宜用，以免继发红皮病。

（3）5%~20% 黑豆馏油软膏外擦，适于血燥型皮损，大面积使用时应注意副作用。

（4）30% 黑豆馏油软膏、豆青膏均可外擦，适用于慢性肥厚皮损。

四、案例分析

病案1 李某，女，40岁，1999年10月7日初诊。

现病史：患者1个月前无明显诱因身起皮疹，搔起白屑，逐渐加重，曾于外院予激素类药膏疗效不明显。

现症：身起皮疹，自觉瘙痒，咽部不适，纳可，二便可。躯干、四肢散在高粱米大红色丘疹，表面覆盖银白色鳞屑。舌红、苔白，脉数。

西医诊断：银屑病（进行期）。

中医诊断：白疕。

辨证：血热型。

治法：凉血活血，清热解毒。

处方：紫草15g　　茜草15g　　板蓝根30g　　大青叶30g

土茯苓30g　　槐花30g　　山豆根10g　　玄参15g

锦灯笼10g　　天花粉15g　　白鲜皮30g　　生地黄15g

赤芍15g　　金银花15g　　薏苡仁30g

羚羊角粉（分冲）0.6g

二诊：上方连服21剂，皮损全部消退，遗留色素减退斑，无咽部不适，续服14剂巩固疗效。

案例点评：患者新起皮疹，咽部不适，自觉瘙痒，舌红脉数均为血热内盛之象。治疗当以凉血活血、清热解毒为法。方以紫草、茜草、生地黄、赤芍等凉血活血，板蓝根、大青叶、槐花、山豆根、锦灯笼、金银花等清热解毒；玄参、天花粉等利咽解毒；兼湿邪可加土茯苓、薏苡仁除湿解毒；热重配以羚羊角粉凉血安神。诸药配合，功专力宏，故而收到良好效果。

病案2 阮某，男，17岁，1998年3月10日初诊。

现病史：患者3年前身起皮疹，搔起白屑，屡治不愈，皮疹逐渐增多。

现症：咽部不适，容易感冒，纳可，二便可。躯干、四肢散在淡红色钱币状浸润斑块，上覆银白色鳞屑。背部、臀部、双大腿皮疹较多。舌质淡、苔薄白，脉沉。

西医诊断：银屑病（静止期）。

中医诊断：白疕。

辨证：血燥型。

治法：养血活血，清热解毒。

处方：

赤芍 15g	当归 10g	川芎 10g	红花 10g
板蓝根 30g	大青叶 30g	紫草 15g	熟地黄 15g
茜草 15g	山豆根 10g	玄参 15g	天花粉 15g
土茯苓 30g	薏苡仁 30g	首乌藤 30g	生地黄 15g
白芍 15g			

外用药：普连膏。

二诊：上方连服 14 剂，无自觉不适，少许皮损出现中心消退趋势。原方续服 42 剂，皮疹全部消退，遗留色素减退斑。

案例点评：血燥型白疕多见于静止期或缓解期银屑病，病程迁延难治。皮损色多淡红，瘙痒不剧烈，舌淡、苔白，脉沉均为血燥之象。张志礼教授治疗此型白疕多以养血活血、清热解毒为法。在本例治疗中以四物汤配合红花、紫草、茜草、首乌藤养血活血；板蓝根、大青叶清热解毒；山豆根、玄参、天花粉为治疗咽部不适的要药，对于反复感冒、咽痛、咽干的白疕患者，用之每获良效；再配合土茯苓、薏苡仁除湿解毒，使邪有出路。首诊见效之后，守方不变，连续服用，终使顽疾得愈。

病案 3 胡某，49 岁，女，1999 年 7 月 22 日初诊。

现病史：患者 18 年前头部起疹，上覆银白色鳞屑，曾诊为"银屑病"，经治未效。近来皮疹逐渐增多，渐及全身，自觉瘙痒，遂来求诊。

现症：头部银白色鳞屑，腰背部、双大腿大片肥厚斑块，色暗红。舌紫暗、苔白，脉沉缓。

西医诊断：银屑病。

中医诊断：白疕。

辨证：血瘀型。

治法：活血化瘀，除湿解毒。

处方：桃仁 10g	红花 10g	三棱 10g	莪术 10g
紫草 15g	茜草 15g	板蓝根 30g	大青叶 30g
土茯苓 30g	槐花 30g	生地黄 15g	白鲜皮 30g
苦参 15g			

外用药：5% 水杨酸软膏。

二诊：服药 28 剂后，皮损较前变薄，部分肥厚斑块内出现"钉突"状丘疹，鳞屑较前减少。上方加薏苡仁 30g、枳壳 10g。

三诊：再服二诊方 28 剂，大片皮损消退，遗留炎症后色素沉着斑。继续服药，巩固治疗。

案例点评：血瘀型白疕多见于顽固性银屑病病例。本例患者病史长达 18 年，皮损肥厚浸润，舌质紫暗。肥厚性皮损多由湿聚、血瘀引起。故治疗当以活血化瘀、除湿解毒为法。在本例治疗中以桃仁、红花、三棱、莪术、紫草、茜草、生地黄、槐花活血凉血化瘀；土茯苓、白鲜皮、苦参除湿；板蓝根、大青叶清热解毒，连服药 4 周后，皮损散开变薄。再加薏苡仁、枳壳除湿和胃，使祛邪而不伤正，也体现了张志礼教授在治疗顽固难治性疾患中保胃气的治疗原则。诸药配合，使 10 余年顽疾基本治愈。说明活血祛瘀、除湿解毒这一治疗法则在对血瘀型白疕的治疗中确实有好的疗效。

五、临证经验

传承燕京赵氏皮科流派"从血论治"银屑病的理论渊源及发展，在本书从血论治皮肤病章节中有详细的论述。当银屑病以皮损为主要症状时，气血津液整体论治主要体现在辨血病与风湿毒的关系。

辨血病是切入点，血热、血燥、血瘀是寻常型银屑病的基本证型，夹湿、夹毒、夹风是最多见的兼证，体现了气、津液的病理变化。皮损的特点是最重要的辨证依据，根据银屑病的皮损特点，辨出血病为主的基本证型；根据气血津液在皮肤的异常变化，辨明兼证。气血津液是一个整体，互相影响，在临床实践中，在治血的同时，需兼顾祛风、除湿、解毒。根据主证及兼证制定相应治疗法则，选择方药，气血津液同治。临床上，点滴型银屑病常有外感的诱因，多属血热证，在发病初始阶段多夹风、夹毒，用药方面，可配合银翘散疏风解毒。斑块型银屑病是临床最常见的类型，亦是从辨血病为切入点，津血同源，血之病常波及津液，而导致津液的输布异常，故临床多见血证夹湿。进行期多为血热证，常合并湿热，属血热证之湿热互结，以凉血活血汤为基础方，药用槐花、紫草、生地黄、白茅根、赤芍、牡丹皮等；热盛者可重用槐花，以其凉血力强，使热从大肠清出，且具有清热解毒之功，牡丹皮、赤芍凉血而不滞血，避免温燥的活血药物使皮损扩展；热重于湿者配伍清热除湿汤，湿热并重者配伍除湿胃苓汤。

静止期多为血瘀证，日久不愈，易夹顽湿，皮损肥厚顽固、鳞屑厚积者为血瘀证之湿瘀互结，治以活血解毒为主，药用桃仁、红花、鬼箭羽；瘀滞重者，可用三棱、莪术，应用活血药时当谨慎，可从小量试用，仍需配伍生地黄等凉血之品；可配伍三仁汤、健脾除湿汤。

静止期或消退期，皮损淡红，鳞屑干燥，为血燥证，病久耗液伤津，营血亏耗，或伤及脾胃，气血生化乏源，肌肤不荣，脾胃虚弱，运化失常，致内湿外燥，以养血解毒为主，药用养血疏风之品为主，以丹参、鸡血藤养血活血通络等，可辨证加用生地黄、麦冬等养阴药。可联合清脾除湿饮或滋阴除湿汤，脾虚湿蕴明显者，可联合健脾润肤汤。

当合并全身症状，如外感症状、情志不畅、关节症状、脏腑症状等，当参合整体辨证思路。当皮损顽固静止，久治不愈，往往耗伤气血，波及肝脾肾，需注意局部辨证与整体辨证相结合，施以养血润燥、活血化瘀、健脾疏肝、滋补肝肾、温阳通络等法。皮肤病影响因素众多，易出现本虚标实、寒热错杂、气血失调之复杂病机，临床需使用调和之法，如扶正祛邪、攻补兼施、寒热并用、调和气血等法缓缓收功。

对于特殊类型银屑病或重症银屑病，如银屑病关节炎，主张中西医结合治疗，应用生物制剂可起效快速，缓解关节疼痛症状。重度斑块性银屑病，亦可应用生物制剂联合中药，皮损清除率更高，能更快速地改善生活质量。

六、零金碎玉

外治方法在银屑病的治疗中非常重要，其中中药浴疗法是常用的方法。中药洗浴可开泄腠理、疏通气血，使风湿毒邪更易散去，往往能更快速起效。常以赵氏流派马齿苋水剂、楮桃叶洗剂、脱脂洗剂等，联合《医宗金鉴》之海艾汤等，煎水外洗或浸浴治疗。注意洗浴后需外用润肤剂。

对于顽固难消的斑块联合局部火针或放血疗法，可疏通气血，改变局部微环境，起到治疗作用。

七、专病专方

气血津液论治的专方：血热证用凉血活血汤合清热除湿汤、除湿胃苓汤；血燥证用养血解毒汤合健脾润肤汤或清脾除湿饮、滋阴除湿汤；血瘀证用活血散瘀汤合三仁汤或健脾润肤汤。药浴方：楮桃叶洗剂、透骨草方、柏叶洗方。

八、问诊路径

首先要了解患者的患病时间即病程、有无家族史、有无季节特点，既往治疗及效果，有无关节症状等。对病情有大概的判断，病程长者、有家族史者、无明显季节特点者、既往治疗复杂者、有关节症状者，往往病情顽固，治疗难度相对较大，需要运用综合疗法。既往治疗中需要了解患者现在仍在应用的治疗方法或药物，需要确定是否停用或减量，避免不适当停药，造成病情的加重、反跳。

对患者的病情有大概的判断后，还要了解患者的需求，比如对治疗效果的期待、对治疗方法的接受程度、经济承受能力、复诊的条件等。充分告知患者各种治疗方案的收益及风险，纠正其不适当的期待等，经过充分沟通，选择最适宜的治疗方式。

在具体辨证论治时，除关注皮损情况外，还要了解患者口干与否、大便情况、胃肠道症状、寒热情况，以判断体质因素，用药时兼顾整体，避免过于偏颇。

（周冬梅）

第九节 湿疹

一、疾病认识

湿疹是临床常见的一种变态反应性皮肤病，表现为瘙痒性丘疹、水疱，具有4个特点，即多形性（具有红斑、丘疹、水疱、糜烂、渗出、结痂、肥厚、脱屑、皲裂等多种皮损）、对称性、反复性、渗出倾向性，是皮肤科常见病之一，占皮肤科门诊量的15%~30%。西医诊断将此分为急性、亚急性和慢性三期，按形态、部位分类更繁杂，属于迟发型变态反应。

中医虽无"湿疹"病名，但对许多病象的描述与湿疹相符。如浸淫遍体、渗液极多者，名"浸淫疮"；发生于小儿者名"奶癣"；发于耳部者称"旋耳疮"；发于阴囊者称"绣球风"；发于肘窝、腘窝处称"四弯风"；发于手掌者称"鹅掌风"；发于小腿者称"裙边风"等。

二、辨证思路

赵炳南先生曾在临床实践中，根据这些病的特点和中医的理论，提出"湿疡"的概念，有风湿疡、湿疡、顽湿疡之分类法，多数情况下，湿为内湿，风为外风。内湿趋内，在胃肠道作乱为其常，外达于皮肤必须有相应的动力，常见者为内火、外风。单纯的脾虚湿蕴就是胃肠道的反应，不会有皮肤的见症。外风引动内湿，常表现为风湿疡；日久外风稽留，与湿相搏，入于大络，则成顽湿疡。

湿疹的病因病机首先归咎于先天禀赋不足，属于过敏性体质；继而后天失其调养，饮食不节，过食腥发动风、炙、厚味、烟酒浓茶、辛辣之品，伤及脾胃，生湿停饮，脾为湿困，运化失职，水湿停滞，致使湿热内蕴；更兼腠理不密，淋雨涉水，防护不周，外感风、湿、热邪；内外两邪相搏，充于腠理，浸淫肌肤，发为湿疹。总之，湿疹与风、湿、热邪相关。风盛则痒，风善行而数变，故急性湿疹剧痒，浸淫泛发；湿热化火则皮疹焮红、肿胀、灼热；湿为重浊有质之邪，湿性黏腻故病情迁延、反复发作；湿热蕴久耗血伤阴，又导致脾虚血燥，肌肤失养故而肥厚皲裂、缠绵不愈。简言之，即湿疹本源于湿，再源于热及风，风湿热互结郁于肌肤，或化燥伤阴。湿乃本病之本。

三、治疗方案

（一）内治法

1. 湿热内蕴，热盛于湿（热盛型）

症状：发病急、病程短，相当于急性湿疹或慢性湿疹急性发作。表现为皮肤潮红、肿胀、灼热，状如涂丹，继而粟疹成片或水疱密集，渗液流津，瘙痒无休，抓后痒痛相兼，渗出不止。常伴身热心烦，口渴思饮，大便秘结，小溲黄赤。舌质红、苔黄腻，脉弦滑数。

辨证：湿热内蕴，热盛于湿。乃因内热炽盛，蕴湿不化，或兼感毒热、风热之邪，继发感染或外感风邪，风湿热毒搏结，熏蒸肌肤而发。血热毒盛则斑疹鲜红灼热，湿蕴不化则见肿胀水疱、津水淋漓，蕴热化火、心火内生则心烦不眠、瘙痒难忍。

治法：清热凉血，除湿解毒，祛风止痒。

处方：历经龙胆泻肝汤、清热除湿汤、清肤合剂、石蓝草煎剂几个发展阶段，总结组创石蓝草方。

石膏 30g	板蓝根 30g	龙胆草 10g	车前草 30g
黄芩 10g	生地黄 30g	牡丹皮 15g	赤芍 15g
马齿苋 30g	六一散 10g		

加减：心火炽盛，口干心烦，口舌生疮，失眠易惊者加三心（连翘心、生栀仁、莲子心）、三黄（黄连、黄芩、黄柏）；胃火炽盛，口苦口臭，苔厚燥，唇干裂，便干结者加大黄、栀子；夏季暑湿重者加茵陈、藿香、薏苡仁；渗液多者加车前子、泽泻、猪苓、冬瓜皮等。

分析：本方取龙胆泻肝汤之主药龙胆草、黄芩、生地黄以清利肝胆湿热、凉血护阴；取白虎汤之石膏以清气分热邪、除烦止渴；加上板蓝根、马齿苋清热解毒。

2. 湿热内蕴，湿重于热（湿热困脾型）

症状：多见于亚急性湿疹及体虚脾弱的急性湿疹者。表现为皮肤轻度潮红，有淡红色或暗红色粟粒状丘疹、水疱，轻度糜烂、渗出、结痂、脱屑，反复发作，痒重抓后糜烂渗出不止。可有胃脘满闷、饮食不香、口中黏腻、口渴而不思饮、身倦乏力，女性白带清稀、淡而不臭，便不干或先干后溏，小便清长。舌质淡、苔白腻，脉沉缓。

辨证：湿热内蕴，湿盛于热。

治法：清脾除湿，佐以清热。

处方：清脾除湿汤加减。

白术 10g	枳壳 10g	薏苡仁 30g	芡实 10g
白扁豆 10g	黄柏 10g	生地黄 30g	黄芩 10g
茵陈 30g	车前子 15g	泽泻 15g	白鲜皮 30g
苦参 15g			

分析：白术、薏苡仁、白扁豆、芡实、枳壳等生用既可健脾燥湿又不至于增热。此型患者多系湿热困脾，尚有热象，故生用以利湿清热。如渗出糜烂明显可用五皮饮加减利水渗湿止痒。

3. 脾虚血燥型

症状：多见于慢性湿疹。病程日久，皮损以厚为突出特点。皮肤粗糙肥厚，相对局限，有明显瘙痒，易倾向渗出，表面有抓痕、血痂，可伴色素沉着。可有身倦乏力，食纳不香，失眠多梦等。舌质淡、体胖，苔白，脉沉缓。

辨证：脾虚血燥，肌肤失养。

治法：健脾燥湿，养血润肤。

处方：健脾润肤汤加减。

党参 10g	茯苓 10g	白术 10g	当归 10g
赤芍 10g	熟地黄 10g	丹参 15g	鸡血藤 15g
白鲜皮 30g	苦参 15g	首乌藤 30g	白蒺藜 30g
地肤子 15g	陈皮 10g	枳壳 10g	白芍 10g

分析：方中党参、茯苓、白术健脾益气燥湿；当归、熟地黄、二芍、丹参、鸡血藤养血活血，"治风先治血，血行风自灭"，血虚风燥则痒，故养血润肤、疏风止痒；地肤子、白鲜皮、苦参为治痒要药，可清热解毒、祛风除湿；首乌藤、白蒺藜养血安神、疏风止痒；陈皮、枳壳理气健脾。

（二）外治法

古人云"外治亦有法"，就是说外治也应辨证施治，外用药如使用不当，可诱发或加重原发病。

1. 急性发作期红肿糜烂渗出性皮损

（1）中药湿敷（溻渍法）　药液最常选用马齿苋 30g，新鲜采摘者更佳，也可选用蒲公英、龙胆草、龙葵或鲜枇杷叶；毒热盛、继发感染者加黄柏 15g，或紫花地丁 15g，或野菊花 15g，加水 3000ml 煮沸 15~20 分钟，滤过后冷却备用。敷料采用 6~8 层纱布，大小与皮损面相当。

操作方法：将纱布在药液中浸透，取出后稍加拧挤至不滴水为宜，然后平放在皮损面上，稍加压使之均匀接触 10 分钟后取下再浸药液，重复操作 30~60 分钟。结束后，纱布洗净置药液中煮沸 10 分钟，冷却后下次再用。每日 4~6 次。注意事项：药液温度要适宜，湿敷面积应小于体表面积的 30%，皮损面积过大时应分区湿敷。手足部皮损可采用泡洗法。

（2）其他方法　也可用 0.75% 硼酸液或 0.25% 间苯二酚溶液热湿敷，酸性有抑菌及收敛作用，小儿与老年患者慎用。还可用 30% 氧化锌油外涂。每次换药前要用植物油将残留在皮损上的药物擦净。

2. 急性红斑丘疹而无渗出的皮损

可用止痒药粉、祛湿散、二妙散外扑或用炉甘石洗剂外擦。

3. 亚急性红斑丘疹皮损

可选用黄连膏、普连膏、普榆膏、止痒药膏、15% 氧化锌膏、维生素 B 软膏等外用。病情迁延无明显潮红感染表现者，可与曲安西龙霜等类固醇激素软膏混匀或交替外用。肛阴部湿疹可与复方康纳乐霜、硝酸咪康唑霜等合用。有轻度感染征象者可外用 1% 氯霉素氧化锌油、林可霉素利多卡因凝胶或莫匹罗星软膏。

4. 慢性肥厚粗糙皮损

可选用黄连膏或用大风子油、冰片蛋黄油、甘草油混匀外用，外扑五倍子粉。痒感明显者加 10% 止痒药粉或 5% 古月粉混于五倍子粉中。

皮损肥厚角化明显，局限性者可用稀释拔膏，或用 5%~10% 焦油类（黑豆馏油膏、黑豆馏油糊等）与哈西奈德乳膏混匀外用或交替外用；肥厚性湿疹可用熏药疗法或用海螵蛸块摩擦后外用 10% 尿素软膏、5% 水杨酸软膏或丁苯羟酸、曲安奈德新霉素（肤疾宁）硬膏外贴，也可用封包疗法。

应当注意的是，慢性肥厚性湿疹的皮损与神经性皮炎的皮损不同，容易激惹倾向渗出湿润化，要确认皮损已不发红，已为慢性角化肥厚皮损才可以用焦油类、水杨酸类、尿素类角质剥脱剂，一旦外用药物后皮损发红有渗出倾向，应及时停用。慢性皮损急性激惹后则按急性皮损治疗处理，一般来说用药应先从低浓度开始。

四、案例分析

病案1 陈某，女，33岁，1999年11月30日初诊。

现病史：患者既往有湿疹病史。此次发病10日前无明显诱因躯干、四肢起水疱渗出，前来求治。

现症：患者口干喜饮，心烦失眠，小便黄，大便干。腰背部、双上臂、双大腿皮肤潮红散在红色丘疹、水疱，部分水疱融合成片，表面溃破糜烂。舌质红、苔黄腻，脉滑数。

中医诊断：浸淫疮。

西医诊断：急性湿疹。

辨证：湿热浸淫，热重于湿。

治法：清热除湿，凉血解毒。

处方：龙胆草10g　　黄芩10g　　栀子10g　　干地黄15g
　　　白鲜皮30g　　苦参15g　　牡丹皮15g　　车前子15g（包煎）
　　　马齿苋30g　　薏苡仁30g　　泽泻15g
　　　羚羊角粉0.6g（分冲）

局部外用马齿苋30g，煎水1000ml后冷湿敷。

二诊：患者服上方5剂，皮肤红肿减，渗出明显减少。前方去羚羊角粉，加地肤子15g，局部加用甘草油调祛湿散、化毒散。

三诊：患者再服二诊方5剂，皮损干燥脱屑，无自觉不适，外用黄连膏治愈。

病案2 李某，男，40岁。

现病史：患者2日前不明原因出现上肢及面部灼热瘙痒，迅即潮红肿胀，并出现密集米粒大红色丘疹及小水疱。发病前未接触过和食用过特殊物品和食物，但有日晒史。患者家居潮湿，过去有类似病史。自觉口渴思饮，心烦，大便两日未行，小便黄赤而少。舌红、苔黄腻，脉洪大而数。

西医诊断：急性湿疹。

中医诊断：湿疮。

辨证：素有蕴湿，复感热邪，湿热互结，发于肌肤，热重于湿。

治法：清热除湿，利水消肿止痒。

处方：生石膏 30g 黄芩 10g 龙胆草 10g 山栀 10g

生地黄 30g 牡丹皮 10g 马齿苋 30g 车前草 30g

冬瓜皮 15g 木通 6g 白鲜皮 30g 六一散 30g（包煎）

局部用马齿苋、黄柏各 30g，煎水冷敷。

二诊：患者服上方 3 剂，肿大消，渗出亦止，部分区域仍有糜烂，部分区域已干燥脱屑。再以前方去冬瓜皮、木通，车前草改车前子，加地肤子、泽泻，局部改用祛湿散、甘草油调敷，干燥皮损用黄连膏外擦。

三诊：患者服二诊方 5 剂，皮损基本平复，大部脱屑。以龙胆泻肝丸清解余热而愈。

病案3　刘某，女，32 岁，2000 年 1 月 13 日初诊。

现病史：患者 2 周前无明显诱因身起皮疹，瘙痒重，搔抓后渗出，曾于外院予马来酸氯苯那敏（扑尔敏）等药物治疗，未见明显疗效。

现症：患者瘙痒重，心烦失眠，小便黄，大便干。舌红、苔黄，脉弦滑。

诊查：面额部、躯干、四肢散在红斑、水疱，对称分布，境界不清。皮损周围散在抓痕结痂。

西医诊断：急性湿疹。

中医诊断：湿疮。

辨证：湿热并重。

治法：清热除湿凉血。

处方：龙胆草 10g 黄芩 10g 生地黄 15g 栀子 10g

白鲜皮 30g 苦参 15g 泽泻 15g 车前子 15g（包煎）

瓜蒌 15g 熟大黄 10g 白蒺藜 30g 六一散 30g（包煎）

局部外用马齿苋煎水冷湿敷。

二诊：患者服上方 5 剂后，大便通畅，瘙痒减轻，渗出减少。上方加白术、枳壳各 10g。

三诊：患者服上方 5 剂后，皮损干燥脱屑，基本不痒。外用黄连膏，续服药 5 剂后痊愈。

案例点评：以上 3 例患者诊断均为急性湿疹，皮损为红斑、丘疹、水疱，伴心烦失眠、小便黄、大便干。中医辨证均为湿热内蕴。但病案 1、病案 2 患者皮损红肿焮热，渗出明显，起病急，证属热重于湿；病案 3 患者皮损肿胀不明显，渗出较轻，证属湿热并重。故在治疗上，二者有所不同。故在病案 1、病案 2 中以龙胆草清泻肝胆实火、下焦湿热，黄芩泻上焦热，栀子清三焦热；白鲜皮、苦参、车前子、泽泻、冬瓜皮等清利湿热；生地黄、牡丹皮、羚羊角粉、生石膏清热凉血解毒，羚羊角粉兼可镇肝安神；马齿苋清热解毒，现代药理学证实有抗组胺作用。诸药配合，共奏清热除湿、凉血解毒之功，使患者很快痊愈。病案3患者湿热并重，与病案1、病案2患者相比，加用瓜蒌、熟大黄通腑泄热，六一散清热利湿，因热象不著，故未加用羚羊角粉、生石膏。

在外治方面，对于渗出性皮损，马齿苋煎汤冷湿敷，再以甘草油调祛湿散、化毒散外敷，具有很好的收敛拔干之效。

五、临证经验

湿疹的辨治思路传承了赵炳南先生从湿论治皮肤病的思想和经验。赵老曾言，"善治湿者，当可治皮肤病之半"，可见其对于治湿的重视程度。而从湿论治皮肤病正是赵老学术思想中非常重要的部分。赵老的学术思想来源于中医外科，遵循外科气血论证的思路，又因皮肤病的独特特点，融入了从湿论治思路，从而形成了气血津液辨治体系，是皮肤病的专科辨治体系。湿疹是湿邪为患的最重要的代表疾病。赵老认为湿疹的病因可概括为风、湿、热，将湿疹的病机概括为"本在湿，标在热"，"湿为发病核心"。湿是津液的病变，从湿论治就是从治湿入手，辨湿为主，气血津液整体论治。

湿既是致病的邪气，也是病理的产物，更是一种病理状态，可以是人体的状态，也可以是疾病的状态。首先要明确从什么角度去辨湿。在湿疹的辨证中，主要是辨疾病的湿态的特点，即津液的病变在皮肤的表现，通过皮损的形态特征呈现。分为风湿搏结、热重于湿、湿重于热、湿热并重、顽湿聚结、外燥内湿等不同的湿态。风湿搏结多见于疾病急性发作早期，表现为红斑肿胀，瘙痒明显，多发于上部。当治以疏风除湿，可选用疏风除湿汤。热重于湿，多见于疾病急性期，红斑色鲜红，渗出明显，瘙痒剧烈，当治以清热除湿，选用清热除湿汤。湿重于热，多见于亚急性期，或体虚者，红斑色淡，渗出清稀，缠绵难愈，当治以健脾除湿，选用除湿止痒汤、健脾除湿汤。湿热并重者介于二者之间，治以清热健脾除湿，选用除湿胃苓汤、四妙丸。外燥内湿者，表现为皮肤粗糙增厚、干燥脱屑，顽固难愈，治以健脾除湿、滋阴润燥，可选用健脾润肤汤、滋阴除湿汤。顽湿聚结，表现为肥厚斑块、坚实结节，瘙痒剧烈，顽固难消，治以健脾除湿、搜风散结，可选用全虫方、搜风除湿汤。

湿疹的从湿论治主要是根据皮损特点，以气血津液辨证体系进行辨证论治，也要结合患者的体质、伴随症状等，兼顾其兼夹证。当皮损表现明显，当先控制症状，提高生活质量，以气血津液辨证为主；当皮损稳定，或者长时间没有明显变化时，要结合整体辨证，调节内环境，帮助气血津液的功能、运行恢复，消除皮损。当皮损顽固静止，久治不愈，往往耗伤气血，波及肝、脾、肾，需注意局部辨证与整体辨证相结合，施以养血润燥、活血化瘀、健脾疏肝、滋补肝肾、温阳通络等法。

湿疹往往与情志因素有关，可根据患者情况，合用疏肝理气、平肝潜阳、泻肝安神之法。本病影响因素众多，反复缠绵，易出现本虚标实、寒热错杂、气血失调之复杂病机，临床可使用调和之法，如扶正祛邪、攻补兼施、寒热并用、调和气血等法缓缓收功。

六、零金碎玉

1. 除湿基础药对

薏苡仁、白术、枳壳、黄柏这四味药，是赵老治湿的常用药对，经常一并使用，如疏风除湿汤、搜风除湿汤、健脾除湿汤的方剂中均运用了这一药对。这反映了赵老治湿重视标本兼顾的基本思路，既重视祛湿清热，又重视健脾。四药中薏苡仁、白术均是既可健脾又可祛湿，标本兼治；黄柏、薏苡仁可清热利湿，黄柏清热燥湿，又不易伤阴；枳壳、白术合用行气健脾，枳壳有理气、祛风止痒的功效，在《神农本草经》中记载，治疗大风在皮肤间如麻豆苦痒。故四药合用健脾祛湿清热，不仅可以针对湿疹红肿渗出的皮损，还可以健脾防止湿邪再生，确为标本兼治之法。体现了赵老以治湿为核心，兼顾风湿热的思想。

2. 生熟药应用

赵老重视药物炮制，认为生、熟药物的功效不同。薏苡仁、白术、枳壳、黄柏生用多用于皮损比较清浅时，或用于急性期、偏于实证时；而熟用多用于皮损比较深厚的，多见于慢性期、偏于虚证。比如疏风除湿汤中四药均为生用；而搜风除湿汤中四药均为熟用。

3. 引经药应用

针对发于不同部位的皮损，赵老善用引经药物，引药直达病所。起到事半功倍的效果。如发于口周，用芡实；发于腹部，用枳壳；发于上肢，用桂枝、桑枝；发于手部，用片姜黄；发于下肢，用牛膝；发于外阴，用蛇床子；发于耳部，用龙胆草；发于腰部，用杜仲等。

4. 三心汤应用

《内经》有云：诸痛痒疮，皆属于心。在湿疹的治疗中，赵老很重视清热泻心，热象较重时，患者表现为心烦意乱、瘙痒剧烈、睡眠欠安，常合用三心汤，莲子心、连翘心、栀子仁或竹叶心，以清热泻心火，能起到安神止痒的作用。

七、专病专方

1. 马齿苋水剂

用新鲜马齿苋捣烂外敷，在古籍文献中有所记载。赵老在此基础上对用法进行了改良，以马齿苋煎水，湿敷治疗湿疹，对改善红斑水肿渗出效果明显。马齿苋性寒味酸，有清热解毒、凉血止血、消散蕴热之功，适用于阳热实证。马齿苋具有酸敛作用，赵老认为鲜马齿苋煎汤制成水剂效果更佳，具有清热消肿、收敛止痒的功效。适用于急性湿疹，症见皮损潮红、肿胀、渗出。湿敷法，可收缩血管从而减少渗出，镇静止痒。将药液浸湿纱布敷在患处并持续一段时间，能使皮肤表层软化、溶解，消除分泌物，还有一定的促渗作用。以马齿苋水剂湿敷，将药物清热消肿之力与清凉散热镇静止痒的作用相叠加，收敛消肿力强，治疗潮红肿胀、糜烂渗出明显的皮损，疗效显著。

2. 龙胆草水剂

赵老继承早期古代医家对于龙胆草功效的认识，重视其解毒之效，治疗湿疹时以龙胆草水剂涂擦于患处，效果显著，且操作便捷，丰富了此药的用法。龙胆草味苦、性凉，效在清热泻火、利湿、清利肝胆。赵老认为龙胆草为大寒纯阴之品，其味苦则能燥湿，清热燥湿之力较猛，具有较强的解毒止痒作用，可治热邪炽盛，症见燃赤肿胀者。龙胆草水剂具有清热解毒、止痒止痛的功效，适用于湿疹热重于湿者，尤其是外阴部位的急性湿疹，表现为皮肤潮红、糜烂渗出、瘙痒或肿痛。使用时涂擦于患处即可，操作简便。药液蒸发可带走部分热量而起到清凉降温的作用。本方燥湿解毒作用突出，对外阴部的湿疹效果较好。

3. 苍肤水剂

由苍耳子、地肤子、蛇床子、苦参、百部、土槿皮、枯矾组成。苍耳子为君药，此药性温而味苦甘，有小毒，功在祛湿杀虫、散风止痒，具有一定的攻毒作用。地肤子清热利湿，祛风止痒；蛇床子燥湿杀虫，祛风止痒；苦参清热燥湿，祛风杀虫；辛温与苦寒类燥湿药同用，具燥湿杀虫止痒之效，共为臣药。百部、土槿皮为佐药，两药功在杀虫止痒，与苍耳子等同用，增加杀虫之力；枯矾味酸涩，可燥湿收敛、解毒杀虫，为使药。方中苍耳子等种子药物富含油脂，具有润肤作用。诸药合用，共奏燥湿杀虫、润肤止痒之效。本方药物精简，效果全面，适用范围广泛，主要用于慢性湿疹属血虚风燥、顽湿聚集者，皮损多表现为粗糙肥厚、自觉瘙痒。治疗慢性湿疹常用浸泡法，将局部皮损浸入药液中并持续一定时间，可起到软化角质、调理气血的作用；药液的洗涤作用还可祛除皮肤表面秽物，洁净皮损。浸泡法止痒效果突出，加之药物的作用，可明显改善皮损粗糙肥厚。此外，方中枯矾燥湿收敛，有减少皮损渗出的作用。以苍肤水剂湿敷还可治疗部分以丘疹、丘疱疹及少量渗出为表现的亚急性湿疹。

八、问诊路径

首先要了解患病时间即病程、有无家族史、有无季节特点、既往治疗及效果、有无其他过敏性疾病，对病情有大概的判断，对于病程长、自幼发病、有家族史、有其他过敏性疾病、有明显的特应性体质者，需提醒患者尽量寻找过敏原因，避开可疑过敏因素。还要询问患者有无不良生活习惯，比如饮食不节、过食腥发寒凉，或紧张焦虑，或过度清洗搔抓等，从而加重病情，反复难愈，需帮助患者纠正不良生活习惯。还需询问既往治疗，效果如何，以选择更适宜的方案，需要了解患者现在仍在应用的治疗方法或药物，需要确定是否停用或减量，避免不适当停药，造成病情的加重、反跳。

对患者的病情有大概的判断后，还要了解患者的需求，比如对治疗效果的期待、对治疗方法的接受程度、经济承受能力、复诊的条件等。充分告知患者各种治疗方案的收益及风险，纠正其不适当的期待等，经过充分沟通，选择最适宜的治疗方式。

在具体辨证论治时，除关注皮损情况外，还要了解患者口干与否、大便情况、胃肠道症状、寒热情况，以判断体质因素，用药时兼顾整体，避免过于偏颇。

（周冬梅）

第十节　药疹

一、疾病认识

药疹又称药物性皮炎，是指药物通过内服、注射、吸入或外用等途径进入人体后引起的皮肤、黏膜炎症反应。本病在中医学文献中未查到较明确记载，类似于中医文献中的"药毒"。如《神农本草经》以药物毒性大小、有毒无毒而三品分类；《药治通义》云："凡药皆有毒也，非指大毒、小毒谓之毒。"古代所指药物毒性含义很广，认为毒药是药物的总称，毒性是药物的偏性，又认为毒性是药物的毒副作用大小的标志。本节中"药毒"是指因先天禀赋不耐，药物内侵机体后引起皮肤及黏膜发疹的现象。随着医学的发展，抗生素、镇痛解热药等广泛使用，以及新药不断问世，药物性皮炎在临床上也较为常见。

本病的发病机制非常复杂，一般可分为免疫性和非免疫性两种。免疫反应包括全部Ⅰ型、Ⅱ型、Ⅲ型、Ⅳ型变态反应。本病多急性起病，起病前有明确的用药史，有一定的潜伏期，首次用药潜伏期为4~20天，重复用药则可在24小时之内发病，短者甚至在用药后即刻或数分钟内发生。引起药疹的药物较多，常见的有以下几类：抗生素类、解热镇痛类、镇静药、催眠药与抗癫痫药、异种血清制剂及疫苗等。中草药亦可引起药物过敏反应，包括单味中草药、复方中成药、中药注射液等。药疹的皮疹表现形态多种，常见的疹型有荨麻疹型、猩红热型、多形红斑型、固定性红斑型、紫癜型、剥脱性皮炎型、大疱性表皮松解坏死型等。常伴有瘙痒、烧灼感，重者可伴有发热、头痛、恶心、纳差、倦怠、全身不适、乏力等全身症状，高度敏感者可发生过敏性休克，严重者可导致心、肝、肾及造血系统等内脏损害，甚至昏迷、死亡。本病病程不定，多为急性，具有自限性，原因除去后易于治愈，一般药疹停用致敏药物后轻者1~3周内可自愈，再次应用该药或结构类似药可再发病，但剥脱性皮炎型常需1~3个月或更久方可痊愈。

二、辨证思路

张志礼教授认为本病是因禀赋不耐，食入禁忌，或触犯禁忌，蕴热成毒；或脾湿不运，蕴湿化热，外感毒邪，湿热毒邪发于肌肤所致。严重者毒热入营，可致气血两燔。疾病后期毒热伤阴，致气血两伤。

药疹临床表现复杂多样，可混同于各种发疹性皮肤病或传染病继发性发疹，应仔细询问用药史、仔细检查，注意与麻疹、猩红热等传染性疾病的鉴别诊断，以免延误治疗。

药疹处理的原则是立即停用一切可疑致敏药物，加快代谢，维持全身生理功能，局部对症处理。治疗重症药疹，当中西医结合，早期足量使用糖皮质激素，并应注意对皮肤黏膜的护理。

三、治疗方案

（一）内治法

1. 湿热感毒型

症状：急性发病，皮损为鲜红斑丘疹、水疱、糜烂、渗出，剧痒。自觉发热，烦躁，口干口渴，大便秘结，小溲黄赤。舌红、苔黄，脉滑数。

辨证：湿热感毒，蕴结肌肤。

治法：清热解毒，凉血除湿。

处方：石蓝草方或清热除湿汤加减。

龙胆草10g	金银花15g	连翘15g	紫草根15g
黄芩10g	生地黄15g	板蓝根30g	白茅根30g
车前草15g	泽泻15g	六　散30g（包煎）	
生石膏30g（先煎）			

加减：大便秘结者，加大黄；痒甚者，加白鲜皮。

分析：方中龙胆草清利湿热；白茅根、生地黄、紫草根清热凉血；板蓝根、金银花、连翘、黄芩、生石膏清热泻火解毒；六一散、泽泻、车前草除湿利水。

2. 毒入营血型

症状：重症药疹，高热烦躁，热扰神明可见神昏谵语，皮疹鲜红，可见紫癜、血疱、糜烂渗液、大片皮肤剥脱。舌红绛，脉细数。见于剥脱性皮炎型、重症多形红斑型和大疱性表皮松解型药疹等。

辨证：毒入营血，气血两燔。

治法：清营凉血，解毒利水。

处方：清瘟败毒饮或犀角地黄汤或解毒凉血汤加减。

生玳瑁3g（先煎）	羚羊角粉0.6g（冲服）
人工牛黄0.6g（冲服）	生地黄炭15g

银花炭15g	莲子心10g	生栀子10g	连翘10g
黄连10g	板蓝根30g	白茅根30g	天花粉15g
紫花地丁10g	生石膏30g（先煎）		

分析：方中生玳瑁、羚羊角粉、人工牛黄清热凉血，解毒定惊；生地黄炭、金银花炭能入血分清血分之毒热，又能养阴护心；板蓝根、紫花地丁、连翘清热解毒；天花粉、白茅根、莲子心养阴凉血清心；栀子、黄连清三焦毒热而重点在于清心热；生甘草解毒调和诸药。

3. 毒热伤阴，气阴两伤型

症状：重症药疹后期，可见低热烦渴、头昏乏力、口干口渴等症，皮疹红肿渐退，大片或秕糠状脱屑。舌绛红、无苔，脉沉细数。

辨证：气阴两伤，又兼脾湿不化。

治法：养阴益气，健脾除湿，兼清余毒。

处方：解毒养阴汤加减。

南沙参15g	北沙参15g	玄参15g	石斛10g

| 黄芪 15g | 党参 15g | 白术 10g | 枳壳 10g |
| 薏苡仁 30g | 白扁豆 10g | 黄柏 10g | 丹参 15g |

加减：以上三证，如高热者，可加羚羊角粉 0.6g 冲服；危重症者宜尽早静脉滴注大剂量糖皮质激素以抢救危象，同时根据亡阴亡阳之证投以参附汤或生脉饮；低热者，可加银柴胡、地骨皮、石斛；痒甚者，加白鲜皮、苦参、地肤子；纳差者，加厚朴、蔻仁、藿香；脱屑多者，加二冬、二地、二芍、当归；大便秘结者，加大黄、全瓜蒌。

分析：南沙参、北沙参、石斛、玄参养阴清热；黄芪、党参、丹参补气活血；白术、薏苡仁、白扁豆、枳壳健脾行气化湿；黄柏清解余毒。

（二）皮肤及黏膜护理

重症药疹病情发展快，皮肤黏膜损害广泛，症状险恶，伴有高热及全身症状。皮肤有大量的松弛性水疱，或大面积的表皮松解形如烫伤，皮肤稍一摩擦即成片剥脱，极易继发感染，造成严重后果。故护理疮面是十分重要而困难的工作。为了减少患者的继发感染机会，要按一般烧伤患者的护理原则：采取皮损暴露的方法，基本不用刺激性外用药，室内用紫外线消毒并保持一定温度，勤翻身，定时更换清洁被单衣物，破溃面用红外线照射，大而松弛的水疱消毒后用无菌注射器抽取疱液，严密保护未破裂的大面积的松解表皮（切勿撕掉），为了防止创面的摩擦，减少患者痛苦，床上放置支被架，加强眼睛、口腔、外阴及肛门等处的清洁护理，每日多次用生理盐水漱口或清洗。

四、案例分析

病案 患者，女性，33 岁。身起疹伴发热 5 天，于 2000 年 1 月 17 日入院。

现病史：患者 1 周前因头晕头痛，在某医院就诊，诊断不明，予内服尼莫地平（具体用量不详）及卡马西平每次 3 片、每日 3 次治疗，5 天前出现面部红肿，手部起疹，瘙痒，发热，体温最高 39.4℃，曾静脉注射双黄连粉针剂效果不明显，皮疹逐渐增多，前来我院就诊，用马齿苋水剂冷湿敷，0.1% 氯己定漱口液漱口。病情不能控制，遂以药疹收入院。入院时患者身有红斑，眼、口、外阴黏膜糜烂疼痛，睁眼不能，恶心欲吐，时口黏，胸闷，无咽痛，无关节痛和腹痛，纳差，睡眠欠安，大便干，7 日未行，小便可。既往肾小球肾炎病史 3 个月余，泼尼松最高 60mg/d，已减至 45mg/d，否认高血压、冠心病、糖尿病慢性病史及肝炎、结核等传染病史。药物过敏史：卡马西平过敏，青霉素可疑过敏。体格检查：体温 37.5℃（口表），血压 105/75mmHg，心率 80 次 / 分，呼吸 18 次 / 分，睁眼、张口困难，双肺呼吸音粗，余系统检查未见明显异常。皮肤科检查：颜面、颈部潮红斑片，面颊表皮松解，眼睑浮肿，睑结膜可以见到脓性分泌物，黏膜粘连不能睁眼，口唇黏膜糜烂，口腔内有脓性分泌物，外阴部位皮肤黏膜潮红，可见粟粒大小红色丘疹。躯干、四肢密集粟粒至绿豆大小红色丘疹、丘疱疹，边缘色暗，手背浮肿，表皮松解，掌跖见同样的皮疹，背部有一处表皮松解剥脱。皮疹对称分布，尼氏征阳性。舌质淡、苔白，脉细滑。实验室检查：血常规：白细胞 14.4×10^9/L，中性粒细胞百分比 66.7%，淋巴细胞百分比 16.1%，单核细胞百分比 6.3%，红细胞 5.2×10^{12}/L，血红蛋白 158g/L，血小板 148×10^9/L。尿常规：尿蛋白（＋），酮体（＋），胆红素（＋）。胸片：心、肺、膈未见异常。

西医诊断：重症多形红斑型药疹。

中医诊断：药毒。

中医辨证：毒入营血。

治法：清热解毒利湿。

处方：

金银花 15g	连翘 15g	蒲公英 30g	车前子 15g（包煎）
车前草 15g	牡丹皮 15g	白鲜皮 30g	苦参 10g
马齿苋 30g	泽泻 10g	川萆薢 15g	全瓜蒌 30g
熟大黄 10g			

同时予地塞米松 5mg，静脉滴注，每日 2 次；甲磺酸左氧氟沙星 100ml，静脉滴注，每日 2 次；配合补液支持治疗。皮损处给予中药湿敷；眼部给予氯霉素眼药水、四环素可的松眼药膏、甲磺酸左氧氟沙星眼药水点眼；口腔给予氯己定漱口液漱口；外阴给予中药冲洗治疗。

入院第 2 天：患者精神弱，面部浮肿，皮疹仍有增多，并出现表皮松解、大疱，无恶寒，体温 38.7℃，血压 135/75mmHg，心率 140 次 / 分，呼吸 20 次 / 分。可闻及左肺湿啰音。皮肤科情况：面颊、前额、下颌、背部可见黄豆大水疱，表皮剥脱。双手背红肿，散在黄豆大松弛水疱。双耳部表皮剥脱，见鲜红糜烂面。实验室检查：白细胞 4.0×10^9/L，中性粒细胞百分比 67.7%，淋巴细胞百分比 11.7%，单核细胞百分比 20.2%，嗜酸性粒细胞百分比 0.2%。尿常规：尿蛋白（＋），白细胞（＋）。生化检查：谷丙转氨酶 92U/L，γ- 谷氨酰转移酶 130U/L，α- 羟基丁酸脱氢酶 370U/L，乳酸脱氢酶 435U/L，肌酸激酶同工酶 21.3U/L，谷草转氨酶 82U/L，钠 133.3mmol/L，氯 97.2mmol/L。

根据病史，起疹前有明确服药史，皮损表现，结合症状、体征、化验检查结果，调整诊断如下。

中医诊断：药毒。

西医诊断：大疱性表皮松解坏死型药疹。

辨证：毒入营血证。

治法：凉血护阴。

可加用西洋参 10g、白茅根 30g、石斛 15g，代茶饮。

处方：激素用量不足，应加至地塞米松 15mg/d。肺部湿啰音，要警惕肺部感染所致，或是本病导致炎症渗出所致。继续给予抗生素治疗。局部皮损及黏膜部位应加强护理。加强支持治疗，目前补液不足，加至 2500ml/d 以上。

入院第 4 天，患者体温降至正常，皮损缓解不明显，激素调整为甲泼尼龙 40mg、地塞米松 7.5mg 静脉滴注。中药加强健脾利湿的作用，顾护脾胃，调整处方如下。

茯苓 15g	生白术 15g	赤芍 15g
白芍 15g	六一散 30g（包煎）	生薏苡仁 30g
车前子 15g（包煎）	冬瓜皮 30g	泽泻 15g
白鲜皮 30g	地肤子 15g	马齿苋 30g
生地黄 15g	川贝母 10g	桑白皮 15g
焦三仙各 30g	白及 10g	

其余治疗方案同前。3 日后激素减量，甲泼尼龙 40mg 静脉滴注，每日 1 次，加地塞米松 5mg 早上 8：00 静脉滴注；再 3 天改为注射用甲泼尼龙琥珀酸钠 40mg 静脉滴注，泼尼松龙 20mg/d，口服；再 3 天改为注射用甲泼尼龙琥珀酸钠 20mg 静脉滴注，泼尼松龙 30mg/d 口服；再 3 天改为泼尼松龙 50mg/d，口服，皮损逐渐色淡，干燥，呈消退趋势，化验指标恢复正常。住院 18 天出院。

案例点评：本例为重症药疹，入院时皮损面积尚不大，水疱、大疱、表皮松解尚不广泛，但黏膜损害明显，体温升高，初步诊断为重症多形红斑型药疹。之后病情发展迅速，皮疹面积迅速扩展至全身，红斑呈现暗紫红色，出现较为广泛的皮肤松解，黏膜损害，伴有高热、肝功能异常、白细胞计数降低等，调整诊断为大疱性表皮松解坏死型药疹。患者虽皮损暗红，伴有发热，大便干燥，但舌质淡红，脉细，脉症不符，此时当舍脉从症，辨证为毒热入营，气血两燔。

此类重症药疹应以中西医结合治疗为宜，尽早使用糖皮质激素控制免疫反应，遏制脏器损伤。本例患者初入院时因考虑重症多形红斑型药疹，激素给予 10mg 地塞米松，病情未能控制，迅速发展至全身，出现皮肤松解，黏膜损害，已转为大疱性表皮松解坏死型，根据张志礼教授经验，激素用量应相当于泼尼松 100mg。因此地塞米松加量至 15mg/d，3 天时体温控制，但皮损松解仍存在。

此时需要判断：①激素用量不够；②激素不敏感；③给药方式、途径不合适。经过分析考虑此患者体温有所控制，皮损没有进一步发展，激素治疗有效，可暂不增加激素用量，而更换激素品种，遂改为甲泼尼龙40mg/d，静脉滴注，地塞米松7.5mg/d，皮损得到控制，逐渐干燥色淡，消退。激素逐渐减量。减量包括用量的减少，给药途径也逐步替换为口服。

中药治疗方面，早期以毒热为主，给予凉血解毒、除湿护阴之剂，清除气血分的毒热，但同时要顾护脾胃。后期由于气血损耗，出现气阴不足，加之患者素体脾胃不健，气血亏虚，当病情稳定、趋于和缓时，宜根据患者体质，加强健脾益气之力。

此例患者黏膜损害明显，入院时，眼部由于分泌物多，肿胀明显，不能睁眼，此时皮肤黏膜的护理必须到位，否则出现炎症粘连，导致视力障碍，影响久远。此患者的黏膜护理持续始终，积极到位，未出现后遗症。由于发热、炎症反应明显、皮肤松解体液丢失多，损耗增大，加之黏膜受损致进食困难，入量不足，应注意支持疗法，避免水和电解质紊乱。患者曾出现血液系统、肝功能的异常，应用激素后很快缓解，必要时需要请相关科室协助诊治。

该病例得到的经验为：重症药疹治疗应采取中西医结合治疗。要早期足量使用糖皮质激素。重症药疹的类型亦可发生改变，此例即从重症多形红斑型演变为大疱性表皮松解坏死型，激素的起始剂量选择亦有所不同。当治疗效果欠佳时，可考虑更换激素品种，或者调整给药方式、途径。病情控制后激素减量可以较快速。要注意支持疗法，密切关注脏器损伤情况。注意皮肤黏膜护理，避免继发感染。中医药治疗应注意扶正祛邪兼顾。

关于重症药疹的治疗，也可考虑静脉滴注丙种球蛋白，对抗免疫反应的同时，亦可减少继发感染的发生。有些重症药疹，如药物超敏反应综合征，病情缓解后，激素不能快速减量，否则亦易出现反复。

五、临证经验

首先，准确的诊断是治疗成功与否的基础。要加强药物反应的意识，有利于及时判断出药物反应。一般来说，急性起病，有泛发趋势，对称，疹型相对一致，要考虑药物反应的可能。典型的药疹起病前有用药史。有一定潜伏期，首次用药潜伏期约4~20天左右，重复用药则可在24小时之内即可发病，短者甚至在用药后瞬间或数分钟内发生。发生皮疹形态多种，每一种药物能引起多种皮疹，每一种皮疹可由不同药物引起。当然有些特殊类型的药疹，比如固定性药疹、手足皮肤反应，部位较为固定、局限。个别药疹的潜伏期也比较长。

一些新型药物，如免疫治疗药物、靶向药物，其皮肤反应较为特殊，与传统的药疹表现不同，要能够辨别。总之，要时刻想到药物反应的可能，以免漏诊，同时也要提醒患者，尽量避免再次使用类似药物。

重症药疹伴有全身症状或系统损害，如发热，肝肾功、凝血机制、血液系统等的异常，皮损多广泛，表现为红皮病或者有大疱、糜烂、水肿等，治疗应迅速控制病情，以免进一步严重损害的发生，往往中西医结合治疗，根据病情及患者的体质、原发疾病的情况，选择系统应用激素、生物制剂、静脉注射丙种球蛋白等，对于皮肤大疱、剥脱、糜烂，要注意抗感染、支持治疗等。有系统损害者，及时启动多学科诊疗。

药疹的中医治疗思路，传承赵氏流派经验，从湿热毒论治。赵炳南先生认为，本病发病的核心病因为"内有湿、外有毒"，湿毒化热，相互胶结发于皮肤则成药疹。药疹虽发于肌表，但与体内气血盛衰和邪气虚实有关。因此对于药疹的治疗，不仅要注意外来之毒，立即停用可疑致敏药物，还应着眼于素体内在的湿、热之邪，除湿清热以治病之本。湿、毒、热三邪常相互胶结，正如《湿热病篇》所言："热得湿而愈炽，湿得热而愈横。"药疹形态多样，可根据皮损特点，详辨湿、毒、热邪的轻重缓急，治疗上有所侧重。湿邪偏盛者，皮损多表现为丘疱疹、水疱、大疱，疱破后则创面湿烂、滋水淋漓，好发于身体下部；本型病势较缓，瘙痒程度稍轻。多见于湿疹型、多形红斑型、剥脱性皮炎型等。治疗以健脾除湿为主，可选用除湿止痒汤、除湿胃苓汤、多皮饮、健脾除湿汤等。

热邪偏盛者，则见局部皮肤色鲜红或紫红，肿胀，皮紧光亮，泛发风团、斑片、斑丘疹，皮疹蔓延迅速，甚至短时间内遍及周身，可见全身皮肤鲜红肿胀；本型病势较快，患者自觉瘙痒明显、刺痛。多见于麻疹样、猩红热样、红皮病型，药物超敏反应综合征等。本型多见于药疹的早期。治疗可选用清热除湿汤、皮炎汤加减。

毒邪较盛者，主要表现为肌肤焮红肿胀或紫暗，皮疹迅速融合成片，可见暗红色或青灰色斑片，或皮肤黏膜糜烂、坏死，或皮肤肿胀迅速，继之出现松弛型水疱或大疱，水疱溃破后糜烂面大、渗出多，病势急，症状重；常见于固定性药疹、Stevens-Johnson 综合征、中毒性表皮坏死松解症、剥脱性皮炎型药疹等。本证多见于重症药疹患者，起病急骤，病情发展迅速，可伴有高热神昏、喘息气促、疼痛明显。多伴有多系统和器官损害，病情凶险，甚则危及生命。治疗上多以清营凉血解毒为法，治疗取犀角地黄汤之意，以解毒清营汤或解毒凉血汤加减。特别需要注意的是，重症药疹转变迅速，毒热炽盛，很快就出现热盛伤阴，因此早期就应注意养阴扶正，否则阳无阴制势必热成燎原之势。

在疾病后期，由于毒热久羁，煎灼阴液，临床上可见低热、乏力、脱屑等阴虚之象，治疗上尤其应当注重护阴养阴。又因脾湿不运多为本病发生的内因，因此在临床施治时还应注意调理脾胃以治其本，不宜一味进补。治法上多以养阴健脾除湿为法，方取解毒养阴汤加白术、扁豆、薏苡仁等健脾除湿之品或益胃汤加减。

避免使用致敏药物：用药前仔细询问药敏史。用药后密切观察是否出现过敏现象，并及时停用可疑致敏药物。对已确定的致敏药物，需在病历中做醒目记录，并向患者反复交代。对已知致敏药物或结构相近的药物，要避免重复使用，特别需注意药物的同药异名及复方药物中所含致敏成分。

六、零金碎玉

重症药疹病情发展快，皮肤黏膜损害广泛，症状险恶，伴有高热及全身症状。皮肤有大量的松弛性水疱，或大面积的表皮松解形如烫伤，皮肤稍一摩擦即成片剥脱，极易继发感染，造成严重后果。故皮肤黏膜护理十分重要。为了减少患者的继发感染机会，按一般烧伤患者的护理原则：采取皮损暴露的方法，基本不用特殊性外用药，室内用紫外线消毒并保持一定温度，勤翻身，定时更换清洁被单衣物，破溃面用红外线照射，大而松弛的水疱消毒后用无菌注射器抽取疱液，严密保护未破裂的大面积的松解表皮（切勿撕掉），为了防止创面的摩擦，减少患者痛苦，床上放置支被架，加强眼睛、口腔、外阴及肛门等处的清洁护理，每日多次用生理盐水漱口或清洗。

根据不同的皮损可选择马齿苋水剂湿敷、外用甘草油、祛湿散等特色中药制剂。

新型药物反应的辨识：近年来靶向抗肿瘤药物的使用在恶性肿瘤治疗中逐渐广泛，显著提高了患者生存率，但其引起的皮肤不良反应十分常见。皮肤科医师应该对这类皮肤反应有所认识，根据作用靶点的不同，靶向药物的不良反应有其共性与个性。这类药物可出现以下特征性不良反应：手足不良反应，口腔黏膜炎，水肿，甲沟炎，毛发改变，毛囊改变，脂膜炎，自身免疫性皮肤病如银屑病、大疱性天疱疮、皮肌炎、斑秃、硬皮病，伤口延迟愈合，良、恶性皮肤新生物等。

另外，在组织病理中看到坏死的角朊细胞、嗜酸性粒细胞，是提示药物反应的线索。

七、专病专方

从湿热毒论治的思路，清热除湿汤、解毒清营汤、解毒凉血汤、解毒养阴汤是常用的方剂。另外，伴有肢体水肿者可应用多皮饮。

八、问诊路径

当考虑药疹的可能时，首先要了解用药史。注意要问到起疹前1个月以来所用的药物，甚至更长时间的用药。以前是否用过，是否是一直在应用的，是否更换过批次、生产厂家等。此处所说的药物还应包括中药、中成药、保健品等，甚至有些食物也有可能含有残留药物成分，都要问及。

其次要了解为什么要用这些药物，原发疾病是什么，病情如何，以及既往疾病的情况。尤其是重症药疹，在选择治疗药物的时候，对患者的病史及现况要有充分了解，以选择最有利的方案。

此外，还要了解瘙痒程度、能否进食等，给予相应的对症处理及支持治疗。

在具体辨证论治时，除关注皮损情况外，还要了解患者口干与否、大便情况、胃肠道症状、寒热情况，以判断体质因素，用药时兼顾整体，避免过于偏颇。

（周冬梅）

第十一节　黄褐斑

黄褐斑1　黄褐斑2

一、疾病认识

黄褐斑多见于成年女性，亦有少数男性患者发病。本病主要发生在前额、鼻背、颧颊及口周，严重者累及整个面部皮肤，皮损为大小不等、形态不规则的斑片，呈淡黄、浅褐、青褐或淡黑色。情绪波动、日光照射及某些内分泌疾病均可诱发或加重本病。

中医对黄褐斑记述较早。晋代称之为"皯黯""面黑皯"；皯：皮肤黧黑枯槁。明代始称"黧黑斑"，黧：黑色带黄的颜色。根据颜色、形状、病因病机命名：褐黄斑、蝴蝶斑、妊娠斑、肝斑等。《黄帝内经》曰："视其外应，以知其内脏，则知所病矣。"

二、辨证思路

情志不调，忧思抑郁或急躁易怒，肝失调达，肝气郁结，血运不畅，以致气滞血瘀，瘀血上积于面；或房劳过度，久病体虚，肝肾阴亏，冲任不调，水亏不能制火，阴虚火旺，脉络空虚，肌肤失养；肾气不足，肾水不能上承，面色无华；虚火上炎，燥热内结，上熏颜面，以致面燥失养；或饮食不节，劳倦过度，损伤脾胃，脾失健运，清阳不升，浊阴不降，浊气上犯于面；肾纳不佳，脾失于运，气血生化不足，气血两虚，肌肤失养；或月经失调，二便秘结，清不升，浊不降，致精微难生，废浊内积，郁于面部而生黄褐之斑。

本病与肝、脾、肾三脏相关，病性多为虚证、本虚标实证，但血虚血瘀是其总的病机。陈彤云教授强调："有斑就有瘀，无瘀不成斑；久病必瘀。"

三、治疗方案

（一）内治法

1. 脾虚肝郁型

症状：面部黄褐斑，患者心烦易怒，胸胁胀满，喜叹息，夜寐不安，有时腹胀，白带多，饮食欠佳，大便时干时稀。舌暗红、苔白，脉弦滑。

辨证：脾虚肝郁，气血瘀滞。

治法：健脾疏肝，理气活血。

处方：柴胡 10g　　　枳壳 10g　　　香附 10g　　　郁金 10g

当归 10g　　　白芍 10g　　　白术 10g　　　茯苓 15g

丹参 15g　　　川芎 10g　　　牡丹皮 10g　　　木香 10g

分析：肝藏血，主疏泄，情志不遂或暴怒伤肝，肝气郁结，疏泄失调，气血悖逆，不能上荣于面，则生褐色斑片。柴胡、郁金疏肝解郁；枳壳、香附、木香理气；当归、白芍、丹参、川芎、牡丹皮活血；白术、茯苓健脾。

2. 肝肾阴虚型

症状：面部黄褐斑，患者常有腰膝酸软，手足心发热，失眠多梦，月经量少。或常伴有慢性消耗性疾病，身体羸瘦。舌质淡、苔少，脉象沉细。

辨证：肝肾阴虚，血不荣华。

治法：滋补肝肾，养血活血。

处方：熟地黄 10g　　　山药 15g　　　山茱萸 15g　　　女贞子 15g

菟丝子 15g　　　牡丹皮 15g　　　丹参 15g　　　白芍 15g

首乌藤 30g　　　　木香 10g　　　　白术 10g　　　　茯苓 15g
陈皮 10g

分析： 肾为先天之本，肾虚则精亏血少，血虚则无以上荣颜面肌肤，故见面部色斑。熟地黄、山药、山茱萸、女贞子、菟丝子、首乌藤滋补肝肾；牡丹皮、丹参、白芍养血活血；木香、陈皮行气，气为血之帅，气行则血行；白术、茯苓健脾，脾旺则气血生化有源。

3. 冲任不调型

症状： 面部黄褐斑，月经不调，或有血块痛经，烦躁易怒，胸胁胀满，肢体沉重，腹胀满，大便燥结。舌质暗红，脉象弦细。

辨证： 冲任不调，经脉阻隔，气滞血瘀。

治法： 调和冲任，活血理气。

处方： 当归 10g　　　　红花 10g　　　　益母草 10g　　　白术 10g
香附 10g　　　　瓜蒌 15g　　　　熟大黄 10g　　　赤芍 10g
丹参 15g　　　　茯苓 10g　　　　鸡冠花 10g　　　泽兰 10g

加减： 月经量多者去益母草、泽兰，加用牡蛎、牡丹皮。成药可选用八珍益母丸、坤宝丸或得生丹。

分析： 方中益母草、香附、泽兰调和冲任；当归、红花、赤芍、丹参、鸡冠花活血；白术、茯苓健脾；瓜蒌、熟大黄泻热通便。

（二）外治法

（1）中药倒膜。

（2）云茯苓粉外用，每日 1~2 次。

（3）茉莉花籽粉外擦，每日 1~2 次。

四、案例分析

病案1　高某，女，40 岁，1998 年 1 月 6 日初诊。

现病史： 患者近 1 年来，心情烦躁，易怒，纳食不香，胸胁胀满，喜叹息，经期不定，以错后为多，行经腹痛，有血块，时有腹胀，白带多，便干，多梦。

诊查： 面部色斑分部弥漫，以眼周为明显，面色无华，略带青色，色斑边界清楚。舌暗红、苔白，脉弦滑。

西医诊断： 黄褐斑。

中医诊断： 黧黑斑。

辨证： 脾虚肝郁，气血郁滞。

治法：健脾疏肝，理气活血。

处方：柴胡 10g　　　枳壳 10g　　　郁金 10g　　　香附 10g

　　　当归 10g　　　丹参 15g　　　益母草 10g　　白术 10g

　　　茯苓 15g　　　赤芍 10g　　　白芍 10g　　　熟大黄 10g

　　　瓜蒌 15g　　　野菊花 15g

二诊：患者服上方 14 剂，胸胁胀满消失，便调，仍有纳食不香、腹胀，前方加厚朴、黄芩。

继续服用二诊方 28 剂，患者面色明显好转，滋润而有光泽，眼部的褐斑已散至双侧眉骨外侧，色淡，行经腹痛消失，烦躁、易怒等症状基本消失。嘱患者继续服用 1 个月余，以巩固疗效。

病案 2　耿某，女，46 岁，1999 年 9 月 14 日初诊。

现病史：患者自今年初因单位加班较忙，休息不够，继而出现多梦、多汗、心烦、便干、手足心热，曾诊为围绝经期综合征，用药后，效果不显。后面部出现对称褐色斑片，同时伴有四肢末梢不温，时有便溏，经期不准，量少。

诊查：以鼻为中心，对称分布褐色斑片，色斑呈花纹状，缺乏自觉症状，舌微胖、舌色暗、苔薄白，脉沉缓。

西医诊断：黄褐斑。

中医诊断：黧黑斑。

辨证：肝肾阴虚，气血失和。

治法：滋补肝肾，理气和血。

处方：熟地黄 15g　　女贞子 15g　　墨旱莲 15g　　当归 10g

　　　丹参 15g　　　赤芍 15g　　　白芍 15g　　　白术 10g

　　　茯苓 10g　　　香附 10g　　　枳壳 10g　　　益母草 10g

　　　陈皮 10g。

二诊：患者服上方 14 剂，烦热、便溏有好转，大便日一行，且成形，面部色斑变淡，自觉面部发热，口干。前方去茯苓、陈皮，加青蒿 15g、地骨皮 15g。

三诊：患者服二诊方 1 个月余，自觉症状均有改善，面部大片的褐斑已消退，仅在鼻部有散在数块黄豆大小的斑片，面色红润，经量正常，少许血块。上方去青蒿、地骨皮，加木香、茯苓。患者继续服用三诊方 1 个月余，面部色斑基本消退，临床治愈。

病案 3　王某，女，38 岁，1997 年 9 月 2 日初诊。

现病史：患者近 2 年来面部对称出现黄褐色的斑片，每逢夏季明显加重，冬季减轻，素日易疲劳、易怒，腹胀，时有腹泻或便干，白带多，经前期乳房胀痛，行经腹痛，有血块。

诊查：两侧颧部有对称性黄褐色斑片，面色无华，眼窝略见黑青，上唇部亦可见同样皮损。舌淡微胖、边有齿痕，脉弦沉。

西医诊断：黄褐斑。

中医诊断：黧黑斑。

辨证：冲任不调，经络阻隔，气滞血瘀。

治法：调和冲任，活血理气。

处方：

白术 10g	茯苓 15g	当归 10g	红花 10g
川芎 10g	丹参 15g	厚朴 10g	陈皮 10g
薏苡仁 30g	芡实 10g	赤芍 10g	白芍 10g
香附 10g	益母草 10g	野菊花 15g	熟大黄 10g

外用硅霜，嘱少食入色素重的食物。

二诊：患者服上方14剂，白带明显减少，便调，每日一行，成形。纳食香，面色略红润，乏力减轻，为巩固疗效，继服前方。

三诊：患者服药后自觉症状明显好转，故在当地服上方28剂，来诊时面色红润，有光泽，双侧颧部褐斑已基本消退，唇上方色斑亦明显渐淡，其他不适均已消失。临床治愈。

案例点评：黄褐斑的发生有以下几种原因。①脾虚肝郁：如病案1，治疗以健脾疏肝、理气活血为法。方中柴胡、枳壳、郁金、香附疏肝理气；白术、茯苓健脾益气；当归、丹参、赤芍活血化瘀消斑。②肝肾阴虚，气血失和：病案2患者中医辨证属此型，所以以熟地黄、女贞子、墨旱莲滋补肾阴为主，佐以和血养血的当归、赤芍、丹参；理气的香附、枳壳、陈皮等，同时配以调经血的益母草、白芍。③冲任不调：如病案3，治以调和冲任、活血理气。方中当归、香附、益母草疏肝理气、调和冲任；红花、川芎、丹参养血活血；白术、茯苓、薏苡仁健脾益气，以助气血生。

五、临证经验

黄褐斑的辨证体系目前比较成熟的是脏腑辨证、皮损辨证和气血辨证。临证遵循的是脏腑辨证和皮损辨证相结合，气血辨证贯穿始终。脏腑辨证主要责之于肝、脾、肾三个脏器的功能失调，造成气血运行涩滞，不能上荣于面而生色斑；皮损辨证依据中医五色对应五脏理论，褐青色、淡褐黄色和褐黑色对应到肝、脾、肾三脏外显之青、黄、黑三色；气血亏虚、瘀滞，运行不畅的病机贯穿色斑生成的始终，即"有斑必有瘀""无瘀不成斑"。

1. 强调活血化瘀

"治斑不离血"，《医宗金鉴》云"由忧思抑郁，血弱不华，火燥结滞而生于面上，妇女多有之"，因此治疗中养血、活血对于化瘀、消斑尤为重要。

2. 重视脾胃

脾胃的盛衰与人体健康、肌肤的荣润息息相关，尤其对面部气血起着决定性作用，中医素有"阳明胃脉荣于面"的论述，因此，脾胃功能十分重要，同时，色斑改善的治疗大多需要 3~6 个月相对较长的疗程，对患者脾胃功能的保护对于药物的吸收以及患者的依从性十分关键。脾胃中焦司升降，气机升降有序有助于气血运行，血分上荣于面，色斑自消。

六、零金碎玉

1. 确定脏腑辨证的定位

通过望闻问切、四诊合参，结合皮损辨证，定位脏腑，了解气血盛衰、情况，准确辨证。色斑偏青、斑色均匀有边界多为肝郁；斑色褐黄、斑色疏散轮廓欠清多为脾虚；斑色暗黑、面积大、斑色密实边界清晰多责之于肾。斑色浅淡多为血虚；斑色暗沉多为血瘀。

2. 重视舌象

通过舌质、舌体、舌苔、舌下脉络情况辨虚实、气血。舌质淡多有脾虚，舌质红多为肝郁，舌质暗则为瘀滞之象；舌体胖大有齿痕提示脾湿内蕴，舌体瘦小提示阴血亏虚；舌苔白腻或水滑提示脾湿痰阻，舌苔黄腻提示湿热下注或中焦运化失司，舌苔燥裂提示津亏血亏；舌下脉络粗大瘀紫为血瘀之象，女性多有痛经及经色暗有血块情况。

3. 医美介入

黄褐斑的治疗目前主张中药治疗为主，因为部分患者激光治疗有加重。但中药治疗有效率有限，也不是所有患者都能有所改善，因此，临证治疗 3~6 个月，可通过临床照片、VISIA、云镜检测等做评估，改善能在 50% 左右，可以坚持治疗或减量服药维持，同时加入水光、果酸等治疗以进一步改善色斑。要考虑长期服药的副作用，如果规律用药改善不理想，和患者沟通换用医美治疗为主。推荐医美治疗要考虑患者的皮肤状态，皮肤屏障功能的问题，要交代日常皮肤护理对于医美治疗疗效的重要性。

4. 注意扶正

因为本病服药治疗的疗程相对较长，建议从治疗初期即加入扶正药物，扶正类包括两个方面，一个是益气类，如太子参、黄芪等；一个是健脾类，如党参、茯苓、山药等。益气使气旺推动血液运行；健脾使中焦运化有司、气机通畅。

5. 维持治疗

主张黄褐斑的治疗有阶段性，以 3~6 个月为 1 个周期。一个治疗周期能改善超过 50%，患者依从性好，常规体检无异常，可以继续服药治疗或减量维持；介于 30%~50% 之间的，建议减量服药联合医美治疗；低于 30% 的，建议停药，评估皮肤状态、屏障功能后，改以医美治疗为主。另外，还要看患者的诉求、接受度，有些患者色斑改善程度、色斑数值变化不太理想，但是患者自我评估可以接受，亦可选择停药，不定期地介入医美治疗以维持疗效。

6. 沟通与调护

加强与患者的沟通。告知治疗过程中需注意观察色斑面积大小、颜色深浅、边界清晰度的变化，指导患者记录病情变化，提高患者配合治疗的参与度以及依从性。

科普日常调护方面的重要性。首先是防晒意识的培养，定期做面部补水、保湿护理，提高肌肤含水量，调节屏障功能，以增强防晒效果；其次不乱用、滥用化妆品；最重要的保持心情舒畅、充足的睡眠，避免过劳及忧虑，饮食上结构均衡、多食富含维生素 C 的食物。

七、专病专方

根据辨证主要方剂如下：辨证属肝，主方以柴胡疏肝散加减。辨证属脾，偏于脾湿者主方以参苓白术丸加减；偏于脾气虚者，主方以补中益气汤加减。辨证属肾，肾阳虚者主方以金匮肾气丸加减；肾阴虚者主方以六味地黄丸加减。活血化瘀者主方以桃红四物汤和血府逐瘀汤加减。

经验用药如下：疏肝常用柴胡、薄荷、香附、郁金、白芍，性急烦躁者常用柴胡、薄荷宣散肝气；情绪低落、郁闷不舒者常用香附、郁金疏肝解郁；情绪易波动者常用白芍养血柔肝。健脾常用茯苓、白术、山药、党参、芡实，舌体胖大，苔白者用茯苓、白术即可；畏寒者加党参；大便不成形、黏滞、排便不畅、排不净，或女性白带多者加用山药、芡实，有收涩之功。补肾常用熟地黄、山萸肉和菟丝子，熟地黄、山萸肉是六味地黄丸中"三补三泻"里三补的两味要药，用于肾阴虚证；肾阳虚使用菟丝子，需注意一点，菟丝子易助热生疮，内热盛者慎用。益气常用黄芪、太子参、炙甘草，少气懒言、倦怠乏力者常用黄芪、太子参；患有甲状腺疾病，易出现情绪波动、心悸、心慌者常用炙甘草。退黑斑、改善肤色常用僵蚕、白及、珍珠母,《本草纲目》记载僵蚕"祛黑䵟,令人好颜色",是祛斑要药;白及收敛止血,目前对黄褐斑的研究认为其发生与血管内皮因子的参与有关,西医现在常用止血药氨甲环酸治疗黄褐斑,白及的功效与此契合,使用以淡斑,但需注意女性月经量少者慎用;珍珠母平肝、安神,含软骨素和胶原蛋白,可抗老化、改善肤色暗沉及斑点,患者同时有情绪急躁、夜寐欠安时可使用珍珠母。养血活血化瘀常用桃仁、红花、丹参、阿胶、三棱、莪术,桃仁活血化瘀、润肠通便,使用时注意脾虚便溏者慎用;贫血病史、血红蛋白偏低、面色萎黄者使用阿胶,需注意阿胶滋腻,纳呆、食欲欠佳者慎用;舌质紫暗、舌下脉络粗大瘀紫、女性月经不畅、有血块者常用三棱、莪术活血破瘀、行气。

八、问诊路径

对此病的问诊包括三部分内容。第一部分首先问病史长短、发展速度;其次关注诱发、加重因素;再看皮损面积、分布特点、色斑颜色、边界情况以明确病情。第二部分问既往治疗经过以了解患者对治疗的期望值,既往治疗越积极,其期望值就越高;治疗、用药效果如何以预先评估中药治疗的有效率,与患者交代,避免出现治疗后与患者自我期望值落差大而引起情绪波动,不利于色斑的治疗;有无其他慢性病史,尤其是代谢性相关疾病及规律用药,如糖尿病及精神神经类药物、避孕药等是影响色斑的因素,关注有无贫血以及乳腺、妇科、甲状腺相关疾病,掌握器质性病变造成色斑情况。第三部分问自觉症状;平素精力、情绪状况;饮食、睡眠、二便情况;女性经带胎产史,除外某些特殊情况如宫内节育器造成色斑的情况。

(刘清)

第十二节　白癜风

一、疾病认识

白癜风是一种常见的皮肤色素减少性疾病,西医学认为本病是一种迟发性的自身免疫病。与中医学文献中记载的"白癜"或"白驳风"相类似。马王堆汉墓出土的帛书《五十二病方》中已载有本病的内外治法。以后医家的论述也不胜枚举,如《诸病源候论》载:"白癜者,面及颈项身体皮肉色变白,与肉色不同亦不痒痛。"《圣济总录》称之为"斑白""斑驳"，提出此病的发生乃肺经蕴热，风邪乘之，风热相搏，传通荣卫，蕴滞肌肤而成；又如《医宗金鉴·外科心法要诀·白驳风》记载："此证自面及颈项，肉色忽然变白，状类斑点，并不痒痛，由风邪相搏于皮肤，致令气血失和。施治宜早，若因循日久，甚至延及遍身。"《外科大成》称之为"白驳风"，治疗上主张内服兼外敷药物并用；《医宗金鉴·外科心法要诀》提出此病施治宜早，初服浮萍丸，次服苍耳膏；《医林改错》提出此病由血瘀皮里而成，主张活血化瘀治疗，并首创通窍活血汤。

二、辨证思路

本病的发生与发展，除了少数患者由于先天不足（相当于遗传因素）外，多数患者与七情内伤、五志不遂、劳倦、惊恐等因素有关，这些因素可造成气血运行不畅，气滞血瘀，或导致肝肾阴虚、心脾两虚、冲任不调等，此为病之本；而外界环境影响，风邪客于肌表或邪毒所乘，搏于肌肤，致气血失和，运行失畅而发病，此为本病之标。

隋代《诸病源候论》认为其病因病机是"风邪搏于皮肤、血气不和所生也"。王萍教授认为白癜风"风邪搏于皮肤"之风或因肺风侵袭流注皮肤之间，或肝脏血虚而致生风；而"血气不和"因肝肾不足、心脾两虚所致皮毛腠理失养，或血瘀于皮里而致。王萍教授提出白癜风病因的复杂性，先天不足、情志内伤、劳倦、不利的外环境等多种因素均可导致人体阴阳平衡紊乱。

三、治疗方案

（一）内治法

1. 肝肾阴虚型

此型多与西医学所谓的自身免疫功能紊乱有关。

症状：患者多素体虚弱，常有头痛头晕，口舌生疮，手足不温，脉象沉细，舌质淡等上热下寒、上实下虚、水火不济、阴阳不调的症状。皮损多发无定处，可发生于任何年龄、任何部位，病程较长，且不断有新皮损出现。实验室检查多有细胞免疫功能低下的情况。有些患者还可能兼有甲状腺炎、糖尿病、慢性肾上腺皮质功能不全、类风湿关节炎、系统性红斑狼疮、硬皮病、局灶性结肠炎、重症肌无力、恶性贫血、自身免疫性溶血性贫血等异常。有学者发现这类患者外周血的自然杀伤（NK）细胞、T淋巴细胞及其亚群明显低于正常人。

辨证：肝肾阴虚，气血失和，气滞血瘀。

治法：滋补肝肾，养血益气，中和气血。

处方：当归 10g　　　生地黄 10g　　　熟地黄 10g　　　女贞子 15g

　　　菟丝子 15g　　　枸杞子 15g　　　首乌藤 30g　　　白术 10g

　　　赤芍 10g　　　　白芍 10g　　　　红花 10g　　　　川芎 10g

　　　丹参 15g　　　　补骨脂 15g　　　桑椹 30g　　　　桂枝 10g

分析：熟地黄、女贞子、菟丝子、枸杞子、首乌藤、补骨脂、桑椹滋补肝肾；当归、白芍、红花、川芎、丹参养血活血；阴虚生内热，赤芍、生地黄清热凉血；桂枝温阳以通血脉；白术健脾补中。

2. 心肾不交，心脾两虚型

此型与神经精神因素有关。

症状：白斑常沿一定神经分布区域发生，皮损多按皮节分布，多发生于青壮年。发病常突然，病程较短，而发展快，活动期往往仅 1 年左右。发病前常有一定的精神神经诱因，患者易激动，常有惊惕失眠、心悸怔忡、盗汗、自汗、倦怠乏力，妇女多伴有月经失调，舌质多红或边有齿痕，脉象多弦滑或沉细。实验室检查常无明显异常。

辨证：心肾不交，心脾两虚，气血失调。

治法：补益心脾，交通心肾，调和气血。

处方：黄芪 10g　　　党参 10g　　　当归 10g　　　川芎 10g

　　　白术 10g　　　茯神 10g　　　钩藤 10g　　　石菖蒲 10g

　　　丹参 15g　　　红花 10g　　　补骨脂 15g　　白蒺藜 30g

　　　木香 10g　　　桑椹 30g

分析：黄芪、党参、白术、桑椹、补骨脂健脾补肾；当归、川芎、丹参、红花养血活血；钩藤、白蒺藜祛风散邪；木香行气；茯神、石菖蒲宁心安神。

3. 肝郁气滞，气血失和型

症状：皮肤白斑，发病前常有闷郁不舒、心情不畅等精神因素，胸闷气短，女性多伴有月经不调。舌质红、苔白，脉弦滑或弦细。

辨证：肝郁气滞，气血失和。

治法：疏肝理气，调和气血。

处方：当归 10g　　　白芍 15g　　　柴胡 10g　　　枳壳 10g

　　　香附 10g　　　郁金 10g　　　白术 10g　　　桑椹 30g

　　　白蒺藜 30g　　白芷 10g　　　丹参 15g　　　益母草 10g

　　　浮萍 10g

分析：柴胡、郁金、枳壳、香附以疏肝理气；当归、白芍、丹参、益母草活血调经；白术、桑椹健脾补肾；白蒺藜、白芷、浮萍疏散风邪。

（二）外治法

（1）补骨脂酊　补骨脂20g、75%酒精100ml，将补骨脂碾成粗末，浸入酒精内7昼夜，滤过去渣，取其溶液涂搽并摩擦3~5分钟。

（2）复方补骨脂酊　补骨脂15g、白芷10g、墨旱莲15g、栀子10g、红花10g共研粗末，用10%百部酒浸泡后外擦。

四、案例分析

病案1　王某，男，18岁，1995年10月初诊。

现病史：患者由10岁开始先从面部发生一块皮肤变白，后逐渐扩大，就诊时面部白斑已扩大至铜钱大小，2年前开始在四肢躯干亦发现有数块类似白斑，边缘不规则，无任何自觉症状，曾多次用药，效果不明显，遂来我院就诊。自幼体健，无慢性病史，身体羸瘦。

诊查：面部左侧颞部有约7.5cm×5cm大小的皮肤白斑，双上肢伸侧各有两块大小不等、形状不规则的色素脱失斑，分别如硬币及杯口大小，颈部有一块约10cm×6cm大的白斑。舌质淡红、苔少，脉象沉细。血、尿、便常规无异常，E玫瑰花环形成试验小于50，总补体小于40。

西医诊断：白癜风。

中医诊断：白驳风。

辨证：肝肾阴虚，气血失和，气滞血瘀。

治法：滋补肝肾，养血益气，活血通络。

处方：
当归10g	女贞子10g	熟地黄15g	山茱萸10g
赤芍15g	白芍15g	沙参15g	桑椹30g
黑芝麻15g	补骨脂10g	白蒺藜15g	桂枝10g
红花10g	川芎10g	木香10g	丹参10g

外用补骨脂15g，打碎于10%百部酒200ml中浸泡1周后外擦。

二诊：患者连续服上方3个月，大部分皮损缩小，躯干皮损中心散在出现点状色素斑，以面部皮损缩小较明显，而且原白斑处皮肤色素加深，毛囊口处有色素点。

病案2　李某，女，21岁，1998年6月初诊。

现病史：患者面部手背突然发生白斑10余日，因患者于1个月前参加全国性球赛，每日训练紧张，半个月前参加比赛感觉尤甚，于10日前突然发现前额部数小块皮肤变白，自己未在意。就诊前数日突然发现白斑增多，沿右侧眼眶向下发展，并在双手及前臂亦有散在白点，部分融合成小片，近日精神紧张，影响睡眠。舌质干红，脉弦滑。

西医诊断：白癜风（暴发型）。

中医诊断：白驳风。

辨证：心肾不交，心脾两虚，气血失和，气滞血瘀。

治法：交通心肾，补益心脾，中和气血。

处方：

当归 10g	首乌藤 30g	珍珠母 30g	石菖蒲 15g
白术 10g	茯神 10g	黄芪 15g	莲子心 10g
补骨脂 15g	桑椹 30g	黑芝麻 15g	白蒺藜 30g
白芷 10g	丹参 15g	金银花 10g	木香 10g

二诊：患者连服上方 40 剂，皮肤白斑大部分变浅，部分白斑已接近正常皮色，加用鸡血藤 30g 继续服药。

患者服药至 3 个月复查时大部分白斑消失，只残留上肢前臂部两处约 5cm×10cm 的皮损稍有白色，但较前已明显缩小。继续服药观察。

病案 3　王某，女，45 岁，1993 年 3 月 23 日初诊。

现病史：患者 3 周前因争吵致心情不畅，出现胸闷、气短、心烦、失眠等症状，继之洗澡受风后，面部起白斑如钱币大小，于外院诊为白癜风，口服中药汤剂，症状无缓解，白斑扩大，胸闷、气短诸症加重，并伴停经。

诊查：面部大部分皮肤色素脱失，中心有数个绿豆大小的色素岛，边界清楚，周围有色素沉着晕，头颈部皮肤正常。舌暗红、苔薄白，脉弦滑。

西医诊断：白癜风。

中医诊断：白驳风。

辨证：肝郁气滞，气血失和，外感风邪。

治法：疏肝理气，中和气血，活血祛风。

处方：

柴胡 10g	枳壳 10g	白芍 15g	白术 10g
茯苓 15g	白附子 6g	防风 10g	当归 10g
香附 10g	郁金 10g	川芎 10g	丹参 15g
红花 10g	益母草 10g		

外用复方补骨脂酊。

二诊：患者服上方 14 剂，胸闷气短、心烦失眠等症状基本消失，月经来潮，面部色素面积扩大，数量增多，色素脱失面积不再扩大。舌质红、中心苔少，脉细弦。在理气活血祛风基础上加入养血益阴之品，前方去防风，加女贞子30g、菟丝子10g、枸杞子10g。

三诊：患者服二诊方28剂，面部色素脱失斑明显缩小，仅留下3处硬币大小白斑，舌红、苔薄白，脉细。继服上方。

患者服药14剂后，面部皮肤基本恢复正常，临床治愈。

案例点评：此处所举3例病案，虽同样表现为皮肤白斑，但发病原因各有不同，中医辨证及治疗亦各异。如病案1自幼开始发病，皮损泛发，脉沉细，舌淡，病程日久，证属肝肾阴虚，故重用女贞子、熟地黄、山茱萸等药；病案2有明显的精神因素，睡眠不佳，精神紧张，脉弦滑，舌质干红，故证属心肾不交、心脾两虚，故重用当归、首乌藤、石菖蒲、白术、茯神、黄芪等交通心肾、补益心脾的药物；病案3患者有明显的情志因素，脉象弦滑，证属肝郁不舒、气血瘀滞，故重用柴胡、枳壳、白芍、香附、郁金等药以健脾疏肝、理气解郁。

3例患者同为白癜风，虽然因辨证不同，用药各异，但同样都收到了良好效果。因为都有气血不和的特点，故又共同使用了中和气血的药物，如当归、川芎、丹参、红花等。这充分体现了每个疾病既有其共性，又有其个性的特点，故临床应该同中有异，异中有同，用药灵活多变，才能取得较好疗效。

五、临证经验

首先在辨证方面，首辨虚实，再辨气血、脏腑、经络。

发病初期多以实证为主，随着病程的发展、皮损的进展变化，逐渐出现虚实夹杂，疾病后期多以虚证为主。从患者年龄上来讲，年轻人发病多以实证为主，老年人发病多为虚证。有家族史的患者多有先天禀赋不耐，多属虚实夹杂。从皮损表现上来讲，范围局限者多为实证，泛发或短期发展迅速者多虚实夹杂；白斑色淡、花驳、轮廓模糊不清的多见于患病早期，多为实证，白斑呈瓷白色、边界清晰、边缘色素沉着的多病史日久，虚证为主。

气血辨证主要指从白斑色泽出发，白斑色淡、模糊多属气分证；白斑色实、边界清晰，有色素沉着的多属血分证血瘀为主。

脏腑辨证多责之于肺、肝、肾。宋代《太平圣惠方》将本病归入"诸风门"："肺有壅热，又风气外伤肌肉，热与风交并，邪毒之气，伏留于腠理，与卫气相搏，不能消散"而生白斑；七情内伤，情志不遂，忧思多度，导致气机失调，气血运行不畅，气血失和，邪滞皮肤腠理，蕴生白斑；肾为先天之本，肾藏精，肝藏血，肝肾同源，精血互生，肾虚精少，精不化血，致肝血亏虚，肝血不足，血不化精，精血不能化生，皮毛失其所养而生白斑。临证中单发皮损、不对称皮损多责之于肺、肝；白斑面积广泛、有相对对称分布的责之于肾。

经络辨证与气血辨证相关，经络遍布全身，交通气血运行，白斑单侧发生、条带状分布或发于四肢末端，多与经络阻滞有关。

六、零金碎玉

本病目前发病率呈上升趋势，而且患病后患者的心理负担重，属于心身疾病，因此在本病的诊断上要慎重，即便是临床上十分典型的皮损表现，也建议全面完善目前的诊断检查手段。

本病的辨证包括多方面，有虚实辨证、皮损辨证、气血辨证、脏腑辨证、经络辨证，临证时常常不可完全分割，需结合。虚实为根，皮损为主，气血、经络辨证贯穿始终，脏腑辨证多从调理角度出发。

本病治疗中的心理疏导尤为重要。年轻患者或皮损发于暴露部位者尤其要重视，除了给予话语上的心理疏导，处方中也可加入一些疏肝理气的药物辅助治疗。

提倡使用遮盖剂治疗，使患者在心情上放松下来，更好地配合治疗。

科普宣传在本病的治疗中亦是关键环节。让患者大概了解本病的病因、目前的治疗手段以及治疗中何种情况属于有效等，让患者不盲目焦虑、放平心态、积极配合治疗。

治疗中告知患者需要观察白斑面积、边界、颜色、复色情况，更好地掌握病情变化及治疗效果，准确、客观地评估中药治疗有效率，如果规律用药3~6个月，改善不显，但皮损面积稳定不扩展，可以考虑表皮移植等外治手段，不苟求一味中药治疗。

最后要注意和患者沟通，了解患者诉求，告知治疗疗程以及需要患者如何配合治疗。包括对患者进行本病的科普宣传、心理疏导。治疗过程中定期完善相关检查以保护患者安全用药治疗，提高患者治疗上的依从性。

七、专病专方

主要是两个方子，一个是赵炳南赵老的经验方白驳丸，一个是郭念筠郭老的白癜风丸。

白驳丸多用于疾病早期、白斑色淡，偏实证的患者，主要药物：鸡血藤、红花、赤芍、熟地黄、首乌藤、补骨脂、当归、白蒺藜、陈皮、防风，全方调和气血、养血活血通络。白癜风丸用于病史久、白斑面积广泛、斑色瓷白边缘色素沉着，虚证患者，主要药味：沙苑子、覆盆子、桑椹、黑芝麻、墨旱莲、女贞子、首乌、枸杞、熟地黄、白芍、地黄、川芎、当归、香附、桂枝、赤芍、侧柏叶、薏苡仁、藿香、白蒺藜，全方滋补肾阴、活血化瘀通络。

治疗本病常会使用到鸡血藤、首乌藤、钩藤和忍冬藤等藤类药，现代药理学研究证实，藤类药普遍具有免疫调节的作用。鸡血藤养血活血通络，为治疗白癜风常用药物；首乌藤养血安神、祛风通络，患者有夜寐欠安症状时使用更佳；钩藤息风定惊、清热平肝，患者有血压不稳定或有头痛的伴随症状时使用；忍冬藤清热疏风通络，药理研究其含有的一些有机酸具有抗炎抗氧化的作用，与白癜风发病病因学研究的某些点有契合。

引经药的使用：上肢用片姜黄，下肢用川牛膝，四肢末端用桑枝，头顶用藁本。乳晕、会阴部白斑，属肝经循行部位，选用柴胡、郁金等入肝经药物。

光敏药物的选择：白芷，含呋喃香豆素，有吸光作用；补骨脂所含的补骨脂素，属光敏剂；白蒺藜、马齿苋也是含有光敏成分的药物。

中医有以色补色的理论，因此治疗本病常用到黑色类的药物，如熟地黄、首乌、黑豆皮、补骨脂等。

八、问诊路径

对本病的问诊分三部分内容。第一部分：首先问病史长短、发展快慢；其次关注有无诱因、加重因素；再次看皮损面积、分布特点、白斑颜色、边界以及局部毛发情况等。第二部分：问有无本病家族史；既往治疗经过；所做的相关化验、检查及结果；治疗用药治疗效果如何；有无其他慢性病史及规律用药，此处需关注有无甲状腺等内分泌、免疫相关疾病史。第三部分：问自觉症状；平素精力、情绪状况；饮食、睡眠、二便情况；女性月经等内容。结合舌脉完成四诊合参，进行辨证、开具处方。

问诊过程中，了解病史、发展快慢，结合皮损表现可以明确虚实辨证；有本病家族史的患者大多治疗疗程长；掌握既往治疗经过、治疗用药效果可以初步评估中药治疗的有效率；患者有无其他慢性病史及规律用药，以及相关化验检查可以指导中药处方用药的选择，避免药物性损伤；了解患者精力、情绪、纳眠、二便等，结合舌脉明确脏腑、气血、经络辨证。

（刘清）

第十三节　红斑狼疮

红斑狼疮1　红斑狼疮2

一、疾病认识

红斑狼疮是一种具有多种自身抗体及免疫复合物形成的自身免疫性疾病，好发于中青年女性，男女比例为1∶7~9，其病变可累及多个器官、组织，临床表现错综复杂，是一种严重危害人类健康的疾病。一端是仅有皮肤损害的局限性盘状红斑狼疮，另一端是多脏器受累并常有皮肤损害的系统性红斑狼疮，中间是有很多亚型如播散性盘状狼疮、深在性红斑狼疮、亚急性皮肤型狼疮和抗核抗体阴性的系统性红斑狼疮等。皮肤是最易遭受红斑狼疮损害的部位之一，按红斑狼疮皮肤损害表现又可分为急性皮肤红斑狼疮（ACLE）、亚急性皮肤红斑狼疮（SCLE）和慢性皮肤红斑狼疮（CCLE）。

根据其复杂的临床表现，在许多中医古典医文献中有类似描述，可分属为"阴阳毒""鬼脸疮""日晒疮""红蝴蝶斑""臌胀""水肿"等范畴。中医认为本病多因先天禀赋不足或后天失其调养，导致阴阳失调，肾阴亏耗，气血失和；而日光暴晒，邪热入里，精神刺激，过度疲劳，外感毒邪等，是发病的主要诱因。阴阳失调、气血失和、气滞血瘀、瘀久化热，热邪直中血分，导致面部及其他部位发斑，如《金匮要略》述："阳毒之为病，面赤斑斑如锦纹……"急性发病时面部蝶形红斑及四肢血管炎表现皆可归于"温毒发斑"范畴。毒热炽盛，可出现气血两燔的症状如红斑、高热、神昏谵语等；久热耗气伤阴，气阴两伤可出现低热乏力、唇干舌红、声微懒言症状；毒热凝滞，阻隔经络，可出现肌肉酸楚、关节疼痛等症状。久病不愈，侵及脏腑，五脏俱虚，出现各种复杂证候，病邪入心，症见惊悸怔忡；病邪入肝，症见胁肋间痛、口苦咽干；病邪入脾，则可四肢无力、胸脘痞满；邪入心包，则有神昏谵语。肾为先天之本，主一身之阴阳，阴阳互根，阴虚日久，可损及阳，阴阳俱虚，则可见面色白、腰膝酸软、发枯易脱、耳鸣失聪、尿色清长、水肿、夜尿增多等。

总之，此病病程中可出现虚实夹杂、寒热交错等复杂表现，重者可因毒热内攻，五脏俱虚，气血瘀滞，阴阳离决而死亡。

二、辨证思路

探求病机，临床辨清表里虚实是治病的基础，这样才能有的放矢，对症下药。尽管本病病情复杂，临床表现各异，本病是"虚证"占主导地位，"因虚致病"，即使急性期病情突出表现为毒热的表象，从根本上看还是虚中夹实、标实本虚，治疗时采用清热解毒凉血，同时顾护阴液；病情迁延，久治不愈，又使虚劳加重，"久病为虚、虚中有虚"，治疗上应始终坚持以扶正固本为基本原则。

肾主藏精，为先天之本；脾化水谷精微，为后天之本。两者相互为用，互相充养，五脏相关，气血同源，阴阳互根，气不能生血，血虚不能养气，阴阳失调，气血不和，疾病由之而生，进而侵及脏腑，虽然多脏器受累，出现错综复杂的证候。脾肾两虚，阴阳不调是本病的核心病机。因此治疗上以扶正祛邪、健脾益肾、调和阴阳为核心治法。

以张志礼教授为代表的赵氏流派传人采用中西医结合疗法治疗本病，在急性期以激素治疗为主、中药为辅，待病情初步控制后逐渐以中药为主，减少或停用激素。这样的中西医结合疗法可显著提高治愈率和缓解率，降低死亡率，明显减少由激素治疗引起的不良反应和并发症，比单纯西药或单纯中药治疗有明显的优越性。

三、治疗方案

（一）内治法

1. 毒热炽盛型

症状：高热烦躁，面部红斑或出血斑，全身无力，关节肌肉疼痛，烦热失眠，精神恍惚，严重时神昏谵语、抽搐昏迷、呕血、便血、衄血。口渴思冷饮，舌红绛苔黄或光面苔，脉数。实验室检查自身抗体、血沉可明显异常。

辨证：毒热炽盛，气血两燔。

治法：清营解毒，凉血护阴。

处方：板蓝根 30g   白茅根 30g   牡丹皮 15g   生地黄炭 15~30g
　　　赤芍 15g   玄参 15g   天花粉 15g   金银花炭 15~30g
　　　石斛 15g   重楼 15g   石膏 30g   白花蛇舌草 30g
　　　生玳瑁粉 6~10g（或羚羊角粉 0.6g 或水牛角粉 6g）（分冲）

加减：高热不退者加安宫牛黄丸；昏迷者加局方至宝丹；毒热盛者加大黄、黄连、漏芦；毒热下注，小便淋漓者加海金沙、车前子；低热不退者加地骨皮、银柴胡、青蒿、鳖甲；邪热盛者加秦艽、乌梢蛇、鱼腥草；抽搐者加钩藤、石菖蒲；有精神症状者加马宝 0.6~1.5g；红斑重者加鸡冠花、玫瑰花、凌霄花。

分析：此型多见于急性期或复发活动期。伏气外达，热出于营血，毒热炽盛故高热不退；热伤脉络，故见皮肤斑疹或出血、衄血；毒热耗伤阴血，筋脉失养，气血阻隔则见肌肉关节疼痛；毒热攻心则见神昏谵语。方中玳瑁清热镇心平肝；金银花炭、板蓝根、重楼、白花蛇舌草解毒清热；生地黄炭、石膏、牡丹皮、赤芍、白茅根清热凉血；玄参、天花粉、石斛养阴清热。

2. 气阴两伤型

症状：刚刚度过急性期，高热退后仍有不规则发热或持续低热；或高热未退呈现出严重的虚弱状态。心烦乏力，手足心热，自汗盗汗，懒言声微，面色浮红，腰痛，关节痛，足跟痛，脱发，视物不清，月经量少或闭经。舌红苔白或镜面舌，脉细数软或芤脉。实验室检查血常规偏低。

辨证：气阴两伤，血脉瘀滞。

治法：养阴益气，清热解毒，活血通络。

处方：石斛 15g　　党参 10~15g　　黄芪 10~30g　　白花蛇舌草 30g
　　　玉竹 10g　　　丹参 15g　　　鸡血藤 15~30g　　秦艽 15~30g
　　　乌梢蛇 10g　　重楼 15g　　　黄精 10g　　　　南沙参 30g
　　　北沙参 30g

加减：脾虚者加白术、茯苓；胸闷者加苦石莲、荷梗、紫苏梗、枳壳；心悸、失眠者加紫石英、首乌藤、莲子心；正气衰微，心气虚者加西洋参、白人参；头昏者加川芎、菊花、茺蔚子、钩藤。可配合服八珍丸、地黄丸。

分析：此型多见于亚急性期。因高热耗伤阴血，阴虚内热故持续低热、手足心热；阴虚阳亢，虚阳上越则面色浮红；心阳浮越则有心烦；血虚不能濡养四肢百骸，故倦怠乏力、脱发、腰腿痛、关节痛；目不能得血濡养，故视物不清；肾阴亏耗则足跟痛、腰腿痛。方中党参、黄芪、黄精补气养血；沙参、石斛、玉竹养阴清热；丹参、鸡血藤、秦艽、乌梢蛇活血通络；重楼、白花蛇舌草清热解毒。

3. 脾肾两虚型

症状：疾病处于缓解期，疲乏无力，关节痛，腰腿痛尤足跟痛，肢冷发白，浮肿腹胀，有时低热缠绵，五心烦热，肢冷面热，口舌生疮；胸膈痞满，甚则咳喘胸闷，尿少，夜尿增多。舌质淡或暗红、舌体胖嫩或有齿痕，脉沉细尺脉尤甚。实验室检查常见尿异常、血白蛋白低、肾功能异常。

辨证：脾肾两虚，阴阳不调，气血瘀滞。

治法：健脾益肾，调和阴阳，活血通络。

处方：黄芪 10~30g　　太子参 10~15g　　白术 10g　　　茯苓 10g
　　　女贞子 15~30g　　菟丝子 15g　　　淫羊藿 10g　　车前子 15g（包煎）

丹参 15g　　　　鸡血藤 15~30g　　秦艽 15~30g　　桂枝 10g
重楼 15g　　　　白花蛇舌草 30g

加减：气虚下陷者加白人参；水肿者加冬瓜皮、抽葫芦、仙人头；尿闭者加肾精子 2~3 粒；腹水者加大腹皮、汉防己；胸水者加桑白皮、葶苈子；尿素氮升高者加附子、肉桂；腰痛者加杜仲炭、续断、桑寄生；月经不调者加益母草、泽兰；腹胀胁痛者加厚朴、枳壳、香附；关节肿痛者加豨莶草、老鹳草、透骨草。可配合服金匮肾气丸。

分析：此型占慢性患者多数，常伴有狼疮肾炎，由于阴病及阳，脾阳不足，水湿不运，脾土不能制水，肾阳不足，肾水泛滥，故有水肿、腹水、少尿。方中黄芪、太子参、白术、茯苓健脾益气；女贞子、菟丝子、桂枝、淫羊藿益肾助阳；车前子利水消肿；丹参、鸡血藤、秦艽活血通络、调和阴阳；重楼、白花蛇舌草解毒清热。

4. 脾虚肝郁型

症状：疾病处于缓解期，腹胀，纳差，胁痛，头昏头痛，月经不调或闭经，皮肤红斑或瘀斑。舌暗紫或有瘀斑，脉弦缓或沉缓。实验室检查多见肝功能异常。

辨证：脾虚肝郁，经络阻隔。

治法：健脾疏肝，活血解毒通络。

处方：黄芪 10~30g　　太子参 10~15g　　白术 10g　　　茯苓 10g
柴胡 10~15g　　枳壳 10~15g　　丹参 15g　　　鸡血藤 15g
首乌藤 30g　　　钩藤 10g　　　益母草 10g　　重楼 15g
白花蛇舌草 30g

加减：胸胁胀痛者加陈皮、厚朴、香附；便秘者加瓜蒌、熟大黄；尿黄者加茵陈、六一散；恶心呕吐者加竹茹、乌梅。可配合服乌鸡白凤丸、八珍益母丸等。

分析：有学者称此型为邪热伤肝，常见有肝损伤。肝气郁结则胸胁胀满、腹胀纳差；热盛伤阴，肝阴不足，虚阳上扰清窍则头昏目眩；肝血不足则月经不调。方中黄芪、太子参、白术、茯苓健脾益气；柴胡、枳壳、益母草疏肝理气行血；首乌藤、鸡血藤、钩藤调和阴阳；重楼、白花蛇舌草解毒清热。

5. 风湿痹阻型

症状：疾病处于缓解期，关节疼痛，可伴肌肉疼痛、肌肤麻木、皮肤红斑、硬结、结节，可伴不规则低热。舌红、苔黄，脉滑数。

辨证：风湿痹阻，经络阻隔。

治法：祛风除湿宣痹，温经活血通络。

处方：黄芪 10~30g　　桂枝 10g　　秦艽 15~30g　　乌梢蛇 10g

　　　丹参 15g　　　　鸡血藤 15~30g　天仙藤 10~15g　首乌藤 30g

　　　桑寄生 15g　　　女贞子 15g　　重楼 15g　　　白花蛇舌草 30g

加减：关节痛重者加制川乌、草乌；结节红斑者加紫草、白茅根；血沉快者加鬼箭羽、石见穿。可配合服秦艽丸、养血荣筋丸、雷公藤等。

分析：此型以皮肤红斑、结节及关节症状为主，毒热凝滞、阻隔经络可致肌肉麻木、关节疼痛；阴阳失调、气血瘀滞则肢节沉重，难以转侧，皮肤出现红斑结节。方中黄芪、桂枝温经益气；秦艽、乌梢蛇、天仙藤、丹参、鸡血藤活血通络；女贞子、首乌藤、桑寄生养血益肾；重楼、白花蛇舌草解毒清热。

（二）饮食调护

（1）要注意神志舒展、精神愉快　七情中有"百病生于气"的论述，说明七情在疾病发生发展中有重要的意义。由于本病病情迁延，容易复发，难以痊愈，妊娠可加重病情，给患者特别是育龄期女患者造成极大的身心痛苦，有的甚至轻生。要引导患者和家属充分认识到本病是一种慢性复发性疾病，要树立战胜疾病的信心和恒心，亲属要耐心热情地关心照料患者，使患者心情愉快地对待疾病，发挥精神疗法的优势，应避免着急、生气。

（2）重视养生之道，避免日光暴晒　长波紫外线可诱导体内产生 dsDNA 抗体，应避免日光下作业，外出涂用防光剂，撑伞或戴宽边帽、穿浅色长袖衣裤等。

（3）避免过劳　急性或活动期患者应卧床休息，注意劳逸结合；防止受凉感冒，避免不必要的大手术或创伤，病情活动期应避孕。

（4）尽量避免服用有感光作用或可诱发狼疮样综合征的药物　如普鲁卡因胺、吩噻嗪、肼屈嗪、灰黄霉素、磺胺类药物等。

（5）要注意营养　"食气之胃，食养尽之"，要重视饮食调护，要注意补充维生素，特别是维生素 E、维生素 C、维生素 B 和维生素 A。本病不需要忌口，要广采博食，加强营养，增强抵抗力。如某些食物可引起过敏反应或加重病情，则应避免食用；此外，还应戒烟戒酒。

四、案例分析

范某，女，23 岁，1991 年 6 月 19 日初诊。

现病史：患者近几年日晒后颜面出现暗红斑块。1991 年 1 月开始全身关节疼痛，当地医院按风湿性关节炎治疗近半年不效。入院前1周持续高热39℃，自觉头昏，乏力，咽干口渴，胸闷纳差，小便频少。

诊查：急性重病病容，双面颊蝶形红斑，皮下大量针尖大出血点。舌红、少苔，脉细数。

化验检查：血红蛋白70g/L，白细胞3×10^9/L，血小板5.6×10^9/L，尿蛋白（+++），抗核抗体（ANA）1：1280（+），抗DNA 41%（+）。

西医诊断：系统性红斑狼疮（急性进展期）。

中医诊断：红蝴蝶疮。

辨证：毒热炽盛，气血两燔。

治法：清热解毒，凉血抑阳。

处方：牡丹皮15g　　白茅根30g　　生地黄炭10g　金银花炭10g。
　　　天花粉10g　　石斛10g　　　玄参15g　　　生玳瑁粉10g(分冲)
　　　板蓝根30g　　鱼腥草15g　　重楼15g　　　白花蛇舌草30g

水煎服，每日1剂。

同时地塞米松10mg静脉滴注，肌内注射止血散，输新鲜血200ml。

二诊：患者服上方15剂后体温下降，出血倾向得以控制，精神好转。每日午后低热，自觉心悸乏力，多汗，手足心热。证属气阴两伤，血瘀络阻。中药加强滋阴益气之品，上方去生地黄炭、金银花炭，加南沙参15g、北沙参15g、黄芪15g、女贞子15g、墨旱莲15g、地骨皮15g，激素改为每日口服泼尼松45mg。

三诊：调治1个月余，自觉症状减轻，体温正常，仍感疲乏无力，腰膝酸软，关节疼痛，舌淡苔薄白，脉沉细。证属脾肾不足，气血瘀滞。治宜健脾益肾、活血通络。

处方：黄芪15g　　　太子参15g　　白术10g　　　茯苓15g
　　　女贞子30g　　菟丝子15g　　淫羊藿10g　　丹参15g
　　　鸡血藤15g　　秦艽30g　　　益母草10g　　乌梢蛇6g
　　　重楼15g　　　白花蛇舌草30g

随证加减2个月余，泼尼松减为每日30mg，症状明显减轻，化验示血红蛋白9.8g/L，血小板10×10^9/L，ANA 1：80。出院继续门诊治疗。

案例点评：患者急性起病，高热，面部红斑。证属伏邪外达，毒热炽盛。法当清热解毒、凉血止血。故方中生玳瑁凉血解毒清热，白茅根、牡丹皮清热凉血，生地黄炭、金银花炭止血凉血；板蓝根、鱼腥草、重楼、白花蛇舌草清热解毒。因本病的本质为先天禀赋不足，后天失养，外感邪毒，所以在清热解毒凉血之剂中又加入玄参、天花粉、石斛等滋阴之品。

一诊治疗后，毒热已减，但真水亏耗，出现低热乏力，多汗，五心烦热等症状，故二诊中加入南沙参、北沙参、女贞子、墨旱莲、地骨皮等养阴清热，"益水之源以制阳光"，少佐黄芪益气补中。三诊时患者体温正常，余热已退，先天不足之象渐显，表现为疲乏无力，腰膝酸软，关节疼痛，舌淡、苔薄白、脉沉细。此时再拘泥于养阴清热，便有伤脾碍胃之嫌，方中改以黄芪、太子参、白术、茯苓健脾益气；女贞子、菟丝子、淫羊藿培补先天；丹参、鸡血藤、秦艽、乌梢蛇活血通络，此为张志礼教授习惯用于治疗关节疼痛的药物。重楼、白花蛇舌草为张志礼教授多年来常用于治疗红斑狼疮的药物，因二者为甘凉之品，清热解毒而不伤阴，大剂使用无不良反应。

五、临证经验

张志礼教授摸索出一套中西医结合治疗本病的基本规律，即采用辨证与辨病相结合的方法指导中西医结合疗法。

中医学对疾病的认识是通过辨证即审证求因、辨别病位、分清证型、区别疾病的特殊性，找出主证以探求疾病的本质。西医学对疾病的认识是通过辨病即用现代科学的检测手段，从病因、病理、生物化学、免疫学等方面探求疾病的实质。中西医结合就是采用辨证与辨病相结合的方法，运用西医检测手段对本病临床和实验检查结果进行分析，同时用中医的四诊八纲进行辨证分析，分型施治，抓住主要矛盾采用中西药有机地配合治疗，取得相辅相成、互助互补的满意效果。

具体地讲，在本病急性期、活动进展期，机体自身变态反应性炎症及损伤发展很快，必须以皮质激素治疗为主，早期、足量、快速给药控制病情，保护重要脏器，为继续治疗争取时机。同时本着"急则治其标"的原则，采用清热解毒、凉血护阴的治法，解除患者高热烦躁、神昏谵语等毒热炽盛、毒邪攻心的临床症状，这样就可以提高疗效，迅速解除患者病痛，也就是说，这个阶段是以激素为主，中药为辅。

进入亚急性期或缓解期后，病情得以控制，但机体抵抗力极度下降，大剂量激素应用又引起机体代谢与内分泌失调，水和电解质平衡失调，体质消耗，身体虚弱。此时中医理论认为是毒热耗伤阴血，气血两伤、阴阳失调，产生一系列症状如乏力、心烦失眠、五心烦热、低热缠绵、舌红少苔等，中医辨证为气阴两伤、气血瘀滞，治宜养阴益气、活血通络。久病伤阴，脾肾两虚，虚证成为病机核心，这时中药治疗上升到主导地位，应以补虚扶正为主要治则，发挥中医药扶正固本、改善体质、调节机体免疫功能、稳定病情的长处，逐渐减少激素用量或撤停激素，才能减少激素的不良反应和并发症，提高疗效。这就是辨病与辨证相结合，中西药有机配合行之有效的基本经验。

六、零金碎玉

张志礼教授对系统性红斑狼疮的研究颇有造诣，探索出一套中医辨证与西医学有机结合的治疗方法，充分发挥中医中药扶正祛邪、健脾益肾、养阴益气、调和阴阳的优势，既有效控制病情的发展，又减轻皮质类固醇、免疫抑制剂的不良反应和并发症。这里介绍他治疗本病时使用对药的临床经验及特点。

（一）南沙参、北沙参

1. 单味功用

南沙参，味甘、微苦，性凉，入肺、肝经，能养阴清肺、祛痰止咳。北沙参，其味甘、苦、淡，性凉，入肺、脾经，亦能养阴清肺、祛痰止咳。

2. 伍用经验

沙参有南、北两种，北沙参质坚性寒，南沙参体虚力微。南沙参清胃泻火解毒，力较弱；北沙参养阴润肺、益胃生津，力较强。二药伍用，互相促进。在治疗系统性红斑狼疮气阴两伤证型中，病情处于邪退正虚阶段，二药相伍共奏养阴清热、生津止渴、润肺止咳之功效。

（二）生地黄、熟地黄

1. 单味功用

生地黄，味甘、苦，性凉，入心、肝、肾经，本品味厚气薄，功专滋阴清热、养血润燥、凉血止血、生津止渴。熟地黄味厚气薄，补血生精、滋阴补肾、退热。

2. 伍用经验

生地黄性凉而不寒，善于滋阴凉血、养阴生津、生血脉、益精髓；熟地黄补血生津、滋肾养肝。生地黄以养阴为主，熟地黄以滋阴为要；生地黄以凉血止血为主，熟地黄以补血为要，二药相合，相得益彰。

（三）黄芪、党参

1. 单味功用

党参，味甘，性平，入脾、肺经，既能补中益气、生津止渴，又能补气养血。黄芪，味甘，性微温，入脾、肺经，本品质轻、皮黄、肉白，质轻升浮，入表实卫，既能升阳举陷，又能温分肉、实腠理、补肺气、泻阴火。

2. 伍用经验

党参甘温补中，和脾胃、保健运、益气生血；黄芪甘温，补气升阳、益卫固表、托毒生肌、利水消肿。党参补中气，长于止泻；黄芪固卫气，善于敛汗。党参偏于阴而补中；黄芪偏于阳而实表，尤其在系统性红斑狼疮脾肾阳虚、阴阳不调、气血两虚证型的治疗中，二药相合，一里一表，一阴一阳，相互为用，其功益彰，共奏扶正补气之功。

（四）女贞子、墨旱莲

1. 单味功用

女贞子，味甘、苦，性平，入肝、肾经，能滋养肝肾、强健筋骨、乌须黑发。墨旱莲，味甘、酸，性寒，入肝、肾经，能益肾养血、凉血止血、乌须黑发。

2. 伍用经验

女贞子补肾滋阴、养肝明目、强健筋骨、乌须黑发；墨旱莲养肝益肾、凉血止血、乌须黑发。女贞子冬至之日采，墨旱莲夏至之日收。二药伍用，有交通季节、顺应阴阳之妙用。二药均入肝、肾两经，相须为用，互相促进，使补肝肾、强筋骨、清虚热、疗失眠、凉血止血、乌须黑发之力增强。

（五）秦艽、鸡血藤

1. 单味功用

秦艽味苦、辛，性微寒，入胃、肝、胆经，本品阴中微阳，可升可降，能祛风湿、疗痹痛。鸡血藤味苦、微甘，性温，入肝经，本品既可补血养血，又能舒筋通络。

2. 伍用经验

系统性红斑狼疮患者的病程较长，肝肾损害极易导致腰膝关节的损伤。鸡血藤活血行瘀而不伤血，补血调血而不滞血，且能和营舒筋利痹，加之秦艽无论痹证新久、偏寒偏热均可使用，故二药相伍，适用于系统性红斑狼疮症见关节肿痛者。

（六）桑白皮、车前子

1. 单味功用

桑白皮味甘、辛，性寒，入肺经。本品善走肺中气分，能清肺热、下气平喘。车前子味甘，性微寒，入肺、膀胱、肾、小肠、肝经，本品甘寒滑利，性专降泄，既能利水通淋、渗湿止泻，又能清热明目、降低血压。

2. 伍用经验

在治疗狼疮性肾炎时，为了缓解肾损害所带来的水肿，常常用二药相伍，目的在于以桑白皮清泻肺热，使肺气得以宣发、肃降，配以车前子加强利水通淋的作用，使水肿消失，有"提壶揭盖"之意。

（七）重楼、白花蛇舌草

1. 单味功用

重楼味苦，性微寒，有小毒，主要入肝经，具有清热解毒、消肿止痛、息风定惊之功效。白花蛇舌草味甘、淡，性寒，入胃、大肠、小肠经，具有清热解毒、利湿通淋的功效。

2. 伍用经验

重楼苦以降泄，寒以清热，长以清解血中热毒，入肝又能凉肝定惊；白花蛇舌草寒能清热解毒，甘淡能渗湿。系统性红斑狼疮的发病机制虽然复杂，但在急性活动期，瘀热互结是其病理机制中的一个重要环节。热附血而愈缠绵，血得热而愈形胶固。瘀热互结，浸淫筋骨，则关节肿痛，伤及血络，发于肌肤则为斑疹。故以二药相伍，加强了清解血中毒热的力量，减少了对五脏的损伤，同时还有增强免疫机制的作用。

（刘清）

第十四节　光损伤性皮肤病

一、疾病认识

紫外线诱发的皮肤光损伤性皮肤病是患病率呈递增的常见、多发、具有病谱性质的顽固性皮肤病，对患者的身心造成较大影响，医疗花费逐渐增加。紫外线照射可引起急性光毒反应、慢性光老化、光变态反应（如多形性日光疹），其临床表现通常以日光暴露部位出现红斑、水肿及多形性皮损，患者自觉灼热瘙痒为主。近年来，随着环境污染臭氧层破坏加剧、紫外线强度增加，光敏感性皮肤病成为患病率呈递增趋势的、常见、多发、具有病谱性质的顽固难治性皮肤疾患。在中医理论中光敏感性皮肤病被称为"日晒疮"。

二、辨证思路

（一）光毒郁肤为光敏感性皮肤病的核心病机

中医将光敏感性皮肤病称为"日晒疮"，古籍中还有"风毒肿""晒疮"等称谓。中医对光敏性皮肤病的具体描述最早追溯到《外科启玄·卷之九·日晒疮》，其中记载"三伏炎天，勤苦之人，劳于工作，不惜身命，受酷日晒曝，先疼后破而成疮者，非血气所生也。内宜服香薷饮加芩连之类，外搽金黄散制柏散青黛等药治之则自安矣"详细描述了本病的发病特点、病机和治疗方法。《洞天奥旨·卷十三·日晒疮》记载"日晒疮，乃夏天酷烈之日曝而成者也，必先疼后破，乃外热所伤，非内热所损也。大约皆奔走劳役之人，与耕田胼胝之农夫居多，若安闲之客，安得生此疮乎。故止须消暑热之药，如青蒿一味饮之，外用末药敷之即安"又总结了其患病人群。古代医家对光敏感性皮肤病已经有了较为全面的认识，本病多发季节为盛夏，酷日晒曝为其发病的主要外在因素，治疗此病以清热解毒之品为主。

著名中医皮肤科专家赵炳南先生总结医家经验结合临床实践提出"光毒郁肤"理论，本病以阳光曝晒外感阳热毒邪而生，"光毒"为其主要病因，而其病机在于先天不足、腠理不固或脾虚不化、湿热蕴结，夏月日光毒烈，天气炎热，冒暑劳作，则受日光曝晒，外感光毒之邪气，客邪炽盛，郁于肌肤而不得宣，后有热毒湿邪相搏而发为斑疹，其形多样，热盛可见红斑弥漫、皮肤剥脱、灼热疼痛，兼发热口渴，大便干结，小便短赤，舌红绛、苔黄，脉弦数等症，湿盛则可见水疱、渗出、糜烂，表现多样且瘙痒较剧烈，或兼头部胀痛，脘腹胀闷，身热不扬，舌红体胖、苔腻脉滑或濡滑等症。

1. 禀赋不足内有湿热是发病前提

除却烈日过度暴晒，损伤肌肤外，光敏感性皮肤病的发病具有其前提。其一为先天禀赋不耐，腠理不固或体质特禀，由人腠理不密，感日光之热毒，禀性畏之而发，此类患者常见为体质敏感，皮肤质薄，抵御光毒侵袭能力弱而发病，病情易于反复；其二为患者素有湿热或脾虚失运，郁而化热，湿热内生熏蒸肌肤，复受日光热邪所引，内外和邪郁于肌肤而发，此类患者多见脾虚湿盛或湿热蕴结，内外邪气交阻，郁结不散而发为本病，病势容易迁延。

2. 日光曝晒外感光毒是疾病诱因

光敏感性皮肤病直接诱因便是"光毒"外袭，"光毒"为外感毒邪，本病由日光照射所引起，光毒属阳热毒邪，且其多为盛夏之月所发，因而亦具暑热邪气之特性，易耗伤津液且多夹湿而行。光毒致病，表现多样而缓急均具，猝尔烈日曝晒，可伤及机体，灼伤肌肤，可表现为红斑、水疱、脱皮、灼痛，则为晒伤；光毒侵袭日久，耗伤津液，或损其肌表，至肌肤气血津液输布不畅，失于濡养，可见肤色晦暗，形容枯槁，则致皮肤老化；而日晒光毒外感，后遇禀性所畏或与内邪相搏，迟而发病，可表现为瘙痒、发疹且皮损多样，则发为光敏感性皮肤病。

3. 邪气相搏郁于肌肤是症结所在

光敏感性皮肤病常因失于避光防晒而发，临床就诊者多为患病日久，疾病反复或迁延不愈者，其多因禀赋不耐或湿热相搏郁于肌肤，湿性黏滞则缠绵难遇，体质特禀反复而发。且不同患者亦有区别，如患者素有肺胃郁热，腠理不固，复感光毒火热外邪，内外合邪，蕴结肌肤，热毒伤阴，阴液亏损，表现为红斑弥漫、脱屑、灼热痒痛，皮肤干燥，大便干结，小便黄赤，舌质红绛、苔黄，脉弦数等症状；脾主气机升降，运化水湿，脾气虚弱，水液代谢异常，湿邪久郁化热，外合光毒之邪气夹湿而行，二邪蕴于肌肤，临床表现为皮损红肿、肥厚、渗出、糜烂，瘙痒剧烈，皮肤秽浊，大便黏腻，舌体胖、边有齿痕、苔黄腻，脉滑或濡。此二者虽在表现上有所差异，其本质无非湿与热各有偏向，病位在于肌表，但症结所在为邪气相搏郁于肌肤，治疗时亦当兼顾两全。

（二）清热凉血解毒法为光敏感性皮肤病的治疗关键

由于光敏感性皮肤病为内外热邪搏于肌肤为主，其临床治疗常以清热、解毒、凉血为法，本研究团队的一项关于光敏感性皮肤病用药的大数据研究结果显示，光敏性皮肤病治疗用药中，清热药、利水渗湿药、解表药应用频率较高，累计频率86.48%，提示治疗光敏感性皮肤病时，清热法为主，并可辅以利水渗湿法、发散表邪法；在药物方面以生地黄、青蒿、连翘、丹皮、金银花、野菊花、黄芩、生石膏、白茅根、栀子应用最多；应用最多的药物为寒性药物，占68.25%，这与光敏感性皮肤病的核心病机"光毒"的阳热特性有关，体现了"热者寒之"的用药思路；光敏性皮肤病用药最多的药物为苦味药，占38.04%，苦味药"能泄、能燥、能坚"，具有清热泻火、清热燥湿之功，能够清解光敏性皮肤病之光毒热邪。

在治疗光敏感性皮肤病时亦多以清热凉血解毒之法，清热凉血多选用白茅根、石膏、生地黄、丹皮、龙胆草，解毒多佐以金银花、连翘、大青叶。若内湿较重则加六一散、车前子除湿利水；若见高热不退则加羚羊角、水牛角；若热盛阴伤则加玄参、石斛、北沙参等滋阴之味。并可辅以利水渗湿法、发散表邪法，在临床用药中根据其证候选择其适宜用药，可取得较好疗效。

三、治疗方案

（一）日光性皮炎

1. 毒热型

症状：暴露部位皮肤弥漫性潮红，表面紧张光亮，自觉灼痛。可伴身热、口渴、小便短赤。舌红、苔黄，脉滑数。

辨证：外感毒热，灼伤肌肤。

治法：清热凉血，解毒消肿。

处方：

生石膏 30g	知母 10g	青蒿 10g	牡丹皮 10g
生地黄 10g	赤芍 10g	大青叶 15g	黄连 10g
白鲜皮 15g	龙胆草 10g	菊花 10g	

加减：热甚者加栀子；心烦口渴者加西瓜翠衣、天花粉。

分析：方中生石膏、知母相须为用，石膏性大寒，清热降火、除烦止渴，知母苦寒，清热泻火、滋阴润燥，清气分之实热；青蒿性寒微苦，清热解毒，擅治暑热暑毒而抗光敏；牡丹皮、赤芍、大青叶清血分之热，牡丹皮清热凉血、活血化瘀，赤芍清热凉血、散瘀止痛而擅消斑，大青叶清热解毒、凉血消斑，擅清营分邪热；生地黄入手少阴及手太阴经，凉头面之火，清肺肝之热，功专于凉血止血，又善疗金疮。再加之以黄连泻火解毒，白鲜皮、菊花散风清热，龙胆草燥湿泻火；全方兼顾气营血分之邪热，清热解毒、凉血活血，外散风热内护阴液。

2. 湿热型

症状：日晒处皮肤红肿明显，有水疱或大疱，疱壁紧张，破后有黄色液体渗出，自觉胀痛或瘙痒。可伴身热、口渴不欲多饮。舌红、苔黄腻，脉滑数。

辨证：湿热内蕴，兼感毒邪。

治法：凉血解毒，清热利湿。

处方：

白茅根 30g	生石膏 15g	生地黄 15g	牡丹皮 10g
龙胆草 10g	连翘 15g	大青叶 15g	车前子 15g（包煎）
薏苡仁 30g	六一散 15g	天花粉 10g	甘草 10g
金银花 15g			

加减：身重者加炒知母、青蒿；水疱糜烂、渗液多者加绿豆、茵陈、土茯苓。

分析：方中白茅根味甘寒，可清热凉血利湿，擅清肺胃之热；生石膏性大寒，味甘、辛，清热降火、除烦止渴，擅清气分实热；生地黄擅清头面之火，可凉血止血；牡丹皮清血分之热，清热凉血、活血化瘀；连翘性凉之品擅清热解毒，消温热之斑疹；大青叶属苦寒之品，凉血消斑，清营分之热；龙胆草可清肝胆之热且可燥湿，车前子可清热利水，六一散中滑石寒能清热，滑可利窍，可除膀胱之热结而通利水道，甘草清热解毒，调和诸药；两者合用利水消肿兼清热除烦止渴，标本兼治。加以天花粉清热泻火、生津止渴，金银花清热解毒、疏风消炎。全方应用可清气血之热，清热凉血，利湿行水，兼顾脾胃。

（二）多形性日光疹

1. 血热瘀阻型

症状：多见斑块样皮损，损害为红色或暗红色稍隆起的浸润性斑块，约硬币大小，严重持久者可见毛细血管扩张或皮肤异色改变。消退后多遗留色素沉着，自觉瘙痒。或伴烦躁易怒、口干欲饮，舌暗红、苔黄，脉细数或弦数。

辨证：血热瘀阻，发于肌肤。

治法：凉血活血。

处方：凉血五花汤加减。

红花 9g	鸡冠花 9g	凌霄花 9g	玫瑰花 9g
野菊花 10g			

加减：瘙痒甚者加苦参、白鲜皮，暑湿较重者可加藿香、佩兰、青蒿清暑化湿，热象较重者可加银花、连翘辛凉透表。

分析：本方药味均有清热凉血之功效，其中鸡冠花有凉血止血作用，玫瑰花有行气活血、疏肝止痛作用，红花活血化瘀，野菊花清热解毒，凌霄花凉血祛瘀善治血热风痒，药味取花，可引药达头面部，所以本方治疗病变在上半身的斑块样皮肤疾病效果尤佳。

2. 风热夹湿型

症状：多见于多形红斑样皮损，损害为大小不等境界清除的红色、暗红色水肿性红斑丘疹，似彩虹样，小腿后遗留色素沉着。或伴咽痛、心烦、口渴多饮、大便秘结。舌红苔白或黄，脉数。

辨证：风热夹湿，蕴于肌肤。

治法：祛风，清热，润燥。

处方：荆防汤加减。

荆芥穗 6g	防风 6g	僵蚕 6g	薄荷 6g（后下）

| 甘草 6g | 浮萍 9g | 牛蒡子 9g | 牡丹皮 9g |
| 生地黄 9g | 黄芩 9g | 金银花 12g | 蝉蜕 3g |

加减：便秘，舌苔黄者加川大黄；舌质绛红或脉弦滑或皮疹潮红明显者加大生地黄用量。

分析：荆芥辛苦而温，芳香而散，气味轻扬入气分，驱散风邪；防风能散入于骨肉之风；薄荷清轻凉散，散解风热之邪，又能疏表透疹解毒；蝉蜕凉散风热，开宣肺窍，其气清虚，善于透发。以上4味主药清热疏风作用强。牛蒡子疏散风热、解毒透疹，浮萍轻浮开散、祛风止痒，僵蚕祛风散结，协助上述主药以透达表热之邪，与荆防合用内外风邪得散；金银花、黄芩解毒清肺热以泄皮毛之邪，生地黄、牡丹皮清热凉血，生甘草调和诸药。本方既能凉血和血，又能祛风止痒、清热解毒，适用于风热致病的皮肤疾病。

3. 肝胆湿热型

症状：多见于湿疹样皮损，局部水肿明显，其表面可见密集的丘疹、水疱、糜烂、结痂、脱屑，如湿疹样外观，自觉瘙痒较重。或伴有口干口苦、胸胁胀痛、大便秘结、小便短赤；舌边尖红、苔黄腻，脉滑或滑数。

辨证：肝胆湿热，熏蒸肌肤。

治法：清热除湿。

处方：清热除湿汤加减。

| 龙胆草 10g | 黄芩 10g | 生石膏 30g | 车前草 30g |
| 六一散 10g | 生地黄 30g | 白茅根 15g | 大青叶 10g |

加减：湿较重者可加茵陈、泽泻、冬瓜皮等；瘙痒剧烈者可加白鲜皮、地肤子、苦参；三焦火热者可加黄柏、黄连；血热较重者加紫草、茜草；大便秘结者加大黄。

分析：方中龙胆草性寒味苦，归肝、胆、膀胱经，清热燥湿、泻肝胆实火，可清利下焦湿热；而黄芩善清热燥湿、泻火解毒，归肺、肝经，可清上焦之热；石膏性大寒，归肺、胃经，善清气分实热，除烦止渴，三药合用荡涤三焦湿热。方中车前草、六一散协以清热利湿，车前草清热利湿、凉血解毒；滑石寒能清热，滑可利窍，可除膀胱之热结而通利水道，甘草清热解毒；两者合用利水消肿兼清热除烦止渴，釜底抽薪，标本兼治。大青叶、生地黄、白茅根三药佐以凉血解毒之功，大青叶性大寒味苦，功在清热解毒，凉血消斑，兼顾表里气血，清热而不伤阴液；生地黄味甘苦、性寒质润而入血分，能清营血分之热而凉血养阴；白茅根善清肺胃之热，并能凉血止血而利尿。全方八味，用药精当，标本兼治，内清脏腑湿热、外透肌肤热结，清利三焦，兼顾气血。

4. 肝郁血瘀型

症状：多见于痒疹样皮损，损害为米粒、黄豆大小丘疹，结节似痒疹，日久可呈苔藓样变似神经性皮炎，自觉灼痛，消退后遗留色素沉着。或伴有情绪不佳，情志抑郁，胃部嘈杂，嗳气吞酸，两胁胀痛或刺痛。舌紫暗或有瘀斑瘀点，或舌下络脉怒张紫暗，脉弦涩或沉弦。

辨证：肝郁血瘀，凝聚肌肤。

治法：疏肝活血。

处方：丹栀逍遥散合桃红四物汤化裁。

牡丹皮 15g	茯苓 15g	栀子 10g	柴胡 10g
白术 10g	白芍 10g	桃仁 10g	当归 10g
川芎 9g	熟地黄 12g	薄荷 3g（后下）	生姜 6g
甘草 6g			

加减：瘀血较重者，可将方中补血养阴之白芍换为活血祛瘀之赤芍，将补血滋阴之熟地黄改为凉血消瘀之生地黄。若热象较重可加入白花蛇舌草、土茯苓清热解毒。

分析：丹栀逍遥散为疏肝活血之要方，其中柴胡性轻，主升散，味微苦，主疏肝，臣以当归补血、活血；白芍平肝、养血，两药均入肝经，均能补血、养血柔肝，合用相得益彰，即养肝体、助肝用，以治血虚，又防柴胡竭肝阴。佐以白术健脾益气，燥湿利水；茯苓利水、渗湿、健脾；甘草补脾益气、清热解毒、调和诸药，三药合用使脾气运化有权，可化气生血。佐以牡丹皮、栀子，两药均能清热凉血，其中栀子入营分，能引上焦心肺之热，屈曲下行，尚可泻火除烦；牡丹皮能入肝胆血分，清血中之浮火。桃红四物汤具有补血而不滞血、和血而不伤血的特点，为治疗血证通用之方。本方中熟地黄、白芍是血中之血药，当归、川芎是血中之气药，阴阳动静相配。故既能补血，又能和血，加入活血祛瘀之桃仁，突出了活血化瘀的作用。由于桃仁活血作用比较缓和，再配合四物汤养血扶正，故本方是一首比较平和有效的活血方剂。本方结合两方养血活血疏肝之功以治肝郁血瘀之证。

四、案例分析

刘某，女，36岁，1988年6月22日初诊。

现病史：自诉面部反复起疹半年，伴瘙痒。患者半年前暴晒后面部起疹，伴瘙痒，曾在某医院就诊，诊为"湿疹"，外用激素类药膏后好转，但停药后复发，日晒后加重，双手亦起皮疹，双前臂等暴露部位日晒后痒，起皮疹。

现症：面部皮损痒，耳、颈后亦痒，纳可，夜寐安，二便可，舌质红、苔白，脉细弦。

诊查：面部散在针头大小红色丘疹，部分融合成片，有脱屑，双耳廓红，双手亦有针头大小疱疹，较少，前臂未见明显皮损。

西医诊断：多形日光疹。

中医诊断：日晒疮。

辨证：湿热内蕴，兼感毒邪。

治法：清利湿热，解毒凉血。

处方：

龙胆草 10g	黄芩 10g	泽泻 10g
车前子 15g（包煎）	生石膏 30g（先煎）	红花 10g
玫瑰花 10g	青蒿 30g	茵陈 30g
野菊花 10g	板蓝根 30g	白花蛇舌草 30g

7剂，水煎服。

二诊：1988年7月7日。患者服药后面部皮疹减轻，痒减，面部散在小片状红斑，小丘疹，脱细屑，双上肢皮疹消退。舌红、苔薄白，脉沉细。

处方：

茵陈 30g	青蒿 30g	丹皮 10g	生地黄 15g
鸡冠花 10g	玫瑰花 10g	红花 10g	野菊花 10g
黄芩 10g	泽泻 15g	白花蛇舌草 30g	

7剂，水煎服。

患者服药后诉皮疹消退而愈。

案例点评：本例患者暴晒后发病，呈湿疹样皮损，病情反复发作，属湿热内蕴，兼感毒邪证。此型患者多素体有湿热，加之日光暴晒外感光毒，内外邪气相搏结郁于肌表，而致皮肤出疹，皮疹多见丘疹、水疱、糜烂、脱屑等湿热之象。而本例之中除湿热外患者舌红苔白、皮损色红又血热较重，遂方中以"五花"凉血活血加之以"清热除湿汤"清热除湿，在二诊中患者服药后症状有所减轻，皮损面积减退，便去龙胆草苦寒之药，加入青蒿以增加抗光敏能力，再服7剂巩固疗效，患者服药后皮疹消退而痊愈。

五、临证经验

燕京赵氏皮科流派认为光损伤性皮肤病由禀赋不耐，皮毛腠理不密，复感风热之邪，致使热不得外泄，郁于肌肤而成；在辨证方面，首辨阴阳。

春夏季时节腠理开泄，卫外不固，复受烈日光毒或兼暑湿入里，引动血热或与内蕴湿热搏结；毒热入血故见红斑灼热；湿热蕴肤，不得疏泄故见皮肤肿胀、水疱；多见于急性光损伤性皮肤病；属阳热之证；治以清热除湿，凉血解毒为法。可见皮疹呈鲜红色炎性斑片、丘疹，为血热所致，色红为热，热轻则斑色浅淡，热重则斑色鲜红，火热炽盛则斑色紫红；潮红肿胀，自觉灼痛，为气分热盛，气分之热兼以血热，热盛炽盛成毒，辨为毒热型；亦可见肿胀渗出为主要体征，日晒处皮肤红肿明显，有水疱或大疱，疱壁紧张，破后有黄色液体渗出，自觉胀痛或瘙痒；属阳热兼湿之证，辨为湿热型。

病程日久热邪伤阴，阴虚内热或湿阻气机、血热壅塞故经络不通而见斑块色暗或色素沉着；病性属阴证，应审其虚实；应用黄芪、党参、当归、女贞子等药物养阴益气清解余毒；槐花、生地黄、茅根清热凉血、滋阴除蒸，赤芍、丹参活血通络凉血消肿，活血解毒通络为法，进行治疗。

针对口干欲饮、大便干结、小便短黄等症状，皮损表现为红斑灼热，肿胀刺痛；燕京赵氏皮科流派认为光毒作为阳热之邪侵袭人体，首先伤及人体气分，此时可用清热解毒药、清热泻火药清解气分之热，如生石膏、金银花、紫花地丁、野菊花、蒲公英等清热泻火药清解气分之热。

针对皮疹灼热盛，甚则发热、头痛；考虑光毒之热毒入里，劫灼阴液，除外皮损表现，甚可出现此时为热入血分，则"入血就恐耗血动血，直须凉血散血"，燕京赵氏皮科流派多用清热凉血之品清血分之热可应用生地黄、紫草、丹皮等。

针对瘙痒较著，还可出现水疱、渗液、糜烂等湿热浸淫表现，多伴有舌苔黄腻、脉滑数等湿热蕴结之征象；燕京赵氏皮科流派考虑到夏季为光敏性皮肤病的多发季节，暑乃夏季之主气，暑多夹湿，因而此时皮肤受日暴晒后不仅可出现红斑丘疹，此时可应用清热燥湿之品，如黄芩、白鲜皮、苦参、地肤子等。

针对病程日久，反复发作者，燕京赵氏皮科流派考虑到光毒热邪久而伤阴，故银柴胡、青蒿、地骨皮等清虚热药亦发挥了重要作用，尤以青蒿作用为著；不仅其在治疗中可以"青蒿一味饮之"，在现代药理研究中，其对皮肤光损伤的保护机制也逐渐得到了证实。

六、零金碎玉

日光之照射属阳邪，光损伤性皮肤病是由于阳光毒热之邪作用于人体导致，即为"光毒郁肤"。在中医古籍《外科启玄》中即有"内宜服香薷饮加芩、连之类，外搽金黄散、制柏散、青黛等药治之，则自安矣"。燕京赵氏皮科流派的临床用药治疗中以清热凉血解毒为主，多用为生地黄、青蒿、连翘、丹皮、金银花、野菊花、黄芩、生石膏、白茅根、栀子等清热凉血解毒之药物。

燕京赵氏皮科流派在治疗本病时十分重视青蒿的使用。清代陈士铎在《洞天奥旨·日晒疮》中记载本病的治疗方法为"故止须消暑热之药，如青蒿一味饮之，外用末药敷之即安"。青蒿善清暑邪及日光之毒邪，其气芳香，清中有透散之力，清热透络，引邪外出；宣化湿热，又可使血分伏热外透而出，且芳香气清，苦寒而不伤脾胃，不损阴血；光毒热邪久郁而伤阴，青蒿可清其虚热，结合西医学研究成果显示，青蒿及其提取物，既有清热解暑之功又具抗光敏感反应之效，可以抑制紫外线照射所致的色素沉着、氧化反应、免疫炎症反应等，临床治疗中重用青蒿可取得较好疗效。

对于本病的预防在光照季节患者也应当参加户外活动，以增强对日晒的耐受性，但应注意避免过度暴晒，在日光过于强烈时应当积极应用物理及化学防晒措施。我们时常提醒患者在日常生活中应注意避免食用光易引发光敏反应的蔬菜，如灰灰菜、小白菜、芹菜等食物，建议多服用根茎类，如土豆、胡萝卜、藕等；我们在开具中药时，要注意中药中易引发光敏反应的药物（如补骨脂、白芷）也应当避免使用。

七、专病专方

燕京赵氏皮科流派有张志礼教授主持研发的抗敏合剂，现为北京中医医院院内制剂，主要成分包括：青蒿 15g、苦参 10g、龙葵 15g、丹皮 15g、赤芍 10g、羚羊角粉 0.6g。

王萍教授、孙丽蕴教授研发了蒿秦化斑方，获得国家发明专利并获得医院院内制剂批号，现为北京中医医院院内制剂。蒿秦化斑方组成包括：青蒿 30g、水牛角 15g、生地黄 15g、秦艽 10g、牡丹皮 15g、赤芍 15g、防风 6g、生甘草 6g。

应用苦辛而寒之青蒿为君。光毒作为阳热之邪侵袭人体，伤及肌肤，其皮损表现为红斑灼热、肿胀刺痛；光毒之热毒入里，劫灼阴液，亦可出现口干咽燥欲饮、大便干结、小便短黄等。臣以咸寒之水牛角，清热解毒，专入血分，善清血热及心、肝、胃三经之火而凉血清心解热毒、使火平热降、毒解血宁；以甘苦寒之生地黄，协水牛角清热凉血化斑、滋阴生津；并关注到皮肤受日光毒邪曝晒而出现红斑肿胀，兼以受暑湿之邪侵袭而出现水疱、渗液、糜烂，兼以受风邪侵袭而瘙痒剧烈，故以能驱一身之风的秦艽祛风除湿、清热利尿，利湿与泄热并进，通利二便，前后分消，湿邪得除，瘀热得去，湿浊自退。三药相配为臣，既可以用于光毒之邪病热入营血，血热毒盛，症见身热口干、皮肤灼热，舌绛或红等；亦可以养阴生津，用于热盛津伤口渴。凉血与活血散瘀并用，使热清血宁而无耗血动血之虑，凉血止血又无冰伏留瘀之弊。

同时并用辛苦微寒之牡丹皮与苦微寒之赤芍共为佐药，清热凉血、活血散瘀，可收化斑之功。牡丹皮味苦、辛，性微寒，入心、肝、肾经，善清血中伏热，且活血散瘀之力亦佳；赤芍清热凉血、散瘀消肿；能使血流畅而不留瘀，尤宜于瘀而有热者，二药相配为佐，既可以用于光毒之邪病热入营血，血热毒盛，症见身热口干、皮肤灼热、舌绛或红等；亦可以养阴生津，用于热盛津伤口渴。凉血与活血散瘀并用，使热清血宁而无耗血动血之虑，凉血止血又无冰伏留瘀之弊。此证兼以受风邪侵袭、风热在肤而瘙痒剧烈，故以祛风解表之防风祛风解表止痒，三药相配为佐，以祛风凉血止痒。

甘草既可清热解毒、辛凉解肌，又可调和药性、护胃安中，为方之使药。李时珍在《本草纲目》中释："诸药中甘草为君，治七十二种乳石毒，解一千二百草木毒，调和众药有功，故有'国老'之号。"

以上诸药共奏清热解毒、凉血化斑之功，对多形性日光疹等光敏感性皮肤病标本兼顾，起到积极的治疗作用。

八、问诊路径

（1）询问发病季节及病史　常发于盛夏及春末夏初；有日光暴晒史或日光暴露史。

（2）询问发病部位及性别　多发于日光照射的部位，如颜面、颈前三角区、手背、前臂伸侧、枕部及妇女小腿等处，大多对称分布；各年龄均可发病；女性多见。

（3）询问患者饮食情况　是否有食用光敏感性的植物，如灰藜、芹菜、苋菜、紫云英、小白菜、油菜、菠菜、无花果、野菜、酸菜、苦菜、野生油菜、荠菜、野木耳、柠檬、豌豆、芒果、雪里蕻、刺槐花、白杨树叶、泥螺等；中草药如独活、白芷、补骨脂、荆芥、防风、白鲜皮等。

（4）根据红斑狼疮诊断标准　在患者有光敏感的情况时，询问是否有以下症状、体征及化验室检查异常：颧颊部红斑，盘状红斑，口腔溃疡，非侵袭性关节炎，浆膜炎[胸膜炎和（或）心包炎]，肾脏损害（持续尿蛋白 > 0.5g/24h 或 > +++，或有红细胞、血红蛋白、颗粒管型或混合型管型），神经受累（抽搐或精神病，排除药物或代谢紊乱所致），血液系统受累（溶血性贫血伴网织红细胞增多，或白细胞 < 4.0×10^9/L，或淋巴细胞 < 1.5×10^9/L，或血小板 < 100×10^9/L），免疫学异常[红斑狼疮细胞（LE细胞）阳性，或抗dsDNA抗体增高，或抗Sm抗体或梅毒血清实验假阳性]，ANA阳性（排除药物性狼疮引

起）；如相继或同时出现上述 4 项以上，即可诊断红斑狼疮。

（孙丽蕴）

第十五节　扁平苔藓

一、疾病认识

扁平苔藓是一种丘疹鳞屑性疾病，近年来发病率有增高趋势。本病的皮疹特点为扁平发亮的多角形丘疹，颜色紫红，与中医学文献中记载的"紫癜风"相类似。本病好发于成人，男女性别无明显差异。临床以紫红色扁平多角形丘疹、发亮的蜡样薄膜（可见 Wickham 纹）为特点，可见于任何部位，但四肢多于躯干，四肢屈侧多于伸侧，尤以腕部屈侧、踝周围和股内侧最易受累。自觉症状不一，可有瘙痒，程度因人而异。

中医对扁平苔藓病因的认识，多从内因、外因两个角度加以阐述，中医认为本病可由素体阴血不足，脾失健运，湿蕴不化，复感风热，湿热凝滞，发于肌肤而成；或因肝肾不足，阴虚内热，虚火上炎于口而致。素体阴血、肝肾不足，可视为病本，在此基础上的风、热、湿等合而为病，又有虚实之异，当需明辨。七情失调，五志化火，则血热生风，蕴于肌肤；或饮食失调，脾胃失和，湿热内生，外受风邪侵扰，则风湿热邪，阻于肌腠，壅滞经络，外发肌肤而致病。

本病有时可自然消退，目前尚无满意疗法。消除精神紧张，治疗体内慢性感染灶，限制烟酒及刺激性食物，切勿用热水烫洗或过度搔抓，以免发生同形反应而加重病情。有药物因素者，停用可疑致敏药物。急性发作时应避免搔抓及使用刺激性强的外用药。发于口腔黏膜部位者，要注意口腔卫生，并要注意癌变的可能。

中医学文献记载的"紫癜风"与扁平苔藓类似。《证治准绳》紫癜风记载："夫紫癜风者，由皮肤生紫点，搔之皮起而不痒痛者是也。此皆风湿邪气客于腠理，与血气相搏，致营卫痞涩，风冷在于肌肉之间，故令色紫也。"指出了该病的临床特点和发病机制。《圣济总录·紫癜风》曰："紫癜风之状，皮肤生紫点，搔之皮起而不痒痛也，此由风邪夹湿，客在腠理，荣卫壅滞，不得宣疏，蕴瘀皮肤，致令色紫，故名紫癜风。"《疡科会粹·紫癜风》曰："夫紫癜风者……此皆风湿邪气客于腠理，与气血相搏，致营卫痞涩，风泛于肌肤之间，故令色紫也。"《医林改错·通窍活血汤所治症目》:"紫癜风,血瘀于肤里,治法照白癜风,无不应手取效。"其口腔损害类似中医的口蕈。

二、辨证思路

本病以八纲辨证为主,首辨虚实。素体阴血、肝肾不足为虚,临床可见口干不欲饮、头昏、记忆力差、腰膝酸软等症状,当养血滋阴、补益肝肾为法。而因虚致实,虚实夹杂之证,风、湿、热、虚、瘀合而为病,又当明辨。从以上观之,本病辨证又涉及气血、脏腑、病因辨证。此外,皮肤黏膜症状是疾病最直观的表现,皮损辨证尤为重要。斑疹色红为热,色紫暗为瘀,糜烂、水疱则为湿盛。以自觉症状来辨,本病可伴或不伴有瘙痒。痒又有风、湿、热、虫、血虚痒的区别,需分别论治。

三、治疗方案

(一)内治法

1. 风湿蕴肤型

症状:皮疹融合成斑块,或呈条状,肥厚浸润,色紫红,剧痒难忍,夜寐欠安。舌淡胖、苔薄白或微腻,脉缓。

辨证:风湿蕴肤,气血瘀滞。

治法:祛风利湿,活血通络。

处方:止痒合剂加减。药用苦参、白鲜皮、防风、僵蚕、蝉蜕、鸡血藤。

分析:方中苦参、白鲜皮清热燥湿止痒,僵蚕、蝉蜕、防风祛风止痒,鸡血藤活血通络。

2. 虚火上炎型

症状:黏膜发疹呈乳白色,或糜烂,有网状条纹。常有头昏、多梦、记忆力差、口干不欲饮。舌边尖红、苔薄白,脉沉细数。

辨证:肝肾阴虚,虚火上炎。

治法:补益肝肾,滋阴降火。

处方:知柏地黄丸加沙参、麦冬、玄参、女贞子等药。

加减:口腔糜烂重者加金莲花、金果榄,或可服用养阴清肺丸。

分析:方中知柏地黄丸滋阴降火,麦冬、沙参养阴生津,玄参滋阴解毒,女贞子滋补肝肾。

（二）外治法

本病外治，重在缓解症状，减轻瘙痒，以防皮肤进一步受损，继发感染。皮损泛发，瘙痒明显者，可给予中药浸浴疗法，选择清热解毒、祛风止痒的药物，如马齿苋、白鲜皮、蒲公英、苦参等，做全身药浴；或外涂苦参酊、百部酊或土槿皮酊。皮损泛发者，用三黄洗剂外涂。皮损局限肥厚者，可给予复方黄连膏、黑豆馏油软膏解毒止痒、剥脱角质。

损害发于口腔伴糜烂者，宜选用养阴生肌散、锡类散、西瓜霜、喉风散，喷涂患处；或以甘草、金银花、菊花、肉桂煎水含漱。损害发生在外阴兼有糜烂，先用路路通水洗剂，洗涤患处，然后外扑珠香散，每日1~2次。

（1）涂药法　大风子油祛风除湿、润肤止痒，冰片蛋黄油滋润肌肤止痒，二者混匀，用棉签蘸药涂患处，每日2~3次。百部膏有解毒杀虫、养血润肤之功。每日外涂1次。粉霜神丹有收敛解毒、止痒润肤之功，用时以白酒调药如糊状，用棉签蘸药涂于患处，每日2~3次。此方适用于日久不愈，瘙痒剧烈者。汞过敏者禁用。

（2）熏洗法　生石膏、生地黄、当归、防风、蝉蜕、苦参、白鲜皮、鸡血藤水煎趁热先熏再擦洗患处，每次30分钟，每日2次。本方有活血润肤、祛风除湿之功。

（3）撒药法　新青黛散外涂于疮面，每日2~3次，有清热燥湿，解毒搜风之功，适合于口腔扁平苔藓。

（4）口噙法　穿心莲片，将药片含于口中，待其自然化开，每日4~6次，每次1片。适用于口腔扁平苔藓，有清热解毒之功。

（5）含漱法　甘草、金银花、菊花煎汁含漱，每日5~6次。本方具有清热解毒、祛风化瘀之功。

四、案例分析

刘某，男，40岁，1976年9月23日初诊。

现病史：口颊部、舌部破溃疼痛半年。

诊查：双颊黏膜及舌部局限性糜烂白斑。六脉寸关缓尺沉细，舌质红苔白微黄。

西医诊断：口腔扁平苔藓。

中医诊断：口糜。

辨证：阴阳不调，气血失和。

治法：调和阴阳，中和气血。

处方：天仙藤 15g，首乌藤 15g，鸡血藤 15g，钩藤 12g，金莲花 9g，金果榄 6g，金雀花 9g，麦冬、天冬各 15g，石斛 15g，绿萼梅 6g，竹茹 9g，莲子心 9g。并以五倍子 9g、麝香 0.5g、梅花冰片 1g，共研细末喷涂患处。

二诊：10 月 6 日。患者服药后疼痛减轻，糜烂面减小，六脉寸关缓迟，双尺沉细，舌质红苔白。前方去二冬、莲子心、金果榄，加枸杞子 12g、狗脊 9g、淫羊藿 6g、玉竹 12g，继服。另金莲花片口含。

三诊：11 月 20 日。患者病情明显好转，不痛，六脉弦缓，舌质微红苔白。治以养肾阴、清心火，防溃疡泛发。处方：南、北沙参各 30g，石斛 12g，麦冬、天冬各 12g，枸杞子 12g，女贞子 12g，金莲花 12g，化橘红 9g，金银花炭 9g，莲子心 9g，石蕊 9g，生甘草 9g。

本例患者在治疗 2 个月后，口腔内皮损显著改善，随后仍继续服药巩固治疗。

案例点评：赵老治疗本病尤重整体观念及阴阳辨证，从几十年的临床中精炼出调和阴阳的基本方，以天仙藤、鸡血藤、首乌藤及钩藤的四藤配伍。

凡花类药皆质地轻扬，大多能升能浮，能宣能透，具有轻而扬之的作用，对发于肌腠之疾，甚为适用。赵老在治疗本病中常用金莲花与绿萼梅。金莲花，味苦性寒，功能解毒治浮热，并具较强的消肿止痛作用，是治疗口腔溃疡类疾病的要药。在《本草纲目拾遗》中记载："治口疮，喉肿，浮热牙宣。"绿萼梅，味苦、微甘、微酸，性凉。具有开郁和中、化痰解毒之功效。由于本病通常在精神紧张后发病或恶化，故又取梅花疏肝解郁之功。两药皆引药上行，直达病所。

赵老在治疗口腔扁平苔藓多发或面积较大的患者时，必加用金银花炭。金银花生用味甘性寒，入肺胃经，功能清热解毒，可治疮疖肿毒。炒炭后，其味甘微苦涩，性微寒，可清血分毒热并有收涩之功，使口腔皮损在清热、解毒、活血的基础上，加以收涩。

心开窍于舌，赵老辨证心火重的患者，常加以清心药味，以莲子心、山栀子、竹叶、灯心草为多；肾经行舌两侧，肾虚者多用枸杞子、金毛狗脊、淫羊藿、补骨脂等补肾之品；若患者热毒明显，多选用金果榄、锦灯笼、生甘草清解热毒之类；养阴生津多以天冬、麦冬、生地黄、熟地黄、石斛、玉竹、沙参、玄参为主；伴气虚者加用太子参、党参；脾开窍于口，牙龈属脾胃，健脾利湿则选白术、茯苓、泽泻及车前子。

五、临证经验

燕京赵氏皮科流派将扁平苔藓分为两个基本证型进行辨证论治。

皮疹融合成斑块，或呈条状，肥厚浸润，色紫红，剧痒难忍，夜寐欠安；舌淡胖、苔薄白或微腻，脉缓。燕京赵氏皮科流派考虑其为风湿蕴肤，治宜祛风利湿，活血通络，应用止痒合剂加减；药用苦参、白鲜皮、防风、僵蚕、蝉蜕、鸡血藤、丹参、赤芍、首乌藤、当归、刺蒺藜，或用秦艽丸、除湿丸。

以口腔黏膜发疹主，口腔黏膜呈乳白色，或糜烂，有网状条纹；常有头昏，多梦，记忆力差，口干不欲饮；舌边尖红、苔薄白，脉沉细数。燕京赵氏皮科流派考虑其为虚火上炎，治宜补益肝肾，滋阴降火；药用知柏地黄丸加沙参、麦冬、玄参、女贞子等药；口腔糜烂重者加金莲花、金果榄，或可服用养阴清肺丸。

如患者起病急骤，皮疹泛发者，笔者传承燕京赵氏皮科流派学术思想，考虑系风邪犯表，阻于皮肤之间，毛孔腠理不得疏通，导致营卫不和，气血运行失常；予疏散外风（荆芥、防风、白芷）、平息内风（钩藤），以及祛风寒湿（徐长卿、威灵仙）、祛风湿热（秦艽、络石藤、忍冬藤）之品加减。

如患者平素喜食肥甘厚腻，伴胃脘满闷、食欲不振者，笔者考虑到系中焦脾胃虚弱、运化失司，导致脾虚湿蕴、食积等证；予二陈汤为基础理气健脾利湿。应用半夏曲，味辛、甘，性温，和胃，消痞散结，消食化滞；橘红理气化湿，使气顺则湿除；气行则痰湿化，故以茯苓健脾渗湿；甘草和中益脾。煎加生姜，既制半夏之毒，又协同半夏、橘红和胃祛湿止呕；少用乌梅，味酸收敛，配半夏散中有收，使其不致辛散太过。

如患者伴寒热虚实的错杂，如上热下寒、里热外寒、上实下虚者，见口干畏热，口舌反复溃疡，却喜饮热水、大便不成形、腹部畏寒等症，笔者传承燕京赵氏皮科流派学术思想，考虑系阴阳失调之证。应用赵炳南先生"四藤饮"即天仙藤、鸡血藤、首乌藤、钩藤加减，调节全身之阴阳。"四藤饮"中天仙藤为君药，其味苦性温，入肝、脾、肾经，取其疏泄通达、除湿疏风、活血通络之功。鸡血藤为臣药，味苦、微甘，性温，入心、脾二经，可舒筋活血、祛瘀生新，是行血药中之补品，善运全身气血。首乌藤为佐药，其性平，味甘、微苦，入心、肝、脾、肾经，可养血安神、祛风通络、补中益气、行经络、通血脉，还可以引阳入阴。钩藤亦为佐药，其味甘，性微寒，入肝、心包经，以舒筋息风为所用。而近代药理学研究表明，天仙藤具有肾毒性，故临床使用时需谨慎；选择忍冬藤、络石藤、大血藤、青风藤等其他藤类药物，调节阴阳气血枢机；并在辨证准确的基础上联合其他方药共奏调理阴阳之功。

六、零金碎玉

燕京赵氏皮科流派针对发于口腔黏膜的扁平苔藓，多应用金果榄、西青果进行治疗；《赵炳南临床经验集》中即记载了赵老应用金果榄、西青果进行治疗口腔扁平苔藓的医案。

金果榄为防己科植物青牛胆或金果榄的干燥块根。寒性味苦，归脾、肾经，功能为清热解毒；既往研究多治疗急慢性扁桃体炎，急性咽喉炎，口腔炎，腮腺炎，乳腺炎，阑尾炎，痈疽疔疮，急慢性肠炎，细菌性痢疾，胃痛，热嗽失音。《药性考》：解毒。咽喉痹急，口烂宜服。疽痈发背，焮赤疔瘰，蛇蝎虫伤，磨涂。治目痛，耳胀，热嗽，岚瘴，吐衄，一切外症。《柑园小识》：祛内外结热，遍身恶毒，消瘴疠，双单喉蛾及齿痛，切薄片含；磨涂疔疮肿毒。《本草再新》：滋阴降火，止渴生津。因金果榄为防己科，所以尤其需要注意其肝肾毒性，煎汤内服以 3~9g 为宜，外用适量，捣敷或研末吹喉。

西青果为使君子科植物诃子的干燥幼果；味苦、微甘涩，性微寒；归肺、胃经。功能为清热生津，利咽解毒。既往研究多治疗肺炎、喉炎、扁桃体炎，可配伍薄荷、蛇莓、白芍、甘草、牡丹皮、川贝母，水煎服。燕京赵氏皮科流派将西青果与金果榄同用；内服煎汤 3~6g。

七、专病专方

扁平苔藓中医称之为"紫癜风"，《证治准绳》载："夫紫癜风者，由皮肤生紫点，搔之皮起。"燕京赵氏皮科流派认为多由素体阴血不足，脾失健运，湿蕴不化，复感风热，湿热凝滞，发于肌肤而成；或因肝肾不足，阴虚内热，虚火上炎于口所致。

因患者常有上热下寒，内热外寒之阴阳失调之证，赵炳南先生认为扁平苔藓其主要病机为"风湿与血气相搏"而导致阴阳失衡，创建"秦艽五味方"进行治疗。"秦艽五味方"是赵老根据《医宗金鉴·外科心法要诀》中的"秦艽丸"方加减化裁而来。方药组成：秦艽、乌梢蛇、川黄连、漏芦、白花蛇舌草。秦艽为君药，味辛、苦，性微寒，入胃、肝、胆经，除其具有除湿热、退虚热、止痒消疹功能外，还有扶正散结祛邪、调和气血的作用。乌梢蛇为臣药，味甘，性平，入肺、脾、肝经，祛风湿、通经络，善除皮肤之痹。后三药共为佐药，川黄连性寒味苦，入心、脾、胃、肝、胆、大肠经，漏芦味苦性寒，入胃经，白花蛇舌草味甘、苦，性寒，入胃、大肠、小肠经，三者以清利中焦之热，加强君药清热解毒之功。

市售中成药口炎清颗粒，我们在临床中亦可选用。口炎清颗粒主要成分包括天冬、麦冬、玄参、山银花、生甘草；具有滋阴清热、解毒消肿之功效；可用于阴虚火旺所致的口腔炎症。

针对口腔黏膜受损状况，燕京赵氏皮科流派应用经典外用制剂甘草油以消炎解毒、生肌敛疮。甘草油制备方法为将10g生甘草浸入100ml芝麻油内24小时，文火将生甘草炸至焦黄，去渣，制备为甘草油制剂。制备时注意药物务必全部浸入油中，煎熬时用文火，将药物炸成深黄色为度。甘草其味"甘"，甘味能补、能和、能缓，具有补益、和中、缓急等作用，属甘味缓痛药；甘草油以香油为基质，油剂润滑而且隔离有保护作用；甘草油性质缓和无刺激性，并有一定的干燥、收敛、润滑及隔离作用，为安抚保护药。

八、问诊路径

（1）询问患者是否有扁平苔藓家族病史。

（2）询问患者是否有学习、工作压力大，情绪紧张，精神焦虑等情况。

（3）询问患者是否有其他疾病，如血管性疾病（如高血压、糖尿病），是否体内有其他慢性感染灶，如慢性咽炎、泌尿系统感染等；是否合并慢性活动性肝炎、多发性肌炎、红斑狼疮、糖尿病、恶性淋巴瘤及慢性移植物抗宿主病等。

（4）患者皮疹发于口腔黏膜部位者，需询问是否有吸烟及饮酒史，是否喜食辛辣油腻及刺激性食物；是否注意口腔卫生，并要注意癌变的可能。

（5）皮疹泛发全身，对称分布于躯干和四肢，以暴露部位为多者，需询问是否有应用以下药物史，如噻嗪类、吩噻嗪类、金制剂、奎尼丁、抗疟药、青霉胺、非甾体消炎药、口腔矫形修复材料等，以上药物可引起弥漫性扁平苔藓样皮疹。需停用可疑致敏药物。

（6）询问患者急性发作时是否有用热水烫洗或过度搔抓及应用刺激性强的外用药，其可发生同形反应而加重病情。

（孙丽蕴）

第十六节 特应性皮炎

一、疾病认识

特应性皮炎又称特应性湿疹、异位性皮炎，是环境因素作用于遗传易感性个体，造成皮肤屏障功能障碍、皮肤表面菌群失调、免疫反应调节失常的慢性、复发性变态反应性皮肤病。主要临床表现为长期反复发作的瘙痒、皮疹、皮肤干燥，在接触过敏原、精神紧张、搔抓较多导致皮肤破损感染时，皮疹可急性加重，患者周身弥漫红斑、水肿，出现红皮病，常伴发热恶寒、口干心烦，甚至出现水和电解质紊乱、脓毒血症等，危及生命。

特应性皮炎属于中医学"奶癣""四弯风"范畴。清代《医宗金鉴·外科心法要诀》中记载："四弯风生在两腿弯、脚弯，每月一发，形如风癣，属于风邪袭入腠理而成，其痒无度，搔破津水形如湿癣。"

二、辨证思路

赵炳南先生认为，特应性皮炎的发生多由于先天不足，脾虚无力运化水湿，日久致内生湿热，在外感风湿热邪气侵袭，搏结于腠理而发为本病。由于病程日久导致脾虚，气血生化乏源，肌肤失于濡润滋养而发病。若特应性皮炎失治、误治，导致病情激惹、皮疹迅速泛发全身，出现特应性皮炎红皮病，此时患者周身红疹、水肿、脓疱，皮肤表面致病菌进入血液循环，出现发热、恶寒、汗出、烦躁、大便干、口干，甚至热毒入血出现神昏、舌红绛、脉数等症。既往关于特应性皮炎红皮病尚无病例对照系统研究及古籍文献记载，通过临床实践发现，特应性皮炎红皮病应在传统皮科辨治思想上融合温病卫气营血辨治思路，即邪毒已从肌肤腠理深入营血，邪热燔灼营血，故皮肤斑疹遍布；热盛肉腐成脓，则出现糜烂流滋、脓疱脓液散发；营阴受伤，故见发热微恶寒、口干；舌红绛、脉数提示邪热炽盛、已入营血。

陈彤云教授在赵炳南先生的学术思想基础上进一步研究实践，提出中焦为枢、重视胃气的基本治疗法则。陈彤云教授认为在治疗中必须健脾益胃，疏其壅塞，消其郁滞，助脾气以升清阳，承胃腑以降浊阴，才能气机调畅，脾胃健运，皮损得消，选用清脾除湿、健脾除湿、温脾除湿、健脾益气、健脾润燥、健脾养血、清热除湿、清热养阴、养阴润燥、化痰散结、行气化瘀等治疗方法。

同时，由于脾胃互为表里，相互为用，故病理中也相互影响，脾阳不升则胃阴无以降，胃阴不降而脾阳无以生。因此，陈彤云教授在治疗中多几种方法合用，既注重脾阳的生发，又注重胃阴的降浊，同时又顾护胃阴。在方药应用中，多以补中益气汤、清脾除湿汤、清热除湿汤、四君子汤、六君子汤、平胃散、茵陈蒿汤、除湿胃苓汤、解毒清营汤、黄连解毒汤、益胃汤、二地汤、过敏煎、逍遥散、半夏厚朴汤等加减使用。

王萍教授认为中医的根本是调和阴阳，皮肤病在临床上常表现为红、肿、痒、痛居多，我们多认为"热象"比较明显。但在具体的临床应用中，王萍教授认为要注意辨别真热与假热，而后者往往容易被忽略，尤其是阳虚导致的虚火上冲之热，不应只关注局部的红、肿、痒、痛，需四诊合参，掌握疾病的主要病机，在谨守病机的原则下，辨别寒热错杂性疾病，整体与局部相结合来辨证，方可使临床效果达到最佳。正所谓"温以壮其怯，潜以平其逆，引火归原，导龙入海，此皆古之良法。不可因其外形之兴奋而滥与清滋之药也。王萍教授认为秦艽丸方具有调和阴阳、调和气血，祛风湿、解毒的功效，适用于治疗多种慢性、顽固性皮肤病，如慢性湿疹等。

三、治疗方案

（一）内治法

1. 风湿热蕴型

症状：为特应性皮炎急性期，表现为皮疹面积迅速扩大，皮疹以红色丘疹、斑疹和斑丘疹为主，伴有少数水疱和丘疱疹，或少数糜烂、渗液，呈现湿疹化表现，瘙痒明显，大便干，小便黄，舌边、尖红，苔薄黄或薄白，脉弦数。

辨证：风湿热蕴。

治法：清热利湿止痒。

处方：方用赵老经验方清热除湿汤合导赤散加减。

龙胆草 10g	黄芩 10g	白茅根 30g	生地黄 15g（包煎）
大青叶 15g	生石膏 30g	六一散 15g	淡竹叶 3g
茯苓皮 15g	荆芥 10g	防风 10g	

分析：清热除湿汤是赵老清利湿热的经典方剂，方中龙胆草、黄芩清利湿热，生石膏辛凉清热，生地黄、白茅根凉血退斑，大青叶清热解毒，六一散清利湿热，茯苓皮、淡竹叶利湿清心火，荆芥、防风疏风胜湿止痒。

2. 脾虚血燥型

症状：为特应性皮炎慢性期，病情迁延，反复发作，皮损色淡红或灰白，皮肤肥厚、粗糙、干燥；脱屑瘙痒，伴抓痕、血痂、色素沉着；口干欠津，舌质红或淡、苔少，脉沉细或细弱。

辨证：脾虚血燥，肌肤失濡。

治法：健脾养血，润燥止痒。

处方：赵老经验方健脾润肤汤加减。

党参 10g	茯苓 10g	苍术 10g	白术 10g
当归 10g	生地黄 15g	丹参 10g	鸡血藤 15g
赤芍 10g	白芍 10g	陈皮 6g	

分析：方中党参补脾肺气，为君药；茯苓利水渗湿、健脾宁心，陈皮调中和胃、健脾燥湿，苍术燥湿健脾，白术益气健脾、燥湿利水，四药共奏健脾燥湿之效，为臣药；当归补血活血，生地黄清热凉血、养阴生津，丹参活血凉血，鸡血藤行血补血，赤芍凉血散瘀，白芍养血敛阴，共为佐药以养血活血。全方诸药共奏健脾燥湿、养血润肤之功。

3. 毒热炽盛型

症状：为特应性皮炎红皮病，临床表现为皮疹遍身，潮红、水肿，大量脱屑或渗出，部分糜烂面出现脓液，瘙痒剧烈，伴有发热、口干、舌红绛、脉数等症，甚者神昏。

辨证：湿热毒蕴，营血耗伤。

治法：清热凉血，解毒利湿。

处方：犀角地黄汤合清热除湿汤加减。

羚羊角粉 0.6g（冲服）	水牛角 10g	生地黄 15~30g
牡丹皮 15g	赤芍 15g	龙胆草 10g
黄芩 10g	生石膏 30~60g	金银花 15~30g
茯苓皮 30g	车前草 15g	大青叶 15g

分析：方中羚羊角、水牛角清热凉血平肝，生地黄、牡丹皮、赤芍凉血活血，龙胆草、黄芩、大青叶清利肝经湿热火毒，生石膏、金银花辛凉解毒、透热转气，茯苓皮、车前草利湿解毒消肿。犀角地黄汤中犀角清热凉血、解毒定惊，但由于目前已被禁用，赵老临床常用水牛角或羚羊角代替，但二者主治各有侧重：水牛角味苦性寒，入心、肝经，功擅清热凉血、定惊解毒；而羚羊角味咸性寒，入肝、心经，可平肝息风、清肝明目、散血解毒。赵老认为，清肝心之热必用羚羊角，凉血护心则用水牛角。

（二）外治法

（1）渗出时用马齿苋煎敷患部，湿敷间隔时可外用祛湿散、甘草油调敷。连续 2~3 日渗出停止后，可外涂黄连膏（黄连 10g，凡士林 90g）。

（2）对粗糙皮损者可用黄连膏加 5% 黑豆馏油软膏，对肥厚苔藓化者可加 5% 水杨酸软膏混匀外用。

（三）推拿按摩

取穴：三组对穴：足三里、三阴交；血海、气海；太冲、神门。

操作：选取对穴，每日 1 组，推拿点按 15~30 分钟。

本病因先天禀赋不足，脾失健运，湿热内生，感受风湿热邪，郁于肌肤而发病或由于反复发作，缠绵不已，致使脾虚血燥，肌肤失养致病发。方中足三里，和胃健脾、升降气机，且有强壮作用，为保健要穴。三阴交，健脾化湿、肃降肺气，为肝、脾、肾三经交会穴。血海，健脾化湿、调经统血。气海，益气助阳、调经固精，且有强壮作用，为保健要穴。太冲，平肝息风、健脾化湿。神门，养心安神。此病多发生于小儿，属于脾肾两虚。小儿惧怕针刺，可在中药基础上配合小儿推拿，以提高疗效。

四、案例分析

张某，男，5 个月，初诊日期：1997 年 5 月 6 日。

现病史：面颊、前额发生红色皮疹已 4 个多月，时轻时重，久治未愈。近 1 个月来因用肥皂洗后皮疹加重，发展至颈部、前胸、面部皮损红肿流水，遂来我院求治。

诊查：头、面颊、前额皮肤潮红、轻度水肿，表面密集米粒大丘疹及小水疱，部分糜烂渗出不止，前胸及颈部、四肢也有散在红斑丘疹、水疱。患儿人工喂养，平素多食善饥，哭闹不安，大便干燥。舌质红、苔白腻，脉微数。

西医诊断：特应性皮炎。

中医诊断：四弯风。

辨证：脾虚湿滞，湿热内蕴。

治法：清热除湿，健脾消导。

处方：

黄芩 6g	防风 6g	白鲜皮 6g	生地黄 10g
马齿苋 10g	白术 6g	枳壳 6g	焦槟榔 6g
焦栀子 6g	鸡内金 3g	炒莱菔子 6g	竹叶 3g
茯苓 10g	薏苡仁 10g	焦三仙各 30g	

外用马齿苋煎水湿敷面部，祛湿散 15g、甘草油 30g 调敷。

二诊：1997 年 5 月 13 日。患儿服上药 7 剂后，头面水肿渐消，渗出停止，仍有潮红、丘疹脱屑，大便已通。内服药于上方中去茯苓、生地黄，加丹皮 6g，再服 7 剂。

三诊：1997 年 5 月 20 日。患儿服二诊方 7 剂后，皮疹基本消退，残留轻度脱屑。继服小儿香橘丹、导赤丹调理。黄连膏外用残留皮损。

案例点评：张志礼教授特别重视特应性皮炎与脾胃的关系。人之皮肤的生理病理变化，源于先天父母精血，再源于后天水谷精微。所以治疗皮肤病时尤重脾胃。特应性皮炎的发病，或先天遗热，或后天喂养失调，集中表现在脾虚胃热，运化失职，胃肠积热。湿热蕴蒸是本病发病的根本原因，外界风、湿、热邪及喂养等是本病的诱因。婴儿湿疹缠绵不愈，发病日久，血虚化燥，肌肤失养是本病的后果。所以张志礼教授治疗此病，首先着重于健脾胃及养血。方中用白术、茯苓、薏苡仁健脾益气；枳壳、槟榔、炒莱菔子、鸡内金、焦三仙健脾消导化滞；生地黄凉血和血、养阴润肤治其本。再以马齿苋、白鲜皮、黄芩、防风、竹叶、栀子等药清湿热、祛风除湿治其标。这样标本兼治，充分体现了中医"治病必求其本"和中医治疗的整体观念。

五、临证经验

特应性皮炎于婴儿期、儿童期、成人期皮损表现各不相同，燕京赵氏皮科流派各期辨证思路亦不尽相同。

婴儿期临床表现为红斑、水疱、糜烂，自觉瘙痒，皮疹常累及面颊、四肢，伴小便短赤，大便干。舌质红、苔黄腻，脉弦数或弦滑；燕京赵氏皮科流派辨证属胎毒、湿热，即湿热内蕴型。治疗宜清热利湿，祛风止痒。方选疏风导赤散或荆防汤加减。中成药可予小儿健肤合剂、龙胆泻肝丸、导赤丹以清热利湿。

儿童期多由婴儿期延续而来，也有少数不经过婴儿期直接发病。皮疹累及四肢伸侧或屈侧，常在肘窝、腘窝处，伴消化不良、大便稀溏。舌质淡、苔白或白腻，脉缓。燕京赵氏皮科流派辨证其属血热风燥，脾虚湿盛。治以疏风清热，健脾除湿。方用健脾除湿汤加减或除湿胃苓汤化裁。中成药可予除湿丸、湿毒清胶囊、肤痒冲剂、皮肤病血毒丸、小儿香橘丹、健脾益气合剂等以清热健脾除湿。

成人期多表现为反复发作，皮肤肥厚、粗糙、干燥，脱屑瘙痒；有显著苔藓样改变；有类似神经性皮炎的表现；伴口干，舌质红或淡、苔少，脉沉细或细弱。燕京赵氏皮科流派辨证其属血虚风燥。治疗以养血润肤，祛风止痒为主。

方选养血润肤汤或桃红四物汤加减。中成药可予除湿丸、湿毒清胶囊、复方秦艽丸、四物合剂、八珍冲剂、参苓白术丸、润肤丸、养阴清肺膏、薯蓣丸等养血息风，润肤止痒。

如表现为皮疹灼热较著，皮疹面积迅速扩大，以红色丘疹、斑疹和斑丘疹为主，伴有少数水疱和丘疱疹，或少数糜烂、渗液，呈现湿疹化表现，瘙痒明显，大便干，小便黄，舌边尖红、苔薄黄或薄白，脉弦数者；为特应性皮炎急性期，燕京赵氏皮科流派考虑其证属风湿热蕴；治以清热利湿止痒，方用赵老经验方清热除湿汤加减。清热除湿汤是赵老清利湿热的经典方剂，方中龙胆草、黄芩清利湿热，石膏辛凉清热，生地黄、白茅根凉血退斑，大青叶清热解毒，六一散清利湿热。

皮疹如干燥，伴有口干津少之症，为脾虚血燥证；病情迁延，反复发作，皮损色淡红或灰白，皮肤肥厚、粗糙、干燥；脱屑瘙痒，伴抓痕、血痂、色素沉着；口干喜饮水，舌质红或淡、苔少，脉沉细或细弱；燕京赵氏皮科流派考虑为特应性皮炎慢性期，证属脾虚血燥，肌肤失濡；治以健脾养血、润燥止痒，方用赵老经验方健脾润肤汤加减。方中党参补脾肺气，为君药；茯苓利水渗湿、健脾宁心，陈皮调中和胃、健脾燥湿，苍术燥湿健脾，白术益气健脾、燥湿利水，四药共奏健脾燥湿之效，为臣药；当归补血活血，生地黄清热凉血、养阴生津，丹参活血凉血，鸡血藤行血补血赤芍凉血散瘀，白芍养血敛阴，共为佐药以养血活血。全方诸药共奏健脾燥湿、养血润肤之功。

六、零金碎玉

燕京赵氏皮科流派认为儿童特应性皮炎多因脾胃失和、湿热内聚而发于肌肤。治疗需注意以下原则：少用苦寒，多用甘寒，注意消导。

燕京赵氏皮科流派甘寒之品多用金银花、连翘、芦根、槐花、生地黄、竹叶、灯心草、甘草梢甘寒清热。因小儿的体质柔嫩，为纯阳之体，若以苦寒药攻伐之，则会导致脾胃受伤，燕京赵氏皮科流派健脾消导之品多用焦三仙（焦山楂、焦麦芽、焦神曲）、炒莱菔子化积导滞，茯苓健脾除湿，车前草利水渗湿；并助脾胃消导，化解食积，方能收效。另嘱小儿饮食需充分煮熟，不要吃烧烤类、涮肉类及未完全烹熟的食品，因蛋白质若不能被脾胃所消化更易因异种蛋白而引起过敏。

在临证中亦叮嘱患者少食碳酸类饮料或添加香精、色素、防腐剂等物质的食物。穿衣要穿纯棉白色的内衣，以免衣服化纤的质地或染料引起小儿娇嫩的皮肤过敏。家中的空调在应用前要将滤纱网清洗，以免尘螨、灰尘成为可能的过敏原。在有条件的情况下系统筛查过敏原，避免接触，防患于未然。对久病不愈的成人及儿童，强调久病缠绵，脾虚血燥，燕京赵氏皮科流派在健脾消导基础上辅以养血润肤之品。

七、专病专方

1. 除湿止痒汤

本方来源于燕京赵氏皮科流派《简明中医皮肤病学》，是赵炳南老先生根据多年的临床经验而创制的方剂。方中茯苓皮、白术、炒薏苡仁健脾利湿；干生地黄滋阴凉血；苦参、白鲜皮、地肤子清热解毒，祛风除湿止痒；陈皮燥湿和中；焦槟榔消食导滞。功效健脾除湿止痒；适用于脾虚证特应性皮炎。湿邪是由于脾失健运，水谷津液运化转输的功能受到障碍，蓄积停滞而成。《素问·至真要大论》曰："诸湿肿满，皆属于脾。"燕京赵氏皮科流派注意到禀赋素虚、饮食、劳倦、七情内伤，肝气太过皆可攻伐脾土，致脾虚生湿；久居湿地、气候潮湿等外在湿邪兼饮食不洁等内湿亦致湿胜困脾；而导致脾虚湿胜之特应性皮炎。燕京赵氏皮科流派健脾祛湿之品多用茯苓皮以健脾利水消肿，白术以补气健脾燥湿利水，炒薏苡仁以健脾利湿，陈皮以理气健脾、燥湿和中。对湿胜而痒，伴剧烈瘙痒者，燕京赵氏皮科流派祛湿止痒之品多用苦参以清热燥湿、杀虫止痒，白鲜皮以清热燥湿、祛风止痒，地肤子以清热利湿、祛风止痒。对湿邪蕴久，脾虚不运，饮食积滞，化热伤阴者，燕京赵氏皮科流派多用焦槟榔消食导滞。燕京赵氏皮科流派亦多用生地黄，以滋阴清热、凉血补血；"治风先治血，血行风自灭"，所以用入血分的生地黄凉血止痒。

2. 小儿健肤合剂

本方为燕京赵氏皮科流派张志礼教授拟定的方药，方中主要药物为金银花、栀子、淡竹叶、灯心草、焦麦芽、绿豆衣、白鲜皮、地骨皮。小儿特应性皮炎多有心烦口渴、面赤喜凉等心火炽盛之证，燕京赵氏皮科流派清心凉血为核心要旨。应用金银花清热解毒，《生草药性备要》云金银花可"去皮肤血热"；栀子入心经，应用栀子以泻火除烦、凉血解毒；应用淡竹叶以清心火、除烦热、利小便；应用灯心草以清心降火、利尿通淋；应用地骨皮以清虚热、凉血。针对脾虚无以运化水湿，湿邪较盛，皮肤呈糜烂渗液者，燕京赵氏皮科流派多用栀子以泻火除烦、清热利尿；白鲜皮以除湿止痒；淡竹叶以清心火、利小便；焦麦芽以行气消食、健脾开胃；绿豆衣以清暑止渴、利尿解毒。

八、问诊路径

（1）询问患者是否有家族遗传过敏史（如哮喘、过敏性鼻炎、遗传过敏性皮炎）。

（2）询问患者是否有个人过敏史（如哮喘、过敏性鼻炎、过敏性皮炎）。

（3）实验室检查是否对异种蛋白过敏、血 IgE 增高、血嗜酸性粒细胞增多等异常。

（4）对于幼儿，询问母亲是否在孕期过食肥甘及辛辣油炸之品，致湿热内生；或七情内伤，五志化火，灼伤阴液，移热于胎儿，导致胎儿先天阴虚血热，湿热内盛。

（5）对于儿童，询问是否有饮食失节、过食生冷，或暴饮暴食，或恣食辛辣油腻、肥甘厚味的情况。

（6）对于少年、成年，询问是否有思虑忧愁、所求不遂、情感挫折等情况。

（7）询问患者是否在季节、环境变化时发病或症状加重，冷热刺激、情绪波动、出汗及毛织品接触均易使瘙痒加剧。

（孙丽蕴）

第十七节　痤疮

痤疮 1　　痤疮 2

一、疾病认识

痤疮是一种毛囊皮脂腺的慢性炎症性皮肤病，主要发生于面、胸背等处，发病的原因多是青年人体内雄性激素增多，皮脂腺分泌增多，堵塞毛囊口，因而形成粉刺，进而发展成为炎症性丘疹、脓疱或结节等损害。

本病与中医文献记载的"肺风粉刺"相类似，如《医宗金鉴·外科心法要诀·肺风粉刺》记载："此证由肺经血热而成，每发于面鼻，起碎疙瘩，形如黍屑，色赤肿痛，破出白粉汁。"俗称"粉刺"，其发生与人体自身素质有关。易患粉刺之人，多为禀赋热盛，是由于孕育胎儿时父食五辛、母食辛辣等致胎中蕴热，移热于胎儿，既有素体肾阴不足，冲任失调，天癸相火过旺之因，又有后天饮食不节，过食肥甘厚味之由，致肺胃湿热，复感风邪而发病。粉刺与遗传因素、饮食习惯、生活方式、胃肠功能失调、内分泌紊乱及精神因素等诸多因素有关。

二、辨证思路

本病的发生与五脏中的肺关系密切，与六腑中的胃、大肠功能异常有关；病因病机方面与热、瘀及血分证有关，认为病性多为实证。

从脏腑辨证，粉刺的临床特点表现为面部和胸背部的白头粉刺、黑头粉刺、炎性斑疹、丘疹、脓疱、结节、囊肿及瘢痕，伴有不同程度的皮脂溢出。其演变过程初为皮脂溢出，皮肤油腻光亮，出现白头粉刺、黑头粉刺，辨证素体肾阴不足，天癸相火过旺；或因平素过食肥甘致脾胃受纳运化失常，湿邪内生，外发肌肤；或因情志不遂，肝气郁结，克犯脾土，脾失健运，湿浊内生；加之外感风热之邪，或湿邪内蕴化热，上熏于肺，阻滞气血，毒热腐肉为脓，血瘀凝滞，发于肌肤，故可见炎性斑疹、丘疹、脓疱、结节、囊肿及瘢痕。又肺主皮毛，肺与大肠相表里，故粉刺的辨证论治，病位主要在肺（大肠）、脾（胃）、肝、肾，病邪为湿、热、毒、瘀。

从皮损辨证，粉刺多辨为湿邪阻滞；红色丘疹多辨证为热在腠理；脓疱多为湿热瘀滞，腐肉为脓；结节、囊肿多是湿热阻滞并与瘀血互结；瘢痕为气滞血瘀；疾病后期的炎性红斑是余热未清，气滞血瘀；皮脂分泌较多属湿热内蕴。

本病多发常见，但辨证分型各异，十分强调个体化辨证论治。既注重对素体体质调理，又关注不同阶段不同外因，不拘于一方一药。用药方面，可结合现代药理研究，应用如茵陈、丹参、黄芩、连翘等中药，既有清热解毒、利湿活血的功效，又有现代证实的抗痤疮丙酸杆菌作用，达到了病证同治。

三、治疗方案

（一）内治法

1.肺胃湿热型

症状：皮疹以红色丘疹为主，面色红且出油较多，可自觉瘙痒，伴食多、口臭、喜冷饮、大便干燥。舌质红、苔白或黄腻，脉弦滑。

辨证：肺胃湿热，外感毒邪。

治法：清肺胃热，除湿解毒。

处方：枇杷清肺饮加减。

枇杷叶 10g	桑白皮 15g	黄芩 10g	栀子 10g
黄连 10g	熟大黄 10g	牡丹皮 15g	金银花 15g
连翘 15g	蒲公英 30g	薏苡仁 30g	车前子 15g（包煎）

分析：方中枇杷叶、桑白皮、黄芩清肺热；黄连、栀子清胃热；栀子兼清三焦实火；金银花、连翘、蒲公英清热解毒；薏苡仁、车前子清利湿热；佐以牡丹皮凉血，熟大黄泻热通便。

2. 毒热蕴结型

症状：皮疹以脓疱和结节为主，色较红，伴疼痛，此起彼落，反复不断，大便干燥，可数日不行，小便黄。舌质红、苔黄燥，脉弦滑或数。

辨证：毒热互结，蕴于肌肤。

治法：清热解毒，凉血散结。

处方：五味消毒饮合梅花点舌丹加减。

金银花 15g	野菊花 15g	蒲公英 30g	紫花地丁 15g
连翘 15g	黄芩 10g	牡丹皮 10g	赤芍 10g
夏枯草 15g	乳香 3g	没药 3g	大黄 10g

分析：方中金银花、野菊花、蒲公英、紫花地丁、连翘清热解毒；牡丹皮、赤芍凉血；夏枯草、乳香、没药散结；更用大黄泻热破积；佐以黄芩清热燥湿。

3. 湿毒血瘀型

症状：面部、胸背除米粒大小丘疹外，常发生黄豆大或樱桃大之结节或囊肿，皮色暗红，颜面皮肤出油较多。舌质暗红、苔白或白腻，脉缓或沉涩。

辨证：蕴湿感毒，郁于肌肤。

治法：除湿解毒，化瘀软坚。

处方：土茯苓 30g	薏苡仁 30g	白术 10g	鬼箭羽 15g
三棱 10g	莪术 10g	川贝母 6g	龙骨 10g
牡蛎 10g	红花 10g	枳壳 10g	

分析：方中土茯苓、薏苡仁、白术除湿解毒；鬼箭羽、三棱、莪术、红花活血散瘀；川贝母、龙骨、牡蛎软坚散结；佐以枳壳理气。

4. 冲任不调型

症状：患者为成年女性，月经量偏少，经期延长，或经量偏多，经期提前，可伴头晕、心烦易怒、身倦乏力、腰疼。舌质嫩红或淡、苔白，脉细弱。

辨证：冲任不调，内有蕴热。

治法：调补冲任，清热化瘀。

处方：金菊香方加减。

益母草 10g	香附 10g	生地黄 15g	牡丹皮 15g
地骨皮 15g	桑白皮 15g	黄芩 10g	栀子 10g
金银花 15g	野菊花 15g	熟大黄 10g	

分析：方中益母草、香附调补冲任；生地黄、牡丹皮、地骨皮清血分蕴热；桑白皮、黄芩清肺经蕴热；栀子泻心、肺、三焦郁火；佐以熟大黄化瘀；金银花、野菊花清热解毒。

（二）外治法

（1）颠倒散洗剂外用。

（2）皂角 30g，透骨草 30g，水煎外洗。

（三）针灸拔罐

1. 针刺法

取穴：太阳、攒竹、阳白、四白、迎香、颊车；随证配穴：肺经风热，取曲池、合谷；脾胃湿热，取足三里、阴陵泉、合谷；冲任失调，取三阴交、肾俞。

操作：毫针刺法，虚证用补法，实证用泻法。针刺得气后留针 30 分钟，每日 1 次，7 日为 1 个疗程。

2. 刺络拔罐法

取穴：大椎、肺俞、膈俞、天宗。

操作：每次选 3~4 个穴位，常规消毒后，三棱针或一次性注射器针头点刺出血，然后拔火罐，10~15 分钟，出血 1~3ml。5 日 1 次，7 次为 1 个疗程。本法治疗脓疱性、聚合性痤疮疗效为佳。注意：体虚或有出血倾向者禁用。

3. 火针法

操作：以中粗火针迅速刺脓头，有落空感即出针，流出脓液及瘀血，用棉签挤压脓头周边，使脓血排尽，以见到鲜血为度。若脓头较多，可选择 3~5 个较大的先治疗，余下分批治疗。

针对面部脓疱性、聚合性痤疮，给予局部火针排脓治疗。

四、案例分析

李某，女，36 岁，1999 年 9 月 2 日初诊。

现病史：患者近 3 年来，面部反复发作红色丘疹，每逢月经前明显加重，月经量少，有血块，经期不准，行经腹痛，经前乳房胀痛，平素白带多，乏力，便干，易怒。

诊查：颜面部丘疹散在，色暗红，质略硬，面色晦暗。性激素水平检测：睾酮 555.2nmol/L，雌二醇 695.4pmol/L。舌质暗、边有齿痕、苔白，脉沉弦。

西医诊断：痤疮。

中医诊断：肺风粉刺。

辨证：冲任不调，内有蕴热。

治法：调和冲任，清热除湿。

处方：

桑白皮 15g	地骨皮 15g	黄芩 10g	栀子 10g
车前子 15g	泽泻 15g	薏苡仁 30g	赤芍 10g
白芍 10g	瓜蒌 15g	干地黄 15g	香附 10g
益母草 10g	丹参 15g	野菊花 15g	枳壳 10g
白术 10g			

二诊：患者服上方14剂，白带明显减少，面部仍有新出红丘疹，便仍干，前方干地黄加至30g，瓜蒌加至30g，加当归10g，继续服用，局部外用硅霜。

三诊：患者又服上方14剂，面部未有新疹出现，面色有所好转，行经腹痛明显减轻，腹胀、易怒等症消失，大便通畅，自觉较以前有力气。前方去车前子、泽泻，干地黄改为15g，瓜蒌改为15g，继服3周后复查血中性激素水平。

四诊：患者面色红润，仅可见面部少许色素沉着，无自觉不适，心情舒畅，纳香，寐安，便调。血液性激素水平检测睾酮312.3nmol/L，雌二醇1068.72pmol/L，较治疗前有明显的变化。

案例点评：中年女性，其临床表现充分反映出肺胃湿热、冲任不调的病机。肝主疏泄，并协助脾进行运化；脾主运化，若气机通畅，又有助于肝气的疏泄，假如肝失疏泄，气机不利，往往导致脾失健运，若脾失健运，气滞于中，湿阻于内，就可以出现以上症状。于是，在清肺胃湿热的主导下，配以健脾益气的白术、枳壳、薏苡仁，利水渗湿的车前子、泽泻，共同来完成清除湿热的功效。香附、益母草、赤白芍、丹参则取其调和冲任、理气活血之意。通过治疗，从患者的血液性激素水平检测结果可以证实，其气机调顺，血流通畅，而冲任调和，症状消除。

五、临证经验

痤疮在临床中非常常见，本病的辨证思路，可以从脏腑辨证、气血津液辨证以及皮损辨证入手。以发生在面部的痤疮为例，如前额、鼻、双侧面颊以及下颏等部位，在中医望诊有其对应的脏腑，从而在我们选用方药时能够起到一定的指导作用。面部与脏腑相关部位的关系，是面部望诊的基础，在《灵枢·五色》以及《素问·刺热》均有论述。临床应用时，以《素问·刺热》划分为：左颊属肝，右颊属肺，额属心，颏属肾，鼻属脾，此种脏腑对应关系较为简便，可参考使用，但也需要根据具体情况综合运用面部望诊之法加以辨别。

但是，临床诊治患者时，我们经常遇到的情况，如果不是以某一部位最明显，皮疹较为泛发，或累及胸背部等其他位置，此时也可以考虑从气血津液辨证入手选择适宜的治疗方药。根据一些伴随症状，如是否有口干渴，饮水情况，面色及声音，女子经血等多方面判断患者的气血盛衰，津液盈亏。伴随症状可以有多种表现，涉及各脏腑器官，临证时需加详辨。

皮损辨证在皮肤病辨证中有其特色，可以最直观地判断炎性皮损或非炎性皮损，根据皮损的颜色和疹型辨别湿、热、毒、瘀等情况，从而选择清热、除湿、解毒、化瘀、化痰、散结等治法。

以上几种辨证思路，需要根据我们获得的信息综合运用，不是完全分开的。

脉辨体质强弱：痤疮除实证的表现，因虚致实、虚实夹杂的情况也较为常见。脉诊时，根据脉之虚实探寻患者体质之根本，选方用药时兼顾其本，体现了中医整体观念、标本同治的理念。

六、零金碎玉

望诊是中医四诊的重要组成部分，对于痤疮患者的望诊，需要重点关注其精神状态、情绪高低、面部五色的变化。我们见到患者的瞬间，会有一个大致的印象，是偏壮实还是虚弱，精神状态是否异常，情绪作为心理活动的生理反应，它的高涨、暴躁或压抑、低落，都可以从望诊中观察到。

面部的色泽，中医所讲的面部色诊，青、赤、黄、白、黑，有其对应的脏腑关系。在中医基础中，我们学习的望色十法，即浮、沉、清、浊、微、甚、散、抟、泽、夭，也代表着疾病的阴阳以及虚实属性，病情深浅，病位表里，病势转归等，望诊时需加以辨别。

关于发病年龄，痤疮的发病趋于年轻化，更早到青少年的早期，儿童期，8~10岁都有罹患痤疮者。我们需要询问患者的家族史，这些患者有明确家族史的比例会更大，也预示着患者以后病情可能的进展趋势，应加以引导。另一方面，罹患痤疮的患者，年龄也有趋于更大的趋势，40岁以上还经常出现痤疮，这里不是指个别的皮疹，而是反复出现比较明显的皮疹，这就要求我们从多方面考虑，特别是女性患者要注意其特殊的生理情况。

病情程度也从侧面反映出患者的情况，更为严重的皮损，如属于3~4级的痤疮分级、聚合性痤疮等，要考虑家族患病情况。另一方面，需要关注性激素水平的高低，女性常伴有多囊卵巢综合征，对于男性患者，如雄性激素水平升高，可导致今后过早出现雄激素性脱发，应加以预判，给予患者治疗以及生活方面的指导。

毛发疏密也能在一定程度上体现出雄性激素水平的高低，我们要关注患者毛发的疏密，眉毛、唇毛或其他体毛粗重，面部毳毛密集都能够说明一些问题。

七、专病专方

关于选方用药，我们分为几个方面来说。热、毒、湿作为发病原因，也可以是患病后的病理产物，比较常见。

枇杷清肺饮出自《外科大成》，主要由枇杷叶、桑白皮、黄连、黄柏、人参、甘草组成，具有清肺、降火、除湿之功效。但根据目前的环境、气候、患者的自身情况，人参已不太常用，代之以桔梗科味甘性平的党参，药性平和、力缓，具有补中益气、生津养血之功效，临床较为常用。

除湿系列方：在《赵炳南临床经验集》中提到多首除湿的方剂，如清利湿热凉血的"清热除湿汤"；健脾燥湿、和中利水的"除湿胃苓汤（加减）"；除湿利水、清热解毒的"除湿解毒汤"；健脾除湿利水的"健脾除湿汤"等，都可以根据患者的具体表现加减使用。

消痈汤出自《赵炳南临床经验集》，主要由金银花、连翘、蒲公英、赤芍、天花粉、白芷、川贝母、陈皮、蚤休、龙葵、鲜生地黄组成，具有清热解毒、散瘀消肿、活血止痛之功效，用于治疗毒热壅阻经络、气血阻隔之阳证，与《校注妇人良方》之仙方活命饮异曲同工，但消痈汤清热凉血之力更著，仙方活命饮则偏于活血散结，在临床选择时可根据患者情况酌情使用。

解毒清热汤出自《赵炳南临床经验集》，主要由蒲公英、野菊花、紫花地丁、大青叶、天花粉、蚤休、赤芍组成，具有清热解毒之功效。本方源于《医宗金鉴》之五味消毒饮，由金银花、野菊花、蒲公英、紫花地丁、紫背天葵子组成，具有清热解毒、消散疔疮之功效。解毒清热汤偏于凉血、散结，而五味消毒饮则专攻清热解毒，两方略有差异，临床可酌情使用。

除了热、毒、湿的因素在痤疮致病中较为常见，本病的发生与郁、瘀、痰的关系也不可忽视。郁和瘀的不同，在于无形和有形的差异，但没有绝对的分界线。痰、湿均属阴邪，亦有不同之处，我们常说重病、怪病多责之于痰、责之于瘀，说明痰邪为患在病情程度上更重，可以理解为阴中之阴，所以我们把痰、湿分开来说。

逍遥散（《太平惠民和剂局方》）在和解剂中是非常重要的代表方剂，可以治疗肝郁血虚诸证。加味逍遥散亦称丹栀逍遥散，辨证为肝脾血虚兼火郁之象，更适宜用血虚兼热者。黑逍遥散为加用生地黄或熟地黄，具有滋阴养血的功效，针对血虚更为明显者。

桃红四物汤出自《医宗金鉴》，主要由熟地黄（或干地黄）、川芎、白芍、当归、桃仁、红花组成，具有补血活血之功效。本方偏于补血祛瘀，适用于血虚兼血瘀之证。

海藻玉壶汤出自《医宗金鉴》，主要由海藻、贝母、陈皮、昆布、青皮、川芎、当归、半夏、连翘、甘草、独活、海带组成，具有化痰软坚、消散瘿瘤之功效，临床适用于结节、囊肿为主要皮损表现的痤疮患者。方中海藻与甘草同用为"十八反"之一，为古方的经验，但目前应用需采用慎重的态度，或可加以避免。

此外，痤疮并非完全以实证为主，亦存在虚的问题以及虚实夹杂的情况，如患者体质偏虚，脉沉细弱，但其皮损表现有阳热之象，我们可以考虑存在本虚标实的情况，如年龄偏大的患者在下颏反复发生痤疮的皮损，我们考虑其相火偏旺，可选择应用知柏地黄丸治疗。合并有脾虚的症状，也可以配合参苓白术散加减使用。总之，需综合辨别，标本兼治，给予适宜的方药治疗。

八、问诊路径

中医问诊中十问的内容，总结出了需要关注患者的一些基本情况。清代陈修园在其所著的《医学实在易·问证诗》中特别提出"妇人尤必问经期，迟速闭崩皆可见"，在痤疮的问诊中也非常重要。女性有其特殊的生理情况，涉及经、带、胎、产各个方面，特别是月经的异常，包括月经周期不规律、月经量色的异常等情况，月经的周期性变化与痤疮病情波动有一定关系，也需仔细询问。对于年龄偏大的女性，还要注意其带下情况，询问白带量的多少、颜色与质地的异常等。

男性患者，特别是结节、囊肿型的痤疮患者，需要注意其烟酒嗜好，在舌象上会有一定的表现，舌苔黄厚腻更为明显。

睡眠情况也需要加以了解，《黄帝内经》提到"精神内守，病安从来"，长期的睡眠问题，如晚睡、早醒、入睡困难、多梦、眠浅等，需要进行干预治疗，可以应用重镇安神、养心安神、解郁安神的药物，如龙骨、牡蛎、远志、百合、酸枣仁、柏子仁等，都较为常用。

二便异常在痤疮患者中往往更为突出，了解患者大便情况，如秘结、稀溏、黏滞或不规律，以及小便的颜色等，有助于辨别虚实、寒热之证，辨证施治，使邪有出路，病情得以缓解。

（杨岚）

第十八节　变应性血管炎

一、疾病认识

变应性血管炎是一组与血管炎症及坏死有关的疾病，多数病因不清。目前已知的病因包括血清病、药物变态反应、感染等。变应性血管炎主要累及真皮上部毛细血管及小血管，常导致皮肤血管坏死，病情发展可累及内脏，严重者危及生命。本病临床表现复杂，好发于下肢，以小腿和足踝部最多，皮损呈多形性，呈对称分布，常有明显的皮肤损害如斑丘疹、丘疹、紫癜、瘀斑、结节、溃疡等。

变应性血管炎属中医"瓜藤缠""梅核火丹""湿毒流注"等范畴。

二、辨证思路

本病多为素有蕴湿，郁久化热，湿热下注，凝滞血脉，经络阻隔；或因脾虚湿盛，阳气不足，腠理不固，以致风寒湿邪乘虚而入，流注经络，致使气血运行不畅而发病。

三、治疗方案

（一）内治法

1. 湿热下注，郁于血分型

症状：下肢结节发红、疼痛、漫肿或关节疼痛，全身困倦乏力，口渴，便干，小便黄。舌质红、苔黄腻，脉象滑或数。

辨证：湿热下注，郁于血分，气血凝滞。

治法：清热利湿，凉血活血，软坚散结。

处方：

白茅根 30g	板蓝根 30g	紫草 15g	茜草 15g
忍冬藤 30g	牡丹皮 15g	赤芍 15g	车前子 15g（包煎）
萆薢 5g	夏枯草 15g	丹参 15g	黄柏 15g
木瓜 10g	牛膝 10g		

加减：有关节痛时加用鸡血藤 30g、桑枝 15g。

分析：此型多见于结节性红斑、结节性血管炎等急性发作期。

2. 寒湿凝聚，气血瘀滞型

症状：下肢红斑结节，多见于体虚之人，气血不足，下肢结节紫暗或暗红，结节反复发作，经久不消，关节酸痛，遇寒冷加重。

治法：健脾燥湿，活血化瘀，软坚散结。

处方：苍术 10g 白术 10g 桂枝 10g 炒薏苡仁 30g
　　　秦艽 10g 鸡血藤 30g 红花 10g 丹参 10g
　　　木瓜 10g 当归 10g 夏枯草 15g 丹皮 15g
　　　黄芪 10g

分析：此型多见于硬结性红斑、结节性静脉炎等。

3. 脾肾不足，气血瘀滞型

症状：下肢红斑紫暗，或有出血斑，自觉疼痛，或结节破溃，流溢清稀津水，缠绵不尽，有时午后低热不退。舌质淡，脉细数。

辨证：脾肾两虚，气血瘀滞。

治法：健脾益肾，活血软坚。

处方：黄芪 10g 白术 10g 女贞子 15g 菟丝子 10g
　　　丹参 15g 鸡血藤 15g 丹皮 15g 苍术 10g
　　　薏苡仁 15g 夏枯草 15g 木瓜 10g 牛膝 10g

分析：此证多见于硬结性红斑破溃、血管炎破溃等。

（二）外治法

（1）湿热型　外用化毒散软膏、芙蓉膏。

（2）湿寒型　外敷紫色消肿膏、消化膏、如意金黄散、紫色消肿粉等量，以红糖水调敷。

四、案例分析

病案 1　汤某，女，60 岁，1999 年 10 月 18 日初诊。

现病史：患者 20 年来双小腿反复起疹，自觉疼痛，伴关节酸痛。曾于外院诊为"结节性红斑"，外用激素类药膏皮损可消退。近 2 个月来皮疹反复发作。

诊查：双小腿伸侧散在硬币大红斑，色鲜红，境界清楚，其下可触及小结节，有触痛。舌质红、苔白，脉弦滑。

西医诊断：结节性红斑。

中医诊断：瓜藤缠。

辨证：湿热下注，气血瘀滞。

治法：清热除湿，凉血活血。

处方：紫草 15g　　　茜草 15g　　　板蓝根 30g　　　干白茅根 30g

　　　丹参 15g　　　夏枯草 15g　　　连翘 15g　　　僵蚕 10g

　　　重楼 15g　　　鱼腥草 15g　　　木瓜 10g　　　牛膝 10g

　　　三七粉（分冲）3g

二诊：患者服上方 14 剂，皮疹全消，未出新疹。继续服药，巩固疗效。

病案 2　李某，女，38 岁，1992 年 4 月 26 日初诊。

现病史：患者近 3 年不明原因反复在双小腿起红色结节，疼痛。舌质淡、苔薄白，脉沉缓。

西医诊断：结节性红斑。

中医诊断：瓜藤缠。

辨证：脾虚湿盛，复感寒邪，寒湿凝滞，气血瘀阻。

治法：健脾燥湿，温经散寒，活血散结。

处方：苍术 10g　　　茯苓 10g　　　白扁豆 10g　　　炒薏苡仁 30g

　　　桂枝 10g　　　秦艽 15g　　　独活 10g　　　木瓜 10g

　　　白术 10g　　　当归 10g　　　赤芍 15g　　　鸡血藤 15g

　　　老鹳草 10g

外敷紫色消肿膏。

二诊：患者服上方 14 剂，关节疼痛减轻，皮疹部分消退。加红花 10g、夏枯草 15g 活血软坚。

三诊：患者续服二诊方 14 剂，红斑结节消退，关节痛缓解，临床治愈。

案例点评：结节性红斑是对称发生于下肢伸侧的红色结节性损害，压痛明显，春秋季多见，好发于中青年女性，类似中医文献记载的"湿毒流注""瓜藤缠"。病案 1 为湿热型，此型多因湿热下注，凝滞血脉，气血运行不畅，经络阻滞而致。症见起病较急，病前有轻重不等的发热、全身不适、关节痛等症状，以后在小腿伸侧出现略高出皮面的红斑结节，局部灼热有触痛，不破溃，重者下肢可有轻度水肿。治宜清热除湿、凉血活血软坚。方中紫草、茜草、白茅根凉血活血；丹参、夏枯草、僵蚕、牛膝、三七粉活血散结；板蓝根、连翘、重楼、鱼腥草清热解毒；木瓜为引经药，引药入腿，使药力直达腿部。诸药配合，功专力宏，使 20 余年顽疾得以治愈。病案 2 为寒湿型，症见结节反复发作，经久不消，关节痛遇寒加重。多因脾虚湿盛，阳气不足，腠理不固，以致寒湿之邪乘虚而入，流注经络，致使气血运行不畅而发病。治宜健脾除湿、温经散寒、活血散结。方中苍白术、茯苓、白扁豆、薏苡仁健脾除湿；桂枝、独活、秦艽、木瓜温经散寒；当归、赤芍、鸡血藤、老鹳草活血散结止痛。二诊时又加入活血化瘀、软坚散结之红花、夏枯草。

五、临证经验

变应性血管炎在临床诊治时，可以关注一下疾病的病位，这个病位是指中医所说的五体，也就是皮、脉、肉、筋、骨。具体到本病，皮疹的位置更为深在，即使没有发生明显的溃疡，也影响到五体所说的脉以及脉之下的位置，从病理上来讲，它属于白细胞碎裂性血管炎，病变涉及的位置比较深。另一个特点，需要我们加以注意的是，患者的基础条件一般都不太好，这里所说的基础条件不仅仅是年龄偏大的患者合并的慢性疾病，年轻人也常罹患本病。比如男性患者嗜烟饮酒，那么患者血管的基础条件不好，血管功能异常，常会导致疾病的诱发及加重。包括后期恢复阶段，患者的自我感觉异常，常伴发下肢或小腿部位发凉，足踝肿胀不适，严重时疼痛更为明显。因此，如果病位较深且患者基础条件不好，则不利于疾病的恢复，容易反复发作，迁延不愈。

本病的分期，相关专业著作中主要提到急性期、亚急性期、慢性期。但我们也可以把疾病的阶段进行一个简要的划分，一个是不稳定的阶段，一个是相对静止的阶段。不稳定阶段包括急性期以及亚急性期，病情有逐渐进展加重的趋势。静止的阶段也不完全等同于静止消退期，可以理解为静而不动，临床辨以阴证为主，也不利于病情的好转。

治疗方面，外科有消、托、补三法，对于本病我们可以从以下几点来梳理对应的治疗方法。首先，疾病处于不稳定期时，从皮损和伴随症状可以看到一些阳证的表现，可以应用清热、除湿、解毒的方法治疗，我们把它简单地归纳为清法，以清为主。随着病情的逐步发展，再结合患者自身的情况，我们会应用到益气、养阴、温阳等这些治疗方法，用相应的补法进行干预，达到扶正祛邪的目的。另外，在疾病的整个过程中，瘀滞贯穿始终。不论是不稳定阶段还是静而不动的阶段，患者的血管条件不好，会伴随瘀滞的情况，所以我们会用到活血化瘀的治疗方法，或者根据病情的严重情况以及患者自身的耐受情况，应用破血、逐瘀、通络的药物，这几类药物在通利血脉的程度上是不同的，我们可以概括为通法，通则脏腑通顺、百脉通利，有利于疾病的好转。

六、零金碎玉

变应性血管炎的辨证，需首辨阴阳，可以通过皮损的颜色以及患者的伴随症状来加以判断。对于本病的阳证，或者说在不稳定阶段表现出的阳证，往往不能认为是纯阳之证，常合并有阴的一面，阴中有阳，以阳为主，治疗时需注意抑阳而不损阴。另一种情况就是阴证，常常出现在疾病处于静止的阶段，皮损从足背、足踝、小腿以至上肢都可能出现，常以小腿及足部为主，治疗时需要以动制静，阴中求阳，阴阳调和则有利于病情的恢复。

皮损的颜色辨别也是本病需要特别关注的。我们观察皮损的颜色偏于鲜亮还是偏于暗淡一些，与阴阳辨证也有一定相关性。如皮损色红、偏暗红或紫暗，有助于判断疾病的不同阶段，从而确定相应的治疗方法。

疼痛是本病的常见伴随症状，在疾病的不稳定阶段，病情进展迅速，常伴随明显的疼痛症状，疼痛的性质为持续性或间歇性，剧烈或绵绵而痛，遇冷或热的改善情况，都需要我们仔细辨别，也有助于我们判断疾病的阴阳属性。

对于溃疡的治疗一般较为棘手，需要根据溃疡的具体表现，如基底的颜色红活或暗淡，肉芽组织增生情况，分泌物的多少以及稀稠等，给予相应的处置方案，用到之前提到的清、补、通以及外科常用的消、托之法。参、芪类药物及解毒药都较为常用。

七、专病专方

本病的治疗，主要借鉴名老中医经验以及经典方剂中与本病不同阶段相符的几个方剂加减配伍应用。

温经通络汤出自《赵炳南临床经验集》，是温经通络的常用方。主要由桂枝、蕲艾、当归、鸡血藤、海风藤、路路通、赤芍、白芍、全丝瓜、鬼见愁、鬼箭羽组成，具有温经通络、活血止痛之功效，常应用于血栓闭塞性脉管炎初期及其他下肢静脉相关疾病。临床应用时，对于方中过于燥烈或有小毒之药物，根据患者具体情况酌情加减使用。对于下肢血液循环欠佳者可以使用。

四味健步汤是黄煌教授的经验方，主要由赤芍、石斛、怀牛膝、丹参4味药物组成，在临床中也比较常用，可以作为血管保护剂，改善患者的血管情况，适用于下肢周围血管疾病以及血栓性疾病。

防己系列方在本病中的应用，主要考虑在疾病的某些阶段，除了炎性的皮损、血疱、溃疡、坏死等情况，在初期常合并足踝或小腿的水肿，防己具有祛风湿、止痛、利水消肿的功效，因此会加减应用防己茯苓汤、防己木瓜薏苡仁汤、防己黄芪汤等。在应用时要区分汉防己和木防己，注意药物的毒性。防己偏于苦寒，易败胃，在临床应用时量不宜大，并注意同时配伍保护胃肠的药物。

阳和汤出自《外科证治全生集》，主要由熟地黄、肉桂、麻黄、鹿角胶、白芥子、姜炭、生甘草组成，具有温阳补血、散寒通滞之功效，主治阴疽属于阳虚寒凝证者。皮损辨证以纯阴为主，表现为静止不动的状态，颜色暗淡无泽，常用到本方。

八、问诊路径

本病的问诊，除外中医常提到的十问的内容，男性患者特别要注意询问烟酒嗜好。长期吸烟对患者的血管有不好的影响，可以使血管内皮损伤、血管收缩形成血栓、血液循环不畅。饮酒也会损伤血管内皮细胞，长期大量饮酒会影响血管舒缩功能、血管壁弹性异常等，都不利于疾病的恢复。

此外，要关注患者的体重变化，对下肢会造成明显的负担，必要时建议患者适当减重，循序渐进，不能做剧烈运动，以免使病情加剧。

患者的饮水情况也需要具体询问，此类患者体内多存在水饮的情况，要注意患者饮水的多少，喜冷喜热或但欲漱水不欲咽，辨别湿邪、水饮的轻重以及瘀血内阻的情况。

（杨岚）